いちばん気持ちいい!

リラックスヨガ

4週間でキレイになる! 元気になる!

こころとからだクリニカセンター所長 森川那智子 監修

JN236487

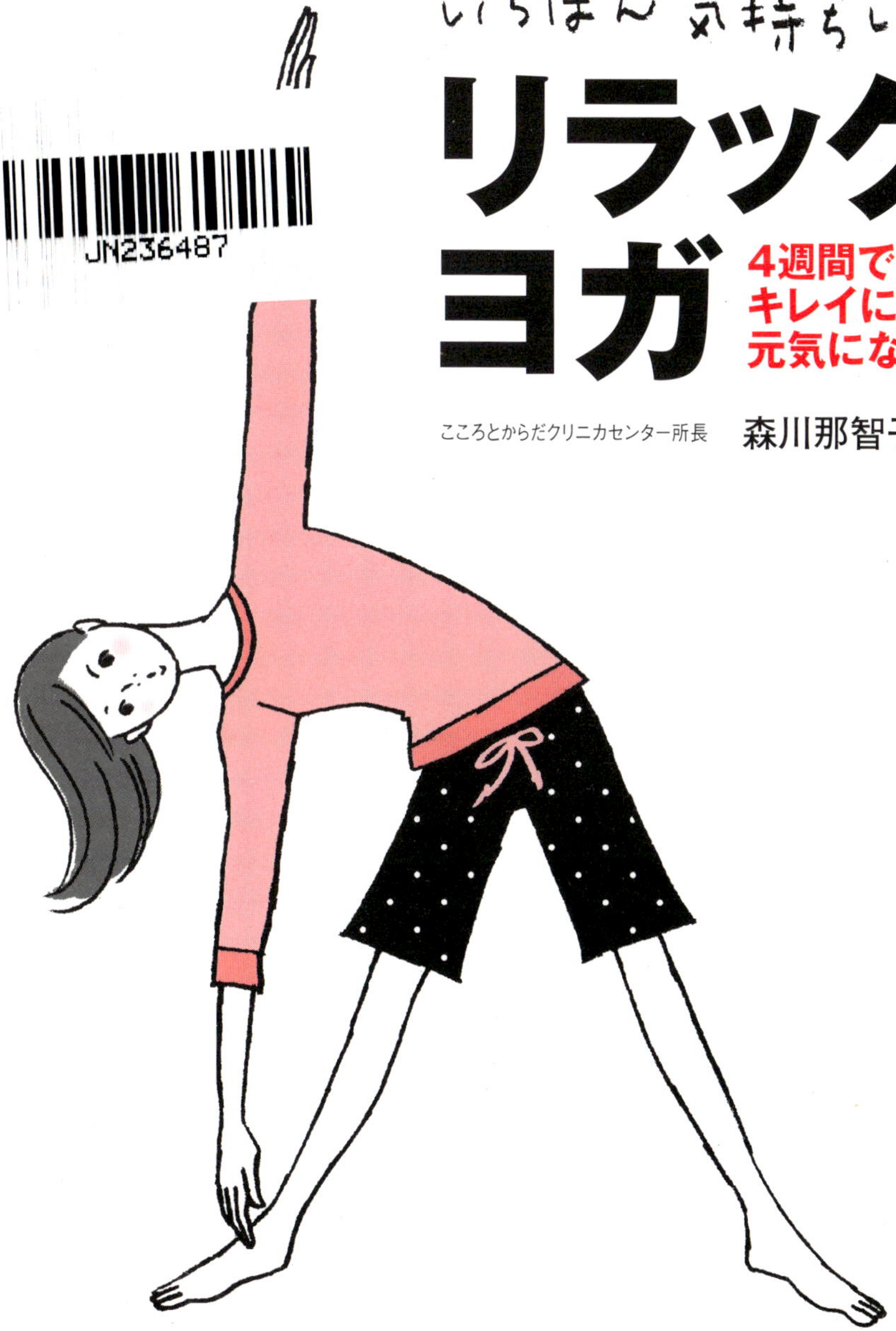

ヨガは体とのコミュニケーション

ヨガは「体に意識を向ける」こと

ちょっと肩がこるな、何となくやる気が出ない…。ヨガはそういった体の声にきちんと向きあうためのコミュニケーションツール。まずは、実際に体を動かしてみましょう。体が感じる心地よさを意識することで、次第に心身がいやされていきます。この自分の体の「気づき」に意識を向けるのがヨガなのです。

しなやかな体をつくるヨガ

単に体を動かすだけなら、機械的に行う運動でもいいはず。でも、それでは本来、私たちに備わっているエネルギーは生まれません。ヨガは体を動かすとともに、呼吸や瞑想の力で眠っている心身のすみずみに働きかけ、しなやかな体と心をつくり上げるのです。

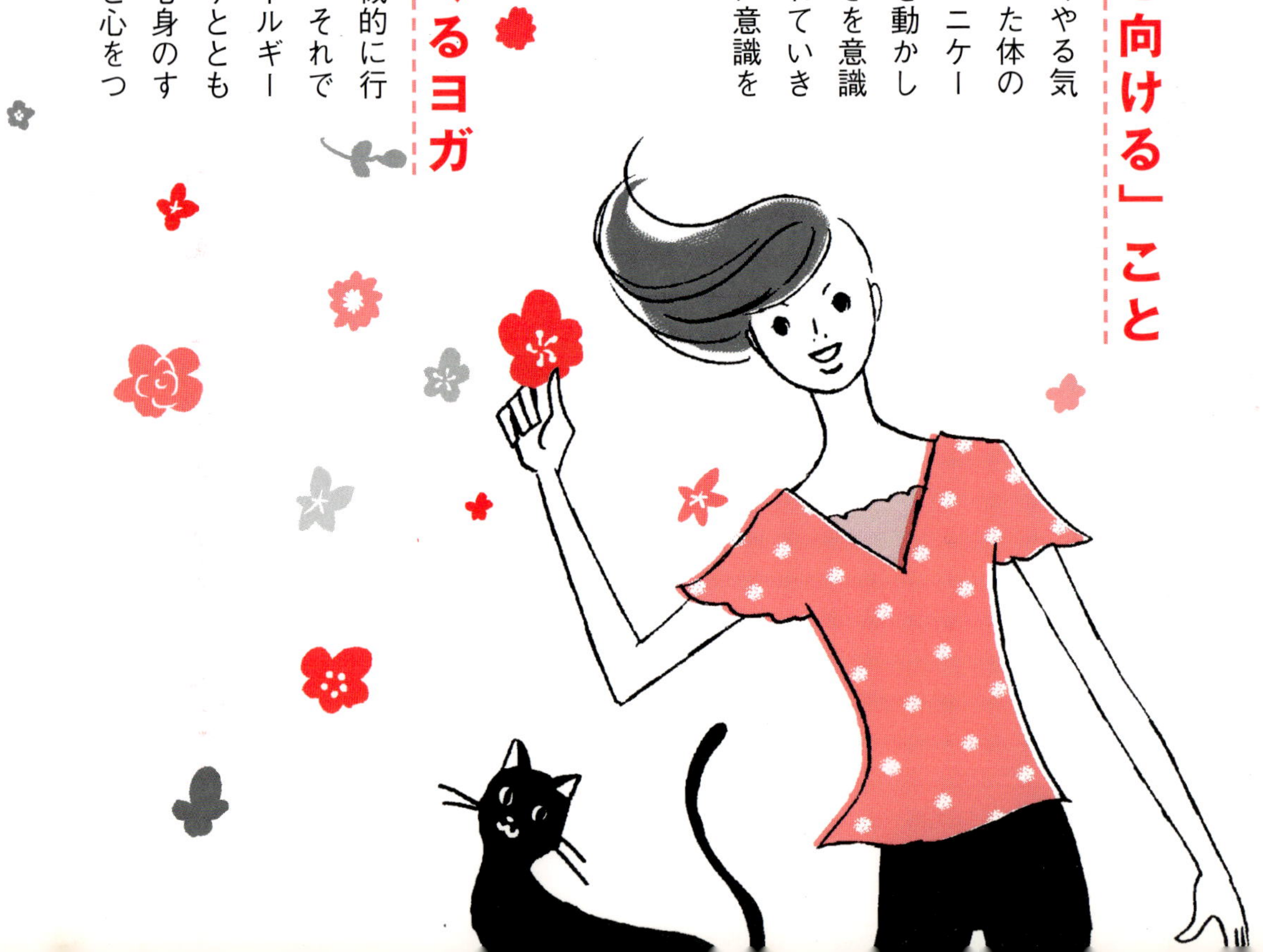

心も満たされるヨガ

いろいろな刺激にさらされ、常に「こうあらねば」とあせりを感じている現代人。ダイエットや自分探しが流行するのもそのあらわれです。ヨガでは体と心は相互に作用するものと考えます。継続して行うことで、ストレスへの耐性が強まり、心の充足感も得られるのです。

CDで心地よさを体感して

本書は、付属のCDにヨガ・プログラムを収録しています。実際のヨガ指導家によるナレーションで展開していますので、初心者にはもちろん、修得者でも、ヨガの心地よさをじっくり体感できる内容になっています。心と体の解放感を味わってください。

4週間でヨガを体得しよう

本書は、「1週目・はじめようウォーミングアップ」、「2週目・体の調子を整えよう」、「3週目・きれいな体をつくろう」、「4週目・心をやわらかにしよう」と、週ごとに目的を定め、ヨガ・ポーズを紹介しています。少しずつ段階を追うことで、67のポーズを無理なく体得できるように構成しています。一日1ポーズでもいいのです。体の声に耳を傾け、自分で自分がいやされていくことを実感してみてください。

●こころとからだクリニカセンター所長
森川那智子

Contents

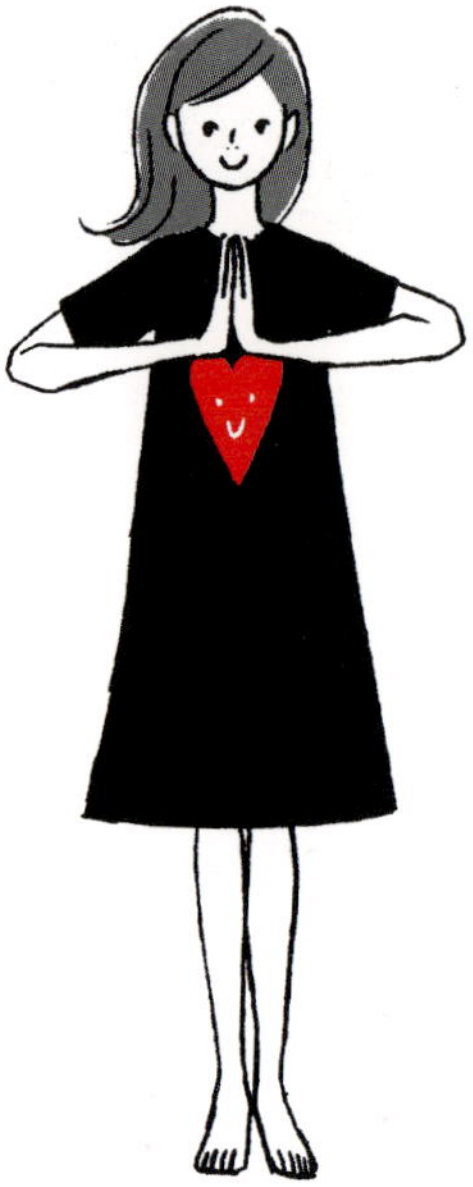

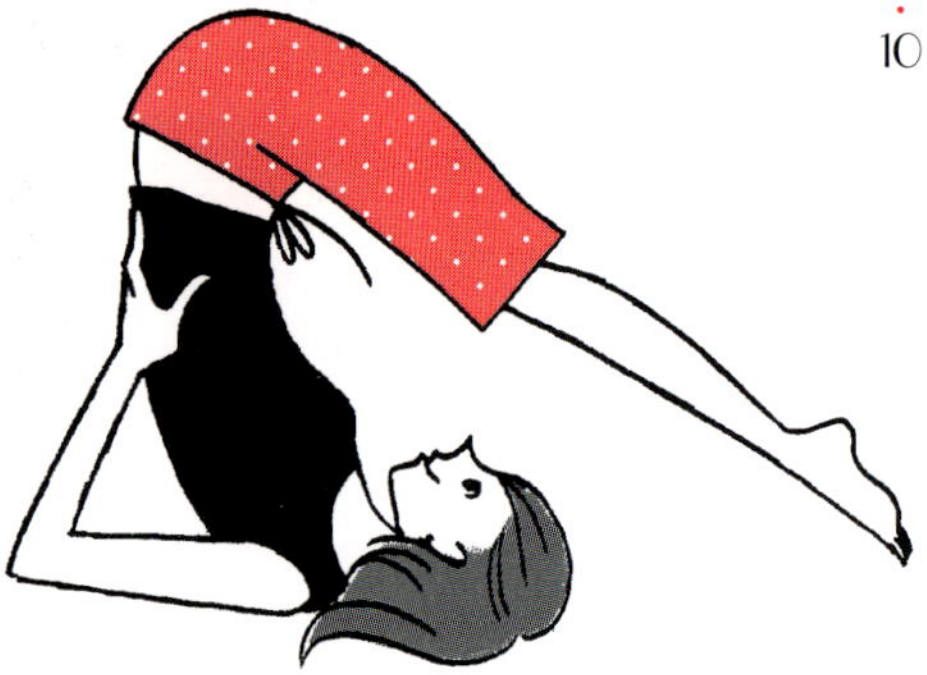

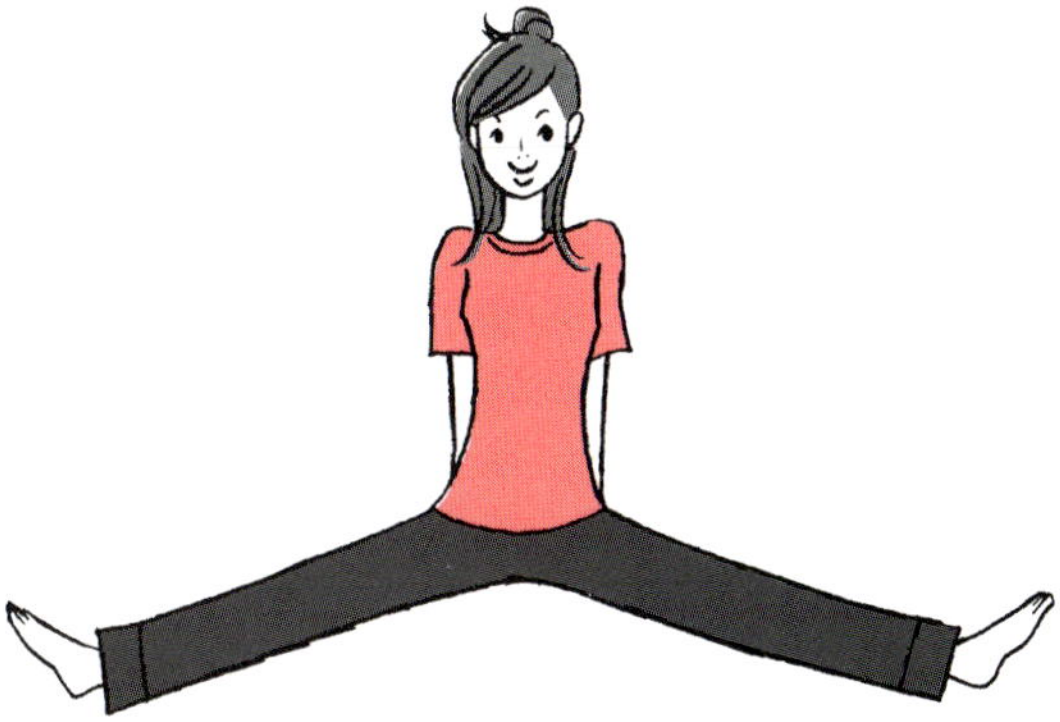

※CDマークの数字は、付属CDのトラックナンバーです。

2週目

2nd week 体の調子を整えよう……33

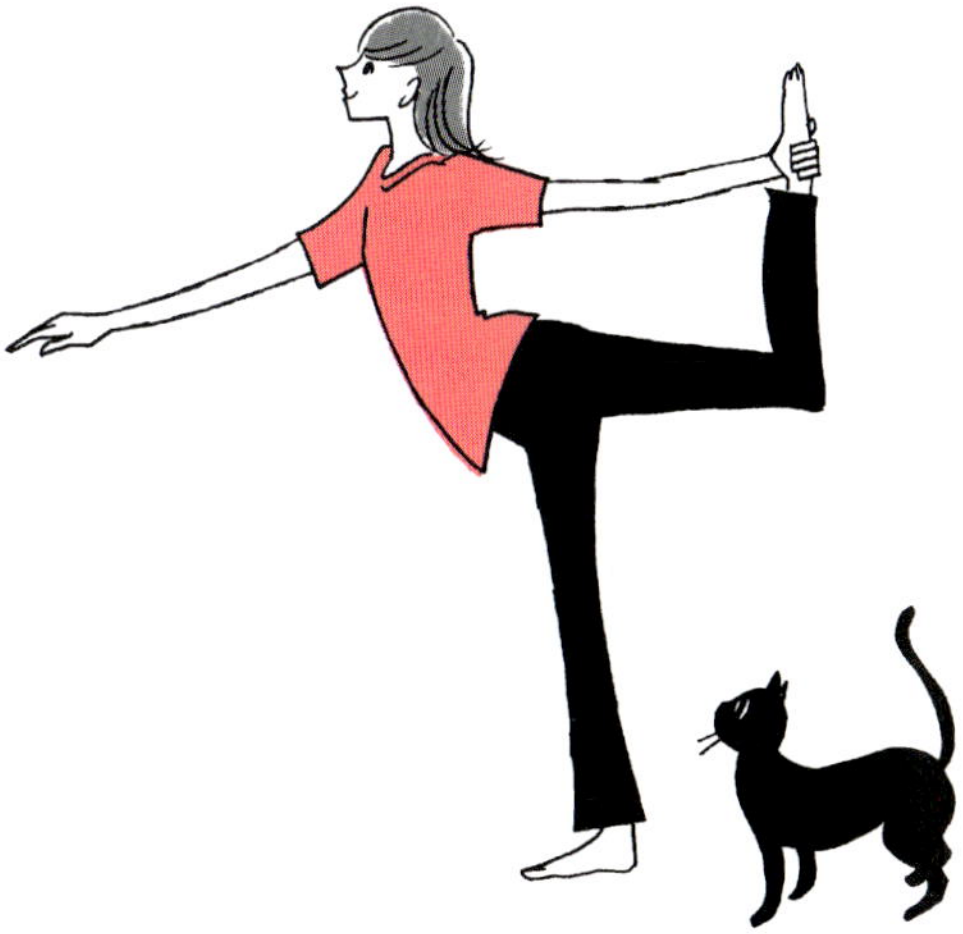

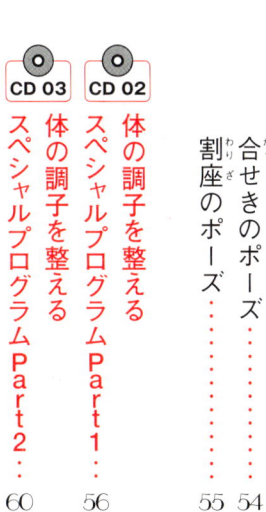

きれいな体をつくろう……65

3週目

3rd week

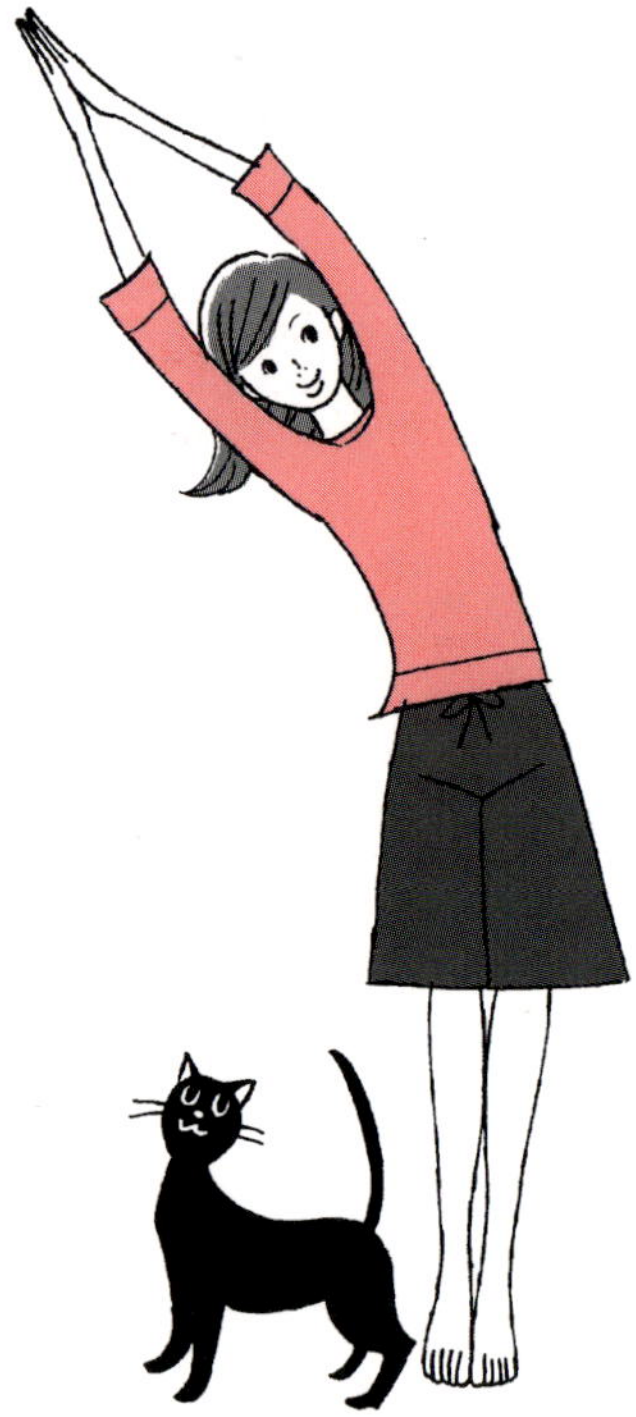

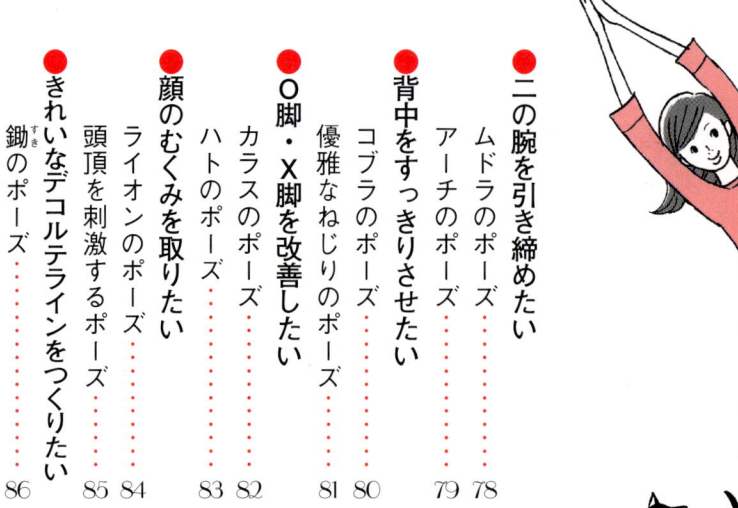

心をやわらかにしよう……97

4週目

4th week

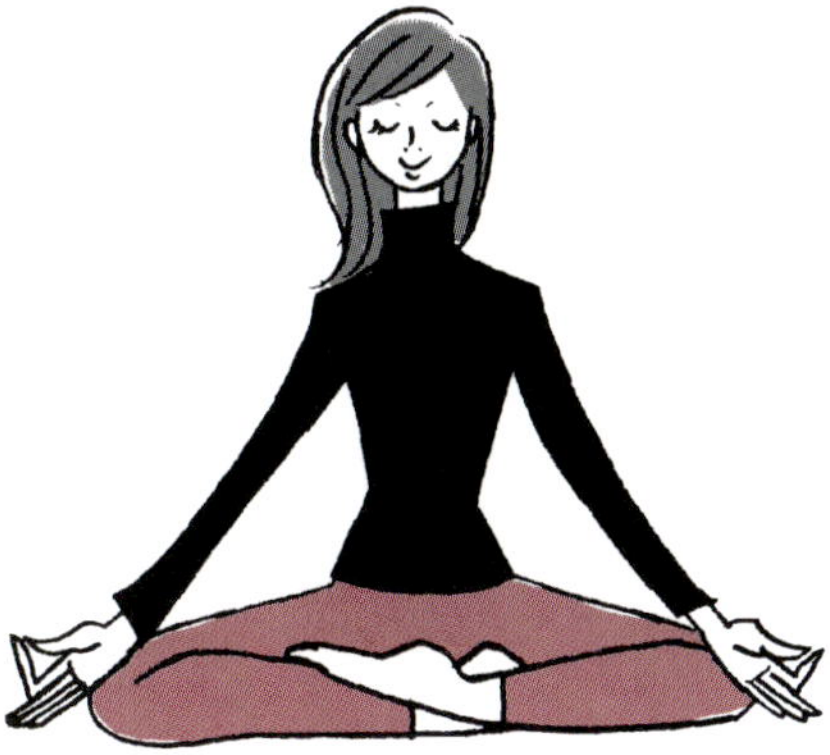

ヨガ体質を維持しよう…129

エピローグ

epilogue

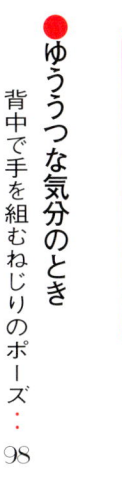

この本の見方

この本は、４週間でマスターしたいヨガ・ポーズを紹介している本文ページと、
週ごとのポーズをバランスよく組み合わせたプログラムページで構成されています。

今週マスターしたいヨガ・ポーズ（本文ページ）

週ごとにマスターしたいヨガ・ポーズを紹介しています。

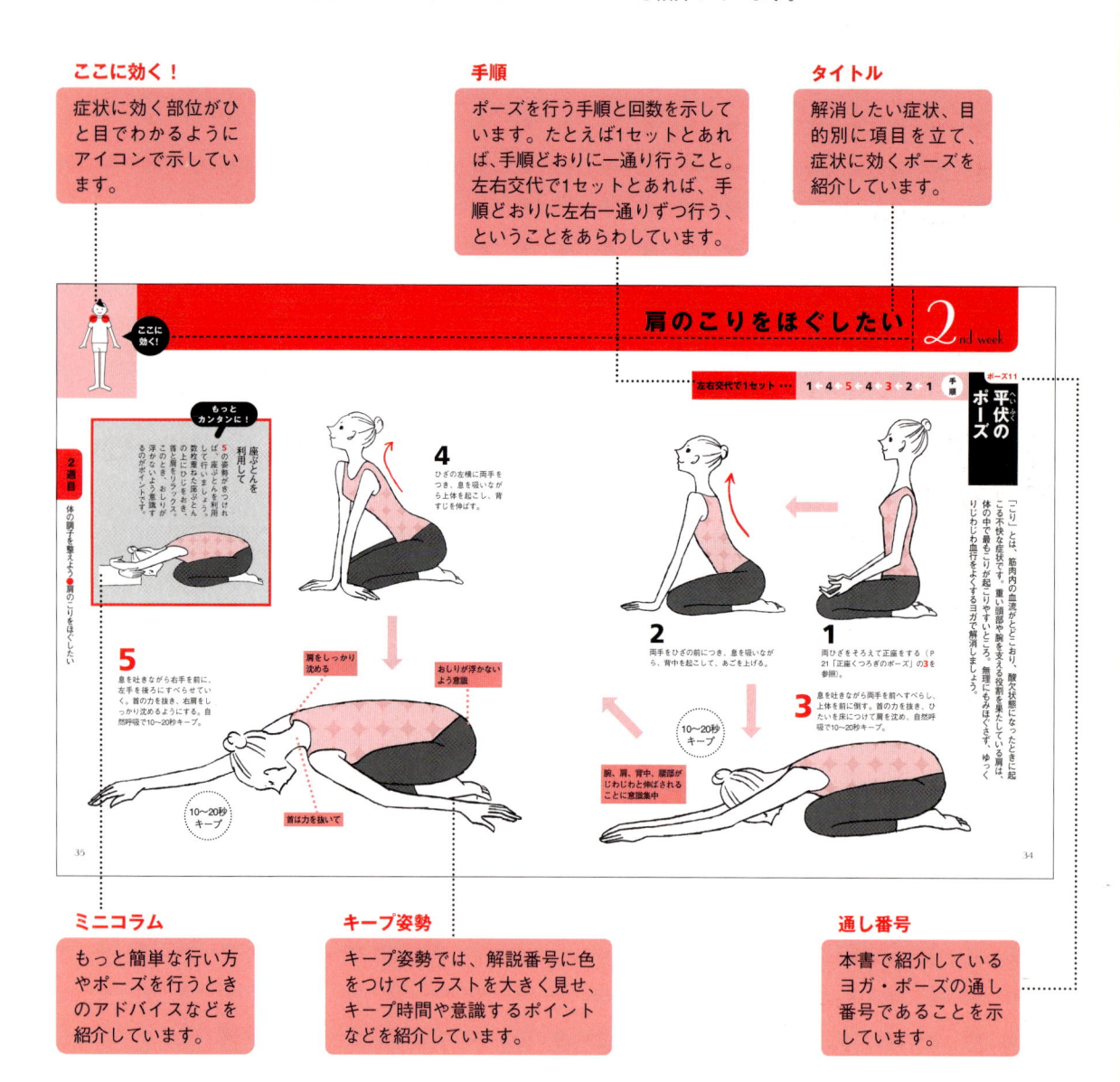

ここに効く！

症状に効く部位がひと目でわかるようにアイコンで示しています。

手順

ポーズを行う手順と回数を示しています。たとえば1セットとあれば、手順どおりに一通り行うこと。左右交代で1セットとあれば、手順どおりに左右一通りずつ行う、ということをあらわしています。

タイトル

解消したい症状、目的別に項目を立て、症状に効くポーズを紹介しています。

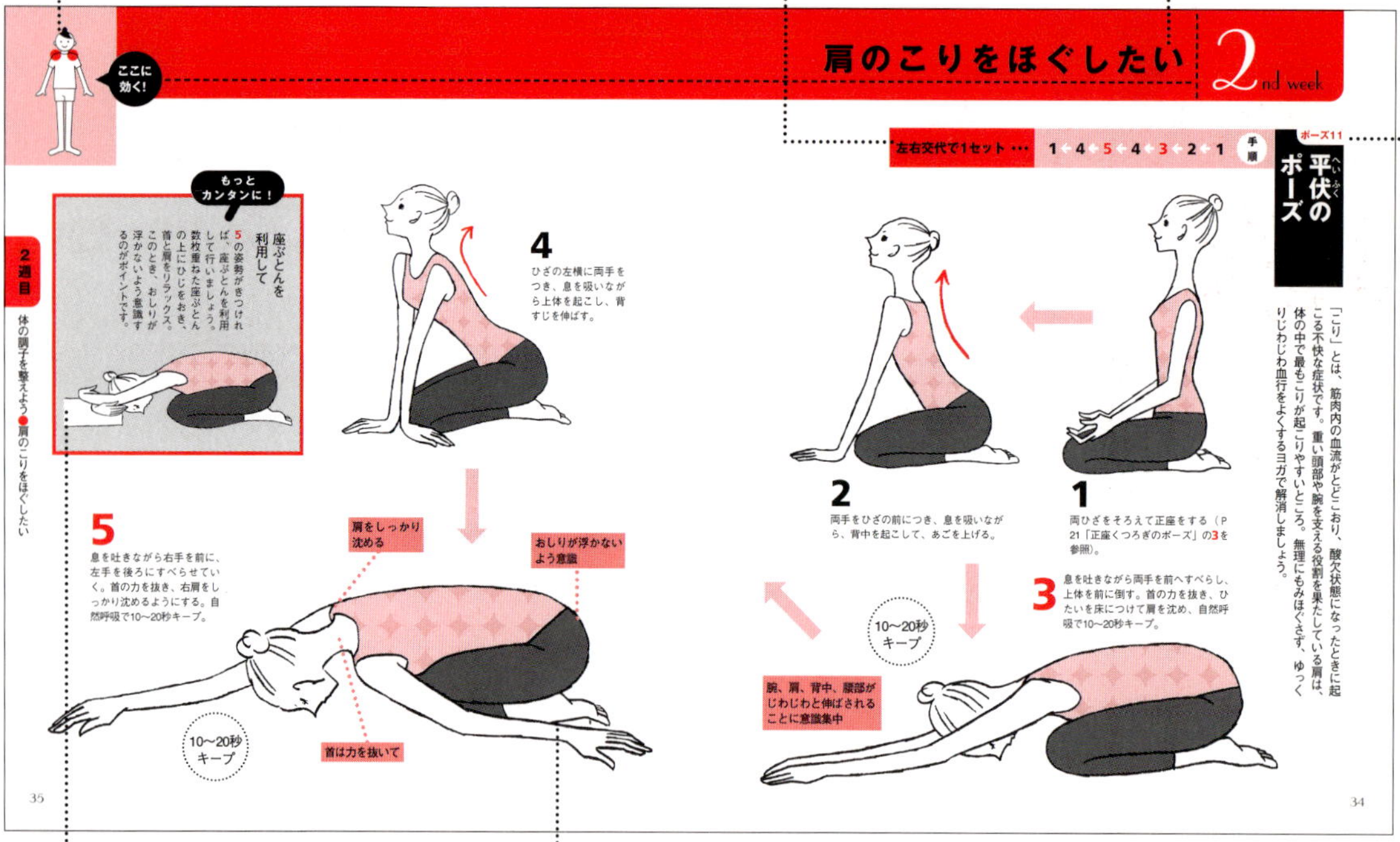

肩のこりをほぐしたい
2nd week
ここに効く!
ポーズ11
平伏《へいふく》のポーズ
手順
左右交代で1セット … 1←4←5←4←3←2←1
「こり」とは、筋肉内の血流がとどこおり、酸欠状態になったときに起こる不快な症状です。重い頭部や腕を支える役割を果たしている肩は、体の中で最もこりが起こりやすいところ。無理にもみほぐさず、ゆっくりじわじわ血行をよくするヨガで解消しましょう。
1
両ひざをそろえて正座をする（P21「正座くつろぎのポーズ」の3を参照）。
2
両手をひざの前につき、息を吸いながら、背中を起こして、あごを上げる。
3
息を吐きながら両手を前へすべらし、上体を前に倒す。首の力を抜き、ひたいを床につけて肩を沈め、自然呼吸で10〜20秒キープ。
10〜20秒キープ
腕、肩、背中、腰部がじわじわと伸ばされることに意識集中
4
ひざの左横に両手をつき、息を吸いながら上体を起こし、背すじを伸ばす。
5
息を吐きながら右手を前に、左手を後ろにすべらせていく。首の力を抜き、右肩をしっかり沈めるようにする。自然呼吸で10〜20秒キープ。
肩をしっかり沈める
おしりが浮かないよう意識
首は力を抜いて
10〜20秒キープ
もっとカンタンに！
座ぶとんを利用して
5の姿勢がきつければ、座ぶとんを利用して行いましょう。数枚重ねた座ぶとんの上にひじをおき、首と肩をリラックス。このとき、おしりが浮かないよう意識するのがポイントです。
2週目
体の調子を整えよう●肩のこりをほぐしたい
35
34

ミニコラム

もっと簡単な行い方やポーズを行うときのアドバイスなどを紹介しています。

キープ姿勢

キープ姿勢では、解説番号に色をつけてイラストを大きく見せ、キープ時間や意識するポイントなどを紹介しています。

通し番号

本書で紹介しているヨガ・ポーズの通し番号であることを示しています。

今週のヨガ・プログラム（プログラムページ）

週ごとのヨガ・ポーズとウォーミングアップ要素のあるポーズを組み合わせたのがヨガ・プログラムです。各プログラムページは、付属のCDに対応しています。

プログラムの流れ

プログラムの一連の流れとおおよその時間を示しています。番号に色がついているものは、その見開きで紹介しているポーズです。

ページ

本文での掲載ページです。やり方や効果をもう一度、確認したいときに参照してみてください。

CDマーク

プログラムページはすべて付属のCDに収録されています。CDマークの数字は、トラックナンバーであることを示しています。

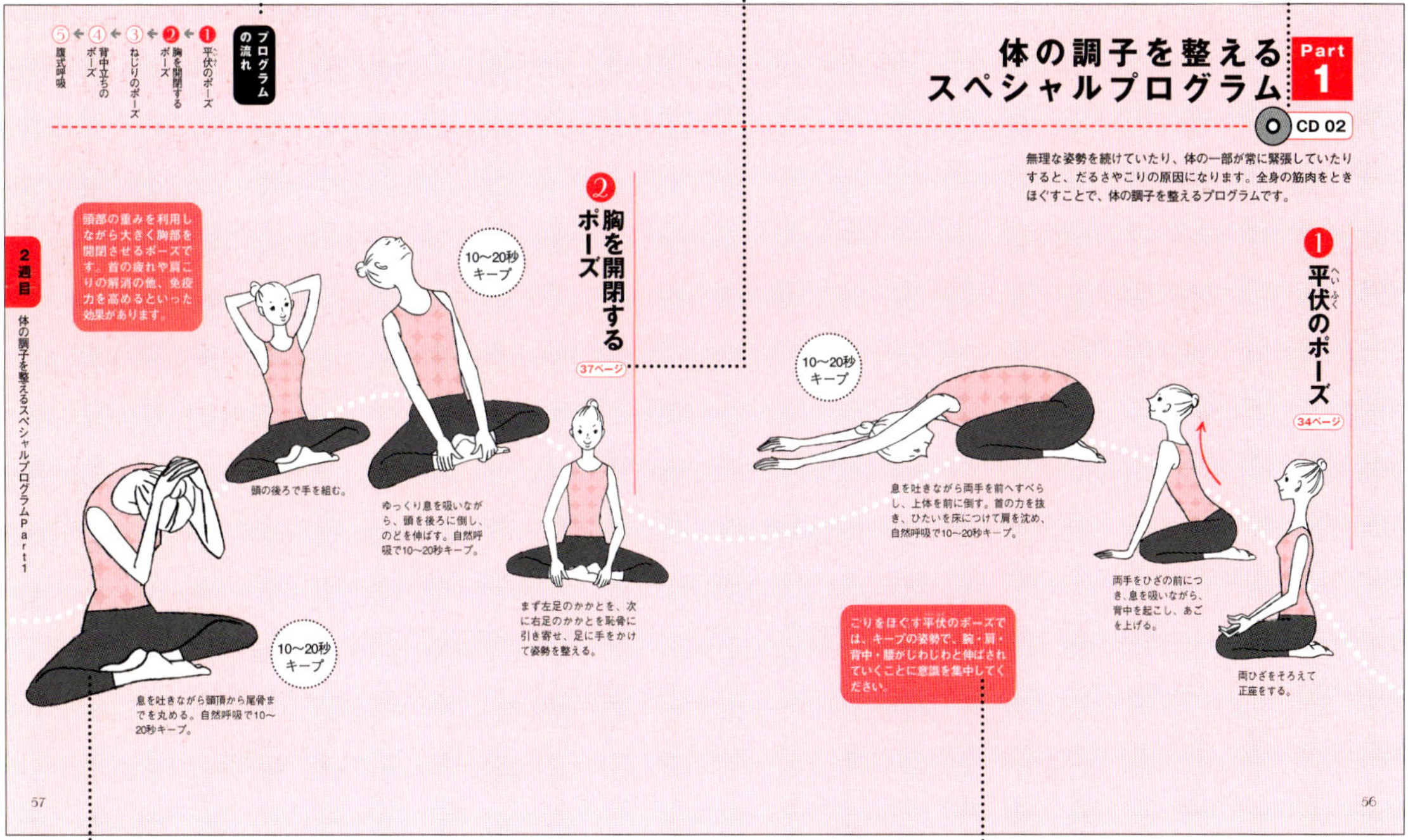

体の調子を整えるスペシャルプログラム
Part 1
CD 02
無理な姿勢を続けていたり、体の一部が常に緊張していたりすると、だるさやこりの原因になります。全身の筋肉をときほぐすことで、体の調子を整えるプログラムです。
プログラムの流れ
1 平伏のポーズ ← 2 胸を開閉するポーズ ← 3 ねじりのポーズ ← 4 背中立ちのポーズ ← 5 腹式呼吸
1 平伏《へいふく》のポーズ
34ページ
両ひざをそろえて正座をする。
両手をひざの前につき、息を吸いながら、背中を起こし、あごを上げる。
息を吐きながら両手を前へすべらし、上体を前に倒す。首の力を抜き、ひたいを床につけて肩を沈め、自然呼吸で10〜20秒キープ。
10〜20秒キープ
こりをほぐす平伏のポーズでは、キープの姿勢で、腕・肩・背中・腰がじわじわと伸ばされていくことに意識を集中してください。
2 胸を開閉するポーズ
37ページ
まず左足のかかとを、次に右足のかかとを恥骨に引き寄せ、足に手をかけて姿勢を整える。
ゆっくり息を吸いながら、頭を後ろに倒し、のどを伸ばす。自然呼吸で10〜20秒キープ。
10〜20秒キープ
頭の後ろで手を組む。
息を吐きながら頭頂から尾骨までを丸める。自然呼吸で10〜20秒キープ。
10〜20秒キープ
頭部の重みを利用しながら大きく胸部を開閉させるポーズです。首の疲れや肩こりの解消の他、免疫力を高めるといった効果があります。
2週目
体の調子を整えるスペシャルプログラムPart1
57
56

キープ姿勢

キープ姿勢では、イラストを大きく見せ、意識するとよいポイントやアドバイスをCDで丁寧に紹介しています。

ポーズ説明

各ポーズの効果、意識集中のポイントなどを簡単に紹介しています。

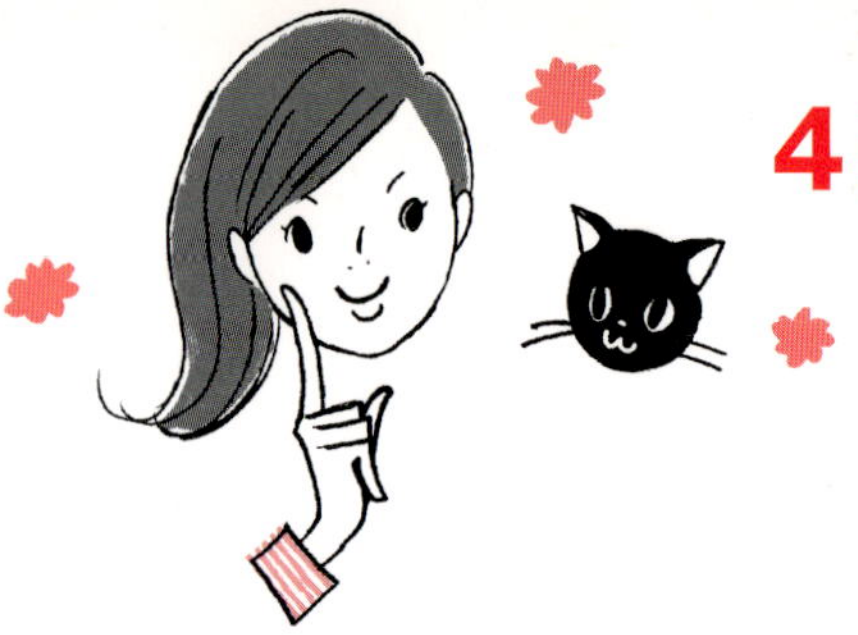

4週間でヨガ体質になろう！

本書は、4週間の段階を経て、誰でも無理なくヨガに親しむことができるよう構成されています。まずは、週ごとに気になるポーズをピックアップしてはじめてください。また、CDに収録されているプログラムは、週末など時間のあるときに、いつでも利用して行いましょう。しなやかな体、やわらかな心を導くよう、本書を活用してください。

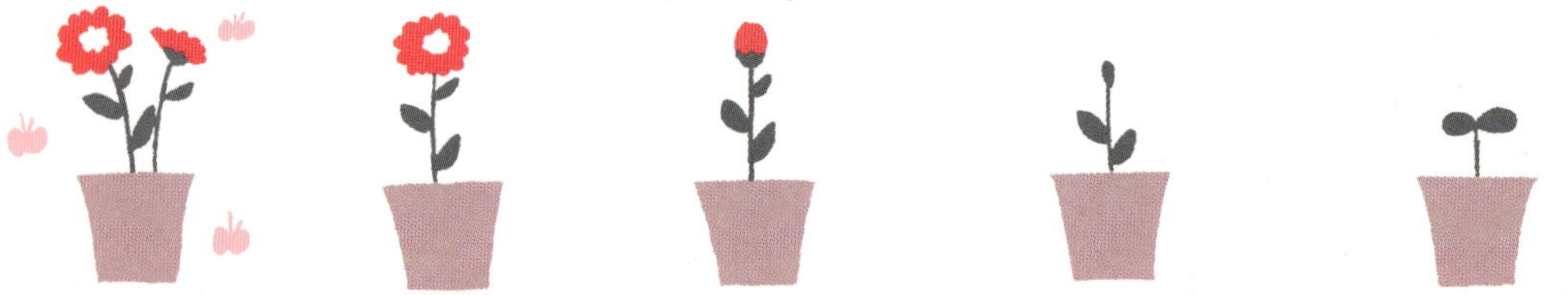

1週目 → 2週目 → 3週目 → 4週目 → and more

はじめようウォーミングアップ

本格的なヨガ・ポーズを行う前に、まずは体をほぐしましょう。とくに、P18～20の「基本のウォーミングアップ」は、2週目以降の各ポーズを行う前のウォーミングアップとして、行っておきましょう。

体の調子を整えよう

肩こりや腰痛解消を目的にヨガをはじめる人はとても多いもの。ここでは、そんな体の不調を緩和するためのポーズを紹介します。すぐにでも3週目のボディラインを整えるポーズを行いたいと思うかもしれませんが、まずは2週目の体との対話を意識したポーズからはじめましょう。

きれいな体をつくろう

ボディラインを整えるポーズを紹介します。体の調子を一通り整えた後なので、全身が活性化し、ひとつひとつのポーズがより深く体にしみ込んで、生き生きと輝くボディラインが形づくられます。

心をやわらかにしよう

生き生きとした毎日を送るためには、心が健やかであることが大切。集大成となる4週目では心の不調を解消するポーズを紹介します。難しいと感じるポーズもあると思いますが、少しずつ行っていきましょう。

ヨガ体質を維持しよう

4週間のエクササイズが終わっても、毎日少しずつでいいので、ヨガを続けましょう。継続することにより、さらに深い充足感やシェイプアップした体を手に入れることができます。

プロローグ

ヨガをはじめる前に

ヨガをはじめる前に、知っておきたい
基本的な考え方やポーズの行い方
注意点などを紹介します。
ヨガの心地よさを感じましょう。

Prologue

ヨガってどんなもの？

ヨガのはじまりはいつ？

ヨガは今から約五千年前、インドで生まれた心身の修練法で、日本には、奈良時代に仏教とともに伝えられました。長い歴史を持つだけに、さまざまな戒律があり、また、数多くの流派が生まれてきましたが、最も大切な「心身の内なる声に耳を傾ける」という原則は、どの流派にも共通のものです。今では、発祥地・インドを離れ、欧米、そして日本でもブームとなっているヨガ。多くの人に支持されているのは、ヨガが「本物」であるからなのです。

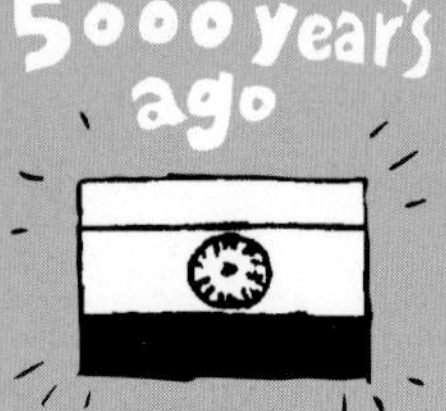

なぜ、注目されているの？

ヨガがこれほど注目を集めているのには、ふたつの理由があります。ひとつは、ダイエット法や健康法として優れているから。もうひとつは、知らず知らずのうちに抱え込んだ不安や欠乏感をいやしてくれるという理由からです。欧米では、第一線で活躍するトップモデルやアーティスト、企業の経営者の多くがヨガに注目。プレッシャーにさらされることの多い彼らから熱い支持を集めていることが、ヨガの効果のほどを雄弁に物語っています。

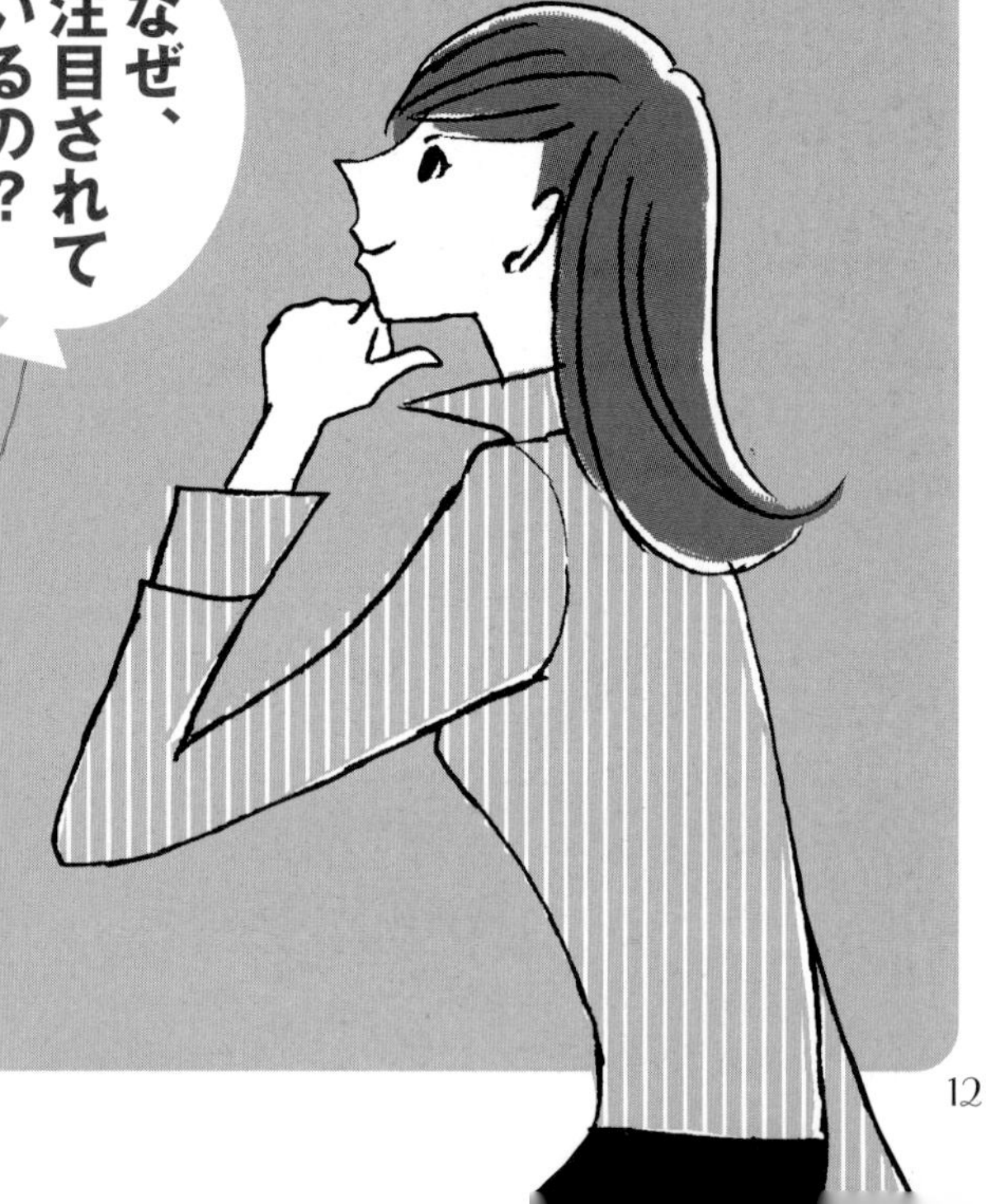

動きの特徴は？

ヨガのポーズ法は、スタートの姿勢からゆっくりなめらかに動作していきます。そして、ポーズができあがったら一定時間、それをキープし、再び、ゆっくりほどいていき、くつろぐというのが基本の動きです。こうした一連の動作をゆっくりと行い、動作に伴う体の内部感覚や呼吸に意識を集中させるのがヨガの特徴です。ポーズができあがるまでを〈緊張〉とするなら、くつろぎは〈弛緩〉です。この〈緊張〉と〈弛緩〉を繰り返すことで、その刺激がより深く心身に浸透していきます。「動的な瞑想法」といってもいいでしょう。

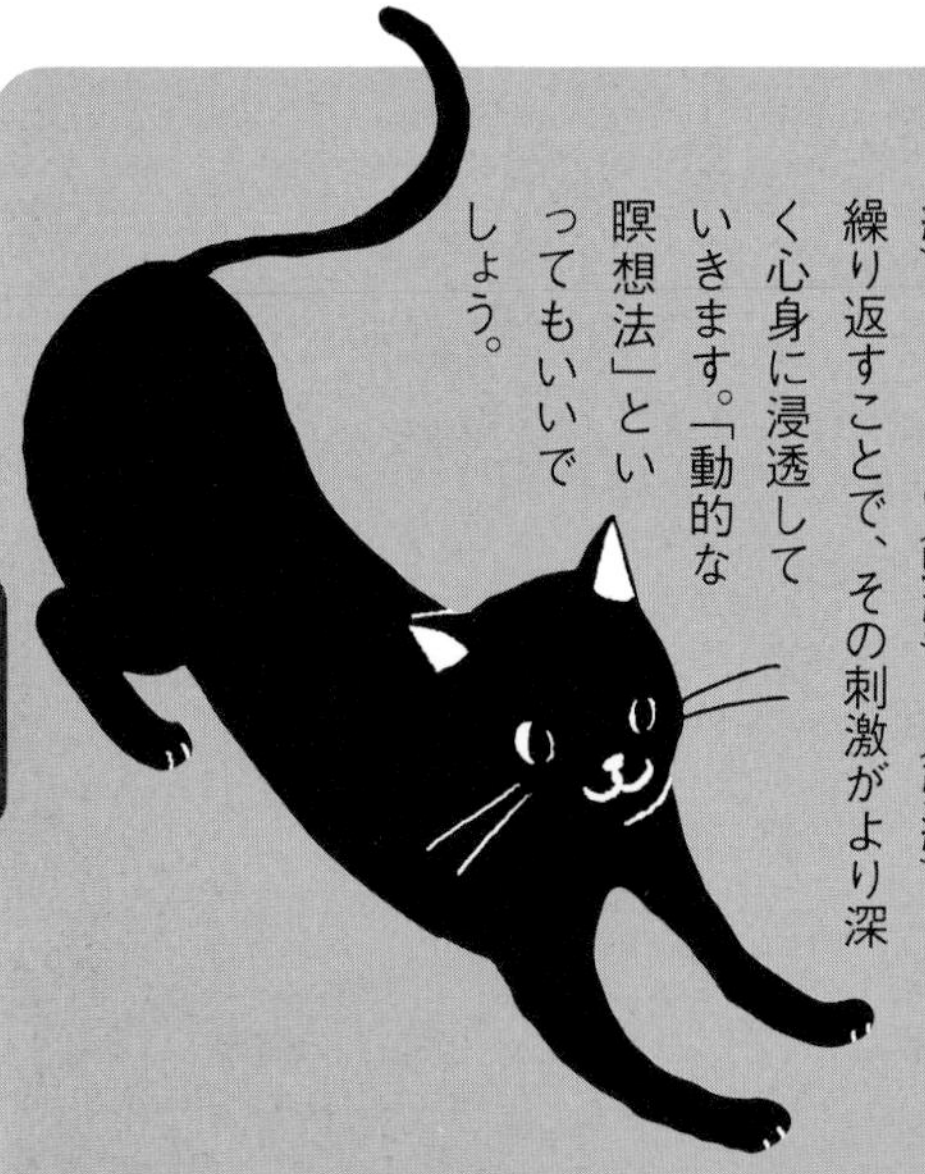

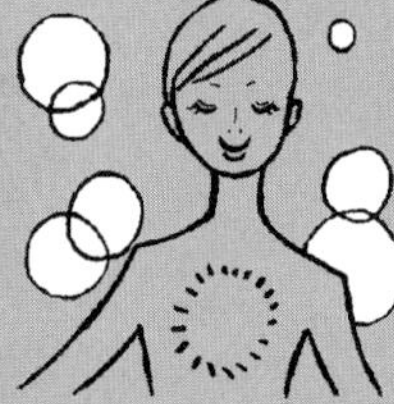

ヨガのポーズは難しいの？

「ヨガのポーズは難しそう」「体がやわらかくないとできないのでは？」そんな疑問を持つ人も多いと思います。結論からいえば、ヨガを行ううえで、柔軟性は無関係。繰り返しになりますが、ヨガの本質は、内部の声に耳を傾けることなのです。そのためには苦痛を伴うものであってはなりませんし、自分に最も合うポーズを選び、楽しく行うことが大切です。「良薬は口に苦し」といいますが、ヨガに限っては「よいヨガは心地いいもの」なのです。

いちばん大切なポーズとは？

ヨガにおいて、正座くつろぎのポーズ（P21）、立位くつろぎのポーズ（P24）、完全なくつろぎのポーズ（P27）の3つは、真のリラックスが得られる以外に、もうひとつ、特別な意味合いを持つポーズです。本書では、プログラムのページなどで他の各ポーズといっしょにくつろぎのポーズを行うことをすすめています。体をほどよく「緊張」させる各ポーズと「弛緩」させるくつろぎのポーズをともに行うことで、緊張と弛緩が繰り返され、新陳代謝が促進し、生き生きとした美しさが自然ににじみ出てくるようになるのです。

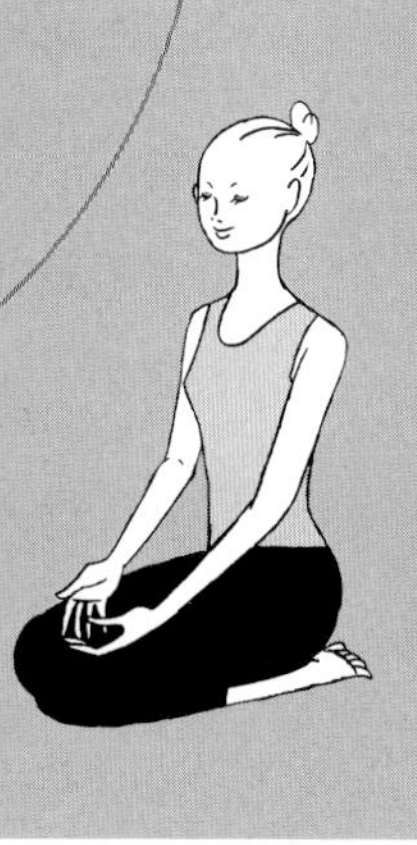

はじめる前の基本ポイント

ヨガをはじめる前に押さえておきたいポイントを紹介します。

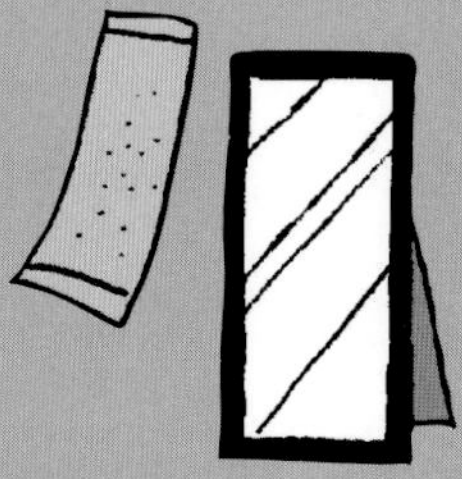

1 どこで行えばいい？

ふだん生活している部屋で行って構いません。広さは一畳もあれば十分です。床のかたさや冷たさが気になる場合は、スポーツタオルを敷いて行ってください。最近ではヨガグッズとして、折り畳んで持ち運びできるヨガ専用マットなども市販されています。また、鏡があると全身をチェックでき、便利でしょう。お香をたいて室内でリラックス空間をつくるのもいいですし、公園など外で行うのも気持ちがよくオススメです。

2 服装は？

動きやすければ、Ｔシャツやスパッツ、ジャージなど何でも結構です。動きの妨げになるガードルやアクセサリー類ははずしましょう。足もとは、よほど冷えが気になる人以外は素足で行ってください。

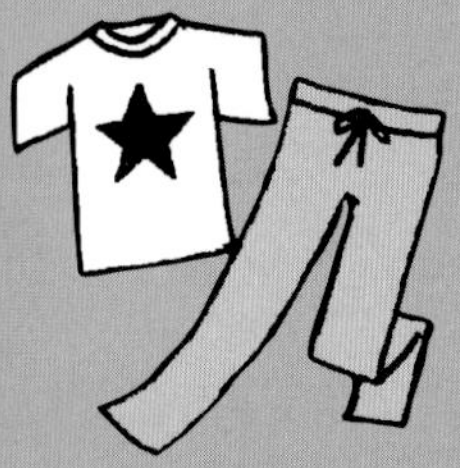

3 いつ行えばいい？

早朝や就寝前に行うのがオススメですが、空腹時ならいつでもＯＫ。入浴直後は避け、食後なら、２時間ほど時間をおき、食べものが消化された状態で行ってください。

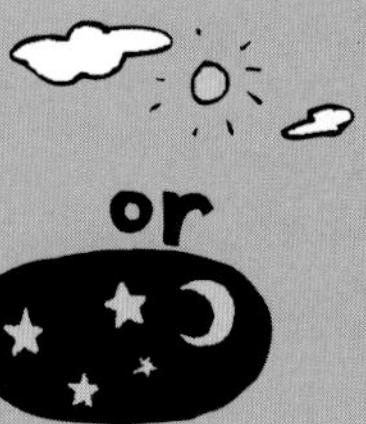

4 スケジュールは？

ヨガを日課にするためには、一日のうち一定の時間をヨガ・タイムと決めておくといいでしょう。一般的には就寝前に行う人が多いようですが、自分のライフスタイルに合わせて行ってください。また、疲れているときややりたくないときなどは無理をせず、休憩しましょう。

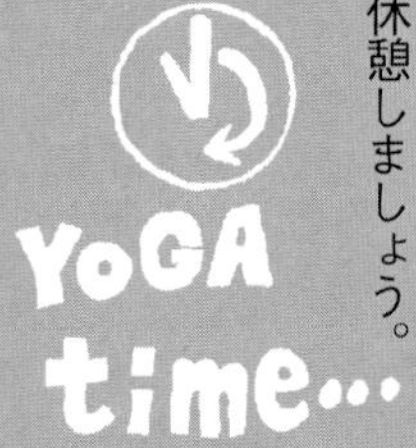

5 呼吸の仕方は？

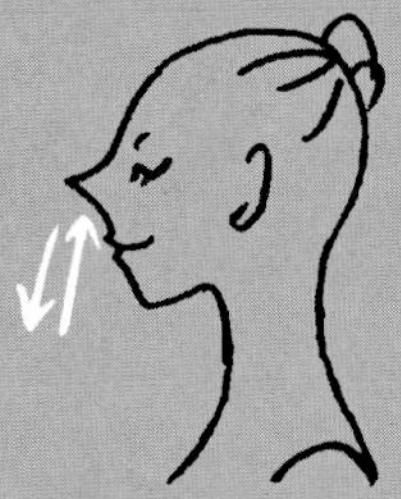

本書では、ふつうに口を閉じたまま鼻から吸って鼻から吐く呼吸、「自然呼吸」で行うことを基本としています。ポーズによっては、動作が無理なくできるよう、本文中、呼吸の指示を入れている場合もありますが、自分のできる範囲で行ってみてください。

6 食事は？

無理に食べたいものをがまんする必要はありません。ゆっくりと食べものを味わうように食事をとりましょう。食事直後のヨガは避け、ヨガ終了後に食事をする場合は、15～20分経ってからとるようにしてください。また、アルコールは完全に抜けた状態で行いましょう。

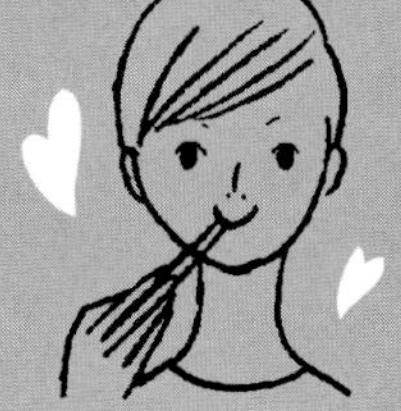

7 BGMは？

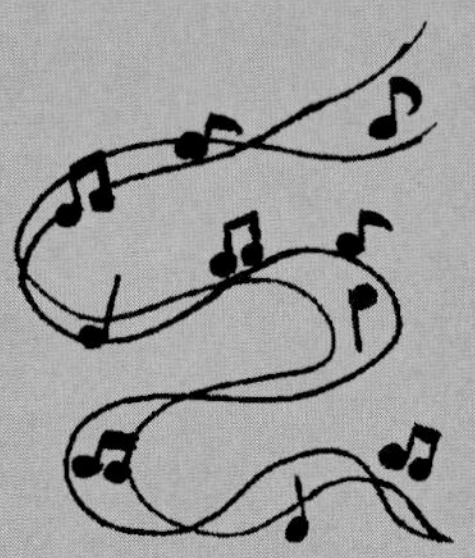

音楽をかけたほうが、意識集中がしやすいというのなら、BGMをかけてもOK。ただし、歌詞がはっきりしていて、そちらに気を取られてしまいそうな曲は不向きです。テレビやラジオをかけながら行うのもあまり感心できません。

押さえておきたい

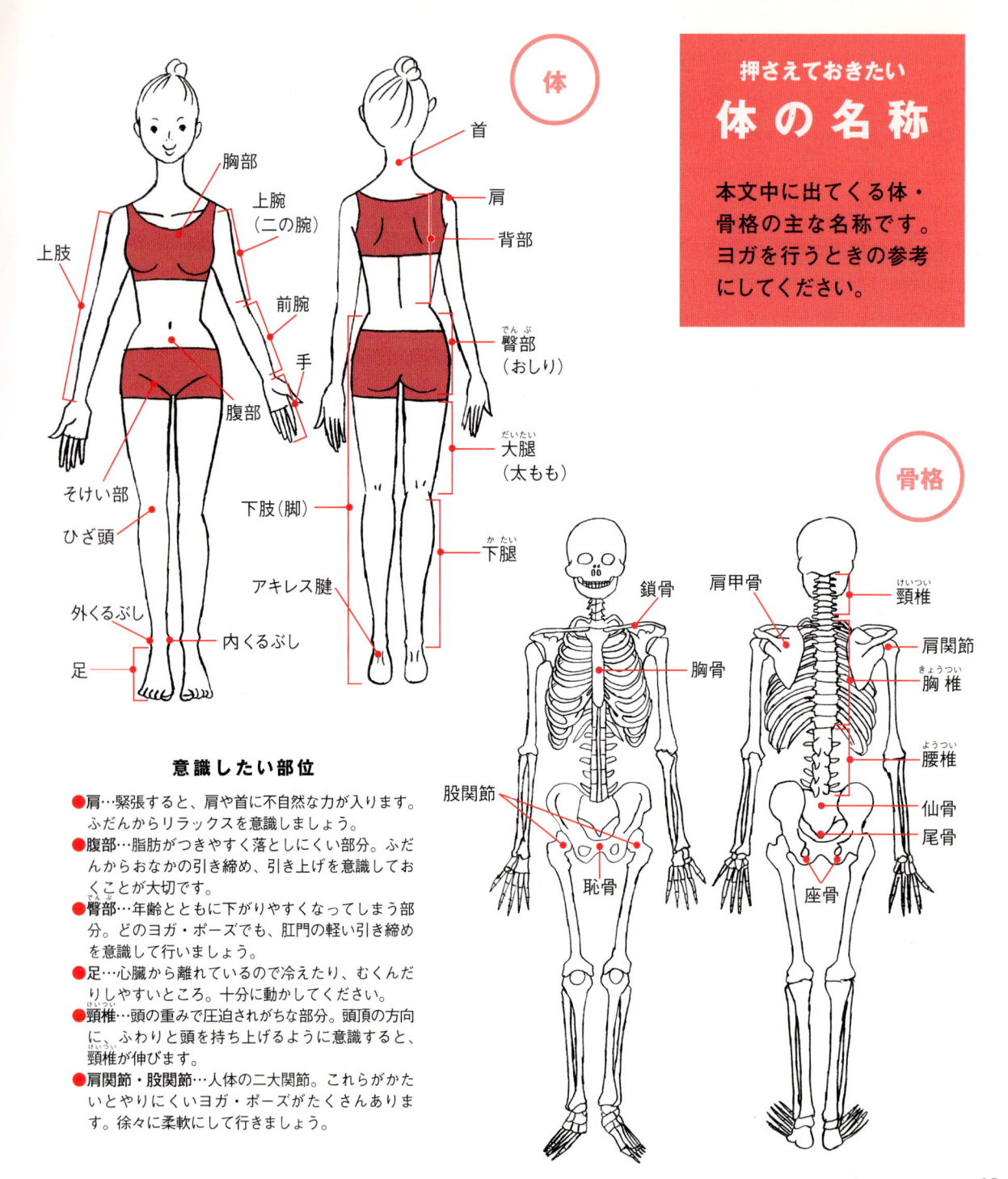

体の名称

本文中に出てくる体・骨格の主な名称です。ヨガを行うときの参考にしてください。

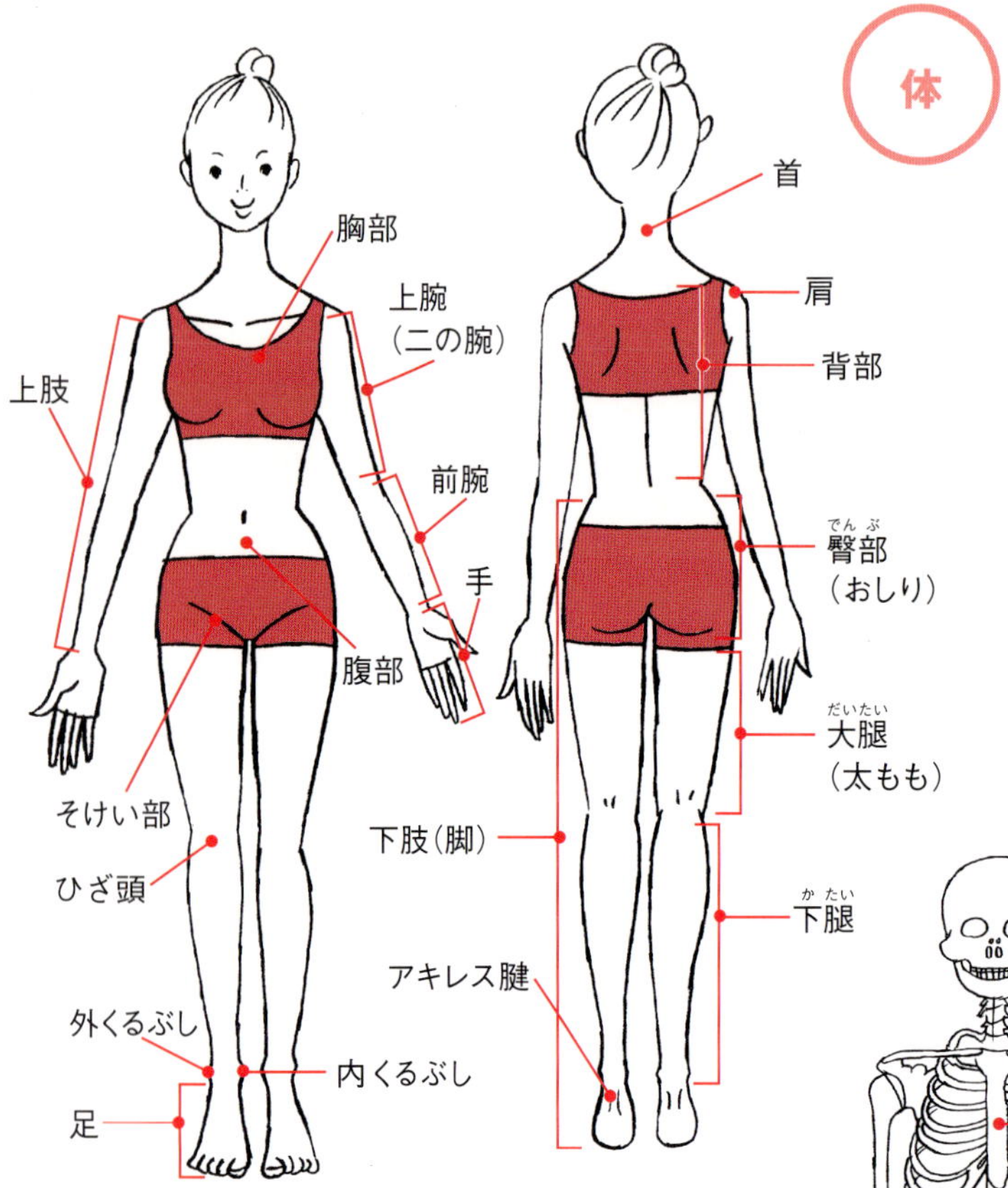
体
胸部
上腕
（二の腕）
上肢
前腕
手
腹部
そけい部
ひざ頭
外くるぶし
内くるぶし
足
首
肩
背部
臀部《でんぶ》
（おしり）
大腿《だいたい》
（太もも）
下肢（脚）
下腿《かたい》
アキレス腱

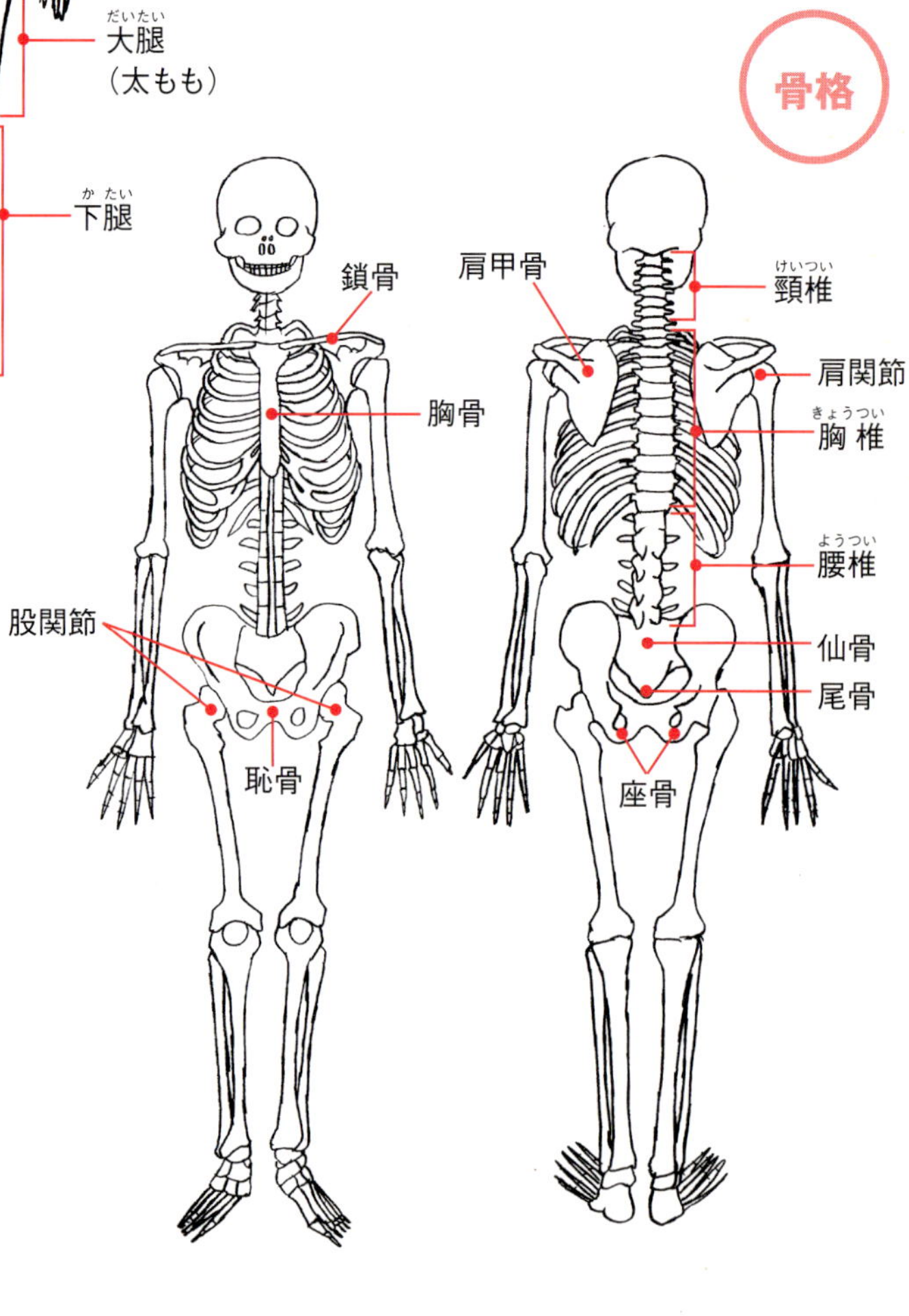
骨格
鎖骨
胸骨
股関節
恥骨
肩甲骨
頸椎《けいつい》
肩関節
胸椎《きょうつい》
腰椎《ようつい》
仙骨
尾骨
座骨

意識したい部位

- **肩**…緊張すると、肩や首に不自然な力が入ります。ふだんからリラックスを意識しましょう。
- **腹部**…脂肪がつきやすく落としにくい部分。ふだんからおなかの引き締め、引き上げを意識しておくことが大切です。
- **臀部《でんぶ》**…年齢とともに下がりやすくなってしまう部分。どのヨガ・ポーズでも、肛門の軽い引き締めを意識して行いましょう。
- **足**…心臓から離れているので冷えたり、むくんだりしやすいところ。十分に動かしてください。
- **頸椎《けいつい》**…頭の重みで圧迫されがちな部分。頭頂の方向に、ふわりと頭を持ち上げるように意識すると、頸椎《けいつい》が伸びます。
- **肩関節・股関節**…人体の二大関節。これらがかたいとやりにくいヨガ・ポーズがたくさんあります。徐々に柔軟にして行きましょう。

1週目

はじめようウォーミングアップ

ウォーミングアップはヨガの第一歩。
難しく考えず、まずは体を動かす楽しさを味わって。
肩こりが消えたり、疲れが取れたり、
「こんなカンタンなことで！」と
ウォーミングアップの効果に驚くはずです。

1st week

基本のウォーミングアップ

1st week

ポーズ01

足のウォームアップ

基本のウォーミングアップを行うと、全身がぽかぽかしてくるのが実感できるはず。これは、手や足など抹消の血行が促進され、全身の血流がよくなるからです。筋肉もほぐれますから、本格的なヨガを行う前に、ぜひ取り入れましょう。

手順　1 → 2 → 3 → 4 → 5 → 6 → 7 … 左右交代で1セット

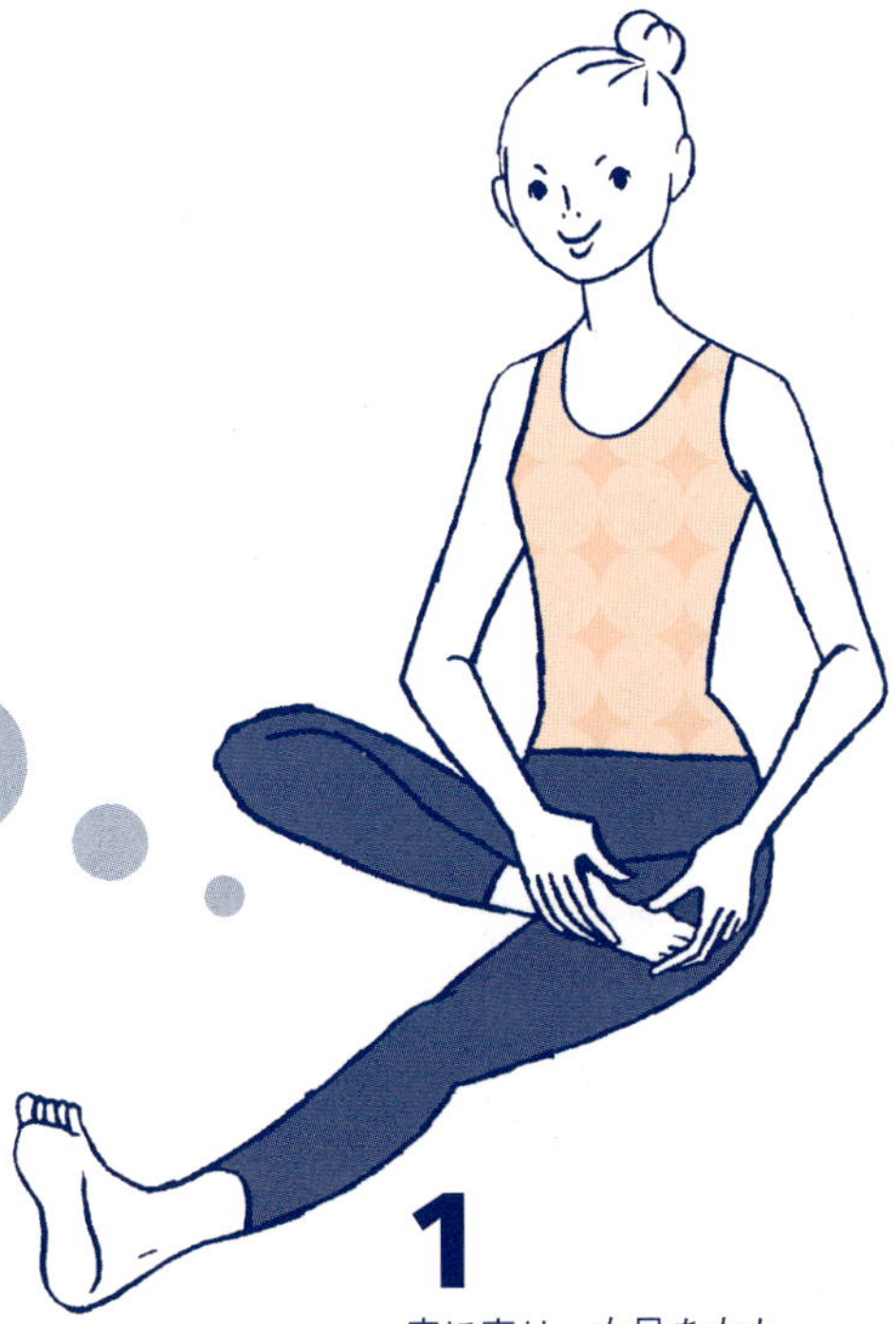

1

床に座り、右足を左ももにしっかり乗せる。

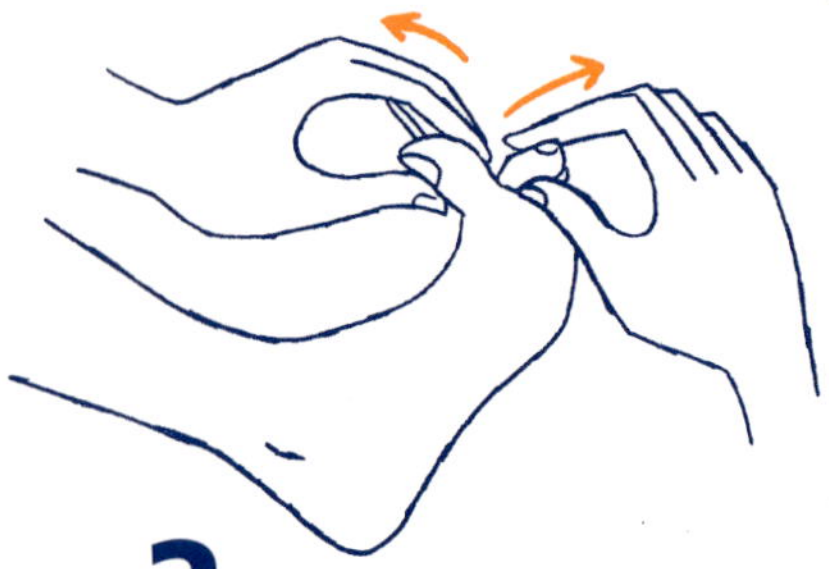

2

親指と人指し指をつかみ、前後交互にリズミカルに8回開く。次に人指し指と中指をつかみ、同じ要領で動かす。小指まで順番に行う。

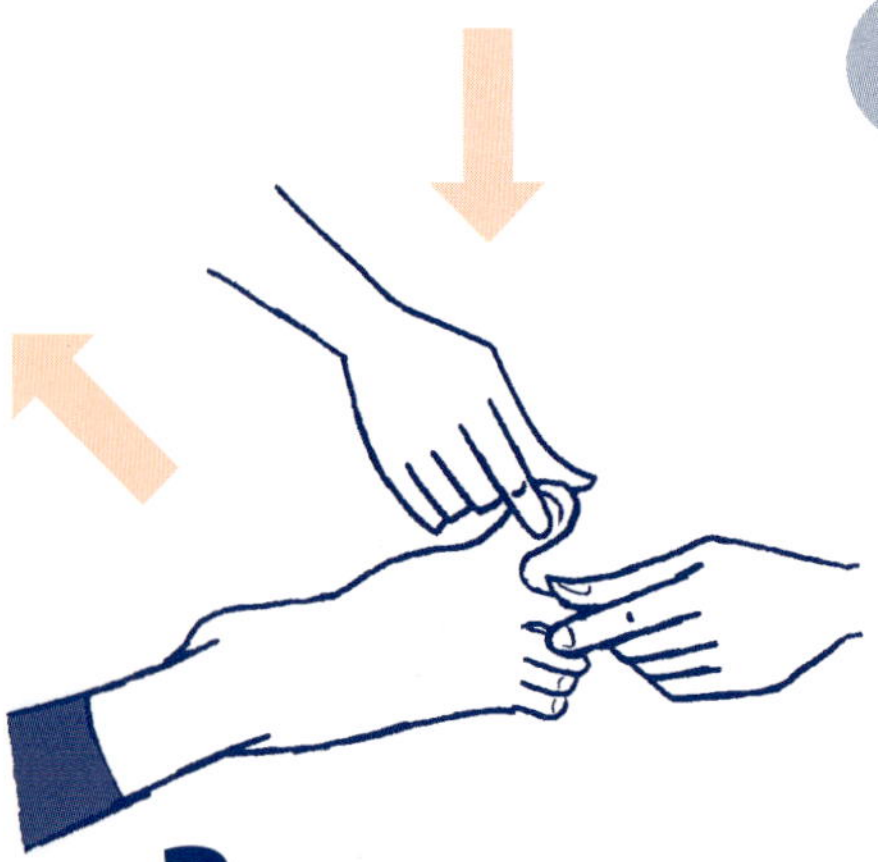

3

息をゆっくり吐きながら、指と指の間を大きく開く。同じ要領で、他の指も開いていく。

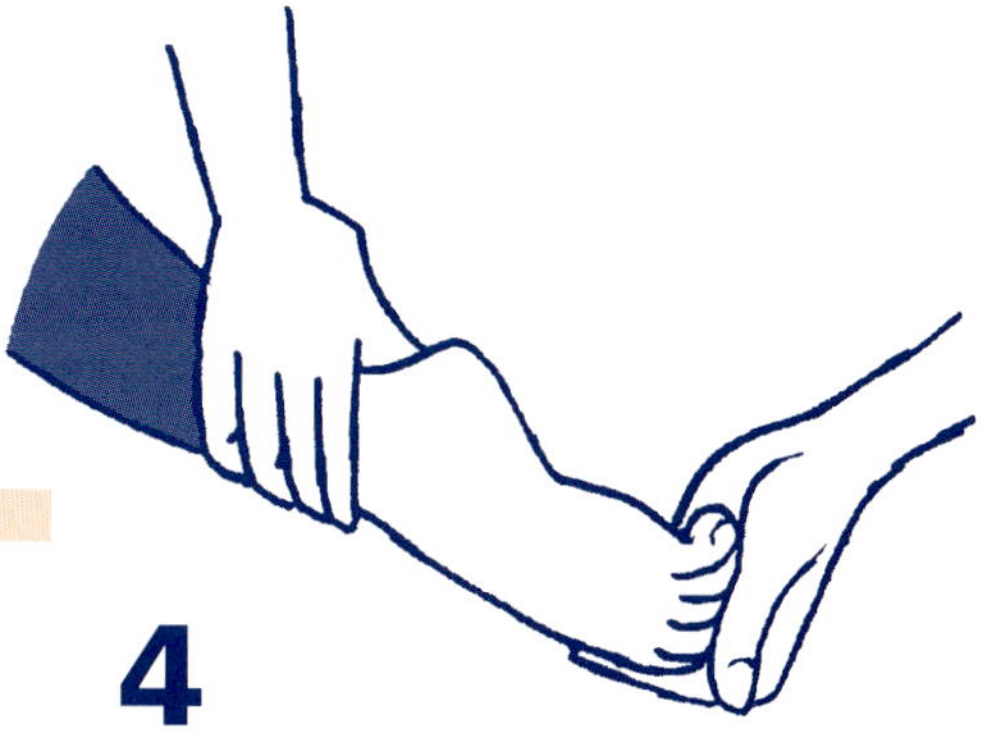

4

足指全体を内側に丸め、ゆっくり息を吐きながら、足の甲を伸ばす。

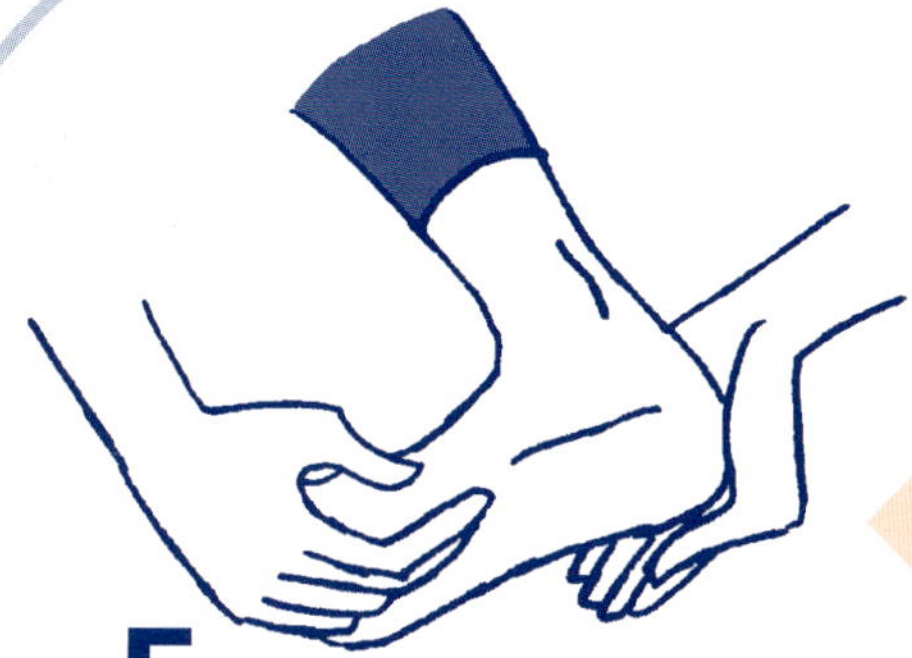

5

ゆっくり息を吐きながら足指全体を外側に反らす。

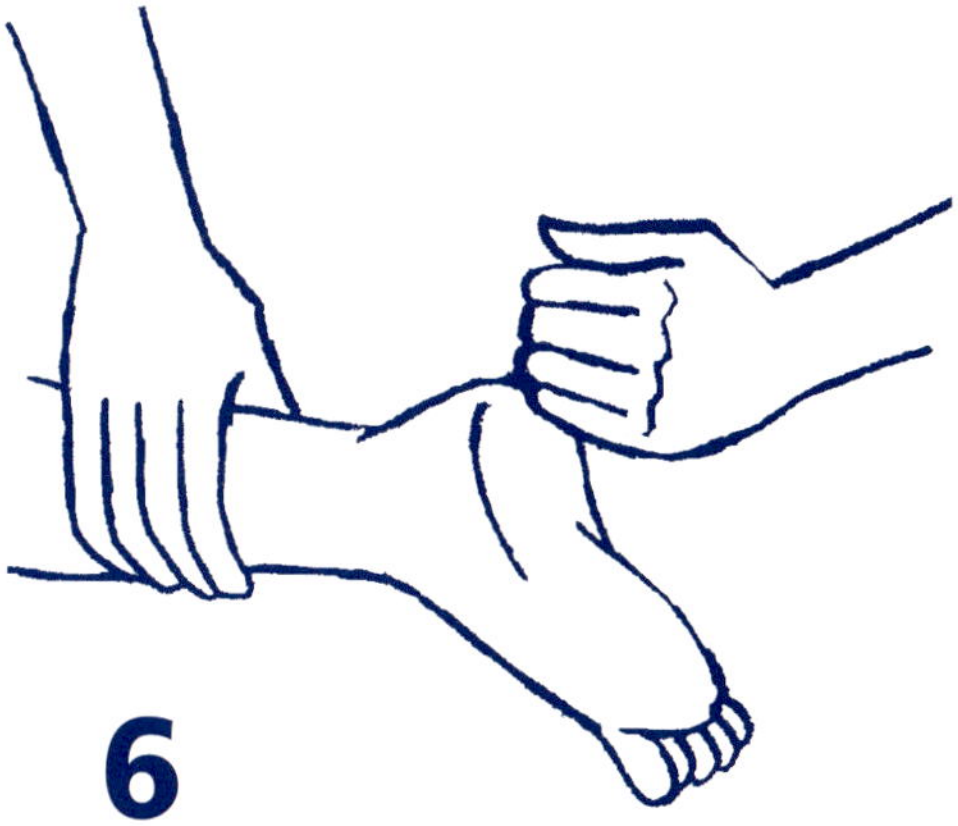

6

「気持ちいい」と感じるくらいの強さで、こぶしでかかとや土踏まずをトントンとたたく。16〜32回行う。

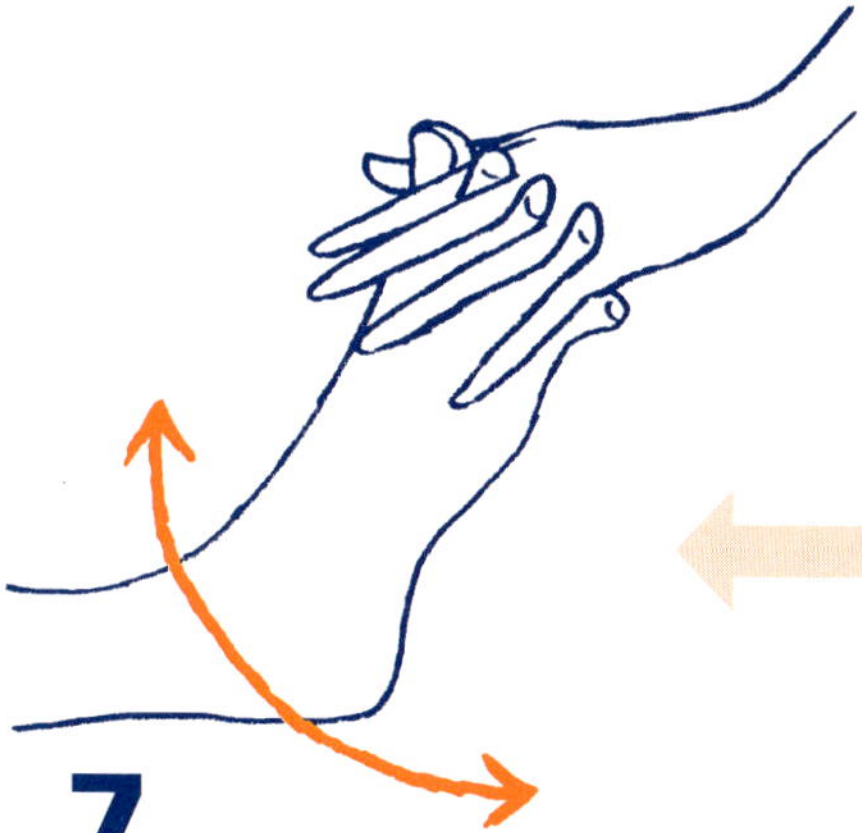

7

右足指の間に左手の指を深く入れ、足首をゆっくりとなめらかに4〜8回まわす。

ポーズ02

手のウォームアップ

手は脳の一部といわれるくらい、神経が集まっています。パソコンを打ったり、手仕事をしたりと、手は意外とかたよった方向へ酷使されがち。疲れがたまったら、ウォームアップで緊張をほぐしましょう。仕事の合間などにも行えます。毎日の日課にぜひ取り入れて。

手順　1→2→3→4　1セット…

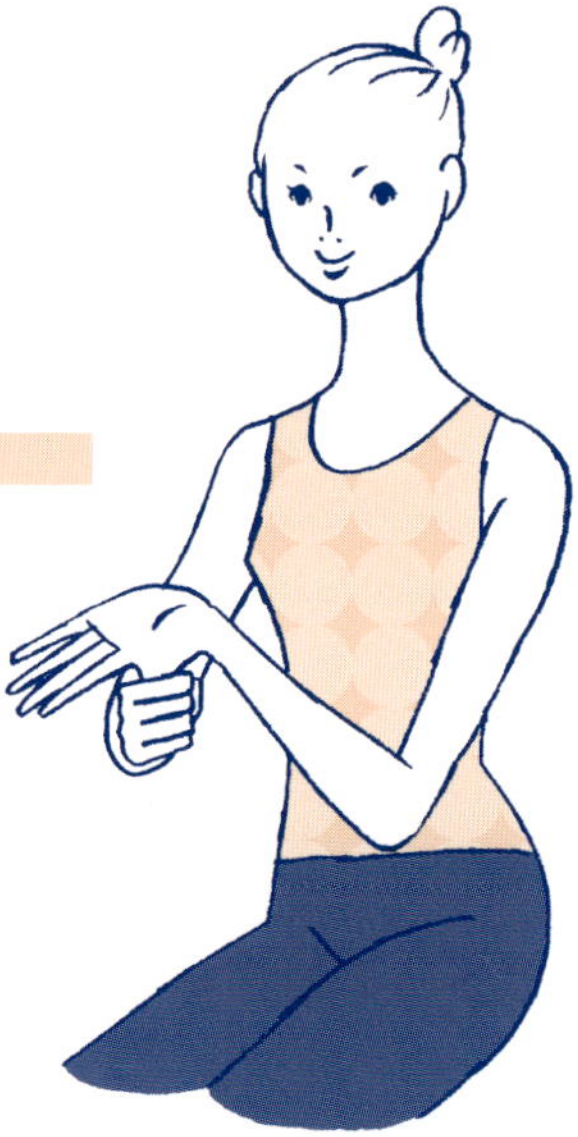

1

左手の手のひらを上に向け、ゆっくり息を吐きながら、右手で親指を反らす。

左右両手の指全部、同じ要領で行っていく。

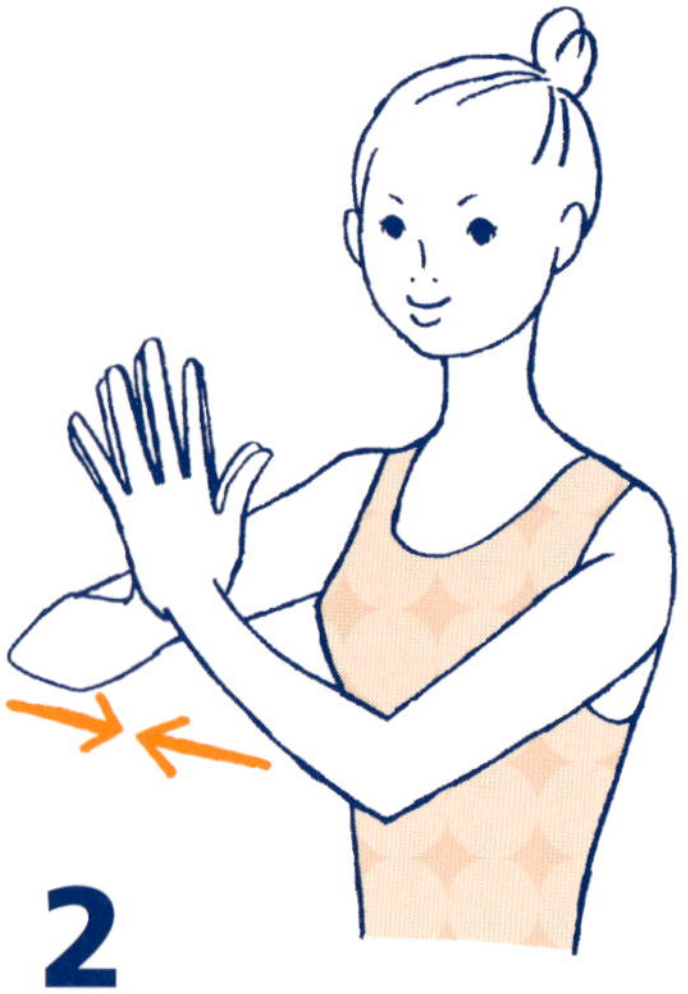

2

背すじを伸ばし、ひじを肩の高さまで上げて、指は開いた状態で、手のひらを押し合う。肩の力を抜き、自然呼吸で10〜20秒キープ。

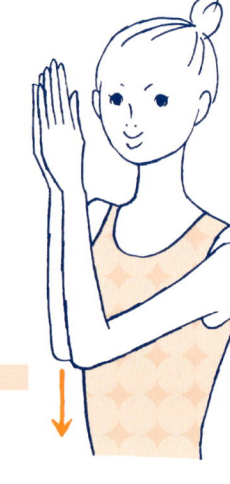

3

指を閉じ、ひじを合わせたまま腕を下げていく。自然呼吸で10〜20秒キープ。

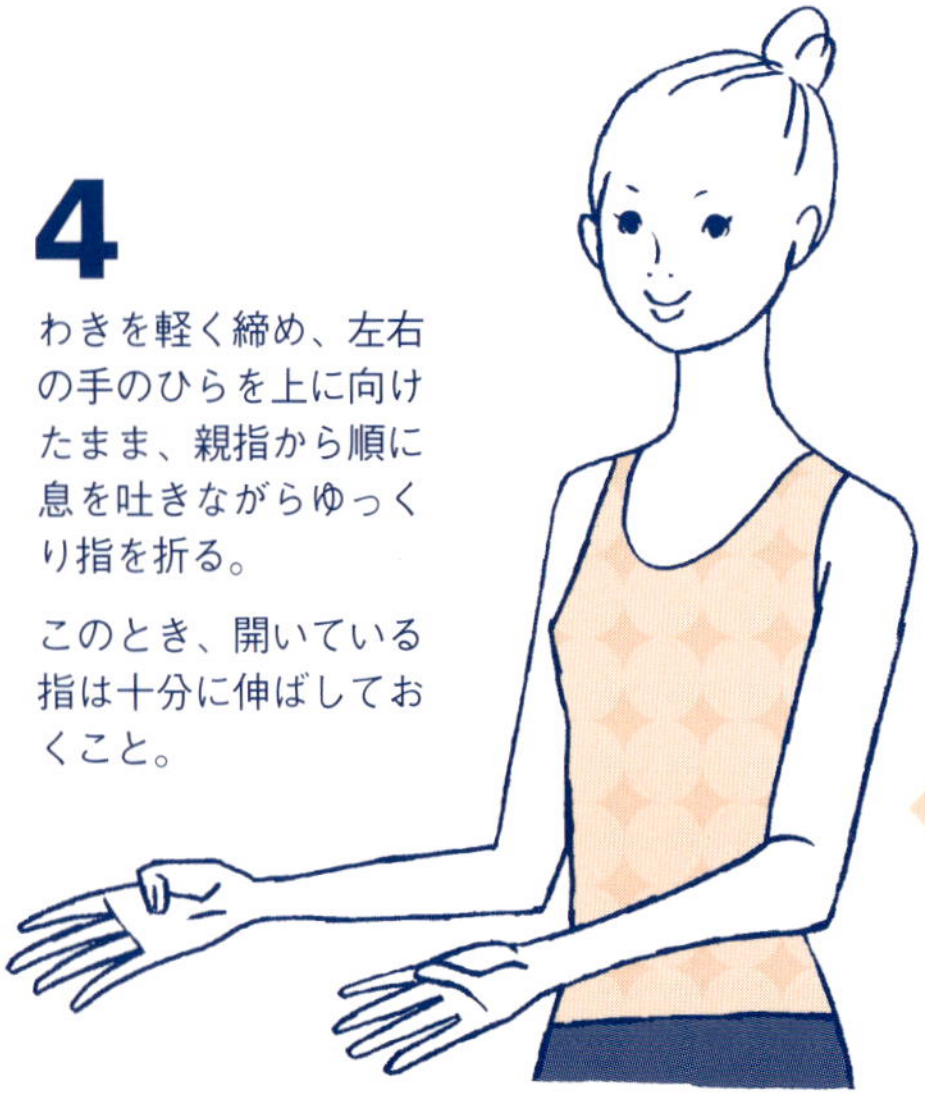

4

わきを軽く締め、左右の手のひらを上に向けたまま、親指から順に息を吐きながらゆっくり指を折る。

このとき、開いている指は十分に伸ばしておくこと。

ポーズ03

正座くつろぎのポーズ

1セット … 3←2←1 手順

正座くつろぎのポーズでは、自然に無理なくくつろいだ姿で、いかに安定した姿勢を保てるかがポイントとなります。正座からスタートするポーズの後に行えば、呼吸や心身が整い、次の動作にスムーズに移ることができます。

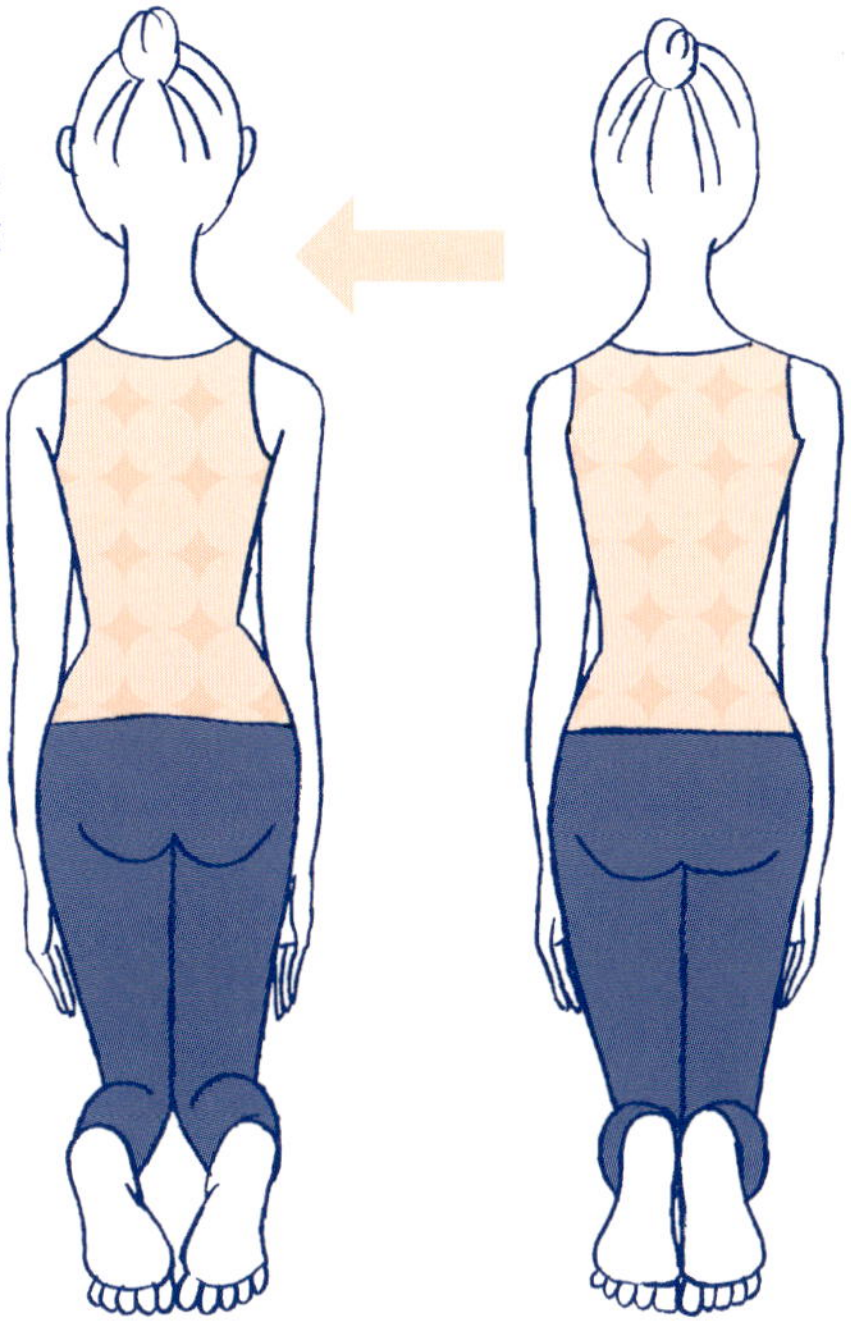

1

両ひざをそろえてひざ立ちになる。

2

両足の親指をつけたまま、両かかとを左右に開く。

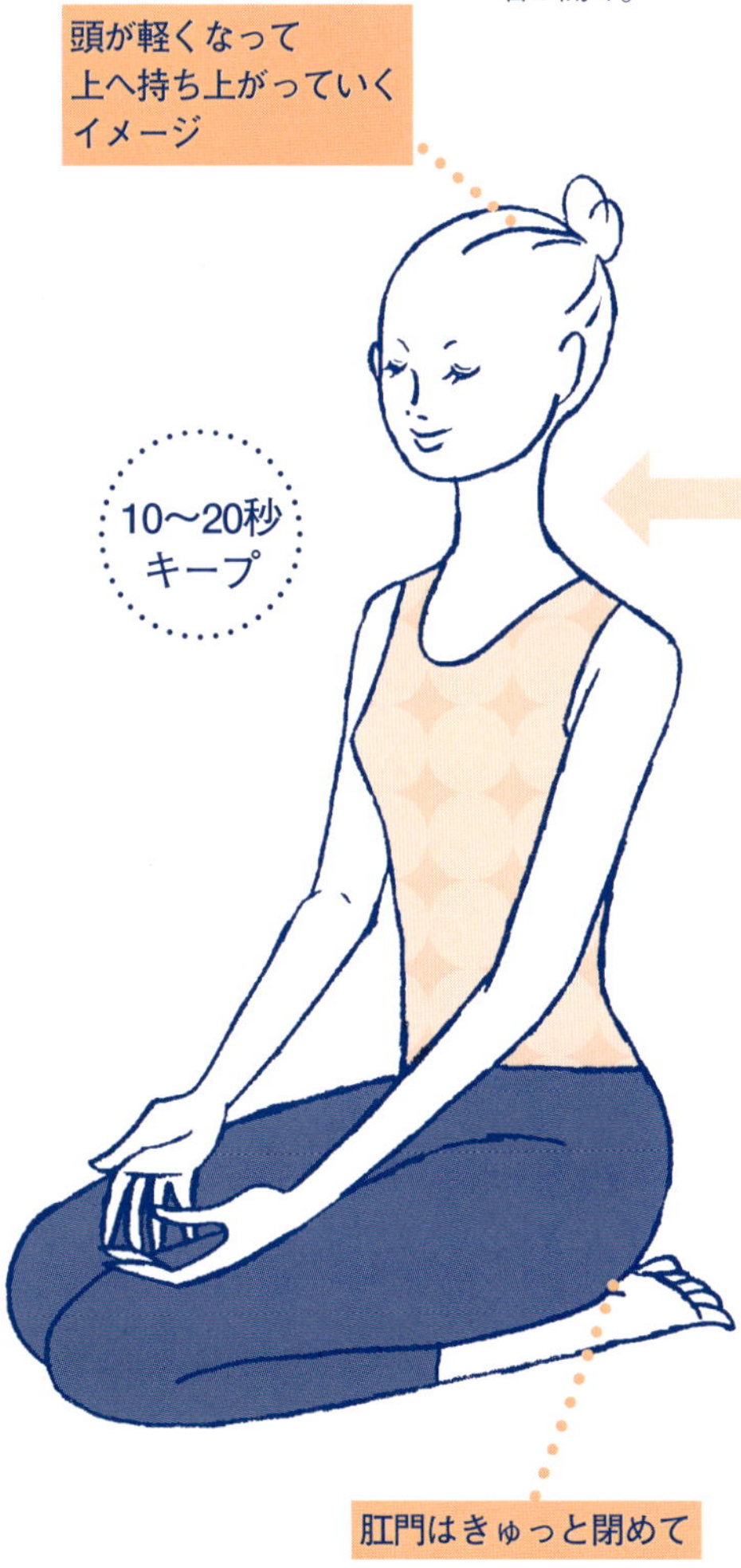
頭が軽くなって
上へ持ち上がっていく
イメージ
10〜20秒
キープ
肛門はきゅっと閉めて

3

かかとの上におしりをおろす、両手のひらを上に向け、ひざの上におく。肛門をきゅっと閉めて、背すじを伸ばす。目を軽く閉じて、自然呼吸で10〜20秒キープ。

ポーズ04
ネコのポーズ

ヨガには、本型、変型など、合わせて百数十種類ものポーズがあります。その中で、初心者にも行いやすいネコのポーズは、体を大きく反らしたり丸めたり、バランスのよいのが特徴。おなかから力が抜けないよう意識しながら行いましょう。

手順　1セット … [4回×6←5]←4←6←4←5←4←3←2←1

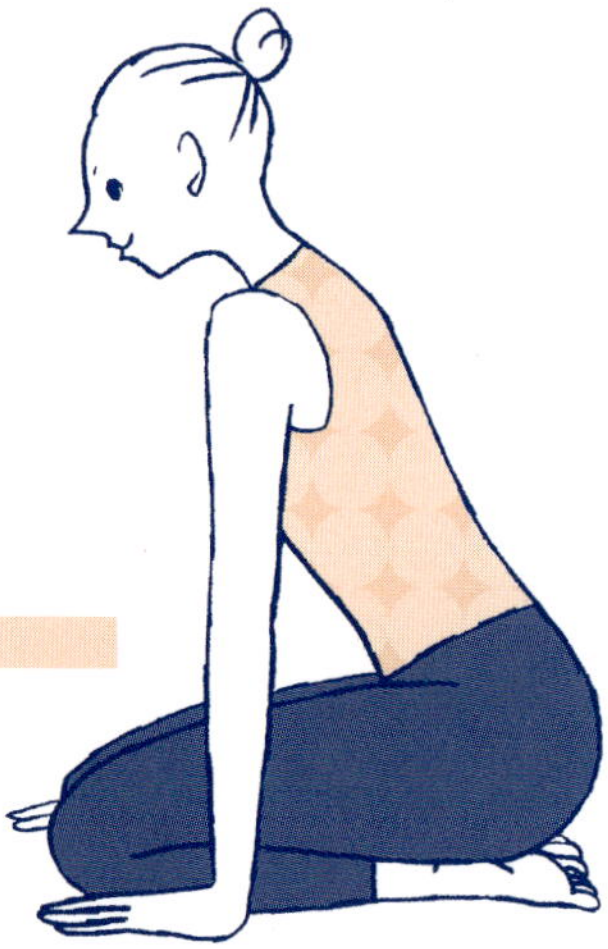

1

正座の姿勢になり、両手をひざの横におく。

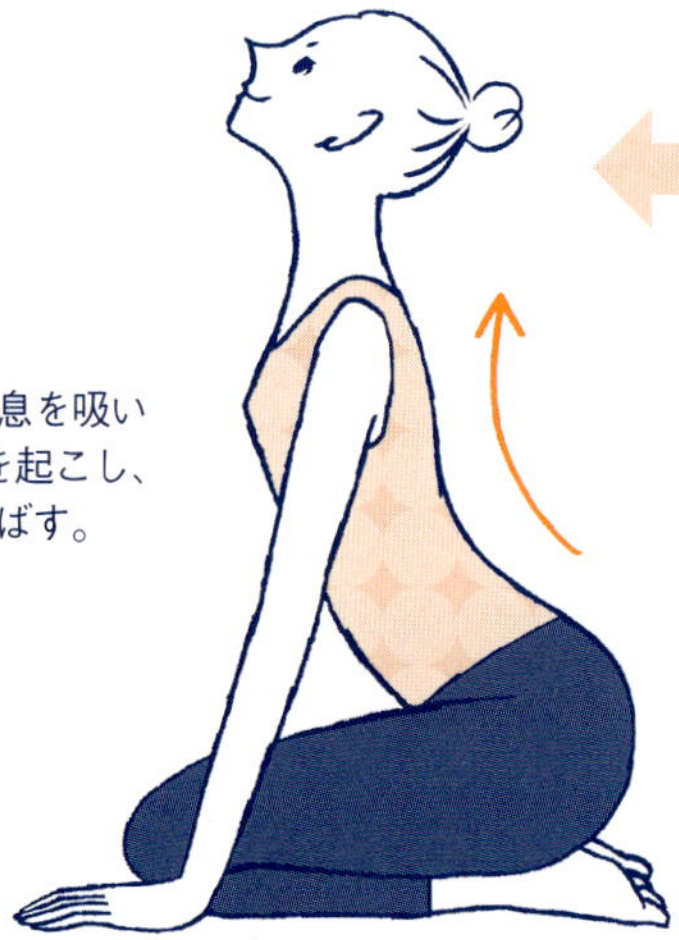

2

ゆっくりと息を吸いながら、胸を起こし、背すじを伸ばす。

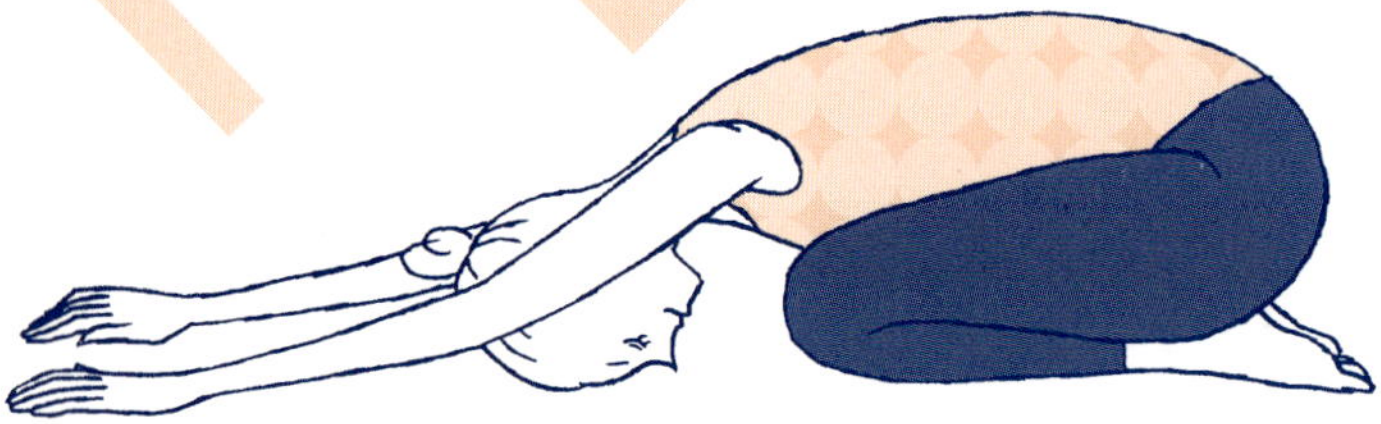

3

息を吐きながら両手を前方にすべらせる。おしりはかかとにつけたまま、上体を前に倒す。

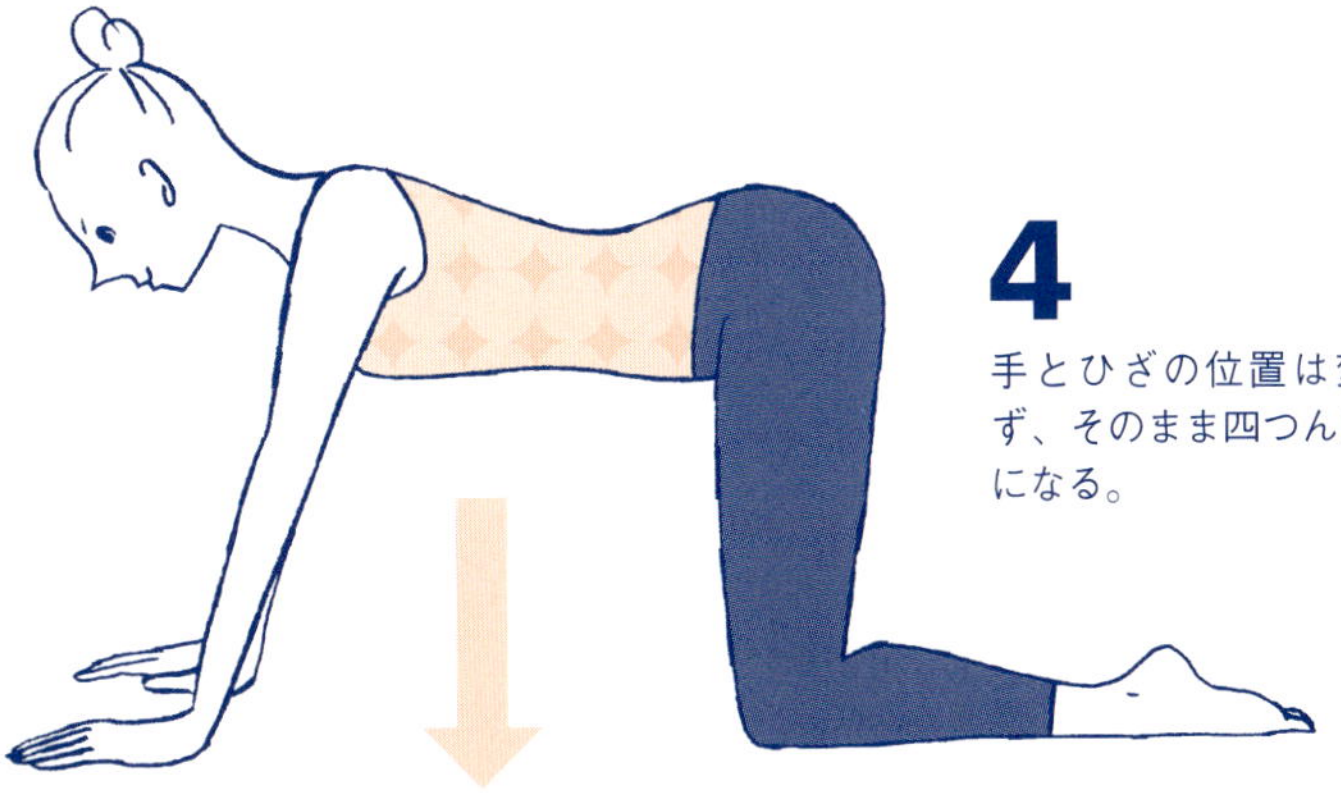

4

手とひざの位置は変えず、そのまま四つんばいになる。

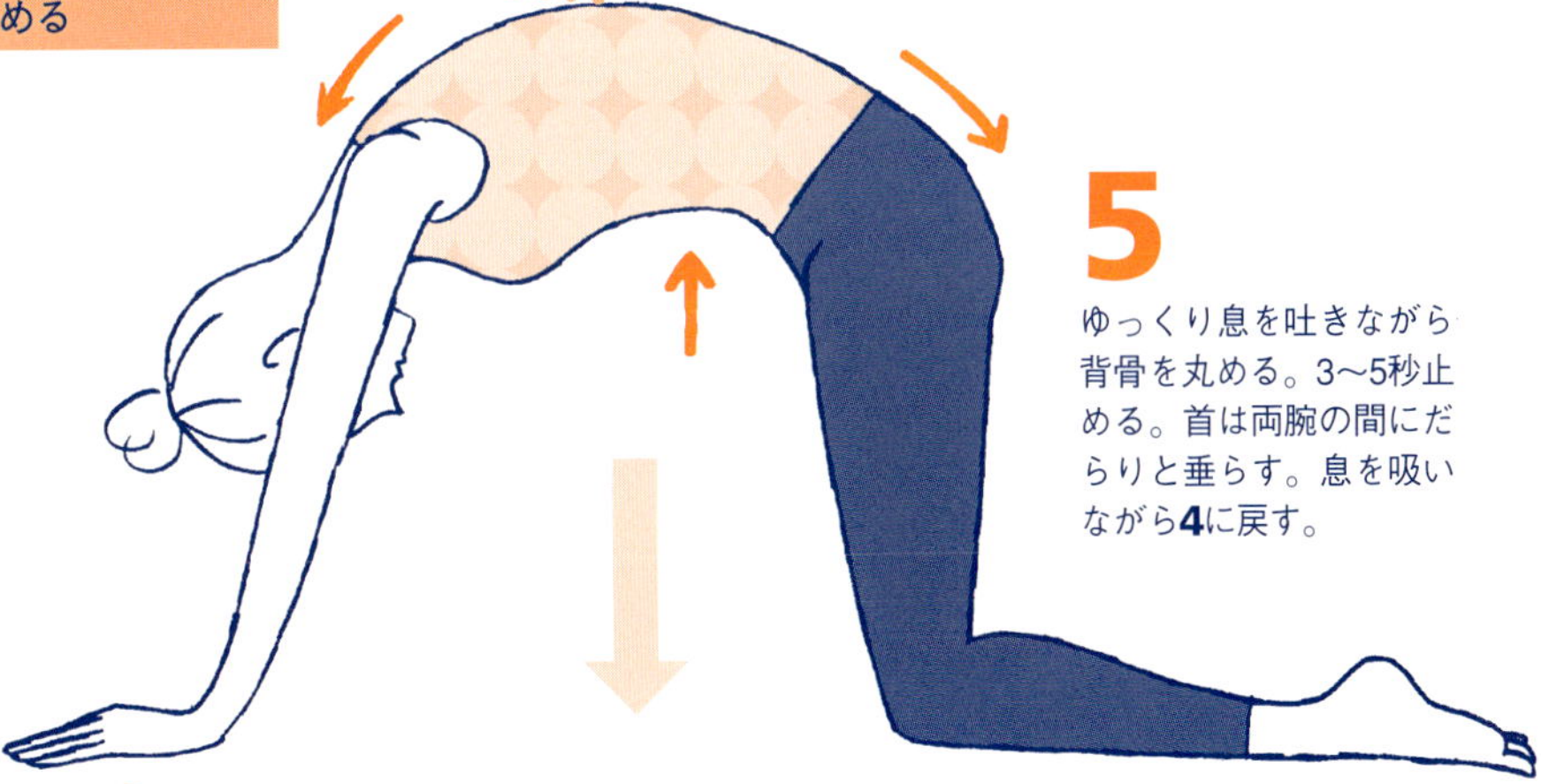
ゆっくり息を吐きながら
背骨を丸める

5

ゆっくり息を吐きながら背骨を丸める。3〜5秒止める。首は両腕の間にだらりと垂らす。息を吸いながら**4**に戻す。

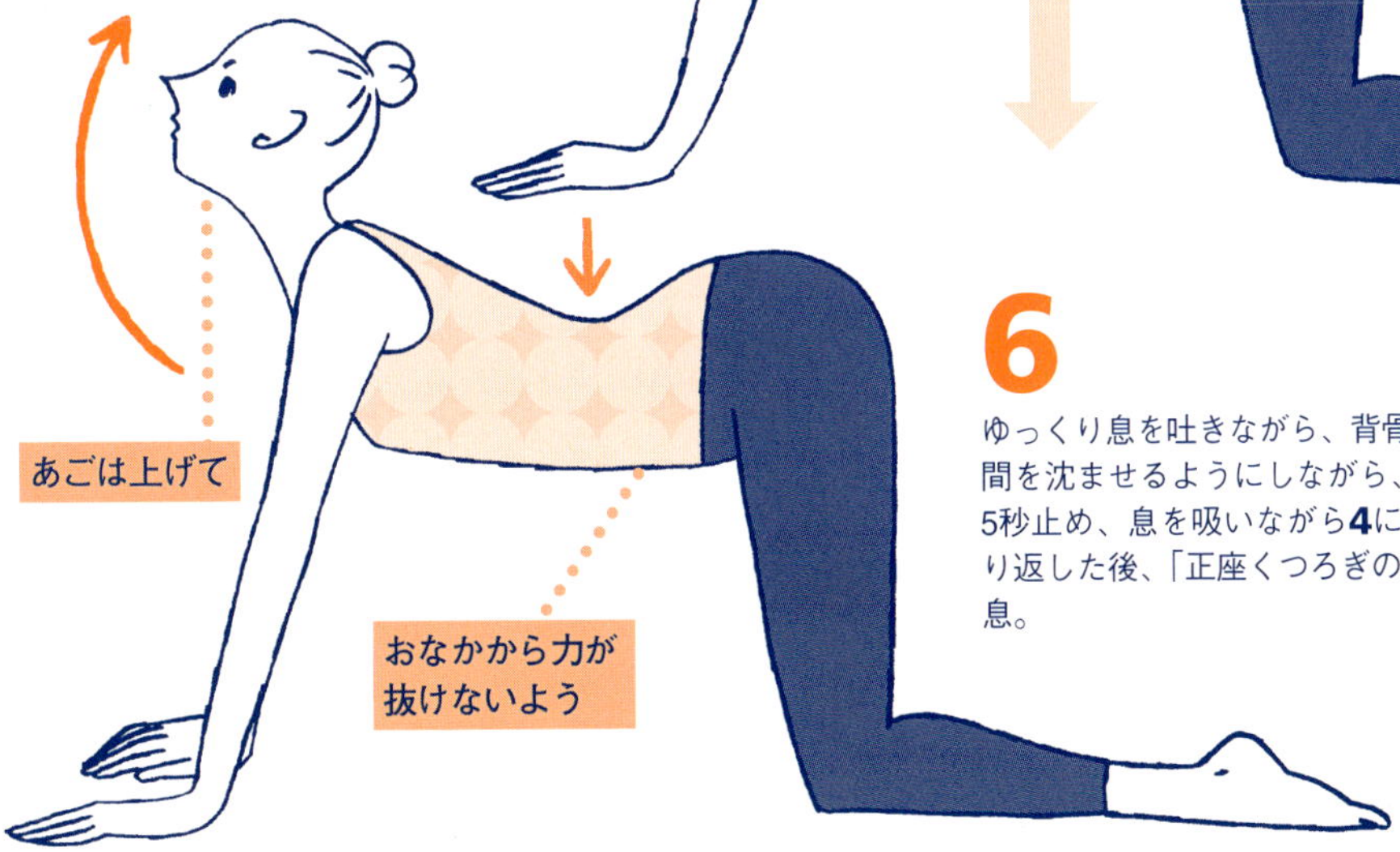
あごは上げて
おなかから力が
抜けないよう

6

ゆっくり息を吐きながら、背骨を反らす。肩甲骨の間を沈ませるようにしながら、あごを上げる。3〜5秒止め、息を吸いながら**4**に戻す。**5→6**を4回繰り返した後、「正座くつろぎのポーズ」（P21）で休息。

ポーズ05

立位くつろぎのポーズ

1セット… 1 手順

立位で行うリラックスのポーズです。立って行うヨガ・ポーズの後に行えば、呼吸や心身が整い、次の動作にスムーズに移ることができます。もちろん、単独でやってもＯＫ。仕事や家事の合間、また、電車の中などで行うのもオススメです。

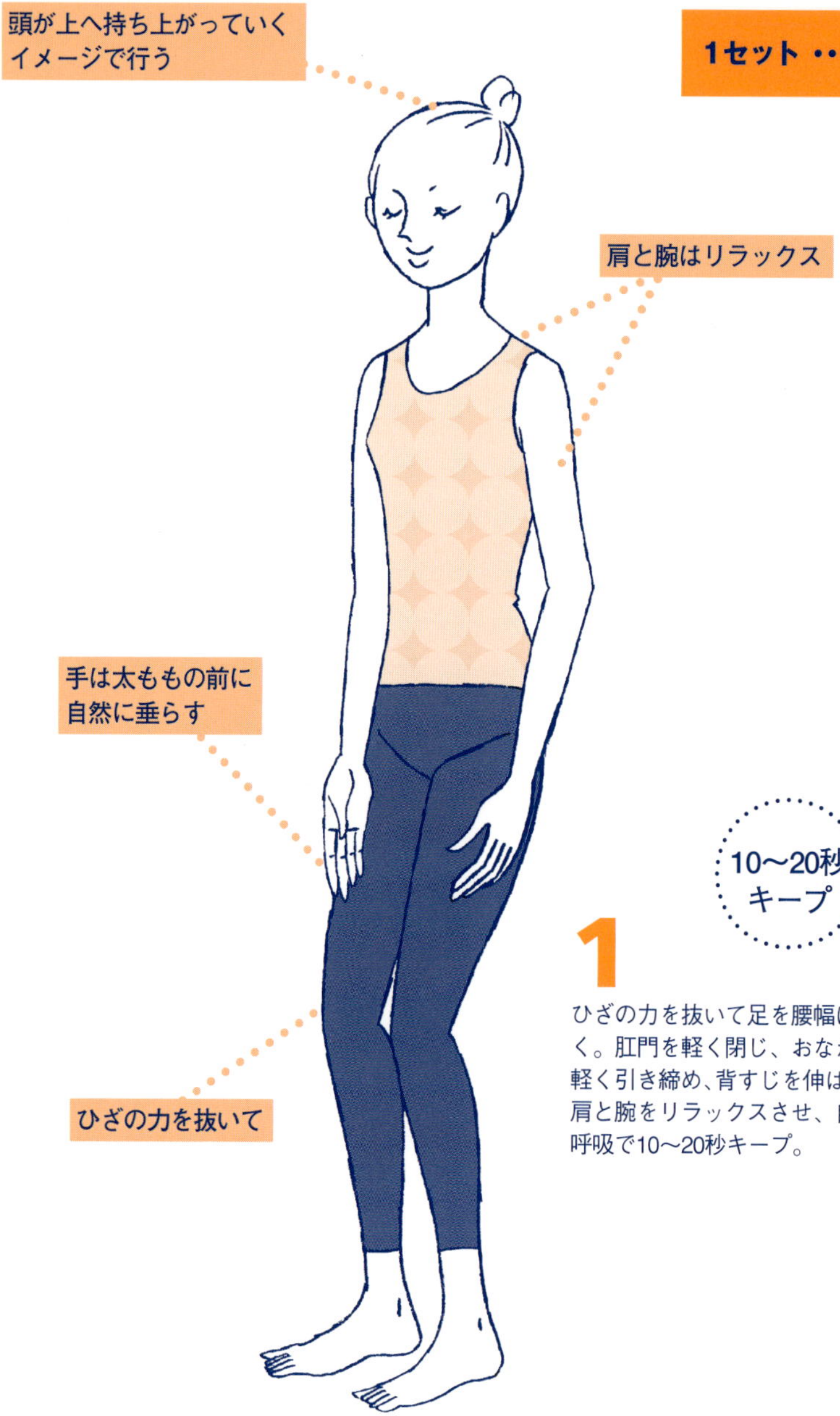
頭が上へ持ち上がっていくイメージで行う
肩と腕はリラックス
手は太ももの前に自然に垂らす
ひざの力を抜いて

10〜20秒キープ

1

ひざの力を抜いて足を腰幅に開く。肛門を軽く閉じ、おなかを軽く引き締め、背すじを伸ばす。肩と腕をリラックスさせ、自然呼吸で10〜20秒キープ。

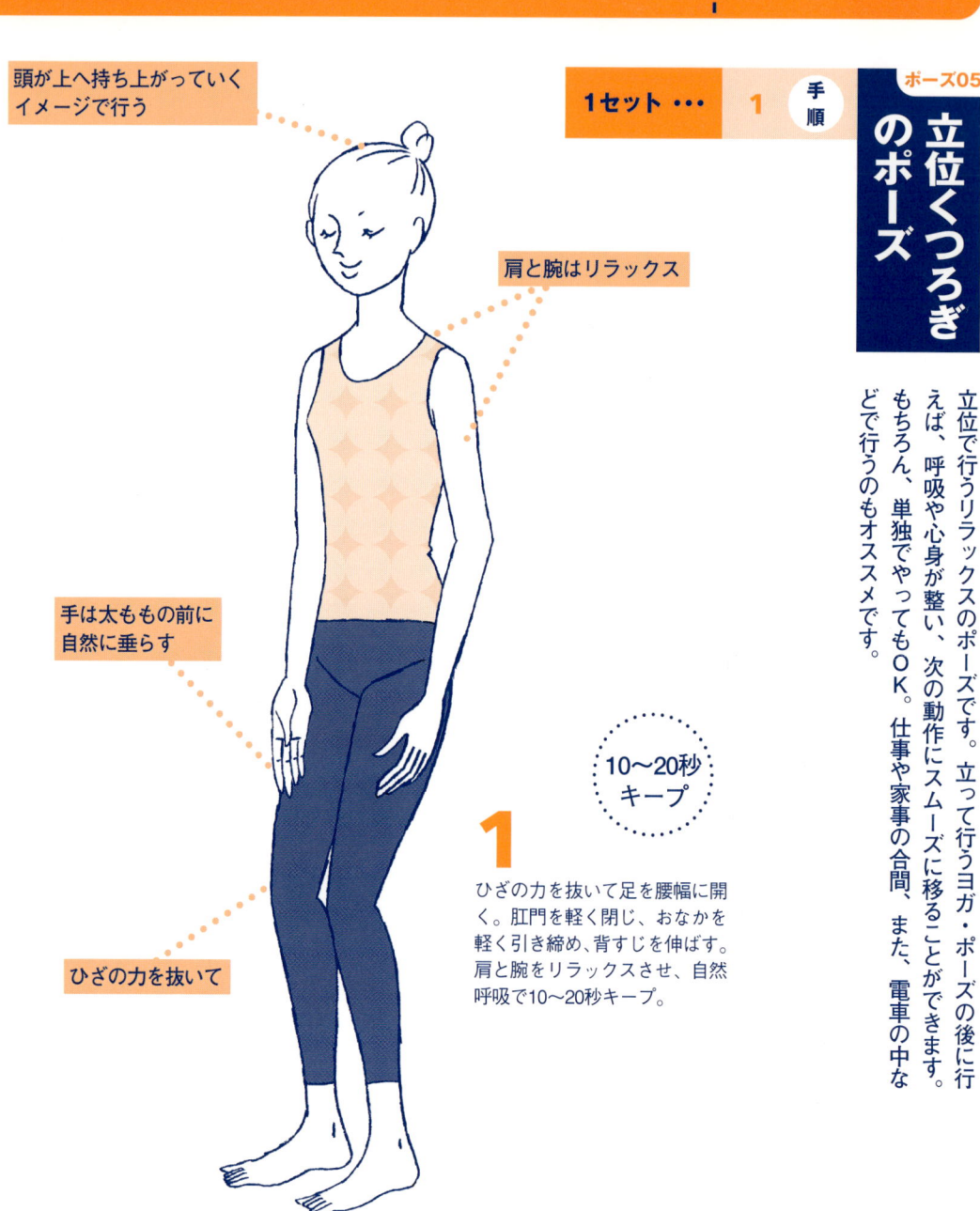

ポーズ06

立位深呼吸

ストレスがたまり、気持ちに余裕がなくなると、呼吸が浅くなってくるのに気がつきます。そんなときは、大きく深呼吸して、リラックスしましょう。このポーズは、腕の動きに伴い、呼吸をゆったりと伸びやかに整えるもの。いすに座って行っても構いません。

手順　1 → 2 → 3　4セット…

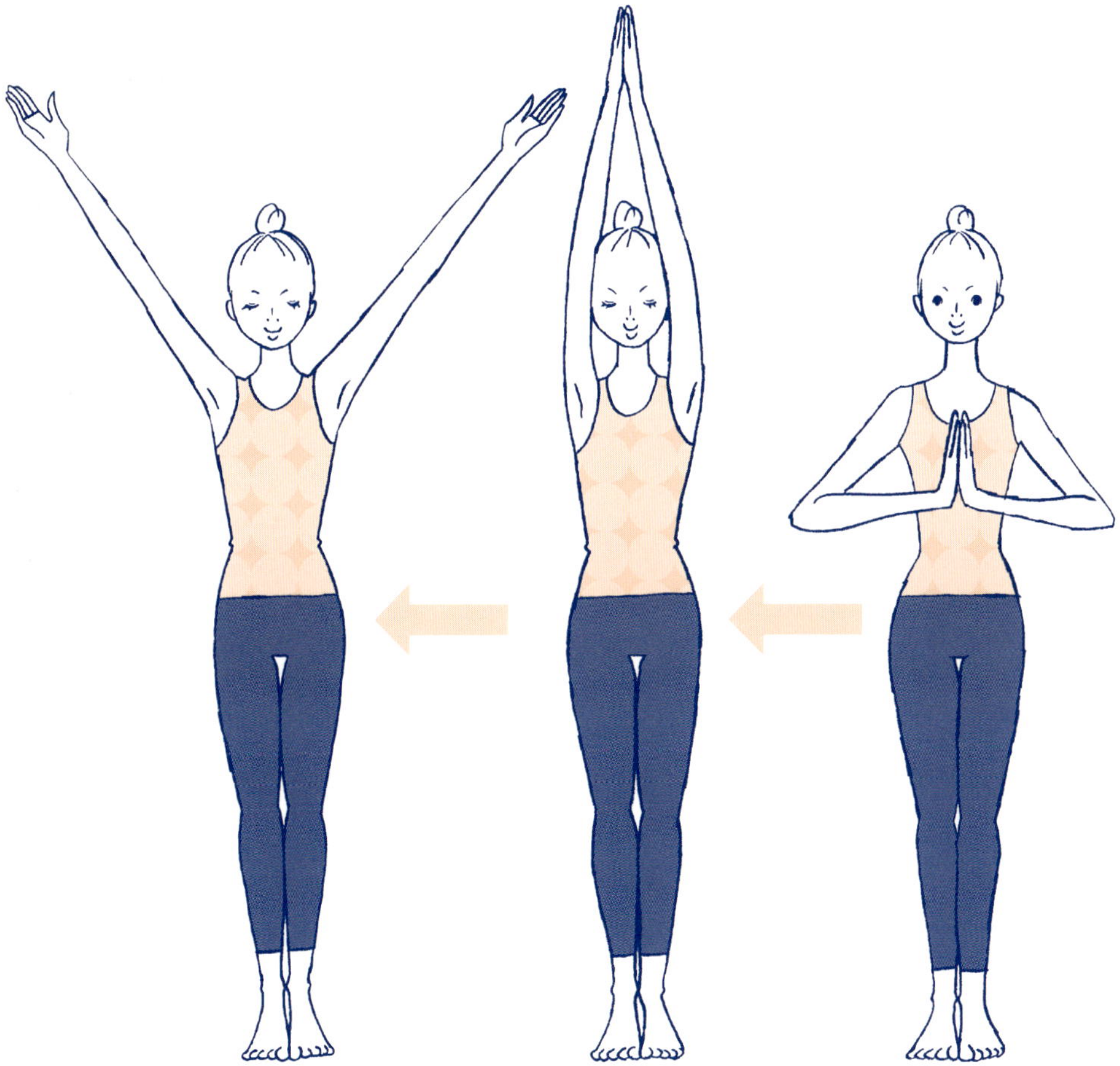

1
両足をそろえて立ち、背すじを伸ばして胸の前で合掌する。

2
ゆっくり息を吸いながら、両手を上方に伸ばす。

3
ゆっくり息を吐きながら、両手を大きく分け開きながらおろす。

ポーズ07

天地のポーズ

手順　1 ← 2 ← 3 ← 2 ← 1　2セット…

太陽と大地に感謝し、そのエネルギーを吸収するポーズです。このポーズを行うのに適しているのは、朝。目覚めをよくし、さわやかに一日のスタートをきることができます。前屈するときは、無理にひざを伸ばそうとしないこと。自分ができる範囲でじわじわ伸ばしていきましょう。

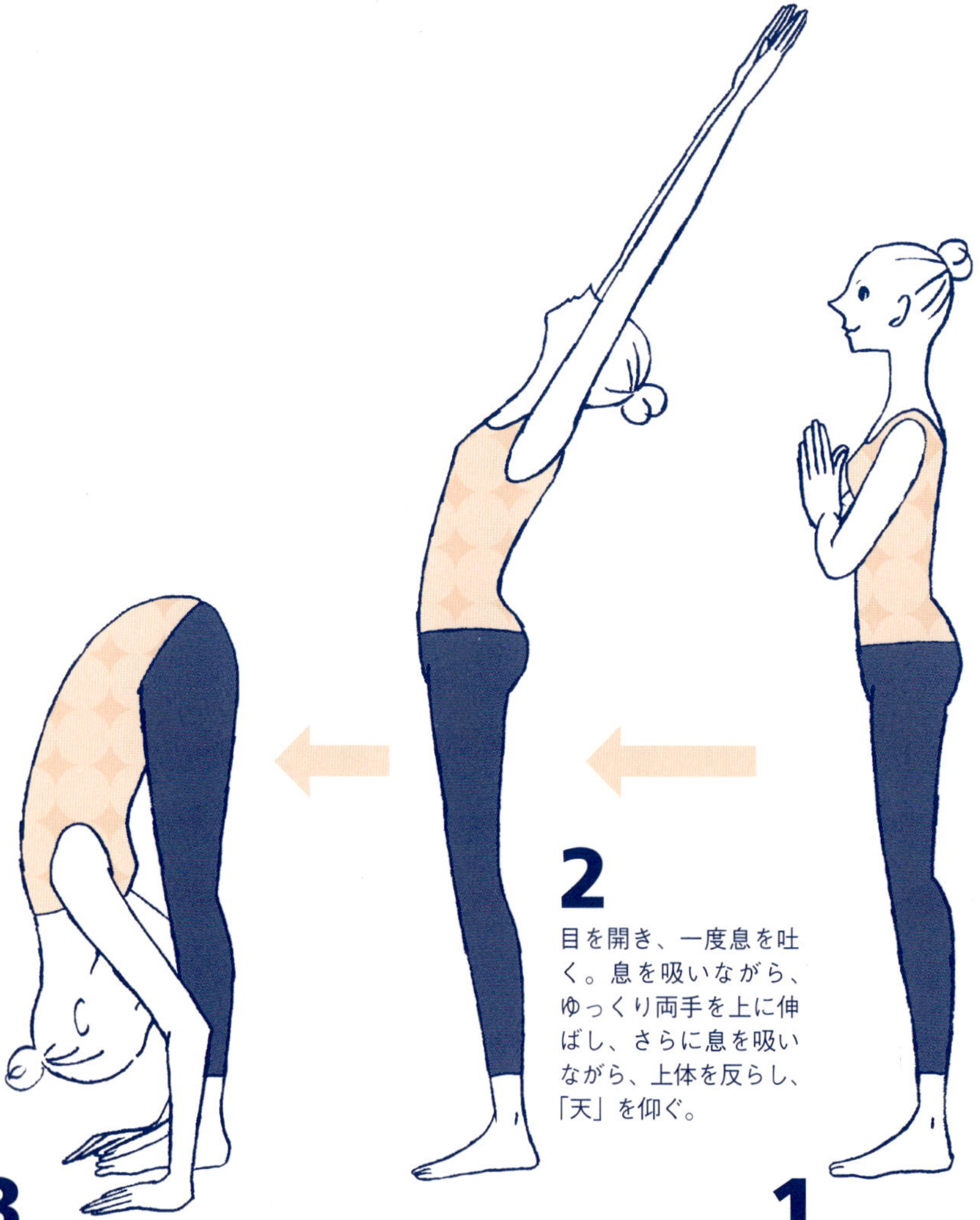

1

両足をそろえ、胸の前で合掌する。背すじを伸ばし、目は半眼にして呼吸を整える。

2

目を開き、一度息を吐く。息を吸いながら、ゆっくり両手を上に伸ばし、さらに息を吸いながら、上体を反らし、「天」を仰ぐ。

3

息を吐きながら体を二つ折りにする。ひざが曲がってもよいので、手のひらを足の横の床につけ、「地」にあいさつする。

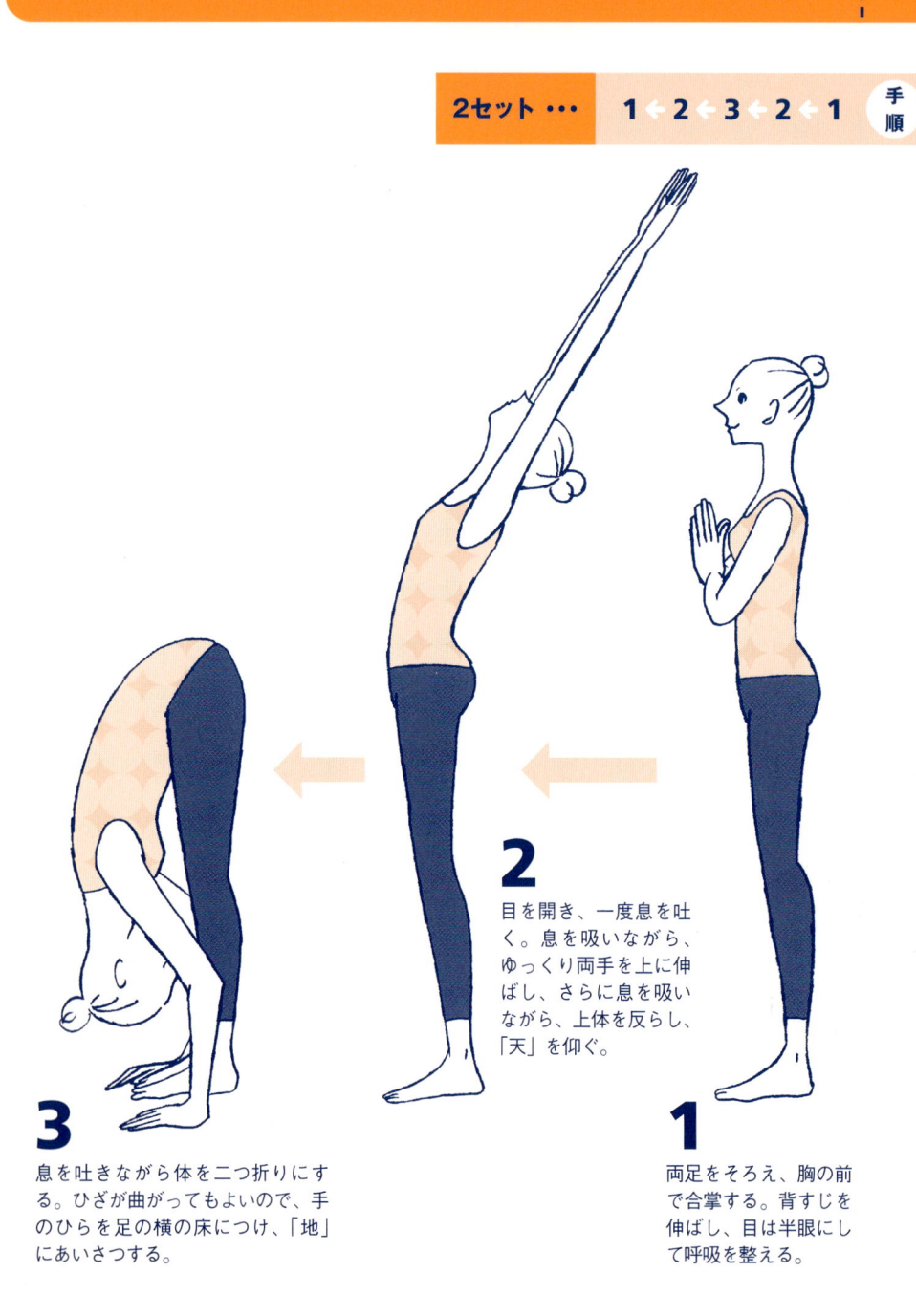

ポーズ08

完全なくつろぎのポーズ

手順　1

1セット…1

インドでは「死体のポーズ」と呼ばれるポーズです。ヨガというと、体を複雑に曲げたり伸ばしたりするというイメージがありますが、これも立派なヨガのひとつ。体を完全にリラックスさせて、自らをいやすという気持ちでゆったりと行いましょう。

1

仰向けに寝る。両腕はわきをゆるめ、手のひらを上にし、ゆるやかに伸ばす。両足は、腰幅よりもやや広く開いて投げ出す。目は軽く閉じ、口もとをゆるめて自然呼吸。

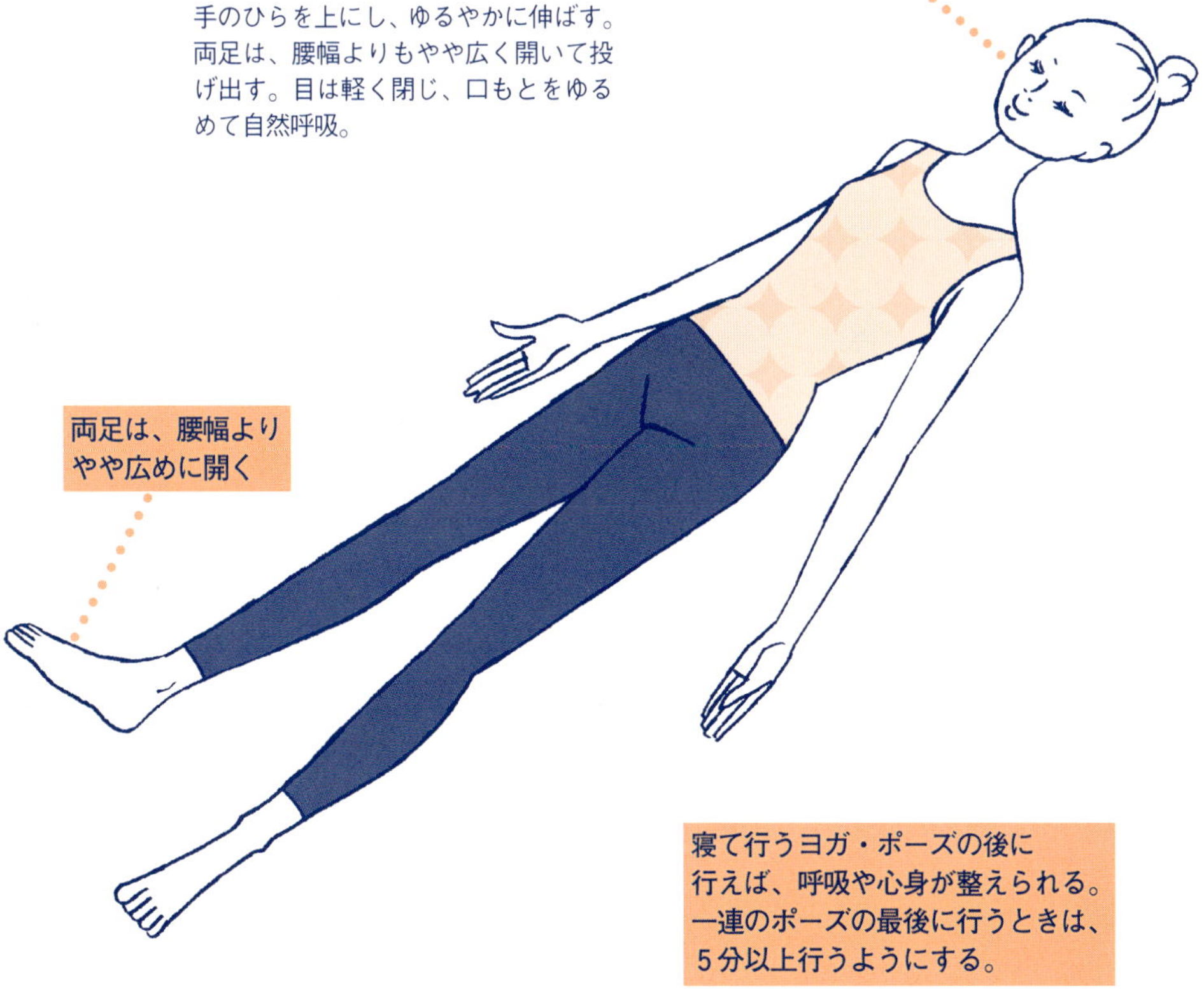
目は軽く閉じる
両足は、腰幅よりやや広めに開く
寝て行うヨガ・ポーズの後に行えば、呼吸や心身が整えられる。一連のポーズの最後に行うときは、5分以上行うようにする。

ポーズ09

やさしい鋤《すき》のポーズ

体幹部を逆転させるポーズです。3↓4に動作を移行するときは、ゆっくりと腰を押し上げていきましょう。このポーズは、のどにある甲状腺に働きかけ、肌のみずみずしさや全身の若々しさを保つ、甲状腺ホルモンの分泌を調整します。

手順　2 ← 3 ← 4 ← 3 ← 2 ← 1　2セット…

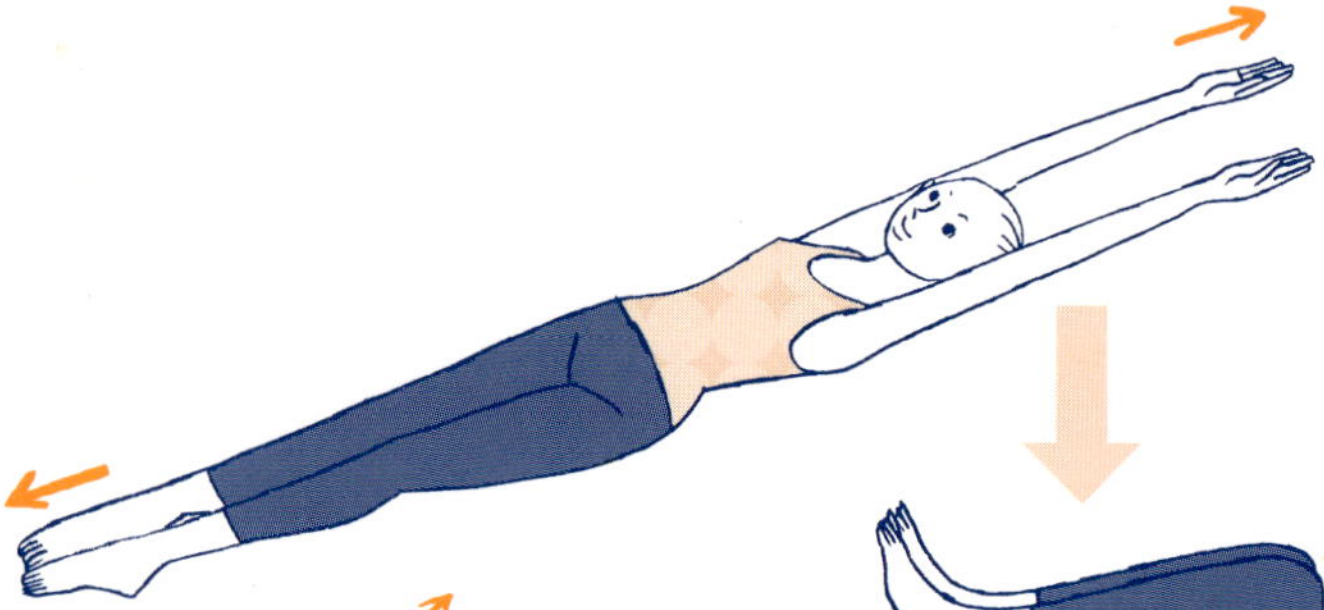

1

両足をそろえて仰向けになり、手のひらを上に向けて両腕を上方に伸ばし、大きく伸びをする。

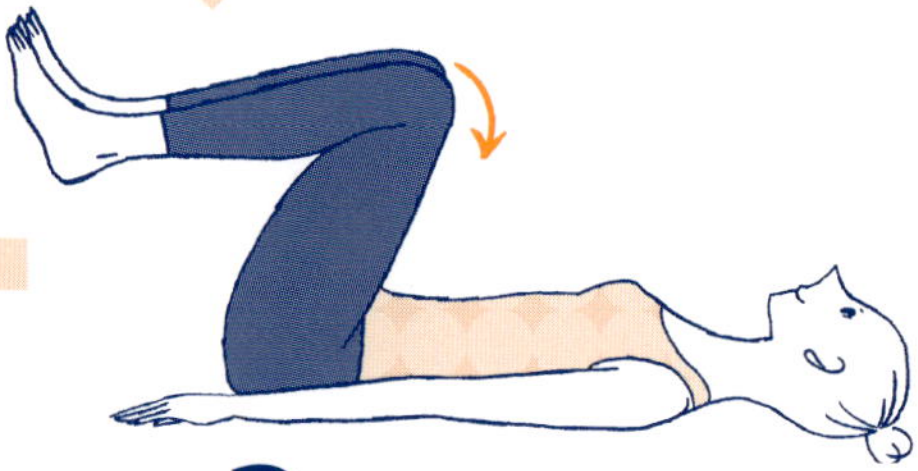

2

手のひらを床につけて両腕を体側にそって伸ばす。ゆっくり息を吐きながら両ひざを曲げ、太ももを胸の方に近づける。

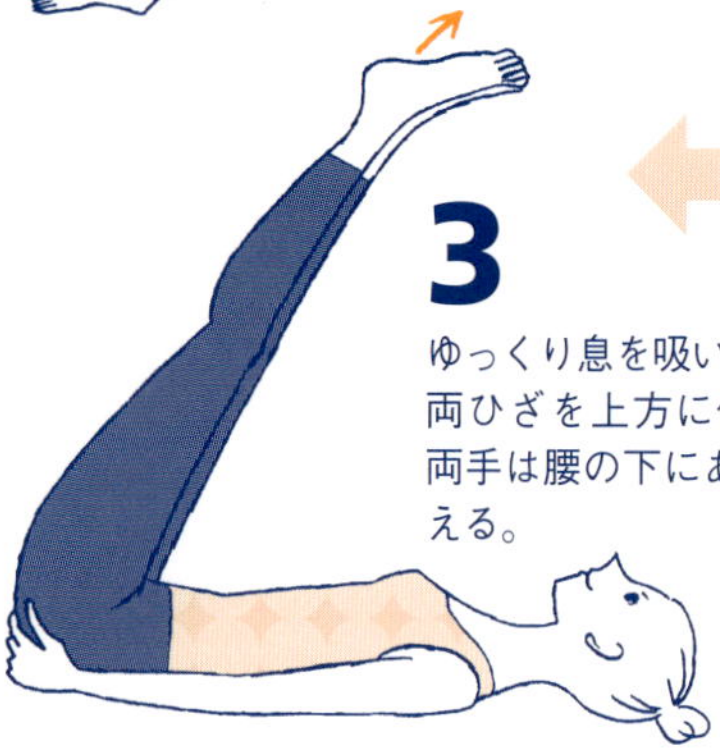

3

ゆっくり息を吸いながら、両ひざを上方に伸ばす。両手は腰の下にあてて支える。

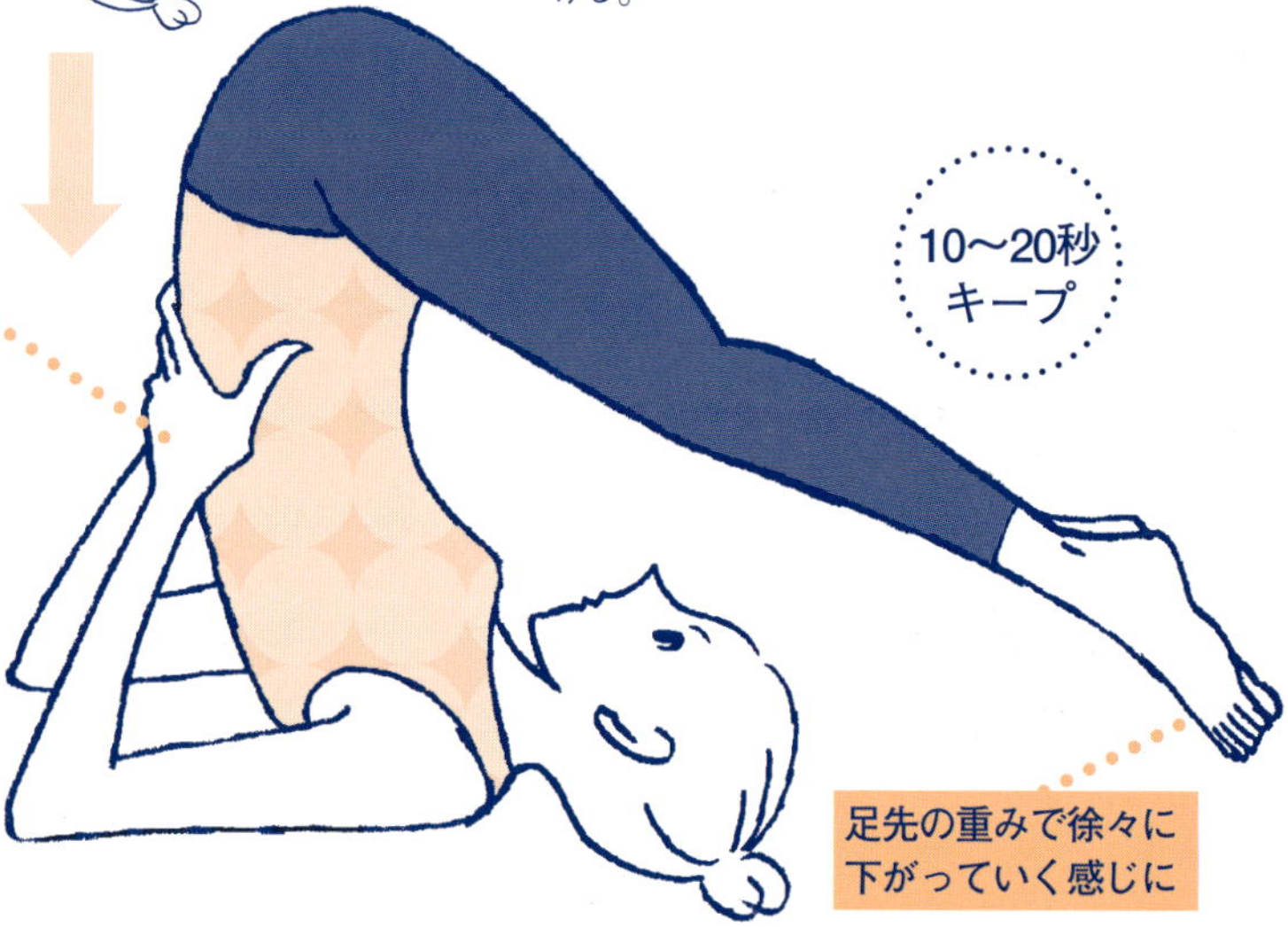

手で腰を押し上げるように

10〜20秒キープ

足先の重みで徐々に下がっていく感じに

4

ゆっくり息を吐きながら、両手で腰を押し上げ、足先を頭の上へ持っていく。自然呼吸で10〜20秒キープ。

最後は「完全なくつろぎのポーズ」（P27）で休息する。

ポーズ10

ひねりのポーズ

手順 1 ← 2 ← 3 ← 2 ← 1

左右交代で2セット …

寝たまま体をひねるラクチンポーズです。腰が伸びるので、背骨と骨盤のゆがみが矯正されます。腰痛のある人にもオススメ。ひざ頭をどの程度、胸に引き寄せるかで刺激が変わります。「気持ちがいい」と感じる位置を自分で探りあてましょう。

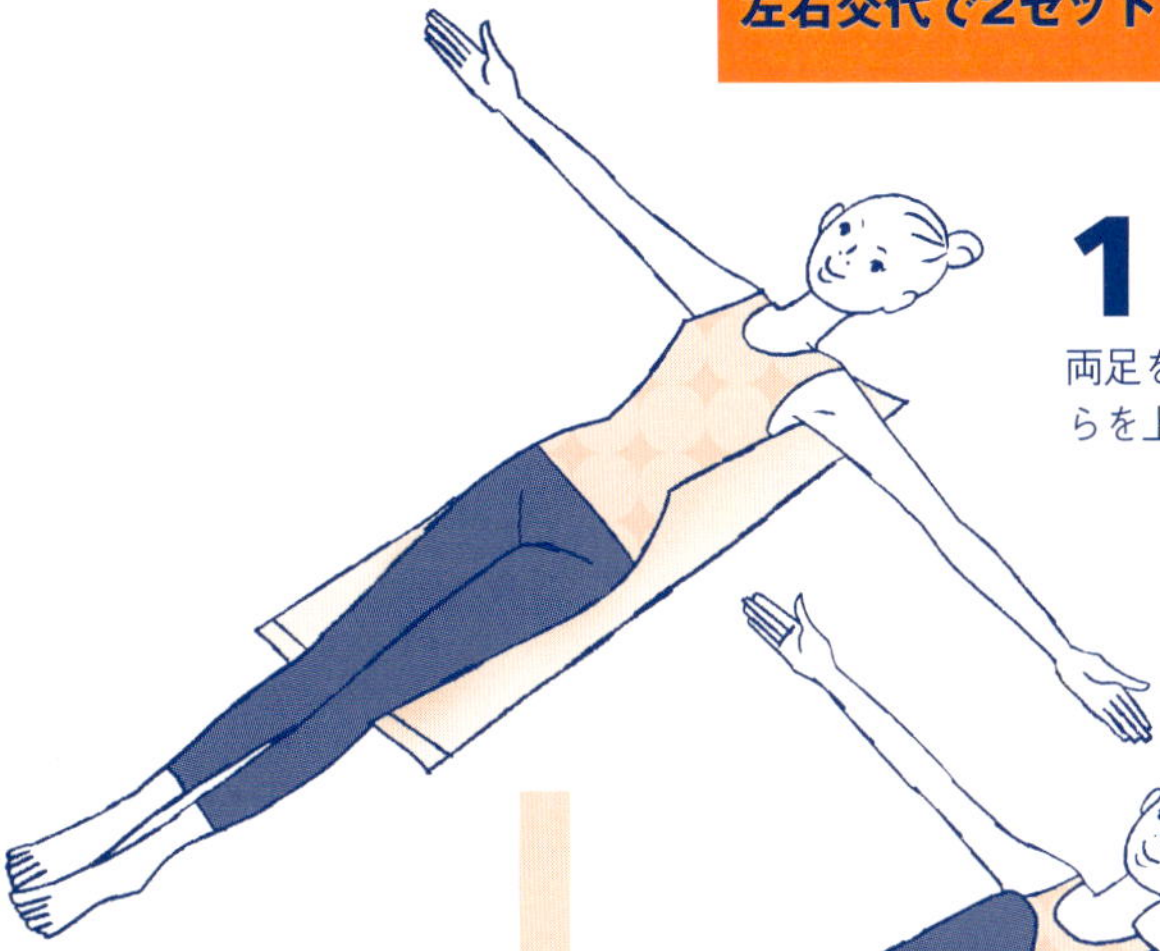

1

両足をそろえ、両腕は手のひらを上に向けて横に開く。

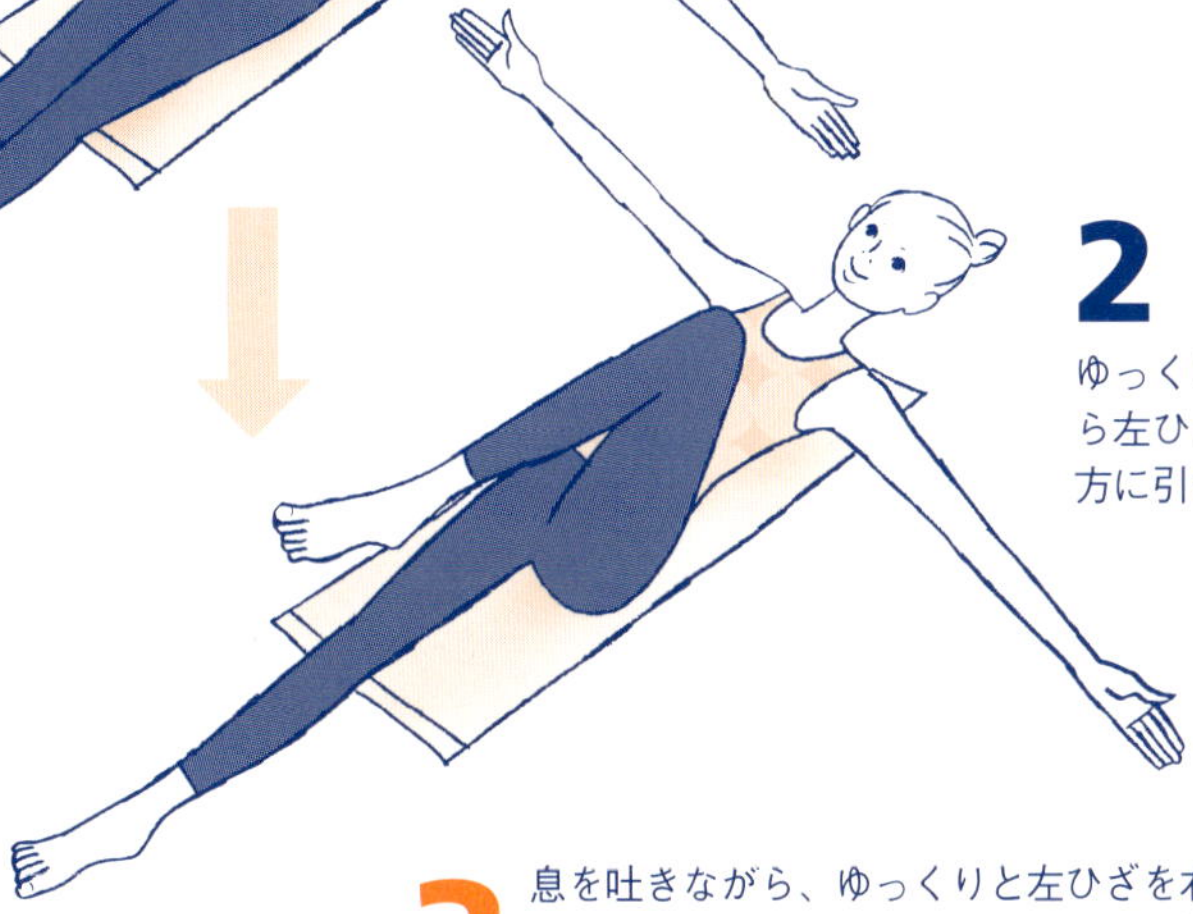

2

ゆっくり息を吸いながら左ひざを曲げ、胸の方に引き寄せる。

3

息を吐きながら、ゆっくりと左ひざを右側の床に倒す。顔は左手の指先の方に向け、体を十分にひねる。おなかを引き締め、ひねりを深めるように意識しながら、自然呼吸で10～20秒キープ。

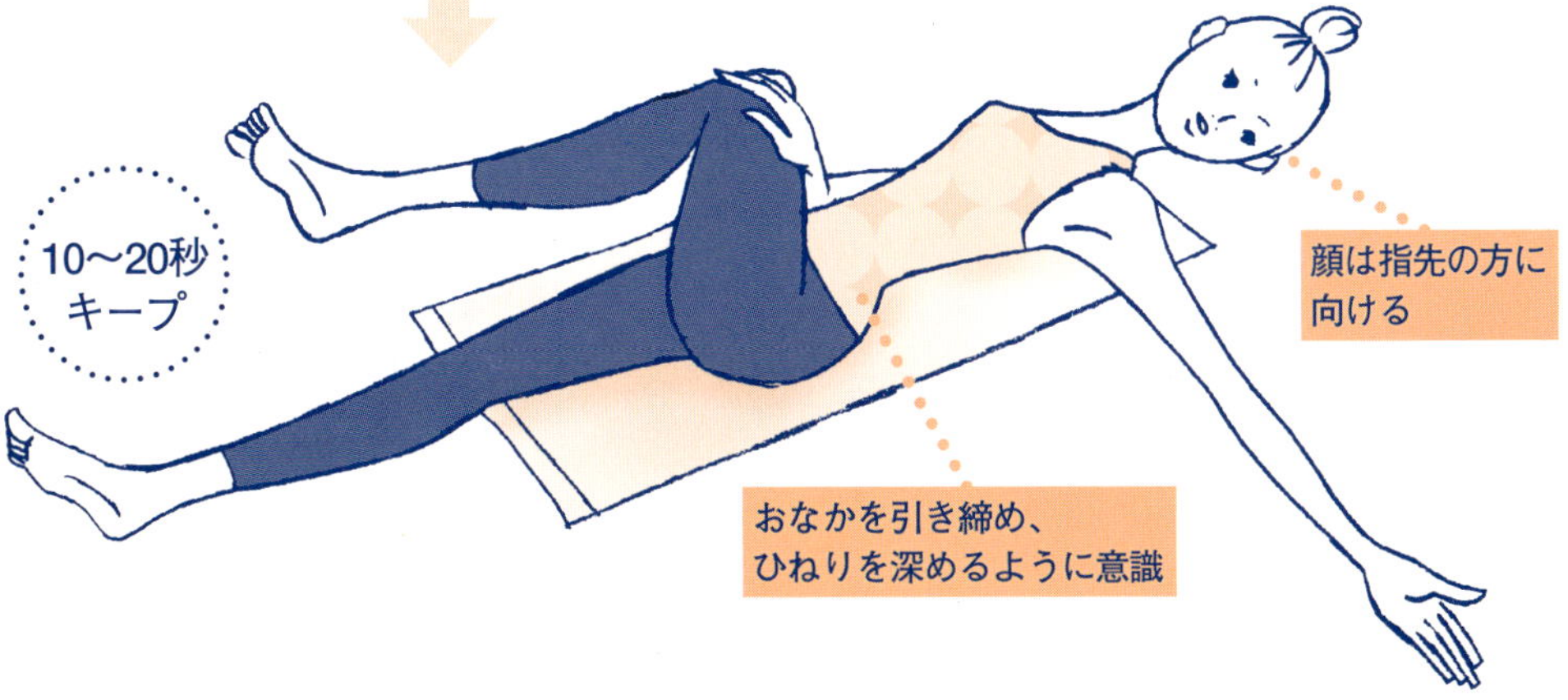
10～20秒キープ
顔は指先の方に向ける
おなかを引き締め、ひねりを深めるように意識

ウォーミングアップ
プログラム

CD 01

ウォーミングアップのためのヨガを組み合わせた基本のプログラムです。心身の緊張をときほぐすことが目的なので、あまり堅苦しく考えずに、気軽な気持ちで取り組みましょう。

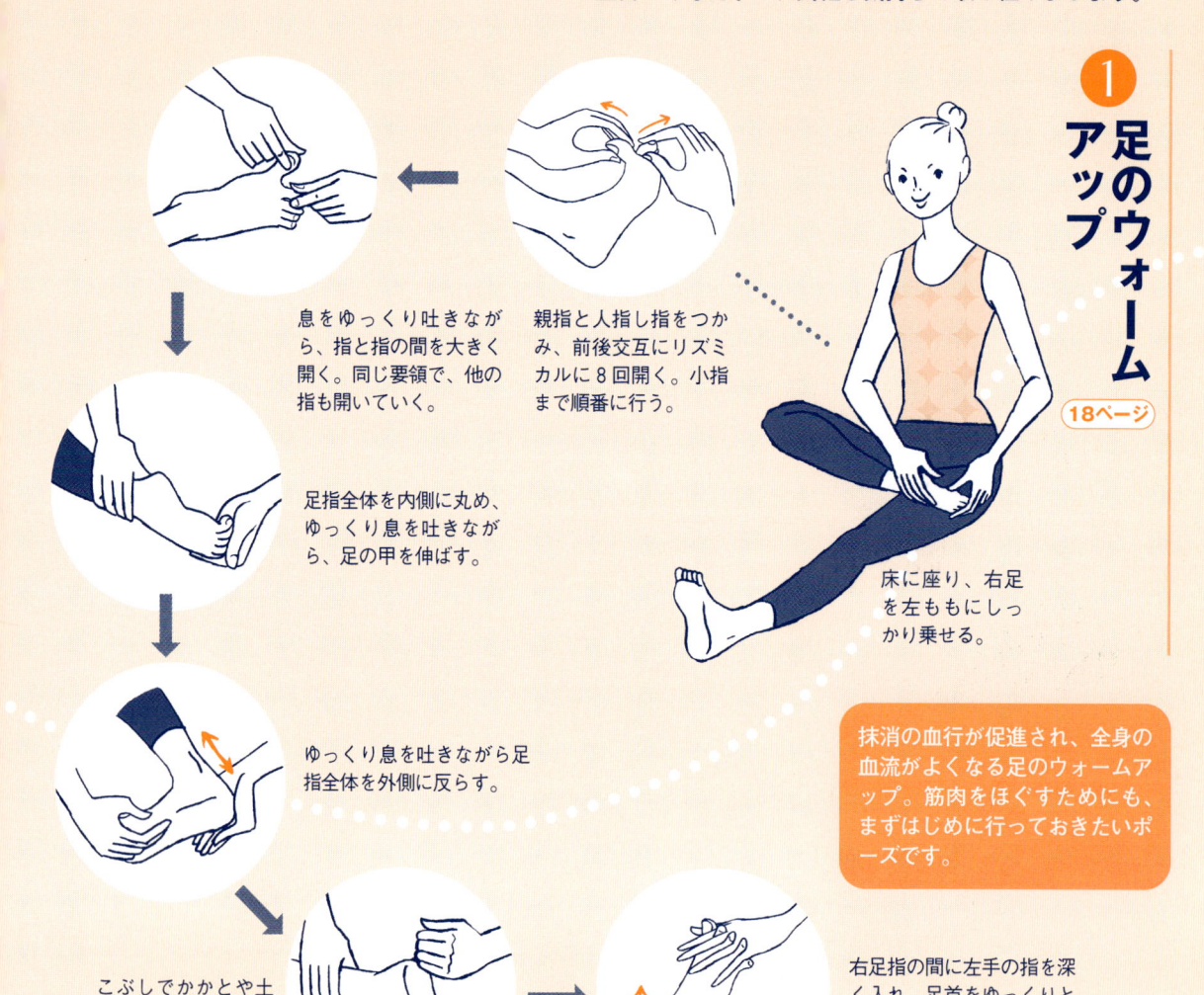

1 足のウォームアップ

18ページ

床に座り、右足を左ももにしっかり乗せる。

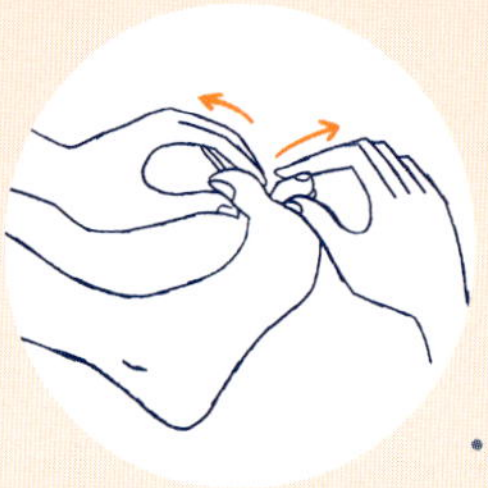

親指と人指し指をつかみ、前後交互にリズミカルに8回開く。小指まで順番に行う。

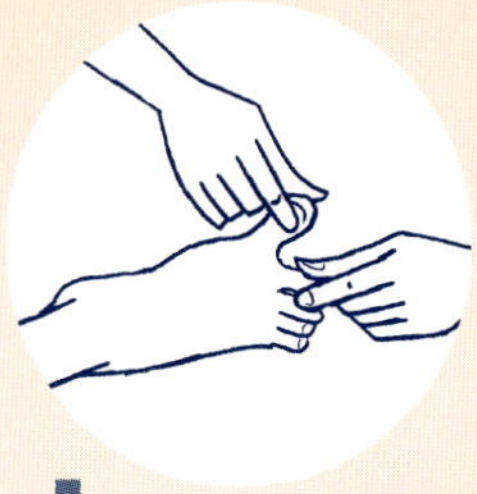

息をゆっくり吐きながら、指と指の間を大きく開く。同じ要領で、他の指も開いていく。

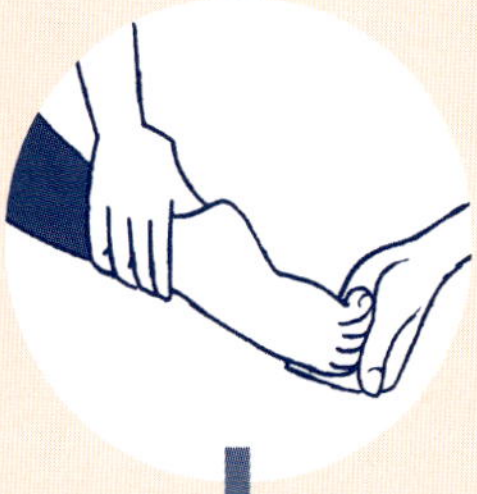

足指全体を内側に丸め、ゆっくり息を吐きながら、足の甲を伸ばす。

ゆっくり息を吐きながら足指全体を外側に反らす。

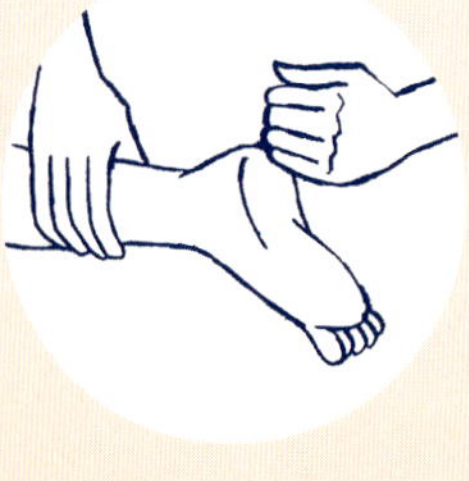

こぶしでかかとや土踏まずをトントンとたたく。16〜32回行う。

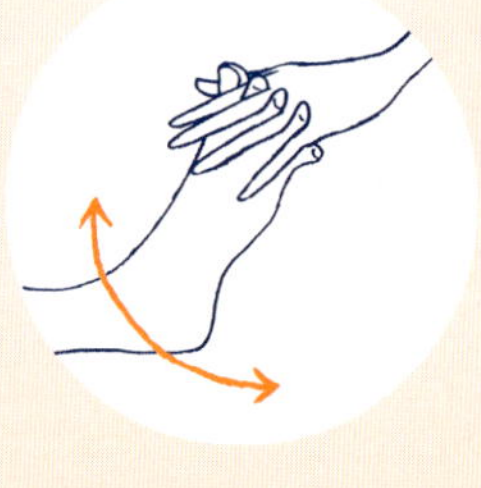

右足指の間に左手の指を深く入れ、足首をゆっくりとなめらかに4〜8回まわす。足を変えて同様に行う。

抹消の血行が促進され、全身の血流がよくなる足のウォームアップ。筋肉をほぐすためにも、まずはじめに行っておきたいポーズです。

プログラムの流れ

1 足のウォームアップ ← 2 やさしい鋤《すき》のポーズ ← 3 完全なくつろぎのポーズ

2 やさしい鋤《すき》のポーズ

28ページ

体幹部を逆転させるやさしい鋤《すき》のポーズ。肌のみずみずしさや全身の若々しさを保つ、甲状腺ホルモンの分泌を調整します。

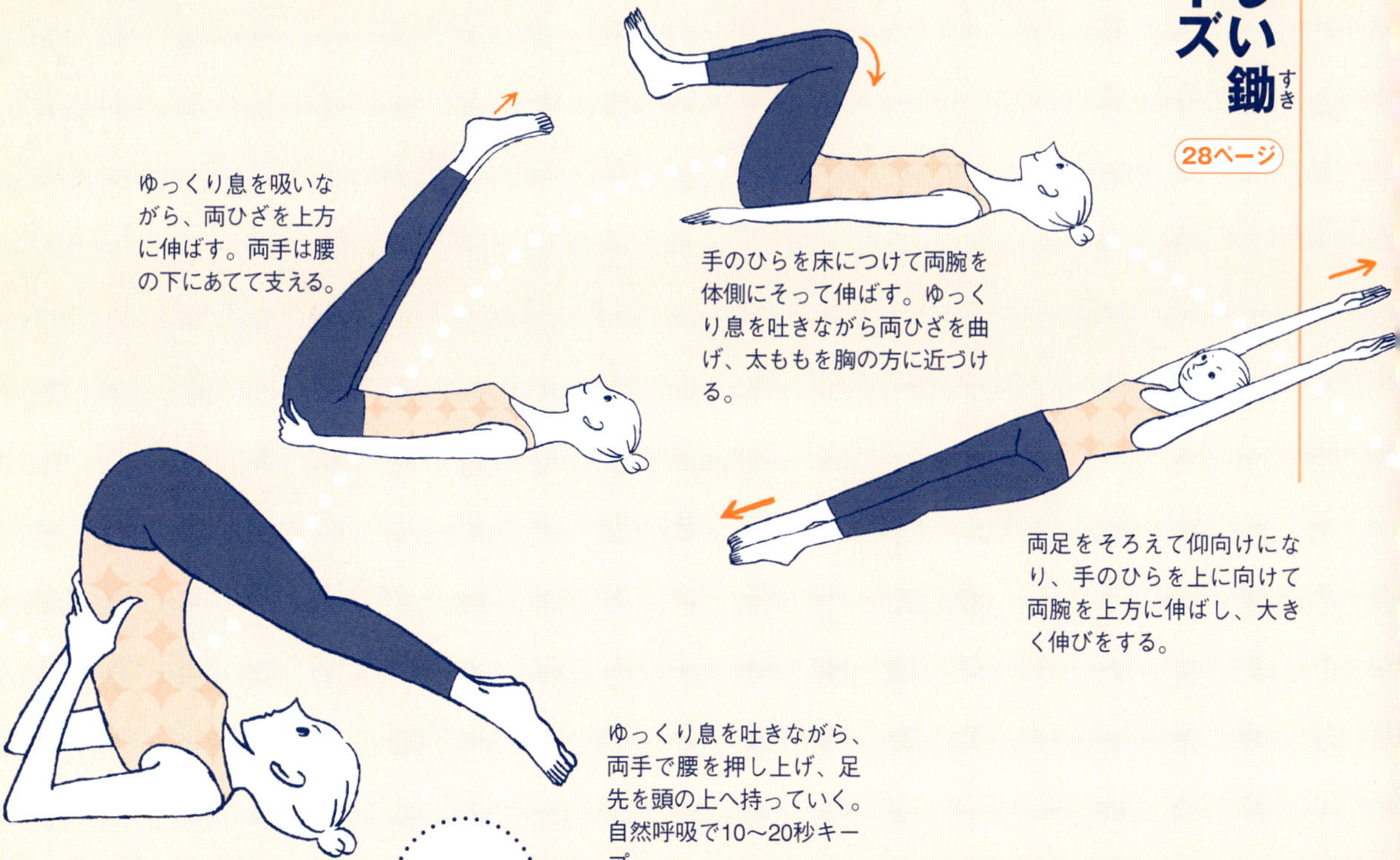

両足をそろえて仰向けになり、手のひらを上に向けて両腕を上方に伸ばし、大きく伸びをする。

手のひらを床につけて両腕を体側にそって伸ばす。ゆっくり息を吐きながら両ひざを曲げ、太ももを胸の方に近づける。

ゆっくり息を吸いながら、両ひざを上方に伸ばす。両手は腰の下にあてて支える。

ゆっくり息を吐きながら、両手で腰を押し上げ、足先を頭の上へ持っていく。自然呼吸で10～20秒キープ。

10～20秒キープ

ウォーミングアップ プログラム

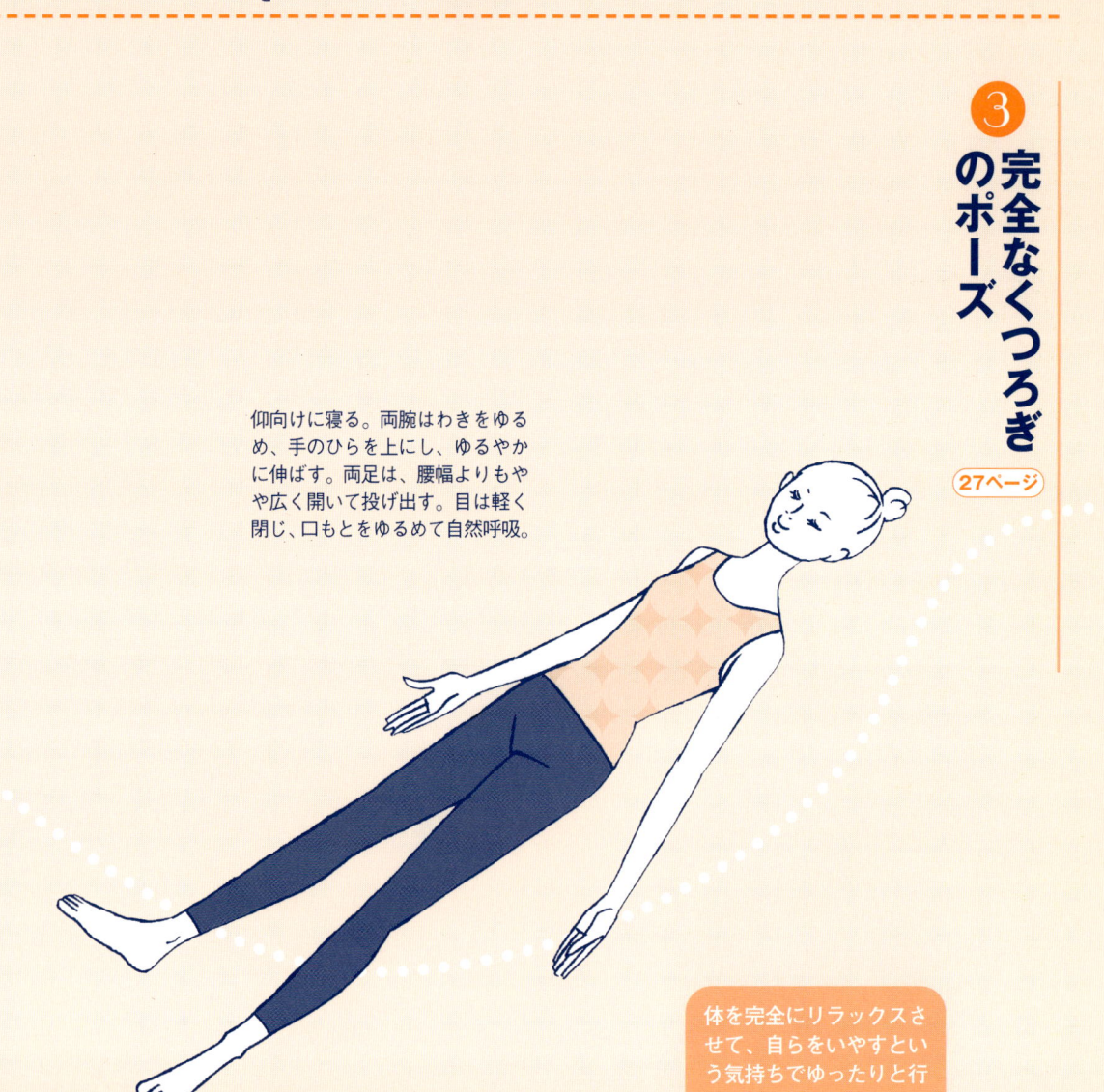

プログラムの流れ

① 足のウォームアップ ← ② やさしい鋤《すき》のポーズ ← ③ 完全なくつろぎのポーズ

TOTAL TIME 11分

③ 完全なくつろぎのポーズ

27ページ

仰向けに寝る。両腕はわきをゆるめ、手のひらを上にし、ゆるやかに伸ばす。両足は、腰幅よりもやや広く開いて投げ出す。目は軽く閉じ、口もとをゆるめて自然呼吸。

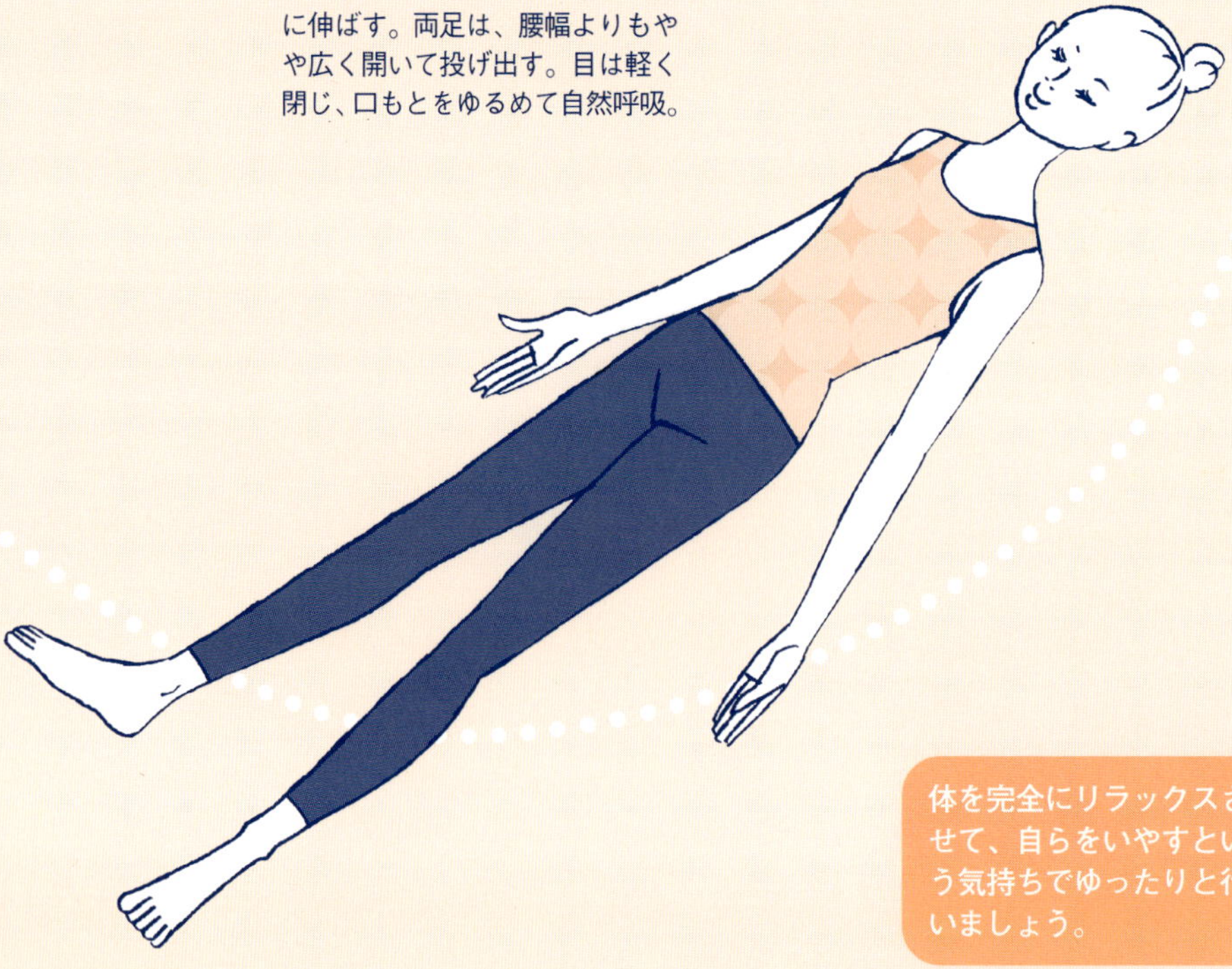

体を完全にリラックスさせて、自らをいやすという気持ちでゆったりと行いましょう。

2週目

体の調子を整えよう

ヨガでは、健康とは心と体の
バランスが保たれている状態だと考えます。
長い間に心や体に蓄積した
疲れやかたよりなどを取り除き、
不調を緩和していきます。

2nd week

ポーズ11

平《へい》伏《ふく》のポーズ

「こり」とは、筋肉内の血流がとどこおり、酸欠状態になったときに起こる不快な症状です。重い頭部や腕を支える役割を果たしている肩は、体の中で最もこりが起こりやすいところ。無理にもみほぐさず、ゆっくりじわじわ血行をよくするヨガで解消しましょう。

手順 1 → 2 → 3 → 4 → 5 → 4 → 1

左右交代で1セット …

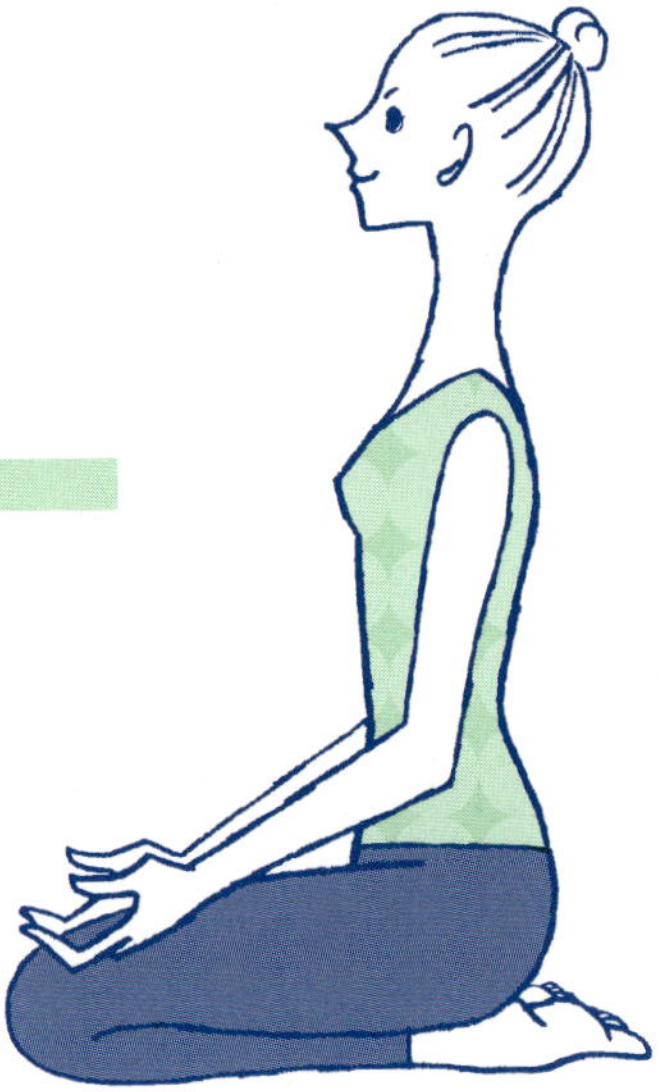

1

両ひざをそろえて正座をする（P21「正座くつろぎのポーズ」の**3**を参照）。

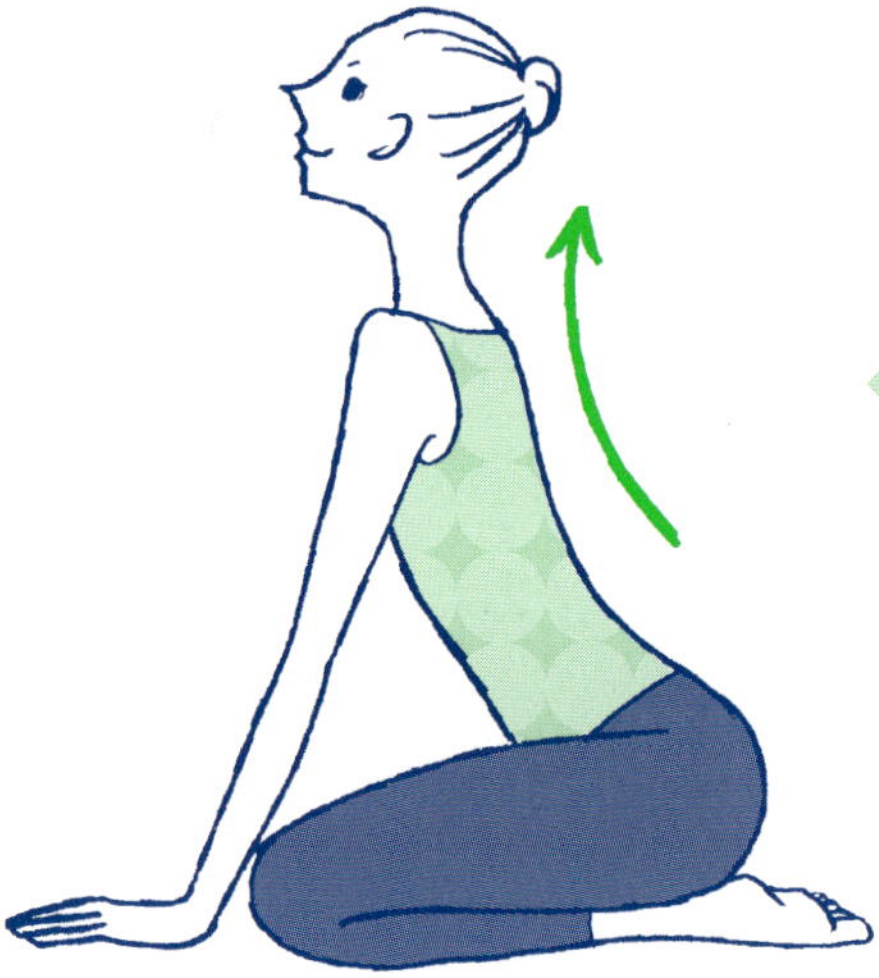

2

両手をひざの前につき、息を吸いながら、背中を起こして、あごを上げる。

3

息を吐きながら両手を前へすべらし、上体を前に倒す。首の力を抜き、ひたいを床につけて肩を沈め、自然呼吸で10～20秒キープ。

10～20秒キープ

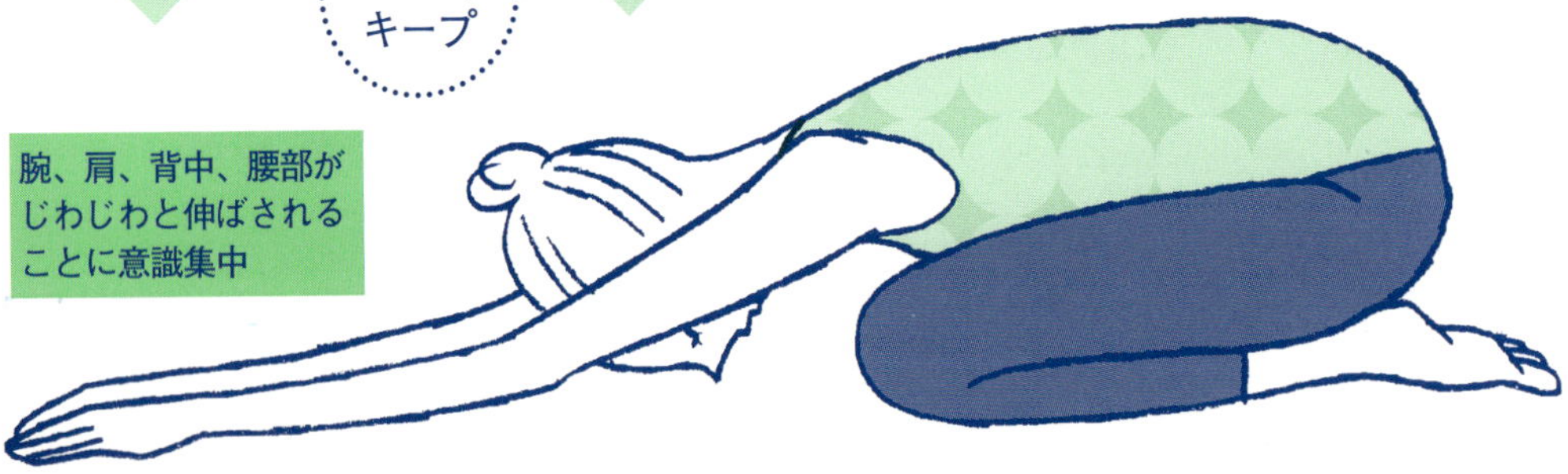

腕、肩、背中、腰部がじわじわと伸ばされることに意識集中

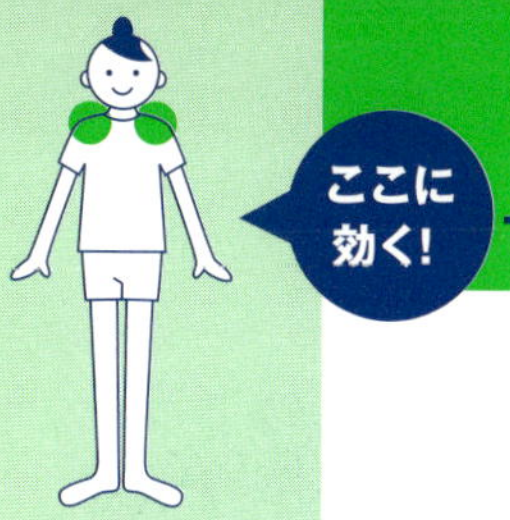

もっとカンタンに！

座ぶとんを利用して

5の姿勢がきつければ、座ぶとんを利用して行いましょう。数枚重ねた座ぶとんの上にひじをおき、首と肩をリラックス。このとき、おしりが浮かないよう意識するのがポイントです。

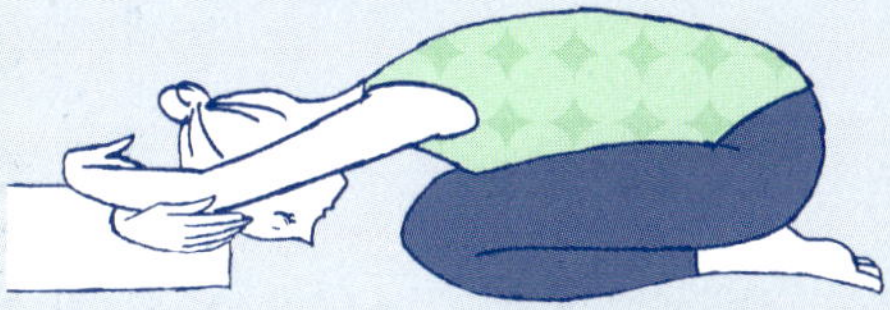

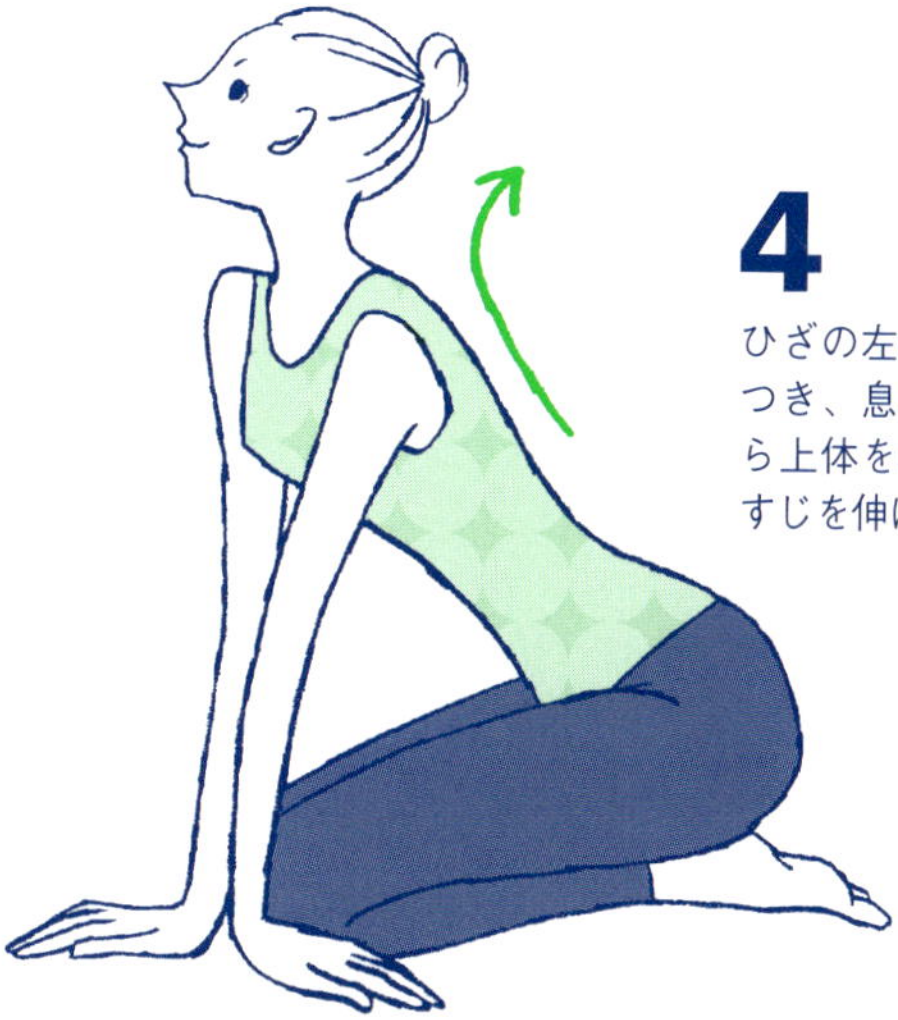

4

ひざの左横に両手をつき、息を吸いながら上体を起こし、背すじを伸ばす。

5

息を吐きながら右手を前に、左手を後ろにすべらせていく。首の力を抜き、右肩をしっかり沈めるようにする。自然呼吸で10〜20秒キープ。

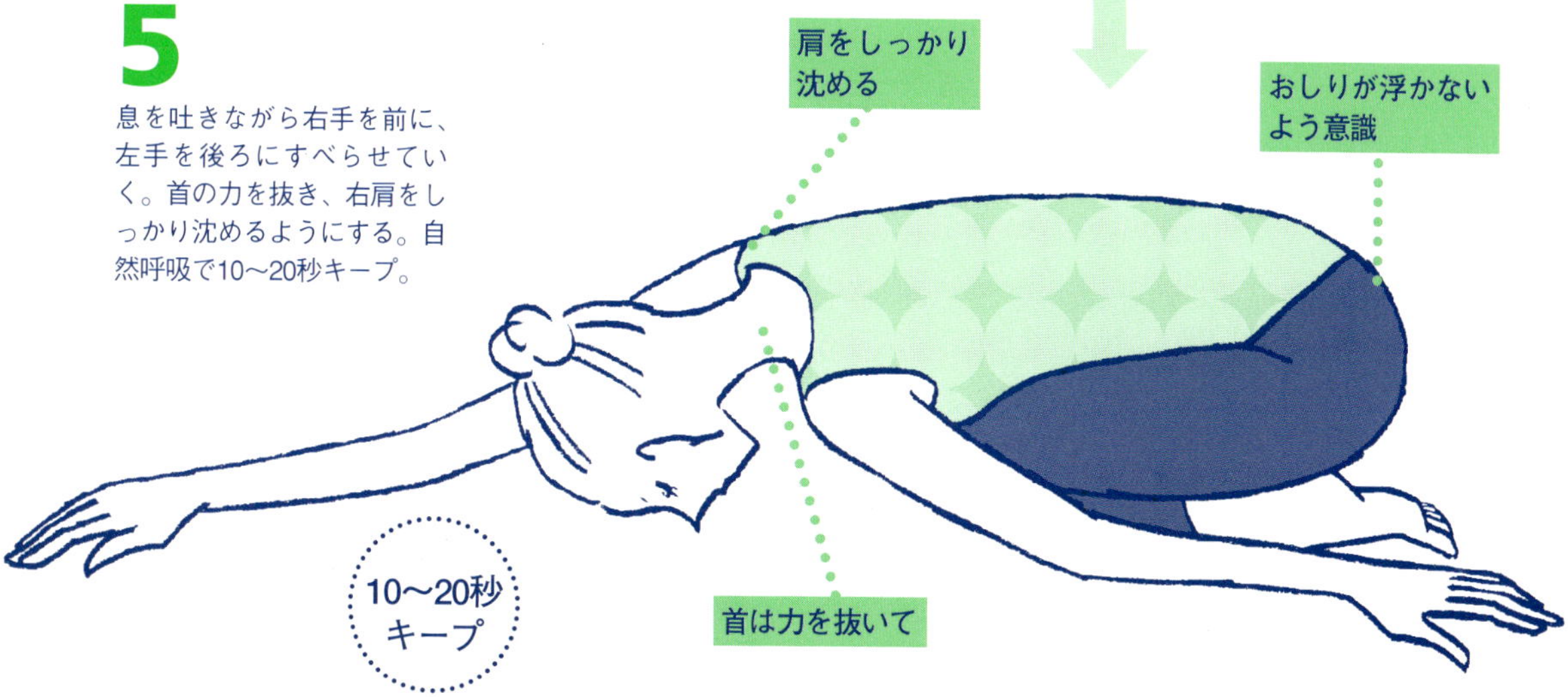

首の疲れを取りたい

ポーズ12

首の体操

重い頭部を支えている首の疲れは、ゆっくりと丁寧にほぐしてあげることが大切です。乱暴に動かすと、頭がこったり、めまいが起きたりしてしまいます。上下の歯をかみ締めず、軽く口を閉じて行ってください。立ったままでも、いすに座って行ってもよいでしょう。

手順　1セット … 3 ← [4回×2] ← 1

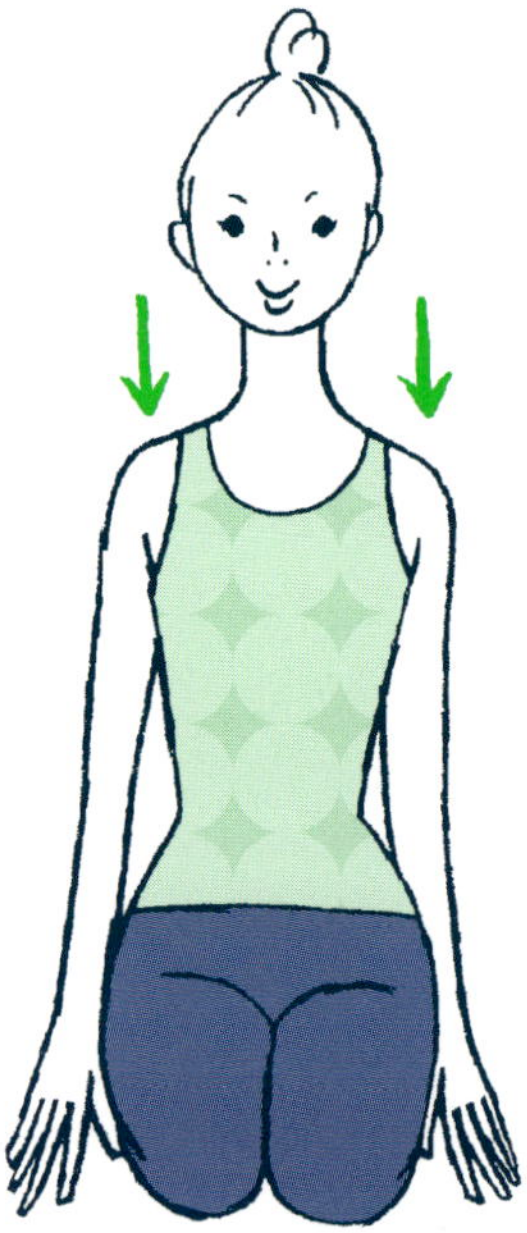

1

両肩を水平にし、頭は肩から離れて上へふわりと持ち上がるイメージで背すじを伸ばして正座する。

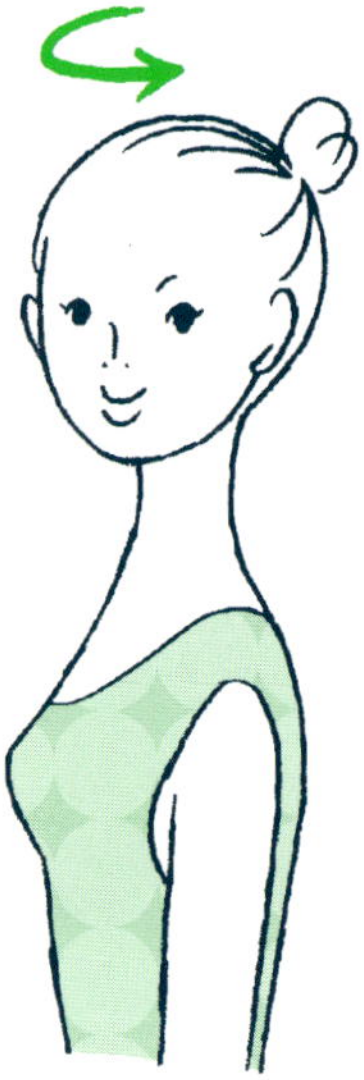

2

肩から下は動かさず、首だけをゆっくり左にねじる。ゆっくりもとに戻し、次に右へねじる。以上を4回ずつ行う。

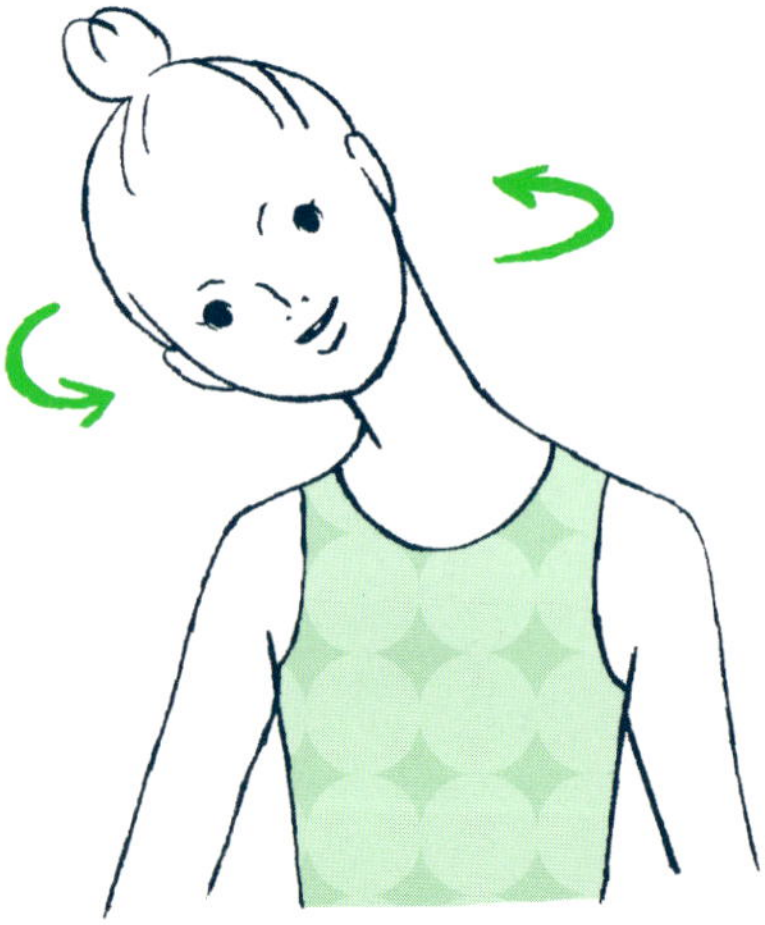

3

頭を前に倒し、1周20秒くらいかけて、できるだけゆっくり頭をまわす。左右1回ずつ行う。

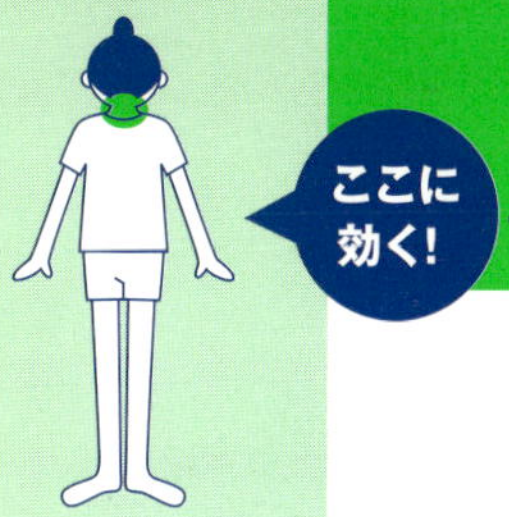
ここに効く!

ポーズ13

胸を開閉するポーズ

手順 1←4←3←2←1

左右交代で1セット…

頭部の重みを利用しながら、大きく胸部を開閉させるポーズです。胸部を開く2では、のどから胸骨に意識を集中して行ってください。胸腺が刺激され、免疫力が高まります。胸部を閉じる4では、頭の重みで圧迫されている頸《けい》骨《こつ》が伸びるので、首の疲れとともに肩こりも解消します。

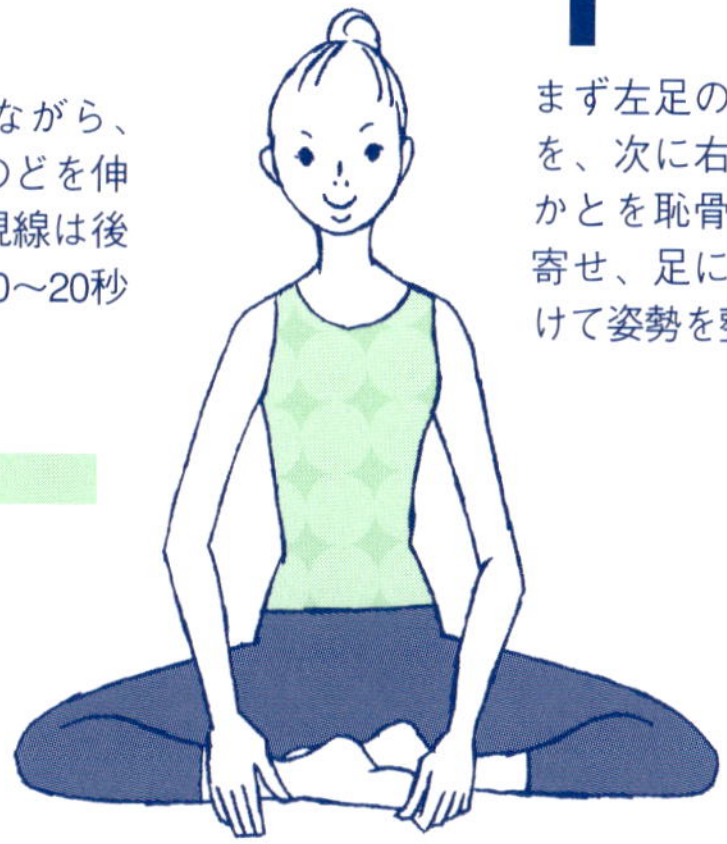

1

まず左足のかかとを、次に右足のかかとを恥骨に引き寄せ、足に手をかけて姿勢を整える。

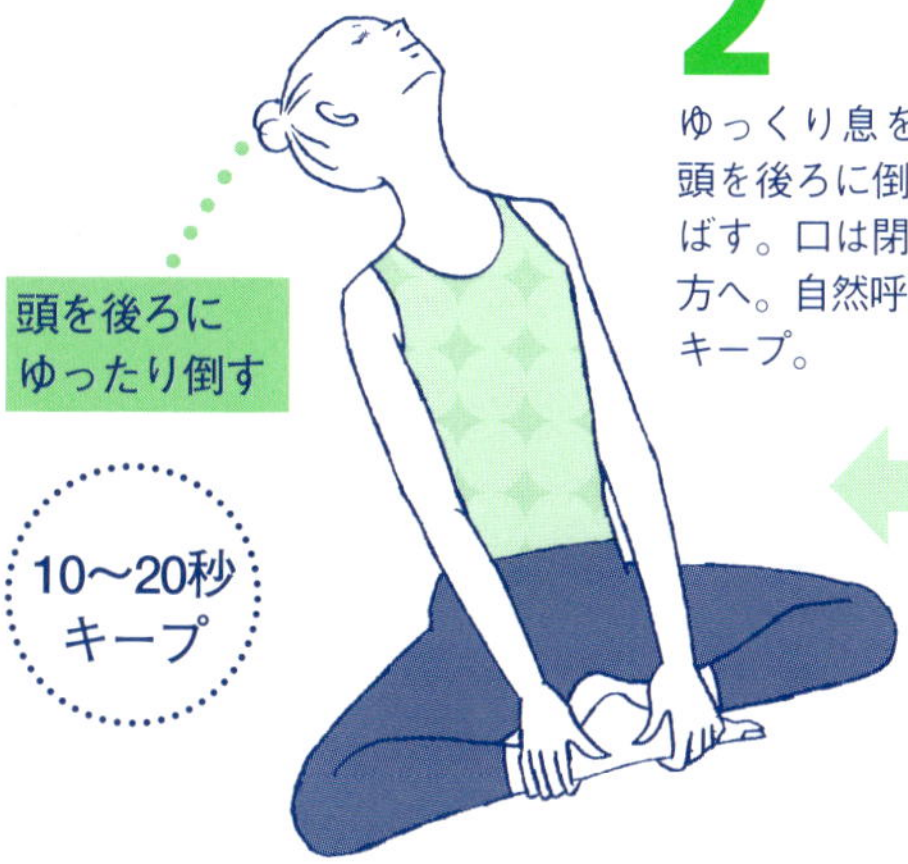
頭を後ろにゆったり倒す
10〜20秒キープ

2

ゆっくり息を吸いながら、頭を後ろに倒し、のどを伸ばす。口は閉じ、視線は後方へ。自然呼吸で10〜20秒キープ。

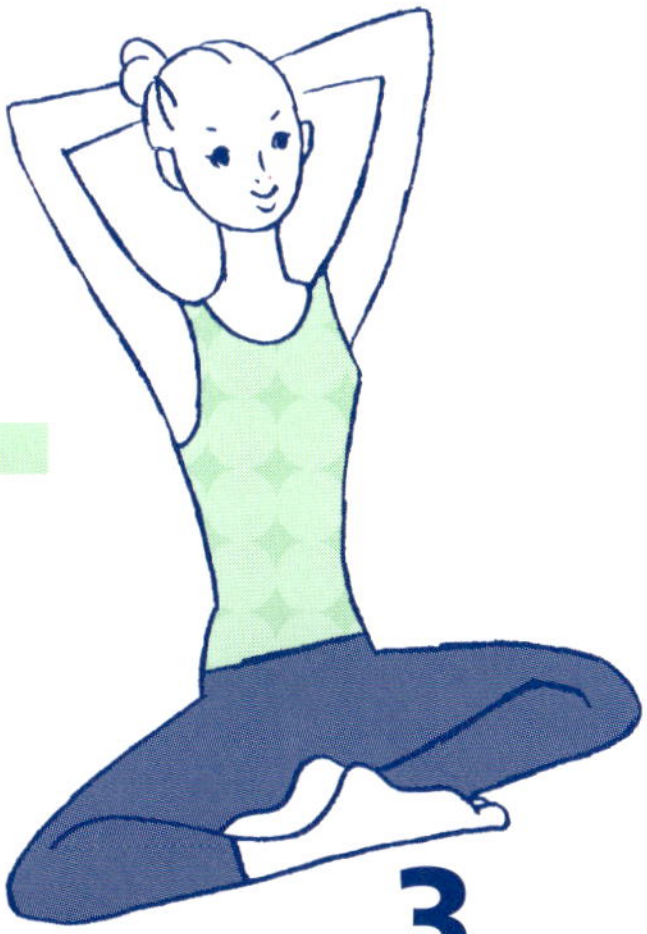

3

頭の後ろで手を組む。

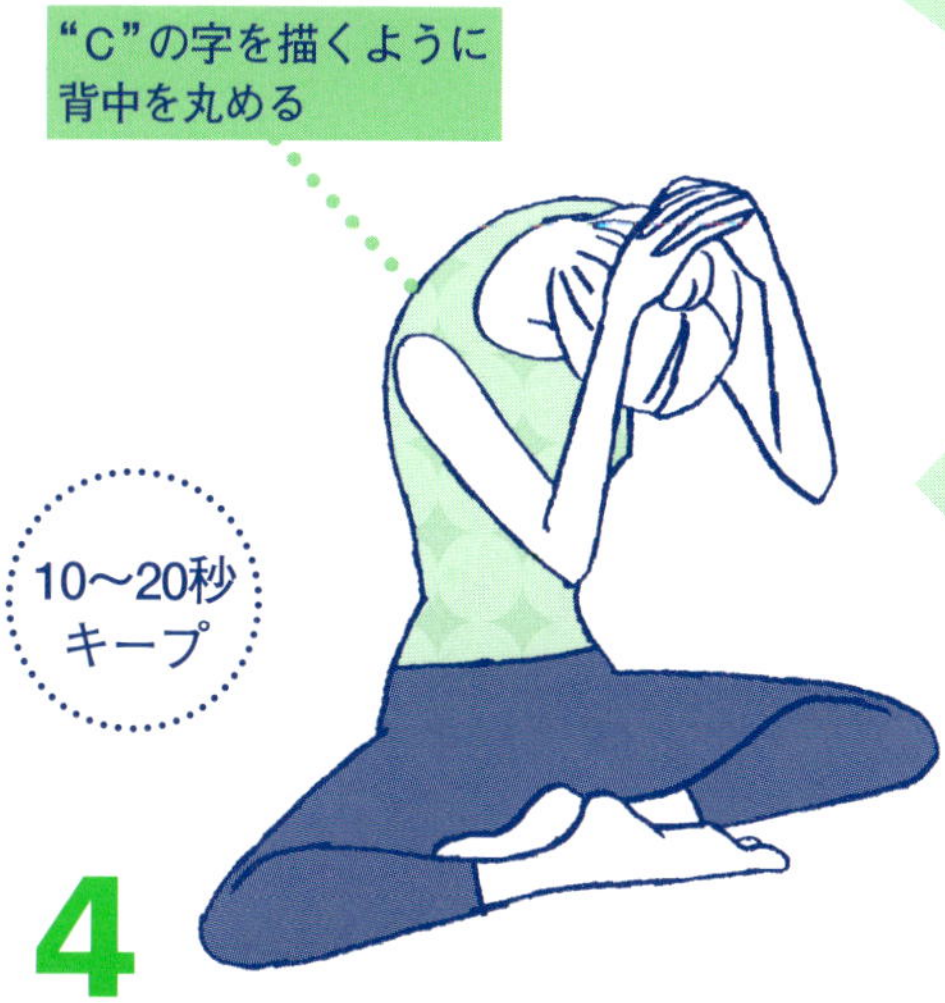
"C"の字を描くように背中を丸める
10〜20秒キープ

4

息を吐きながら頭頂から尾骨までを丸める。自然呼吸で10〜20秒キープ。

目の疲れをやわらげたい

2nd week

ポーズ14

ねじりのポーズ

手順　1 → 2 → 3 → 4 → 1　…左右交代で2セット

目の奥が痛い、まぶしい、後頭部が重いなど、目の疲労を感じたら、このポーズでリフレッシュ。ここで大切なのは、**3**の姿勢で上体を安定させること。そして、**4**の姿勢で体軸を下から上へと「しぼる」ようにねじっていくことです。

1

両手を床につき、両足を前に投げ出して座る。骨盤を立てるように背すじを伸ばす。

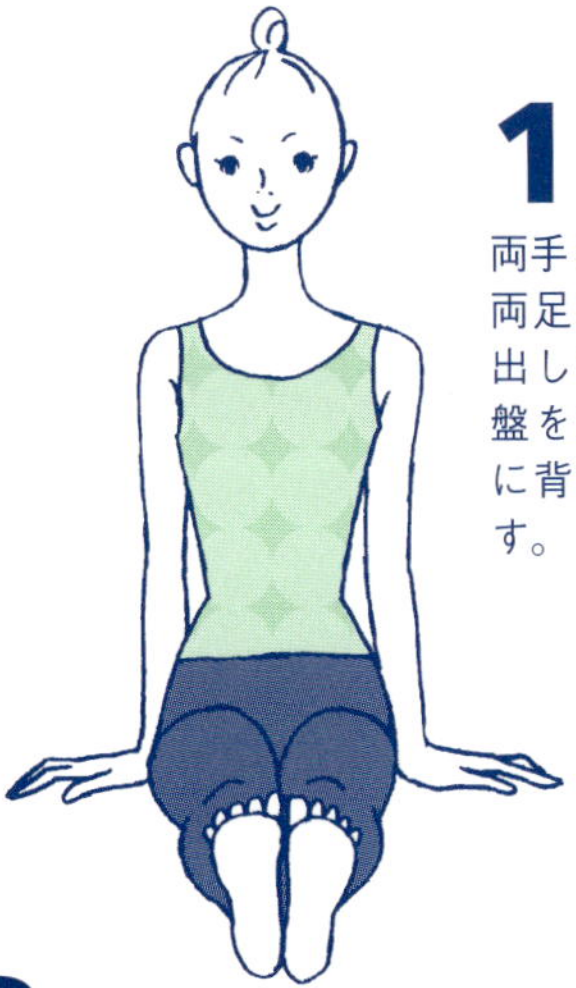

2

左ひざを立てて右足をまたぎ、右足を少し左へ移動させる。左右のひざが上半身の中心にくるように調節する。

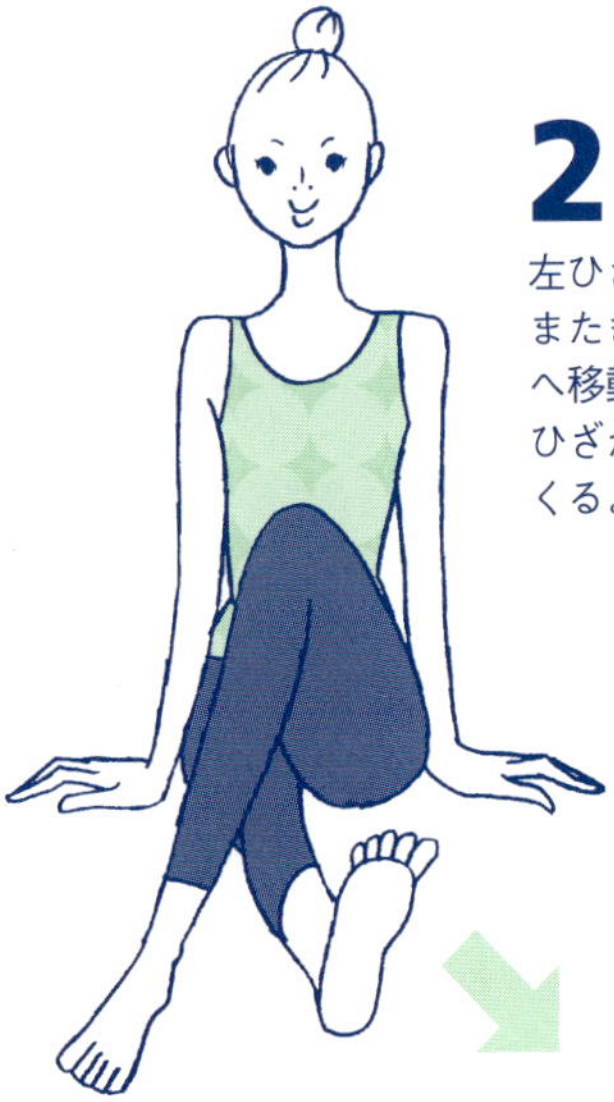

3

背すじを伸ばし、右手を左ひざにかけ、右足のふくらはぎをつかむ。左手は、おしりの後ろにつく。

4

ゆっくり息を吐きながら、体軸を左側へねじる。このとき、おしりを床からずらさないように注意し、視線は左後方へ。自然呼吸で10〜20秒キープ。

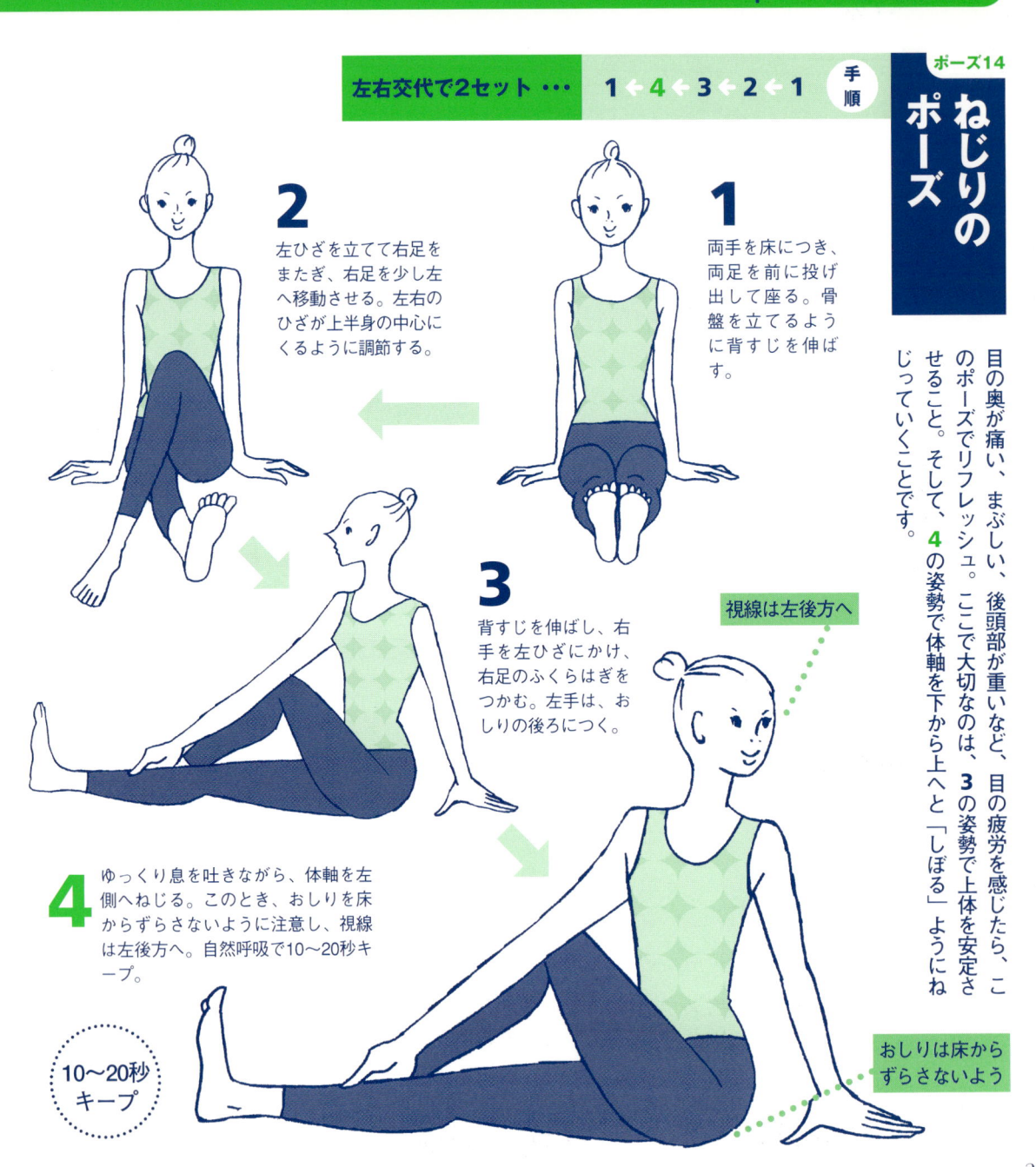

10〜20秒キープ

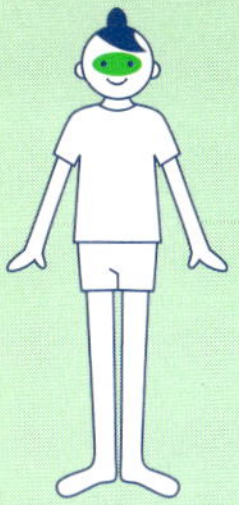
ここに効く!

ポーズ15

ねじりのポーズ・変型

手順 1 → 2 → 3 左右交代で2セット…

ねじりのポーズのバリエーションです。指先を目で追いながら行うので、頸《けい》部《ぶ》まで正確にねじれ、眼精疲労を緩和するのにとくに効果的。でも、肩や首に不自然な力が入ると、かえって目が疲れ、逆効果に。口もとをリラックスして行えば、余計な緊張が取れ、効果がアップします。

1

「ねじりのポーズ」の**3**の姿勢から左腕を真っすぐ伸ばし、指先を見る。

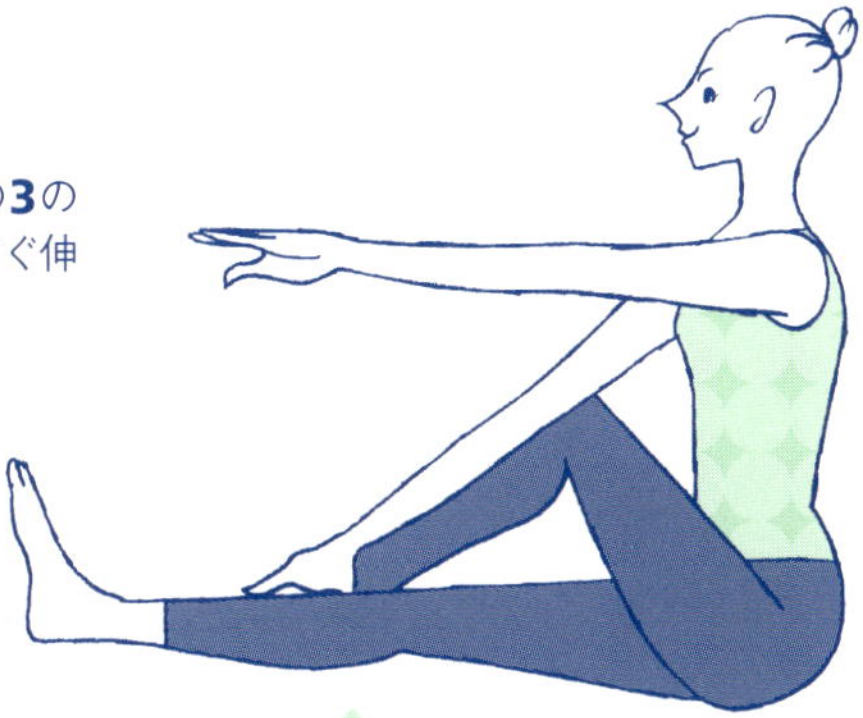

2

息を吐きながら、左腕をそのままゆっくり後方にまわし、体軸を左の方向へねじる。視線は指先へ。

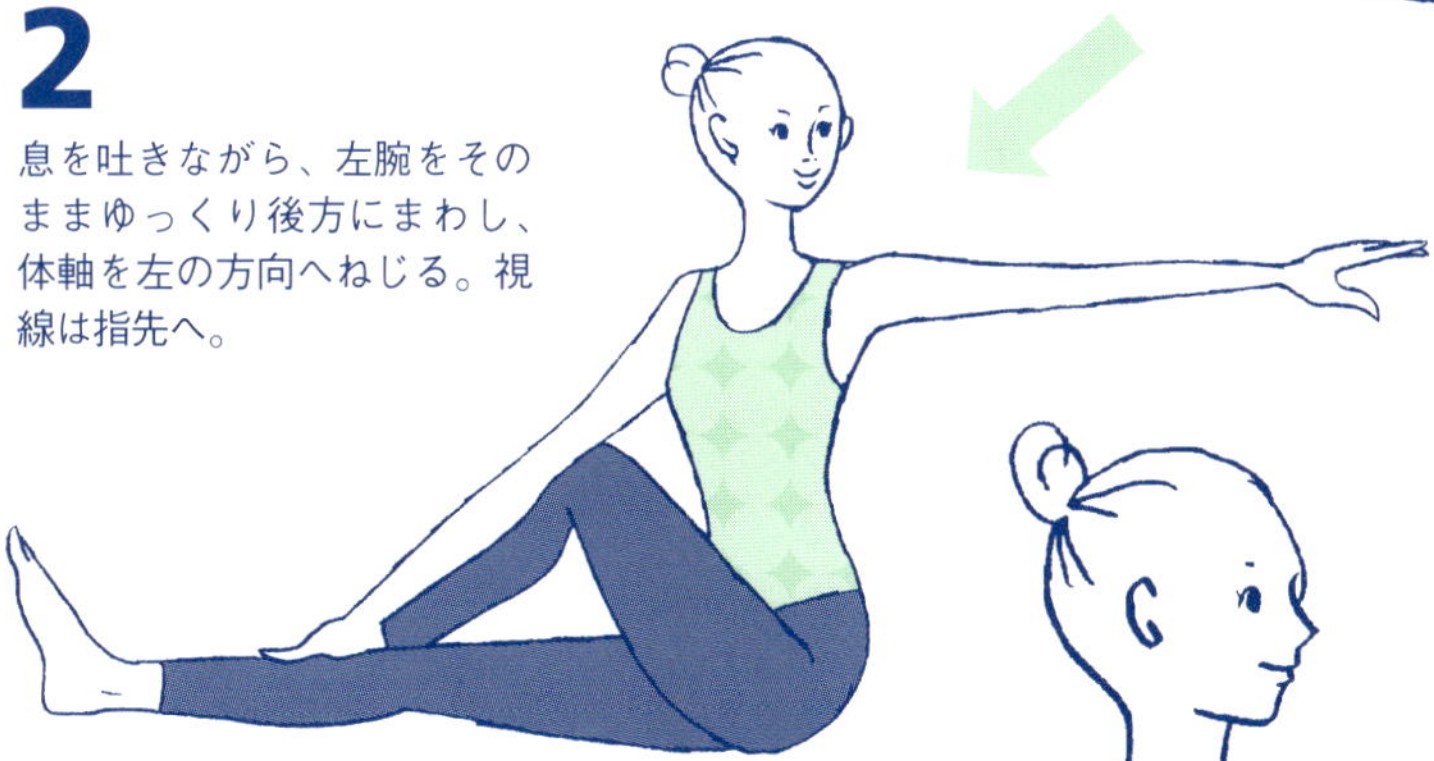

3

十分ねじったところで左手を背中にまわし、自然呼吸で10～20秒キープ。

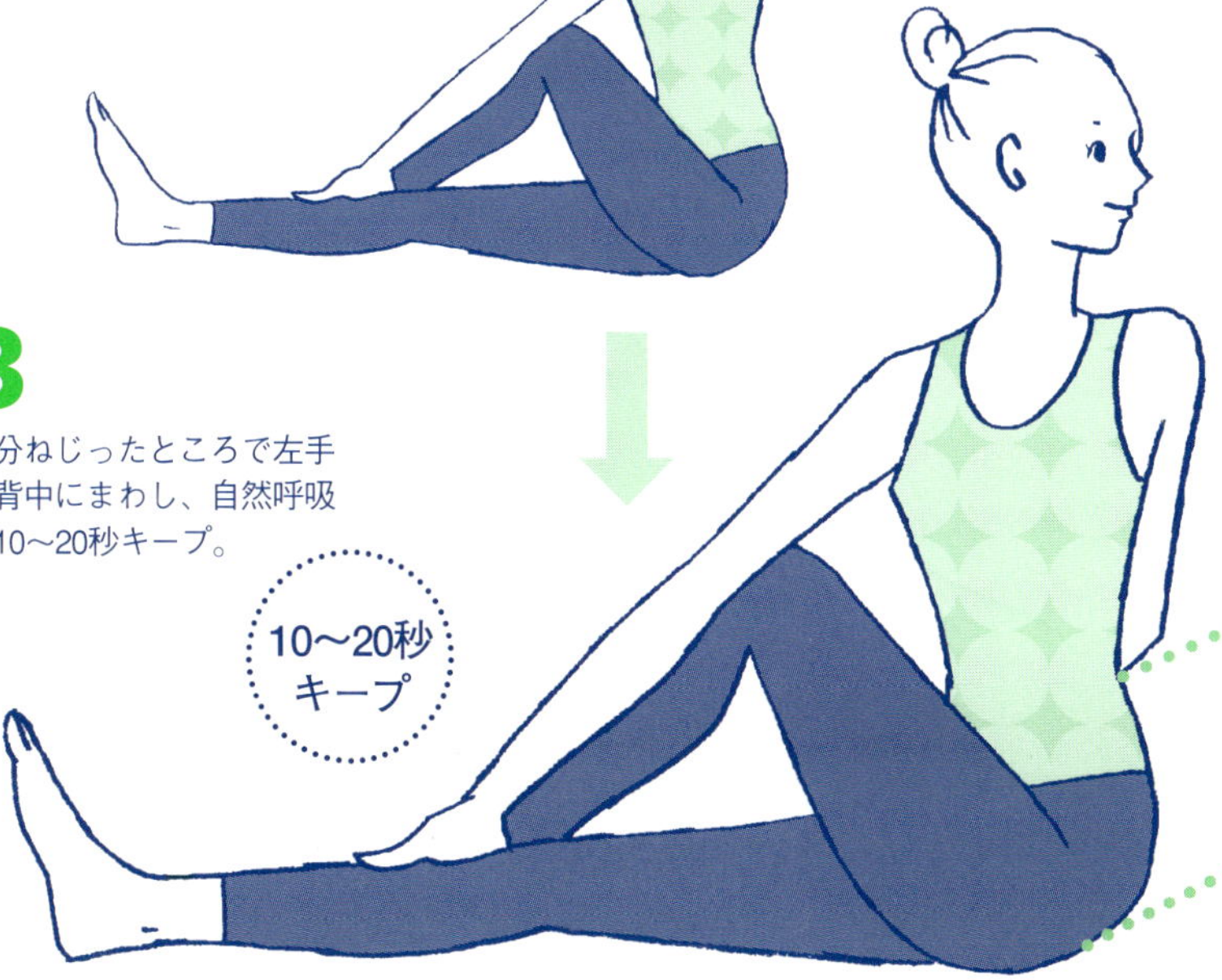
10～20秒キープ
手は背中にまわす
おしりは床からずらさないよう

ポーズ16

片足前屈のポーズ

長時間デスクワークを続けると、ふくらはぎや太ももがむくんだり、だるくなったりします。血液を心臓に返すポンプの役割をしている筋肉を動かさないでいると、血流がとどこおり、むくみが生じてしまうのです。仕事から帰ったら、このポーズを行い、足をいたわってあげましょう。

手順　1 ← 4 ← 3 ← 2 ← 1　左右交代で1セット …

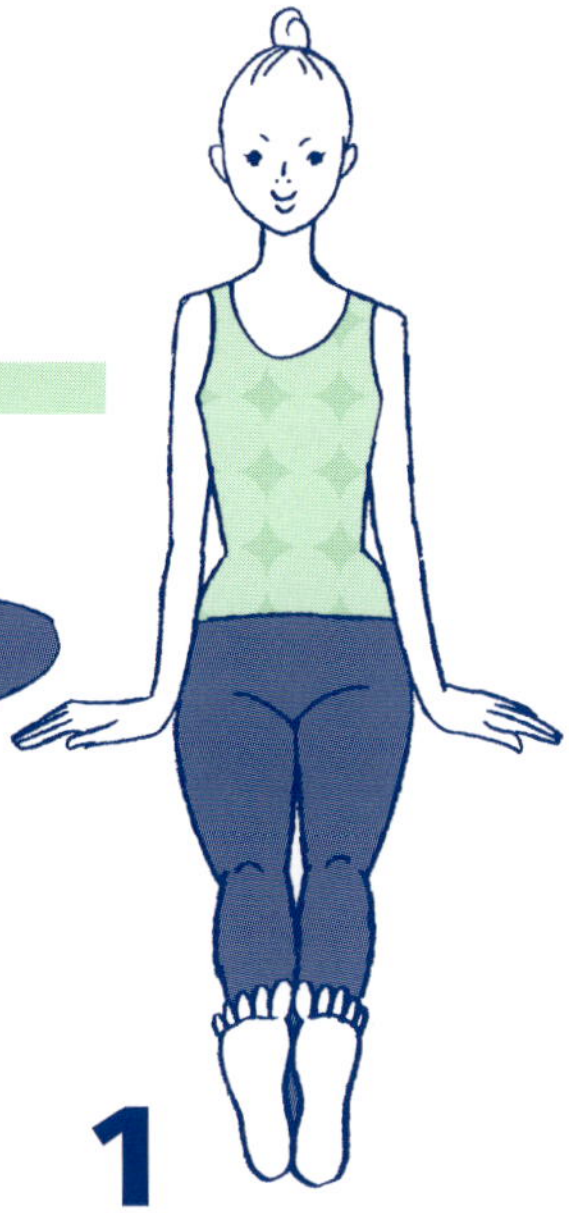

1

両足を前に投げ出して座る。両手は体を支えるように腰の横におく。

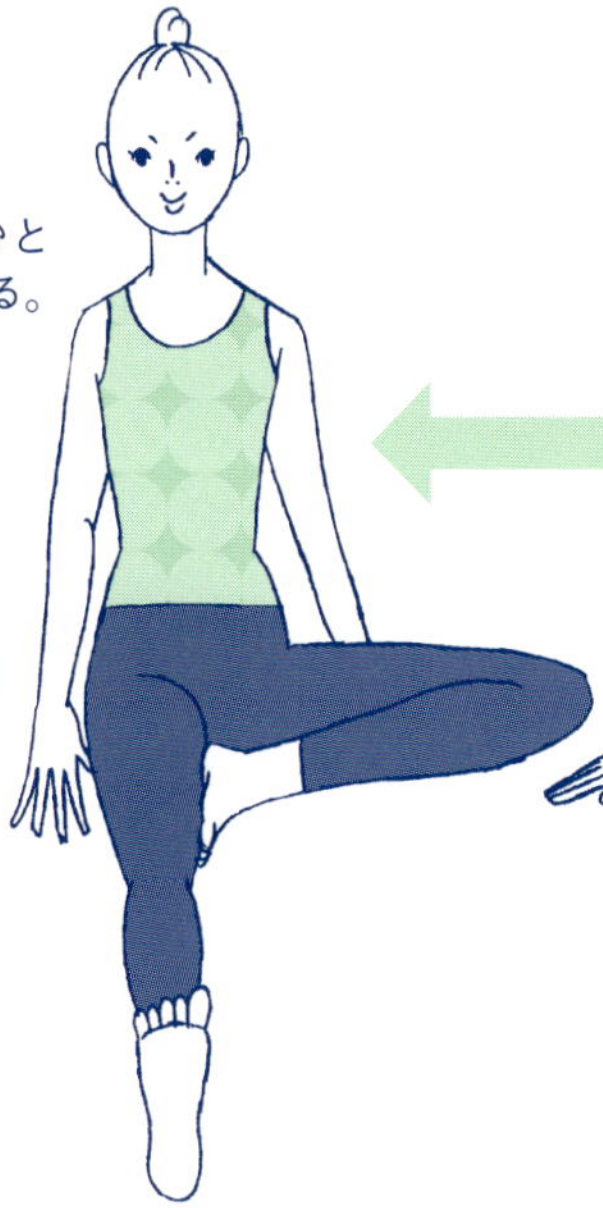

2

左足を曲げ、かかとを恥骨に引き寄せる。

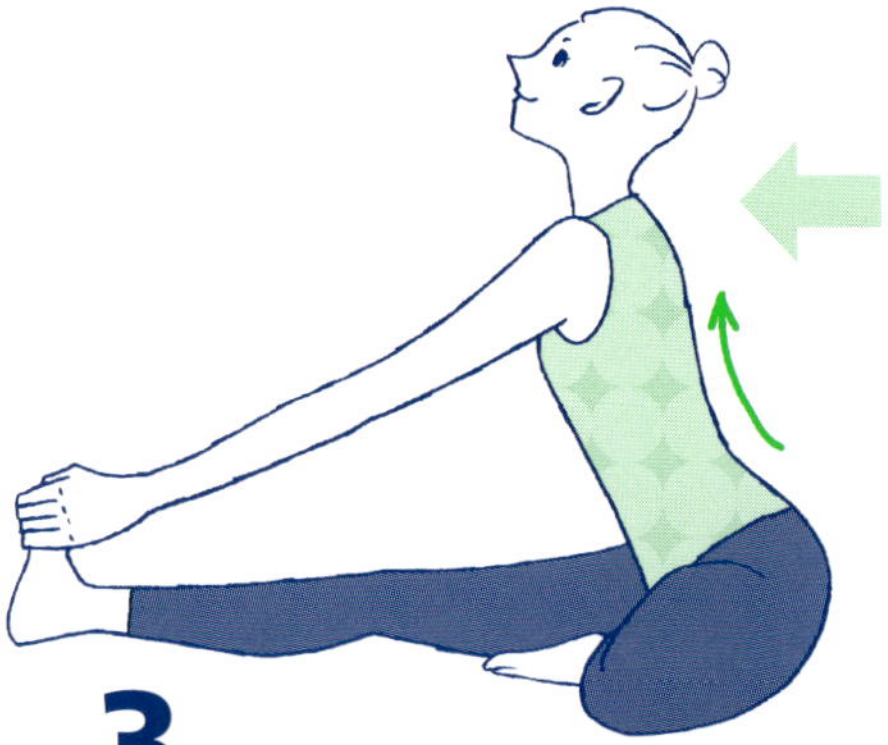

3

両手で右足先をつかみ、息を吸いながら背すじを伸ばす。

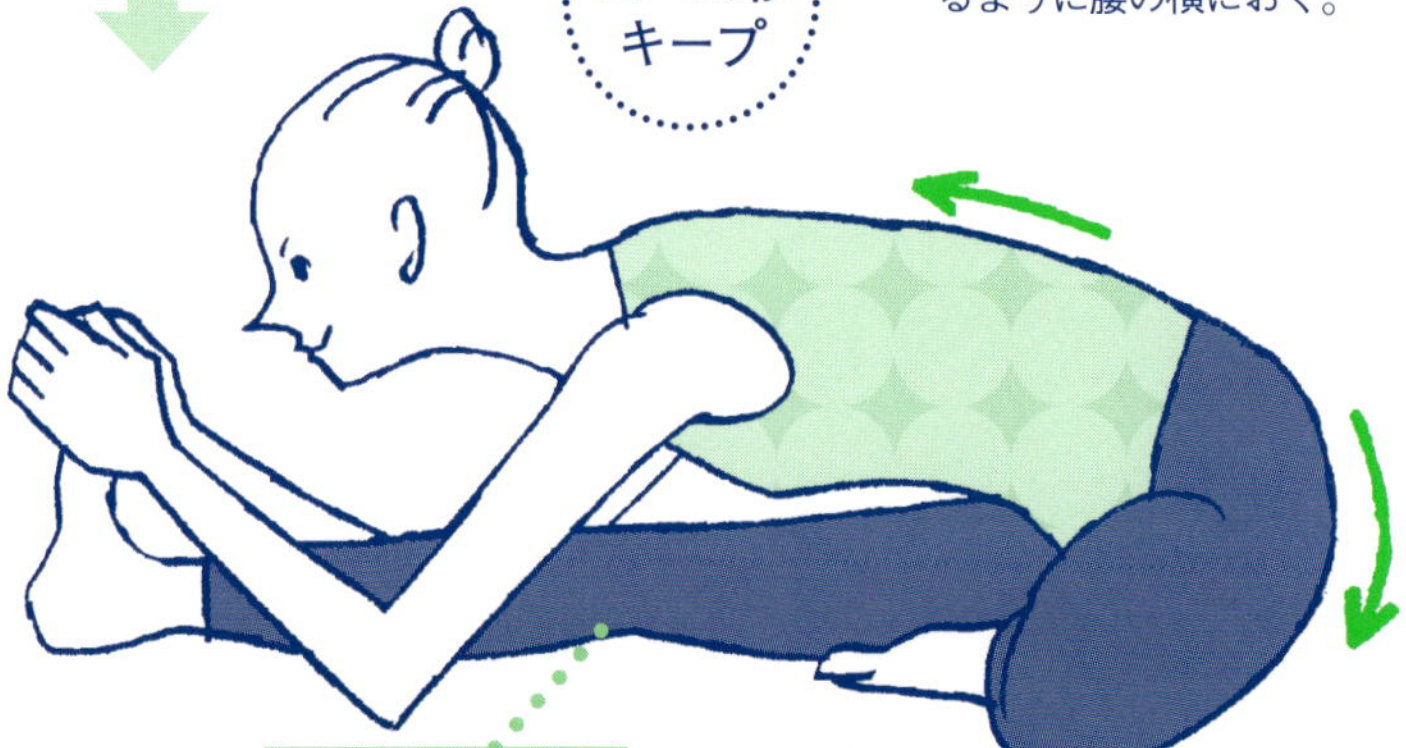

10〜20秒キープ

足の裏側を十分に伸ばして

4

ゆっくりと息を吐きながら上体を前屈させる。右足の裏側を十分に伸ばす要領で行う。自然呼吸で10〜20秒キープ。

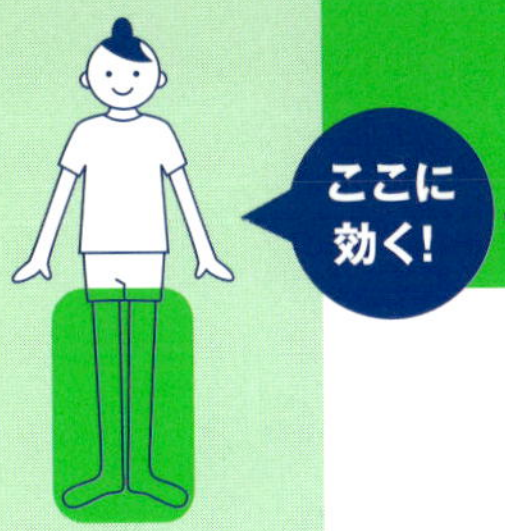

ポーズ17

両足前屈のポーズ

手順 1 → 2 → 3 2セット…

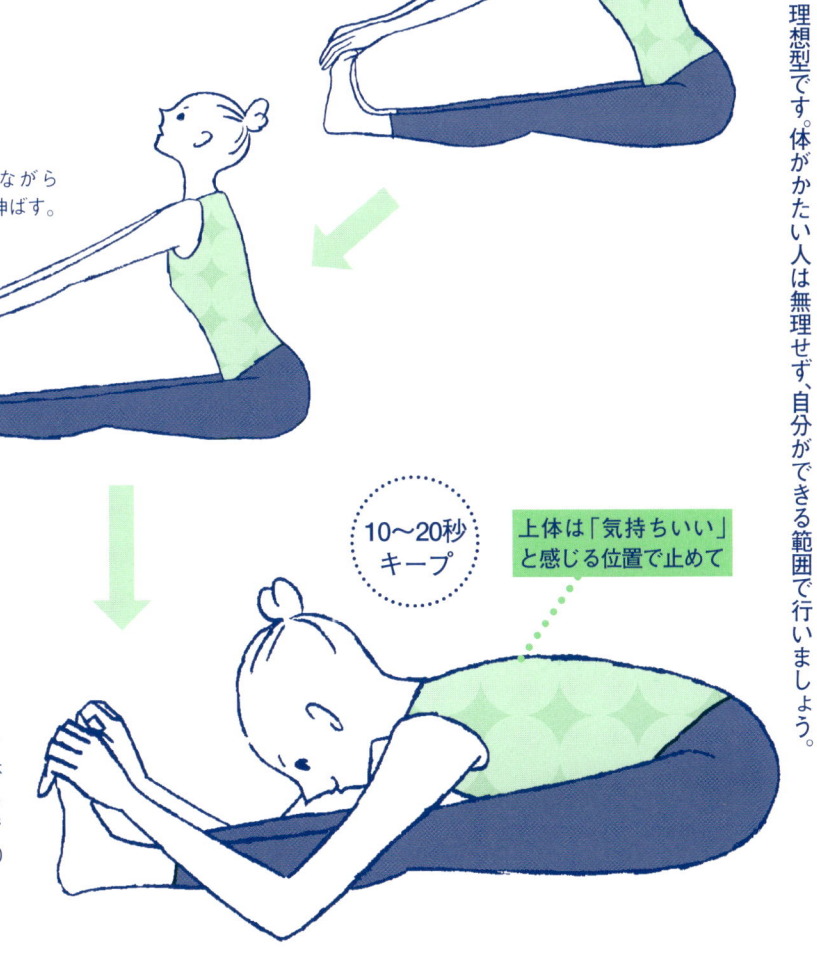

はじめに片足前屈のポーズを行ってから、両足前屈のポーズをします。手が足先にとどかない人は、ふくらはぎ横辺りの床に手をついて行ってもOK。3のイラストでは、胸とおなかを足につけていますが、これは理想型です。体がかたい人は無理せず、自分ができる範囲で行いましょう。

1

両足を前に投げ出して座り、両手で両足先をつかむ。

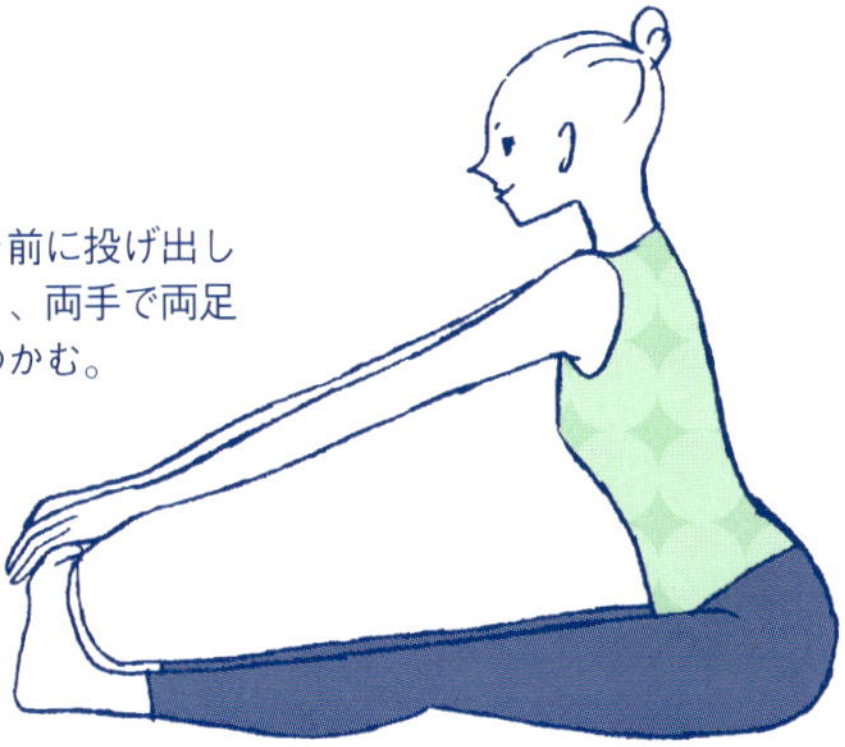

2

息を吸いながら背すじを伸ばす。

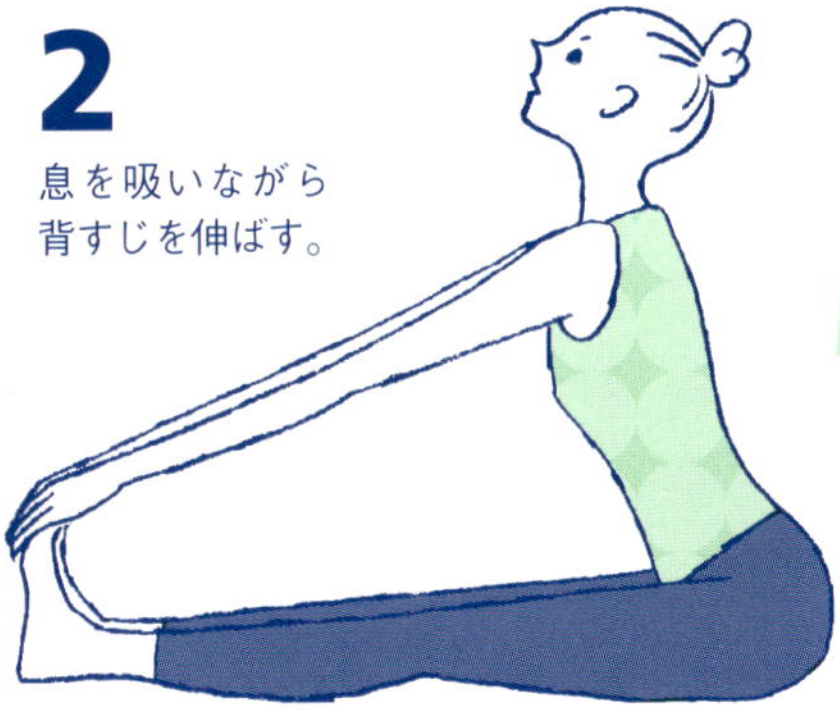

3

ゆっくり息を吐きながら、そのまま上体を前に倒す。「気持ちいい」と思う位置で止め、自然呼吸で10～20秒キープ。

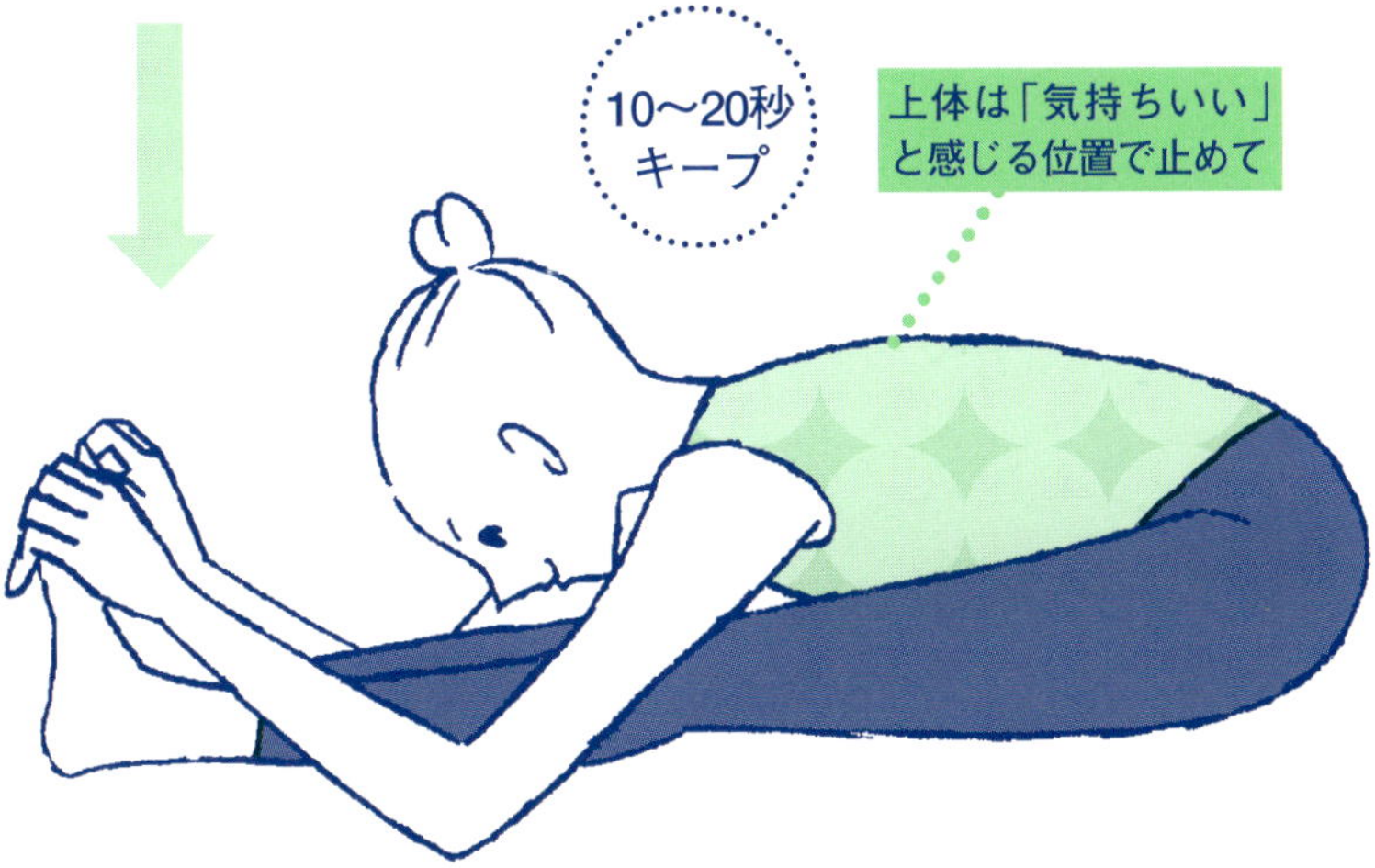

ポーズ18

赤ちゃんのポーズ

手順　1セット … 3 ← 2 ← 1 ← 2 ← 1

頭部や上体を支え、体を動かすときに「要」となる腰。腰痛をやわらげるには、腰椎《ようつい》周辺の筋肉のこわばりをほぐすことが大切。とくに、長時間、同じ姿勢を取り続ける人は腰痛になりやすいので、適度に休みを取るなど、生活習慣も見直してみましょう。

1

仰向けになり、両ひざを立てる。両手は手のひらを上にして、上方に伸ばす。

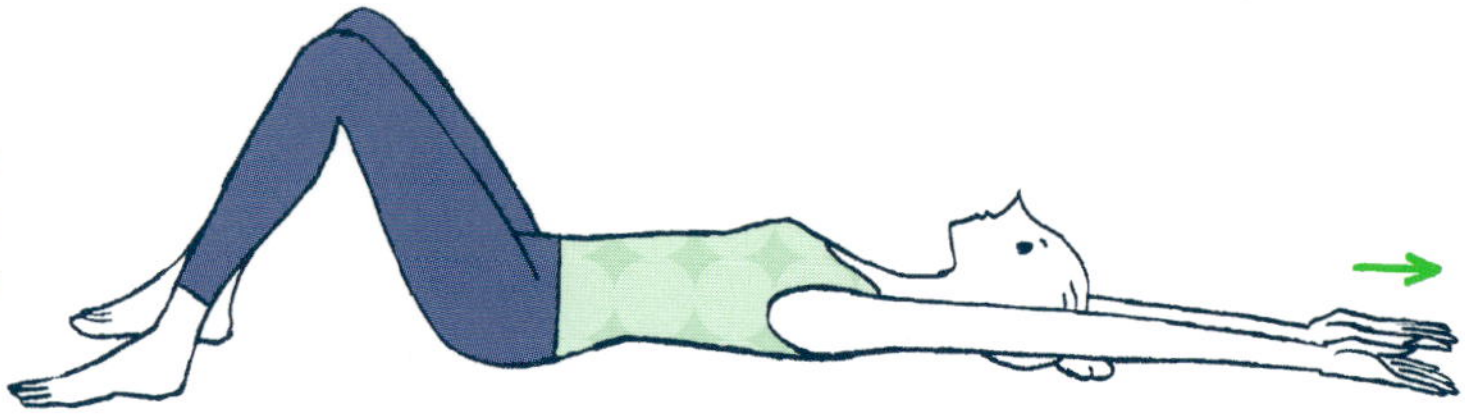

2

左ひざをおなかの方に引き寄せる。あごを軽く引き、腰とおしりは床から浮かせず自然呼吸で10〜20秒キープ。

足を変えて**1→2**を行う。

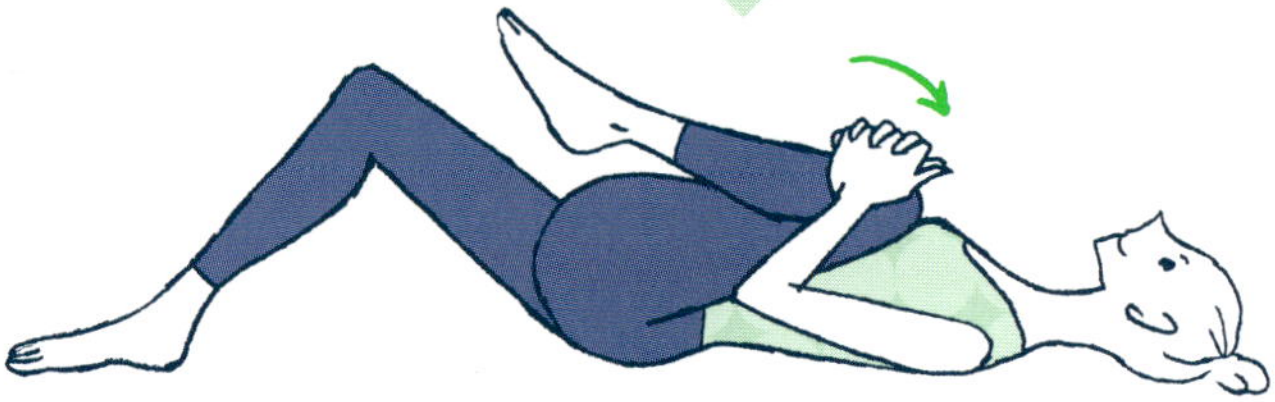

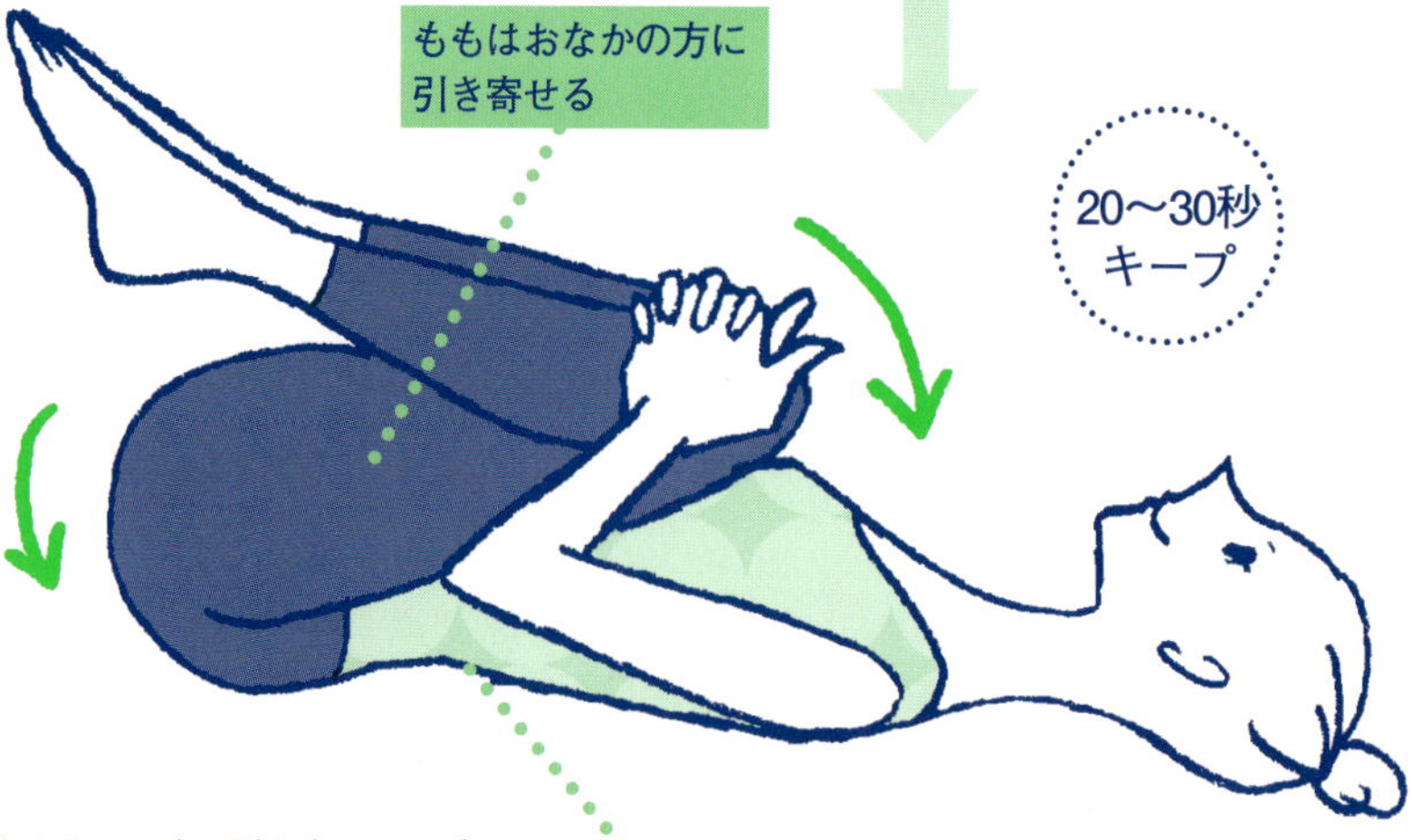
ももはおなかの方に引き寄せる
20〜30秒キープ
腰とおしりは床につけたまま

3

両足のももをおなかの方に引き寄せ、ひざ頭を抱える。自然呼吸で20〜30秒キープ。

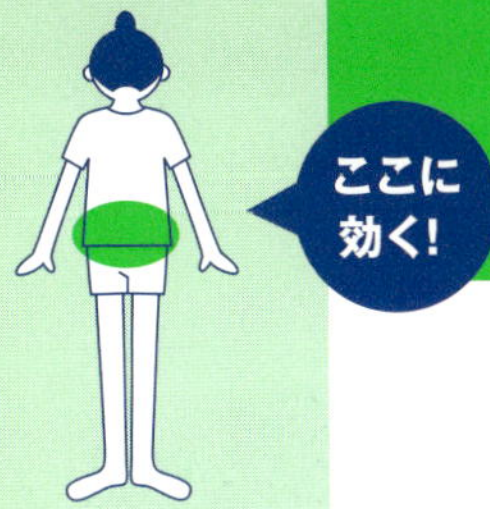
ここに
効く!

ポーズ19

中腰のポーズ

手順 1 → 2 → 3 2セット…

このポーズは、腰部を支える筋肉群を強化するので、腰痛予防に非常に有効です。腹筋、背筋、大臀筋《だいでんきん》、大腿筋《だいたいきん》が使われているのを意識して行ってください。場所を選ばずにできるので、ヒールのない靴なら、仕事中にするのもオススメです。

正面から見ると

1

両足を肩幅に開いて立つ。

2

ゆっくり息を吸いながら両腕を肩の位置まで持ち上げる。

いすに腰かけているかのように
腰を落としていく
ひざはつま先より
出ないようにする
つま先がかすかに浮くくらい、
重心をかかとにかける

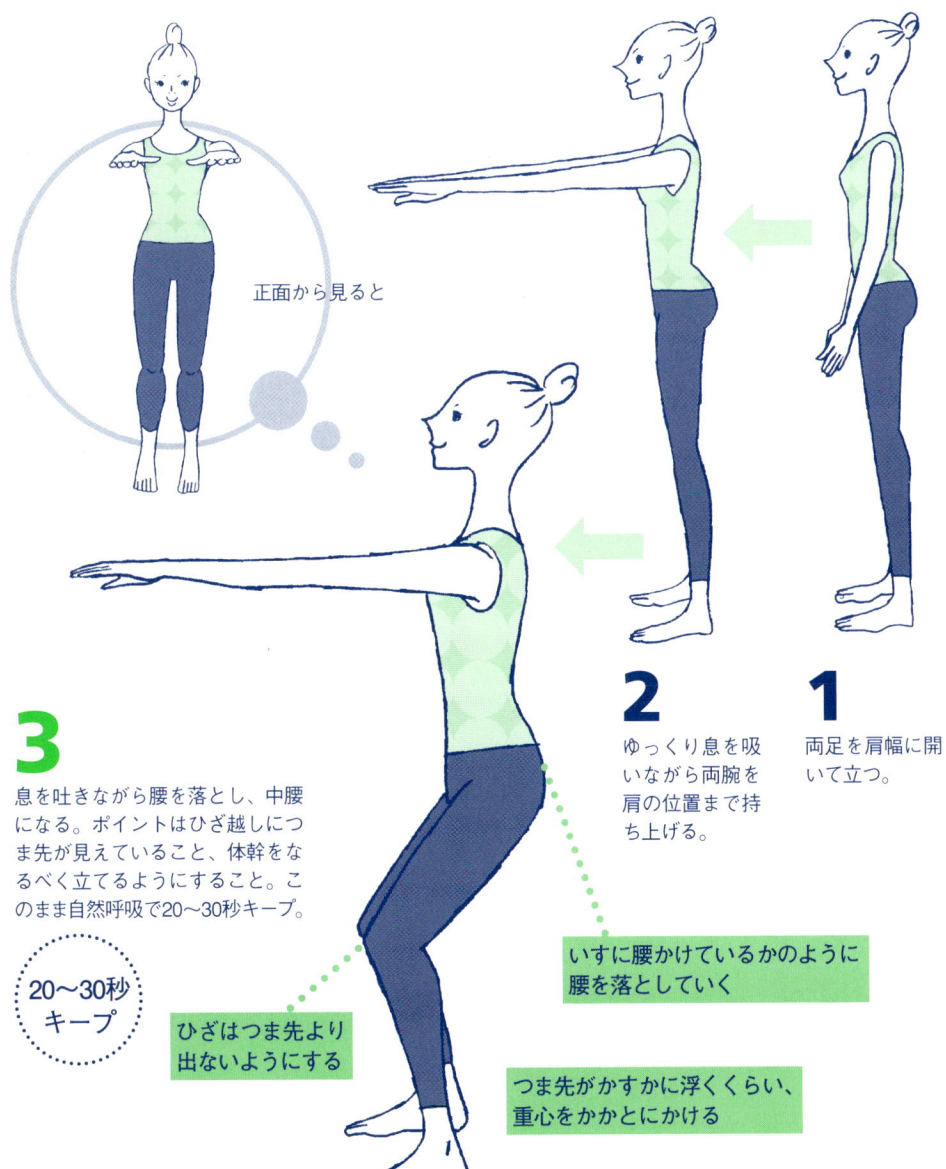

3

息を吐きながら腰を落とし、中腰になる。ポイントはひざ越しにつま先が見えていること、体幹をなるべく立てるようにすること。このまま自然呼吸で20～30秒キープ。

20～30秒
キープ

胃の不調を軽くしたい

2nd week

ポーズ10

ひねりのポーズ

胃が気になる、もたれるといった症状は、病気以外に精神的なストレスによることが多いものです。規則正しい食事と睡眠など、ふだんの生活を見直すことが大切。ひねりのポーズの他、「腹式呼吸」（P48）も胃の不快感をやわらげるのに有効です。

手順　1 ← 3 ← 2 ← 1　…　左右交代で2セット

1
両足をそろえ、両腕は手のひらを上に向けて横に開く。

2
ゆっくり息を吸いながら左ひざを曲げ、胸の方に引き寄せる。

顔は指先の方に向ける
10〜20秒キープ
胃の調整のためにはひざ位置を高くするのがポイント

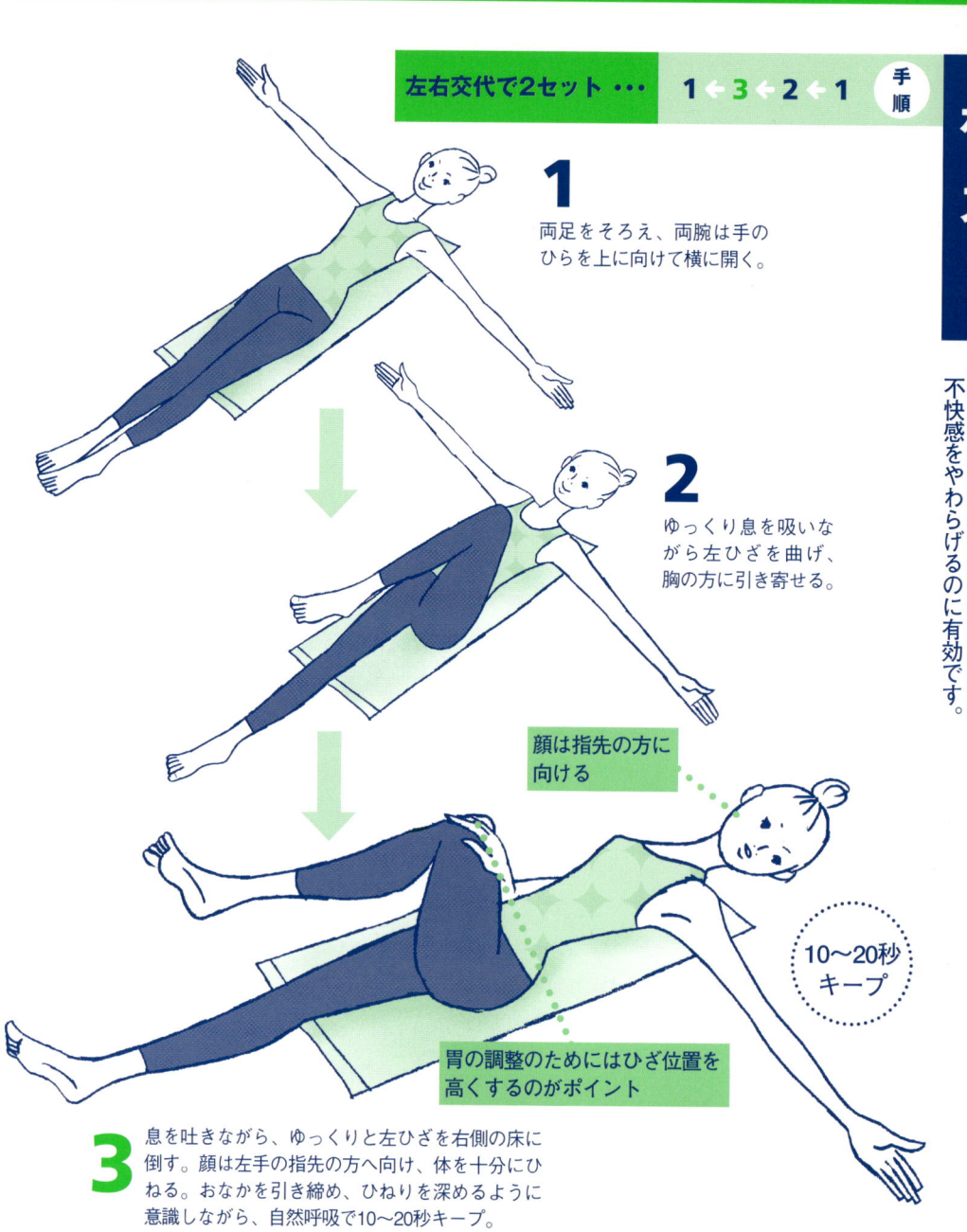

3
息を吐きながら、ゆっくりと左ひざを右側の床に倒す。顔は左手の指先の方へ向け、体を十分にひねる。おなかを引き締め、ひねりを深めるように意識しながら、自然呼吸で10〜20秒キープ。

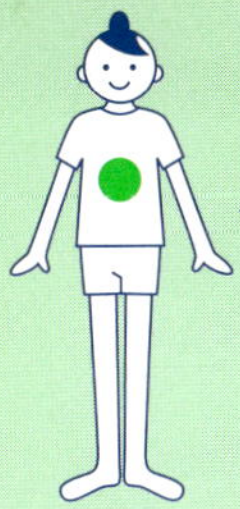

ここに効く!

ポーズ20

背中立ちのポーズ

手順 1セット…… 1 ← 2 ← 4 ← 3 ← 2 ← 1

体幹部を逆転させることで胃にほどよい刺激を与え、緊張を緩和するポーズです。ポイントはふたつ。両手で骨盤をしっかり支えて体を安定させること。そして、首や肩から力を抜き、息を吐くときにおなかをへこませるようにして呼吸すること。腹部へのマッサージ効果もあります。

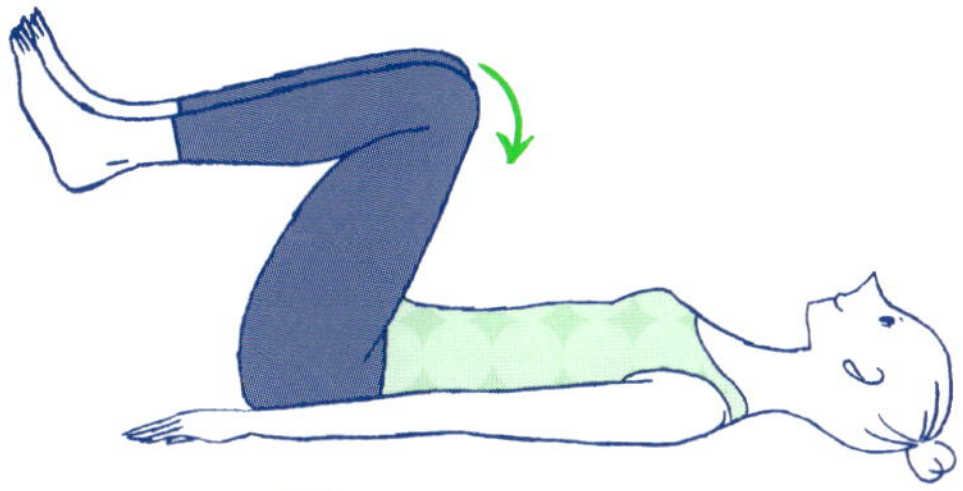

1

両腕を体側にそって伸ばす。息を吐きながら両ひざを曲げ、太ももを胸の方に引き寄せる。

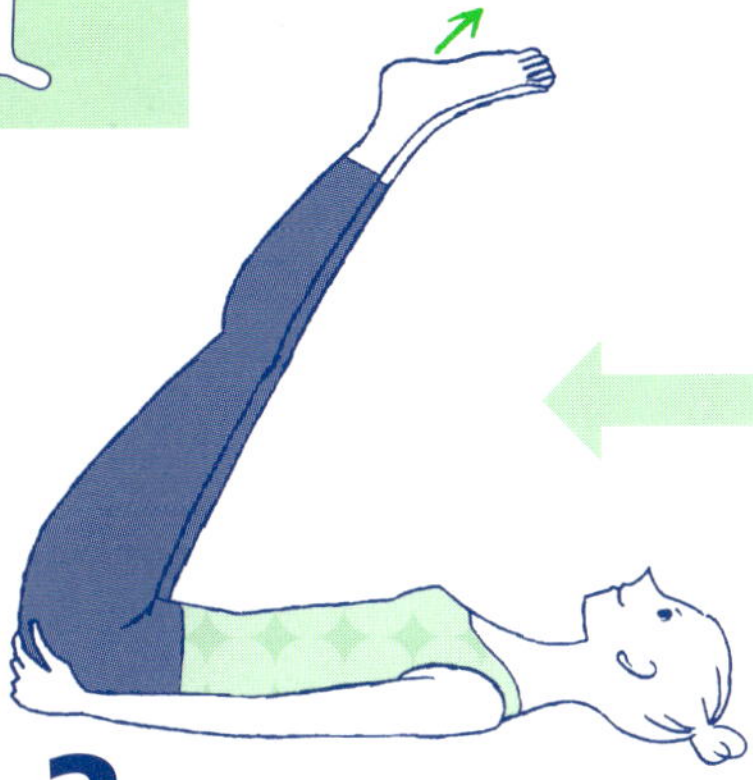

2

息を吸いながら両足を斜め上方に伸ばす。

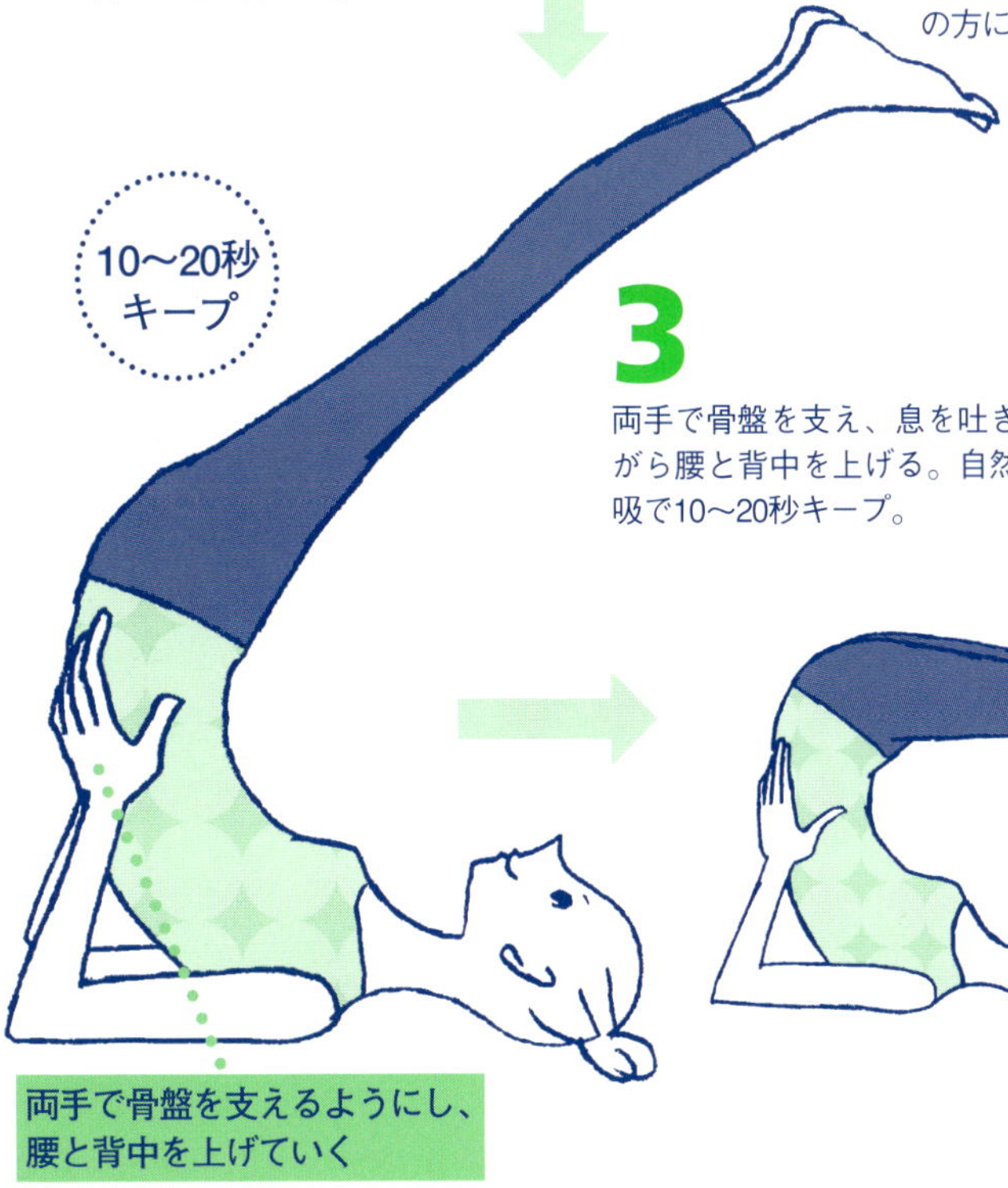

10〜20秒キープ

3

両手で骨盤を支え、息を吐きながら腰と背中を上げる。自然呼吸で10〜20秒キープ。

両手で骨盤を支えるようにし、腰と背中を上げていく

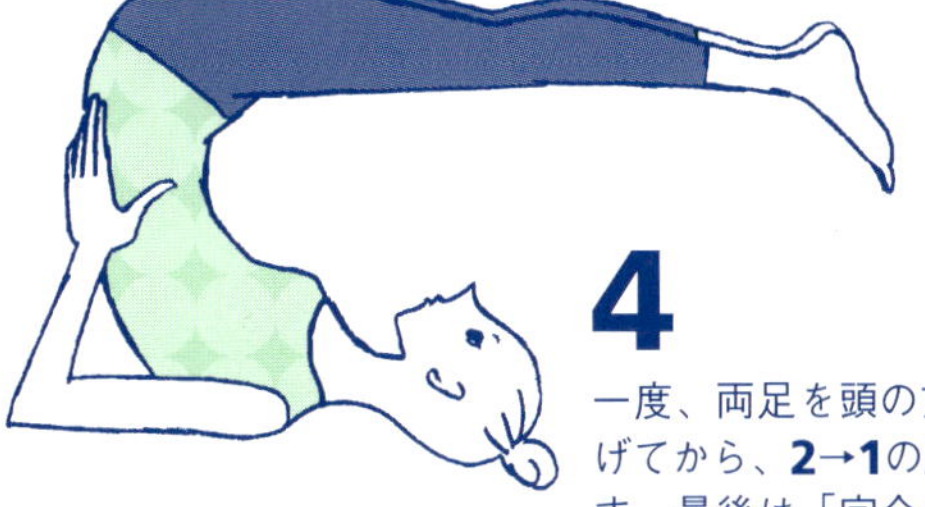

4

一度、両足を頭の方に下げてから、**2→1**の順で戻す。最後は「完全なくつろぎのポーズ」（P27）で休息。

ポーズ21

弓のポーズ

便秘の原因のひとつが、ダイエットです。やせるために食事の量を極端に減らすと、便の量が減り、便秘をまねきます。また、便秘になると腸内にガスが異常発生し、肌も荒れがちに…。この弓のポーズには、ほどよい刺激でおなかを温め、便秘を解消してくれる効果があるのです。

手順　2セット … 5 ← 4 ← 1 ← 3 ← 2 ← 1 ← 3 ← 2 ← 1

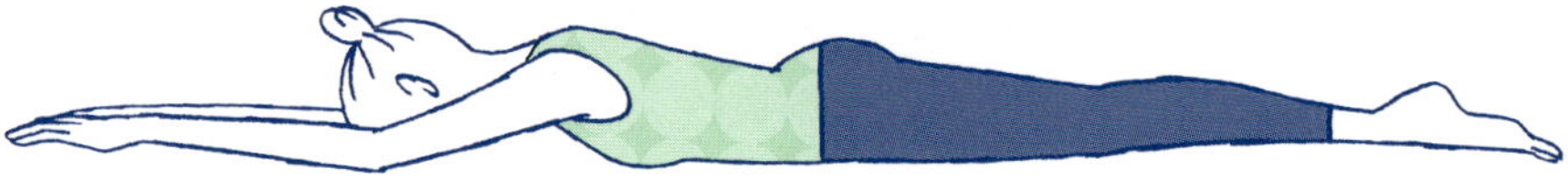

1

うつぶせになり、おなかを床にぴったりつける。両腕は前方に伸ばし、両足はそろえて後方へ大きく伸ばす。

2

右手で右足首か甲をつかみ、息を吐いて肛門を閉じ、おなかを軽く引き締める。

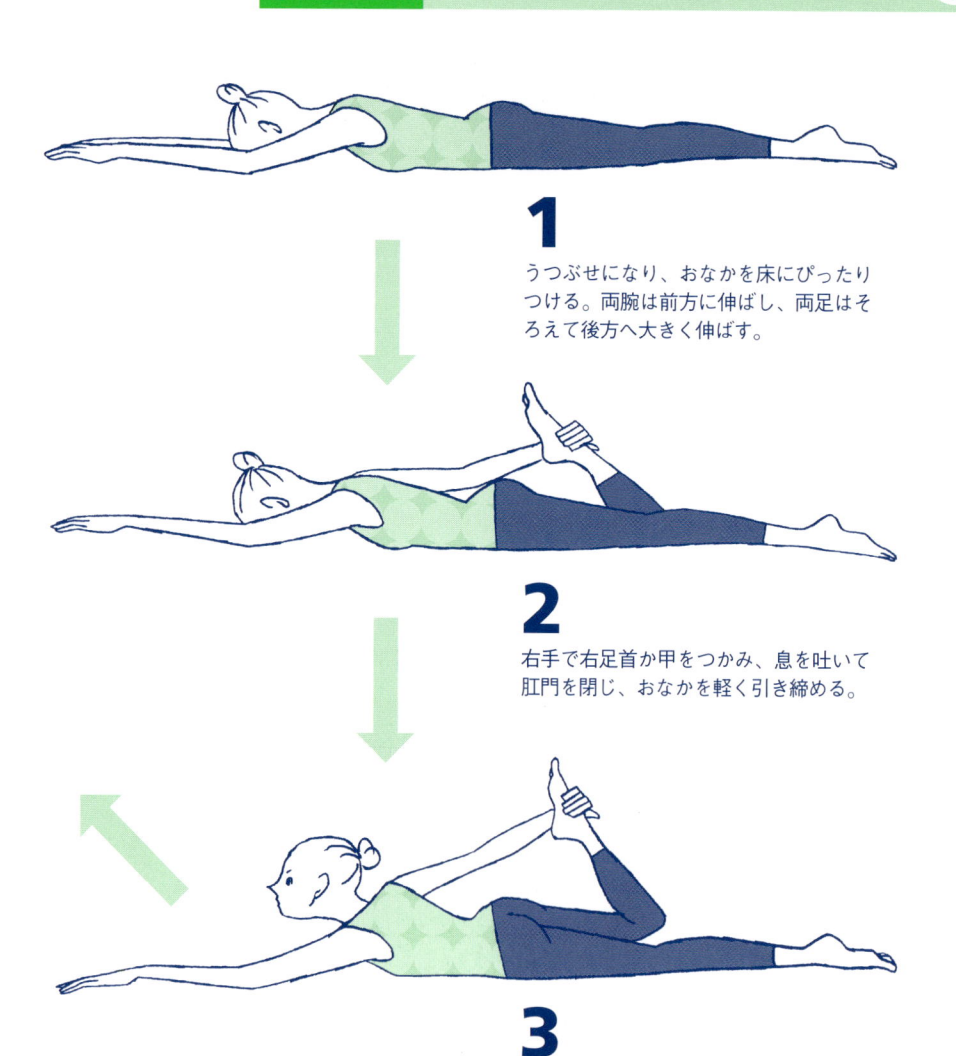

3

ゆっくり息を吸いながら右足先を上方に上げ、肩や腕が力まないように注意しながら、上体を反らす。自然呼吸で10〜20秒キープ。足を変えて**1→2**を同様に行う。

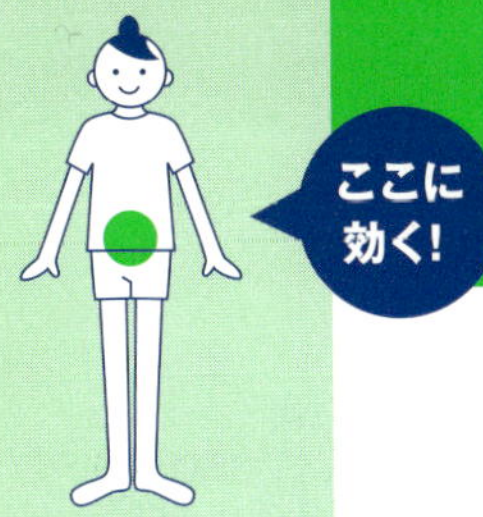

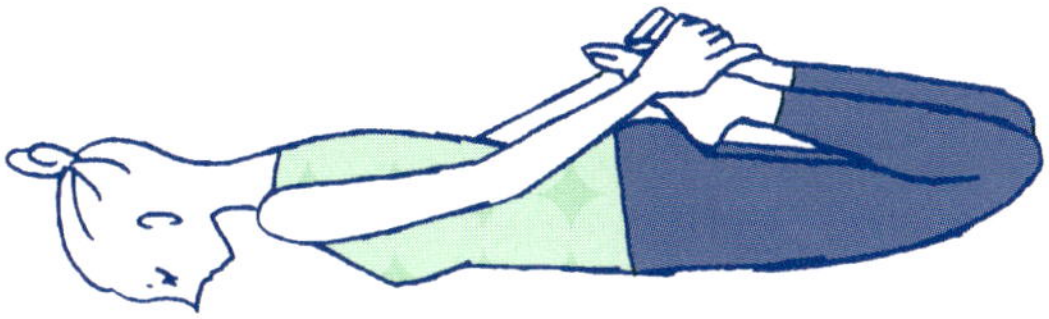

4

再度、**1**の姿勢に戻し、両手で両足首か甲をつかむ。息を吐いて肛門を閉じ、おなかを軽く引き締める。

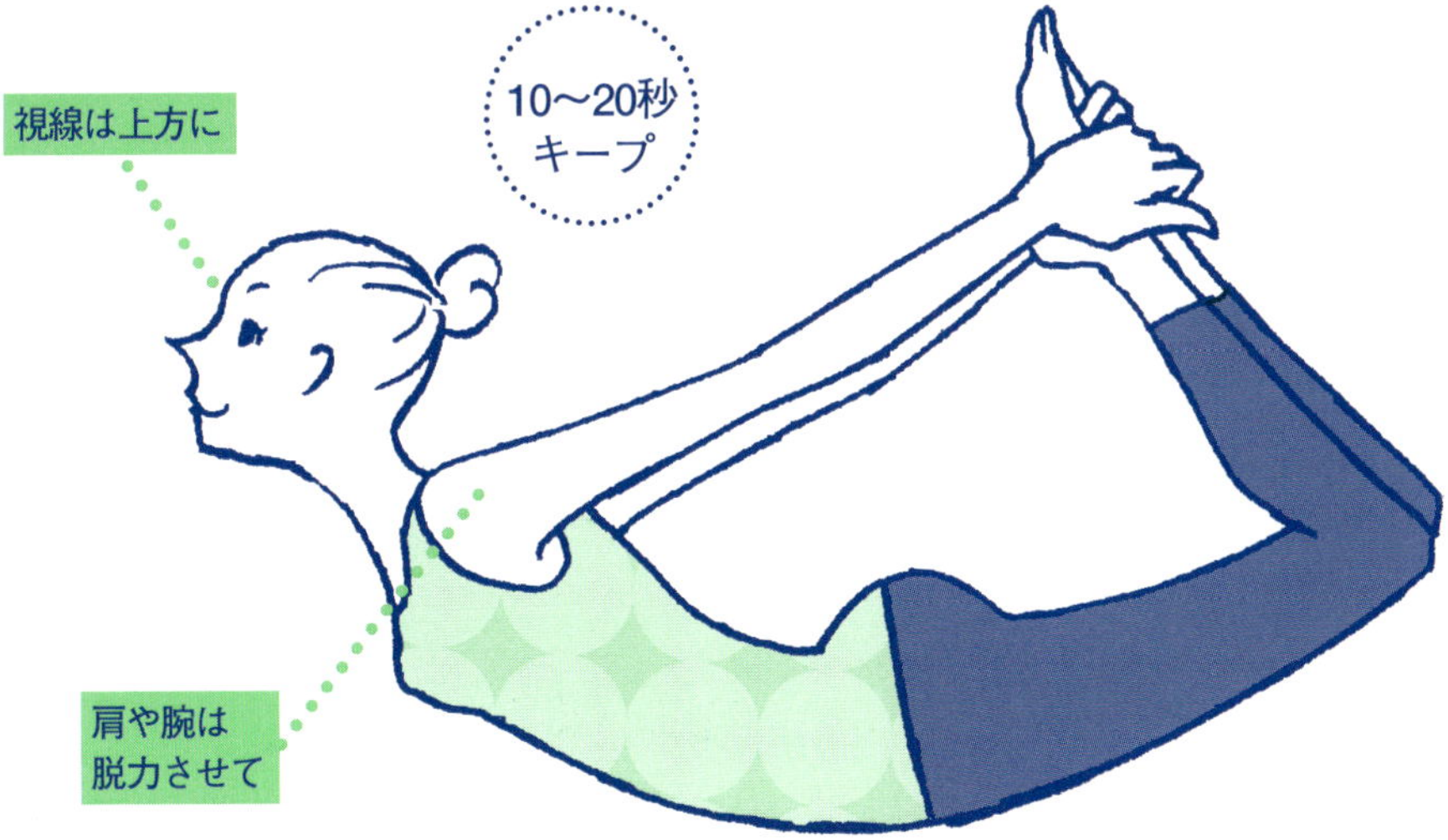
視線は上方に
10〜20秒
キープ
肩や腕は
脱力させて

5

そのまま足先を上方に上げ、同時に上体を反らせる。視線は上方に向け、自然呼吸で10〜20秒キープ。

ポーズ22

腹式呼吸

腸はストレスの影響を受けやすい器官。心配事があったり、イライラ感が高じたりすると腸管の機能が弱まり、下痢を引き起こします。このとき、おなかに触れると冷えているのが実感できるはず。おなかを温め、腸の機能を整えるとともに、心をリラックスさせましょう。

1セット … 1　手順

息を吸うときは、
へそを持ち上げるようにして
行うと自然に入る

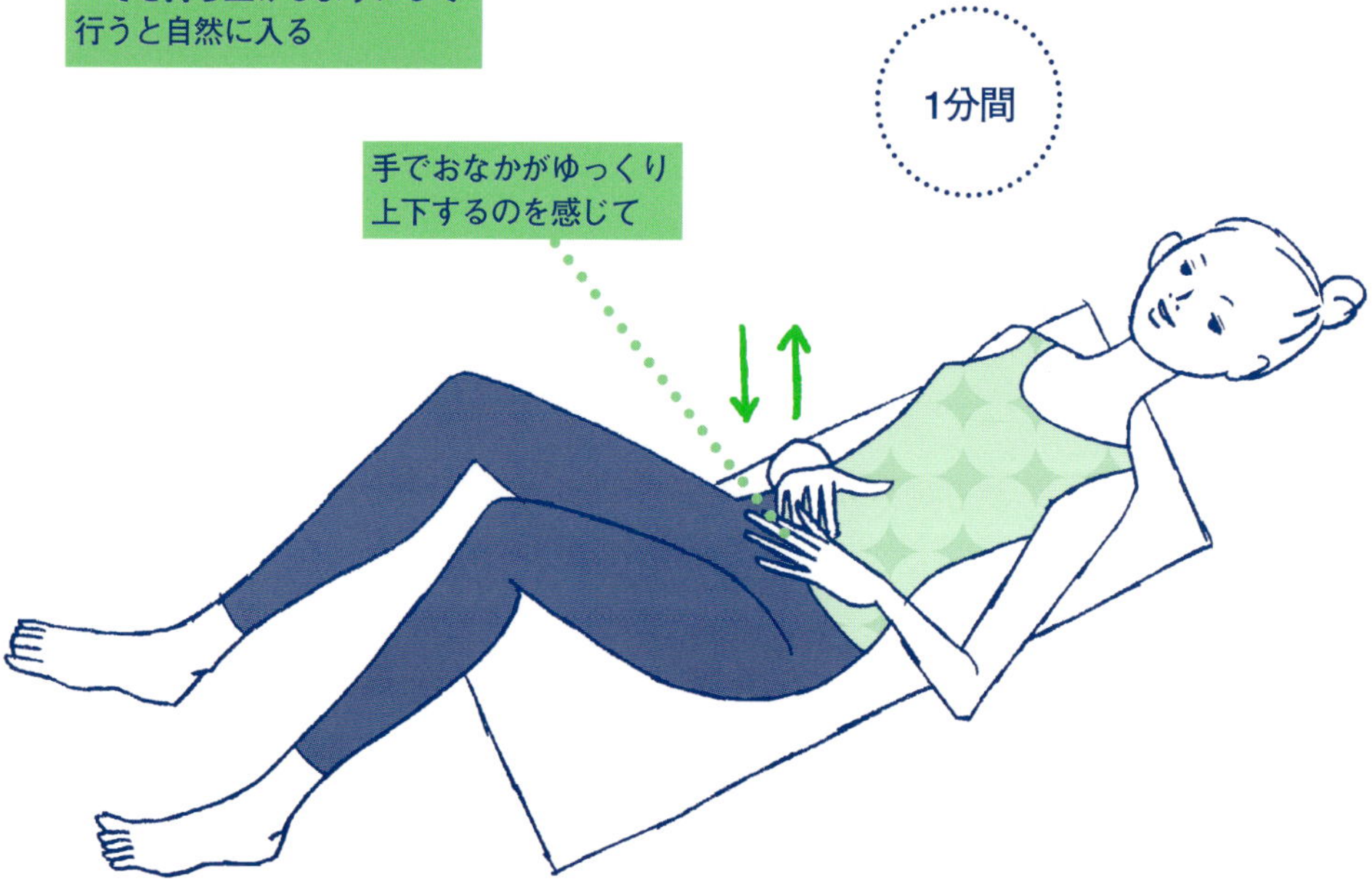
1分間
手でおなかがゆっくり
上下するのを感じて

1

仰向けになり、自然呼吸を2〜3回行う。腰部が床から浮かないように注意しながら腹筋を使っておなかをへこまし、息をゆっくり出しきり、息を吸う。おなかの上に手をおき、1分間行う。終わったら、「完全なくつろぎのポーズ」（P 27）で休息。

ポーズ23

舟のポーズ

手順 2 ← 1 ・・・ 2セット

ストレスからくる腹痛や下痢をやわらげるには、おなかの血行をよくすることが大切です。内臓神経にほどよい刺激を与え、体を芯から温める舟のポーズは、痔を緩和する効果もあります。女性は妊娠・出産をきっかけに痔になりやすいもの。対策のひとつとして行ってください。

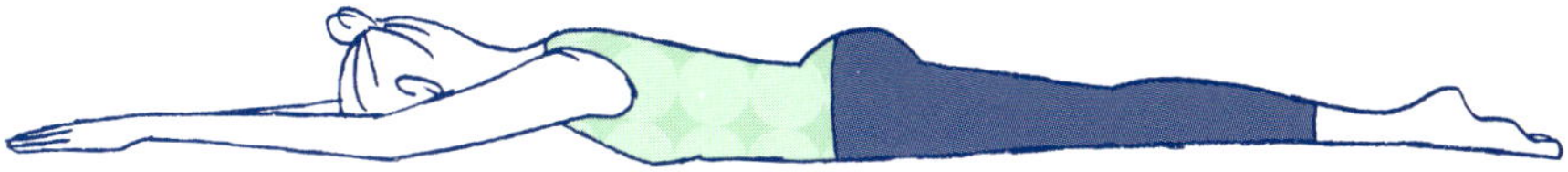

1

うつぶせになって、両足をそろえ、両腕は前方に伸ばす。

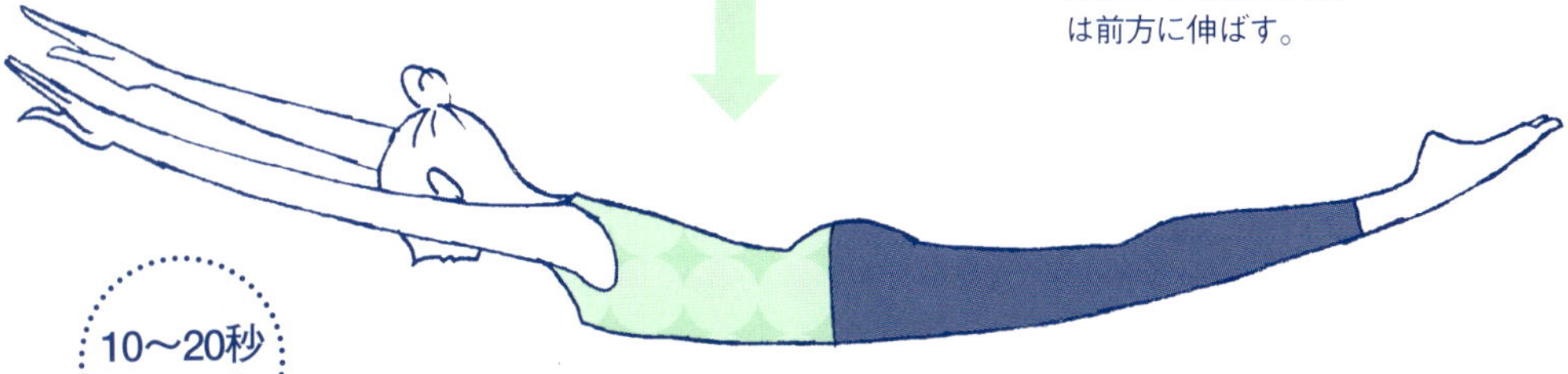

10〜20秒キープ

全身が一本の丸木舟になるようなイメージで行う

2

まず息を吐き、肛門を閉じておなかを軽く引き締める。ゆっくり息を吸いながら、両腕、両足をふわりと上げていく。自然呼吸で10〜20秒キープし、「完全なくつろぎのポーズ」（P27）で休息する。

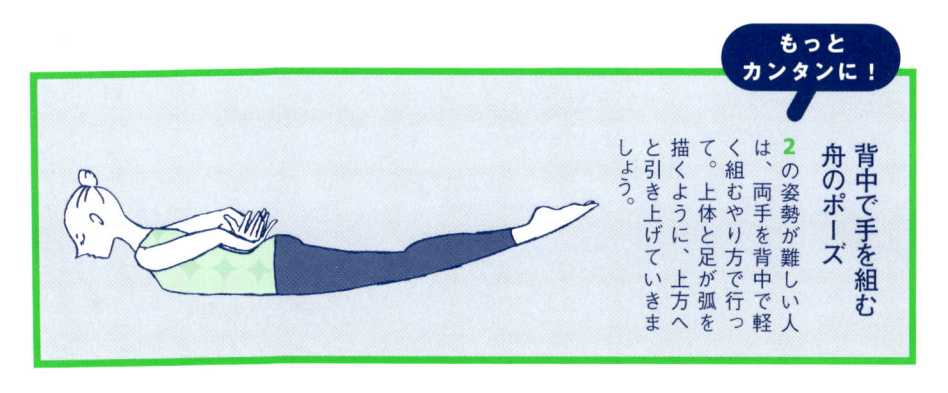

もっとカンタンに！

背中で手を組む舟のポーズ

2の姿勢が難しい人は、両手を背中で軽く組むやり方で行って。上体と足が弧を描くように、上方へと引き上げていきましょう。

ポーズ24

片足開脚のポーズ

手順 1←2←1

左右交代で2セット…

冷えは、血流がとどこおりがちな部位に起こり、肩こりや腰痛、肌荒れの原因ともなります。開脚のポーズを丁寧に行えば、ももの内側のストレッチになることはもちろん、つま先からもものつけ根や骨盤内部にまで温かさが広がっていくのが実感できるでしょう。

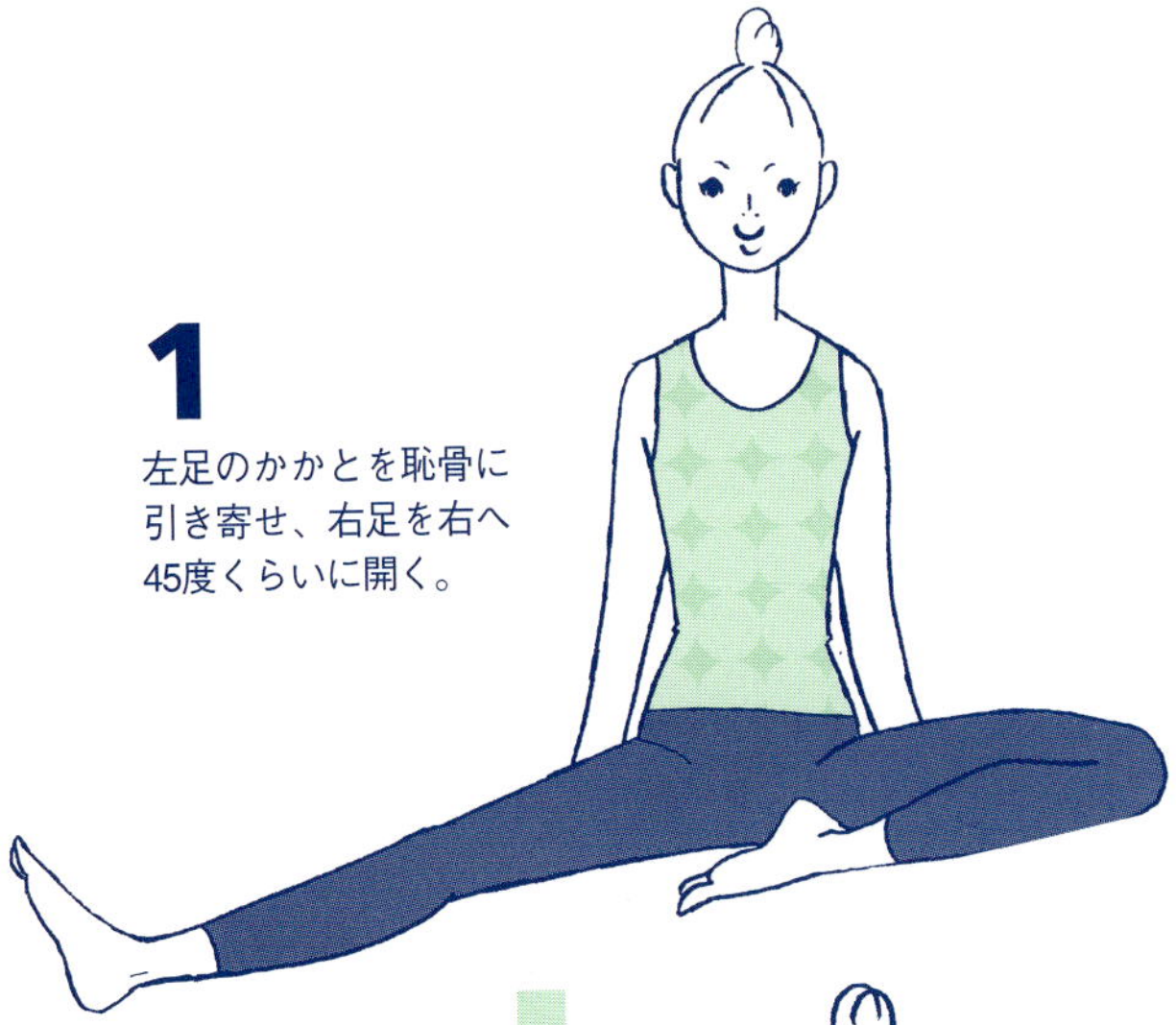

1

左足のかかとを恥骨に引き寄せ、右足を右へ45度くらいに開く。

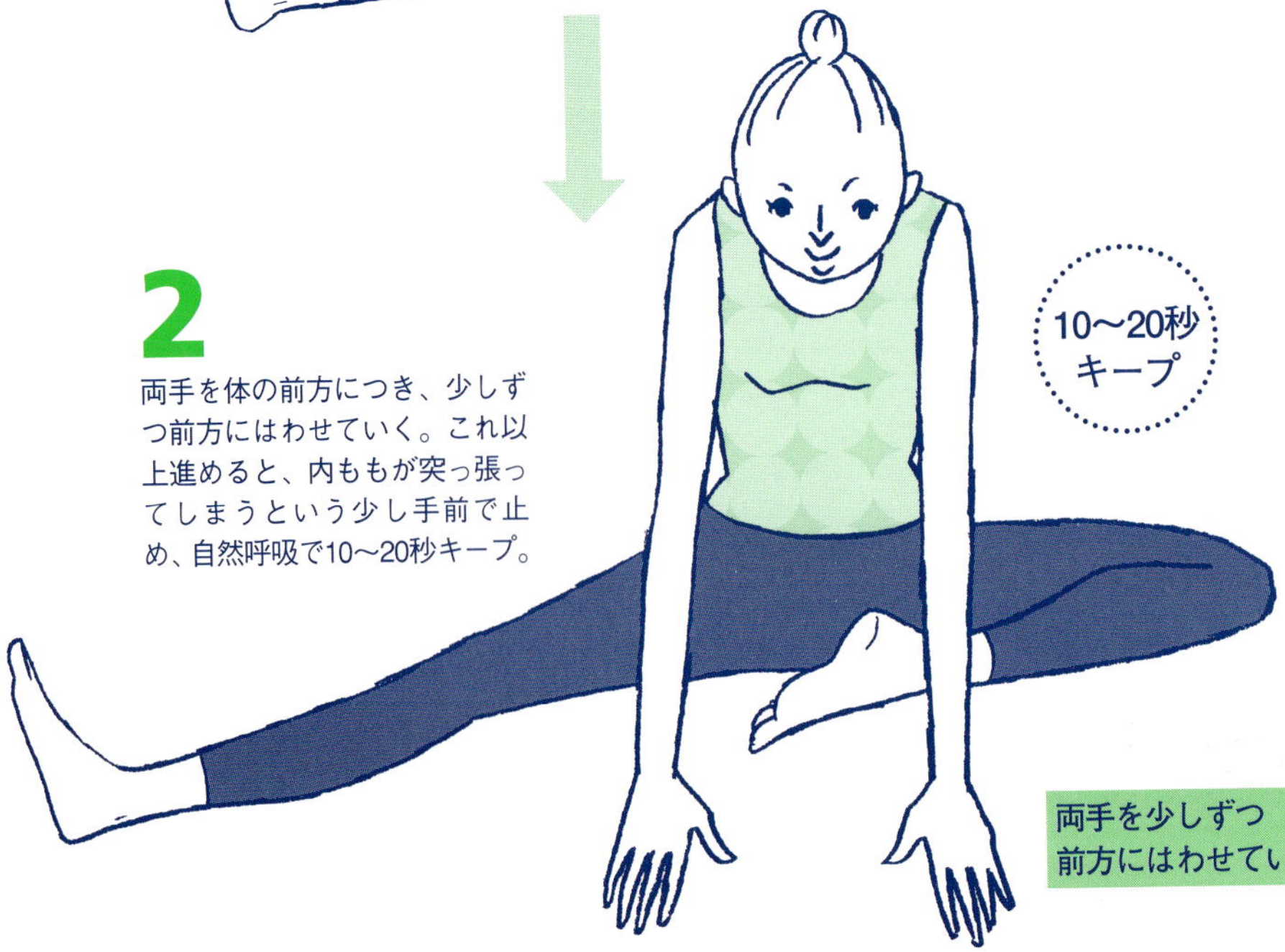
10〜20秒キープ
両手を少しずつ前方にはわせていく

2

両手を体の前方につき、少しずつ前方にはわせていく。これ以上進めると、内ももが突っ張ってしまうという少し手前で止め、自然呼吸で10〜20秒キープ。

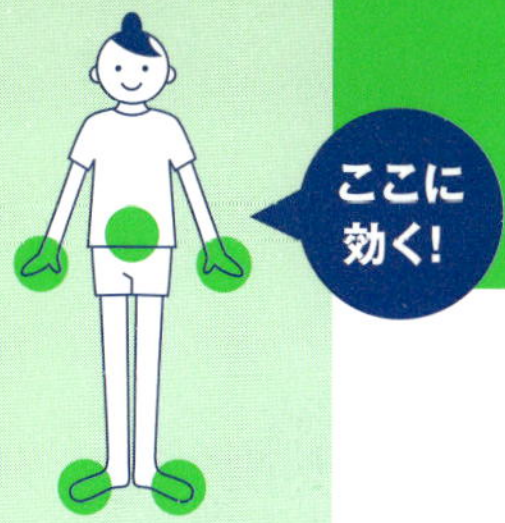

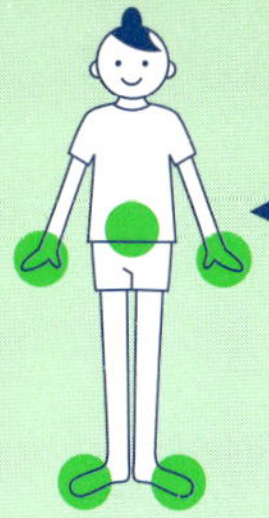

ポーズ25

両足開脚のポーズ

片足開脚のポーズより、少し難易度の高いポーズです。体がやわらかい人は、胸やおなかをぺたんと床につけることができますが、体のかたい人は、無理をしないこと。また、足を開きすぎると内もものじん帯を痛めてしまうので、自分の体と対話して、できる範囲で行ってください。

手順　1セット … 5 ← 4 ← [2〜4回×3 ← 2] ← 1

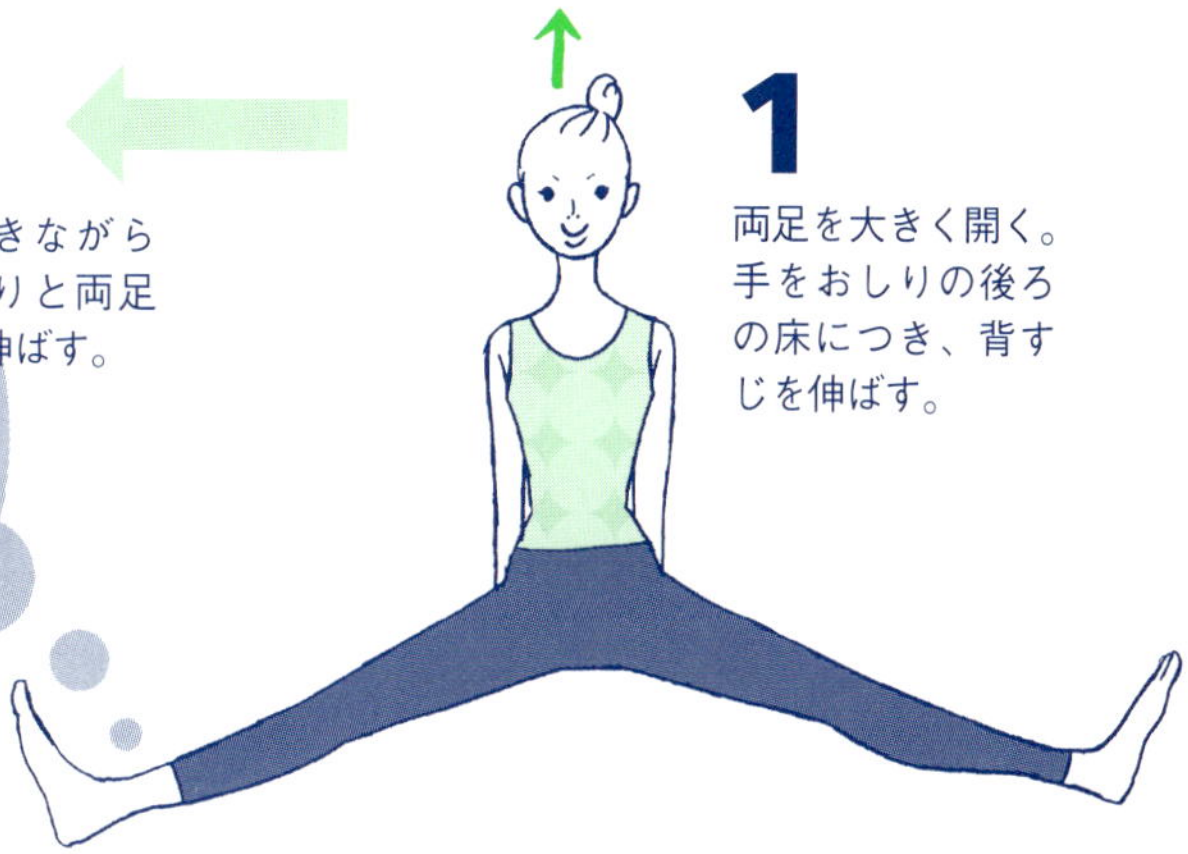

1

両足を大きく開く。手をおしりの後ろの床につき、背すじを伸ばす。

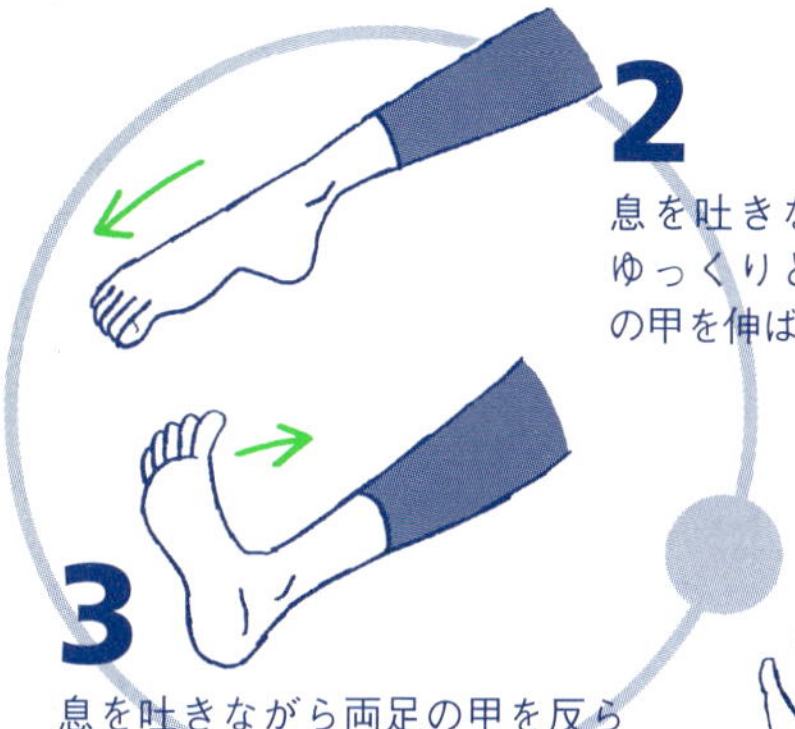

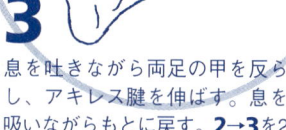

2

息を吐きながらゆっくりと両足の甲を伸ばす。

3

息を吐きながら両足の甲を反らし、アキレス腱を伸ばす。息を吸いながらもとに戻す。**2→3**を2〜4回繰り返す。

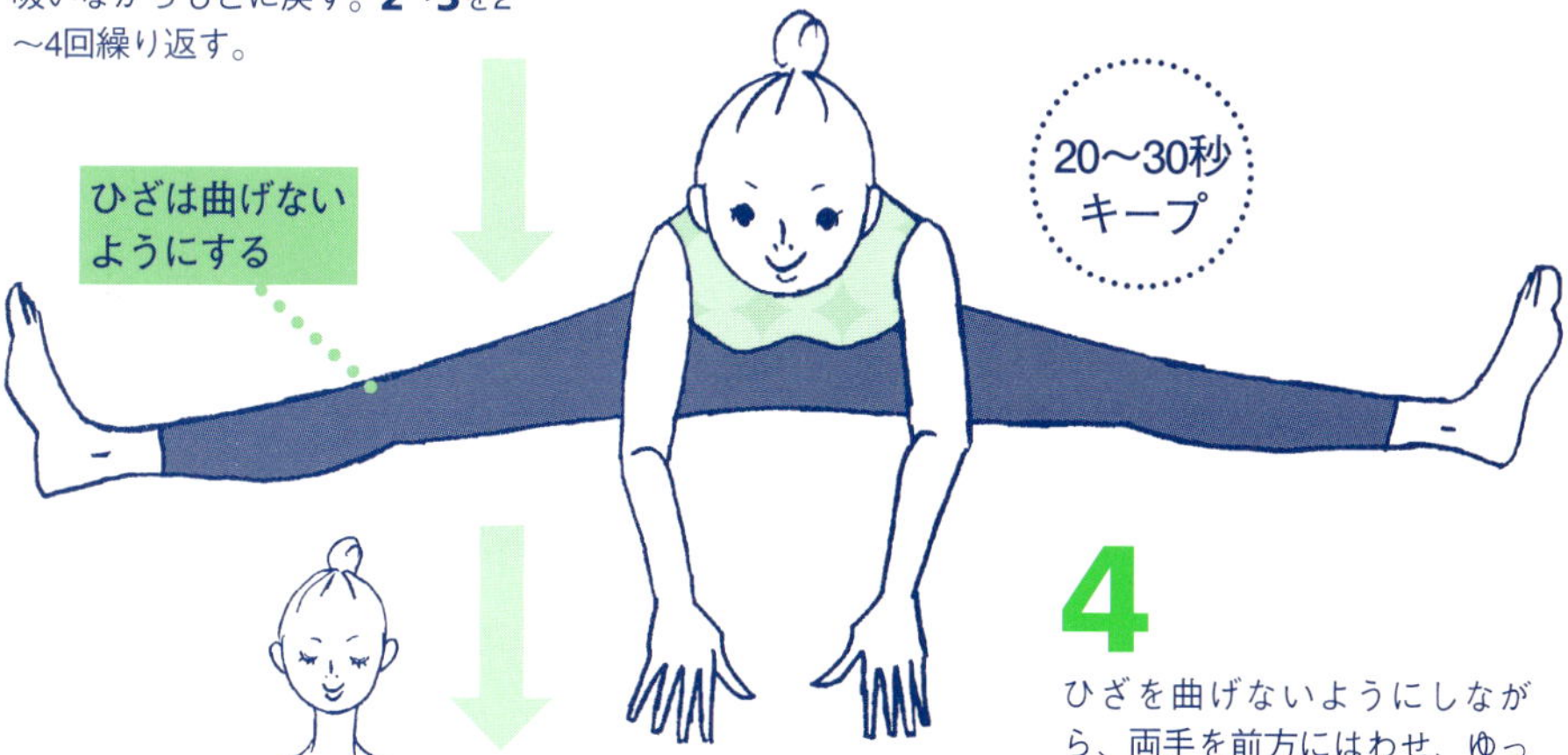

体に力が入る少し手前でキープ

4

ひざを曲げないようにしながら、両手を前方にはわせ、ゆっくりと上体を倒していく。体に力が入る少し手前で止め、自然呼吸で20〜30秒キープ。

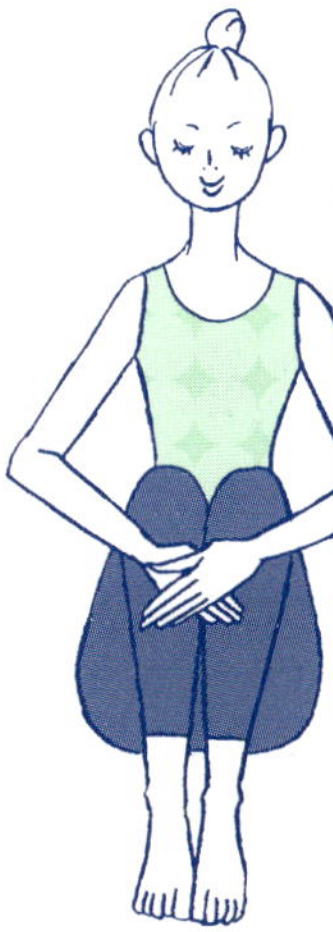

5

ゆっくりとひざを閉じ、両足を抱えて休息する。

のぼせ・ほてりを解消したい 2nd week

ポーズ26

胸を開くねじりのポーズ

手順 1 ← 2 ← 3 ← 1 … 左右交代で2セット

手足は冷えているのに、顔や頭は不自然にぽかぽかしているという人は少なくありません。のぼせやほてりも、冷えと同様、体温の調節がうまくいかないために起こる症状です。この胸を開くねじりのポーズは、手足への血行をよくし、不快なのぼせ・ほてりを解消してくれます。

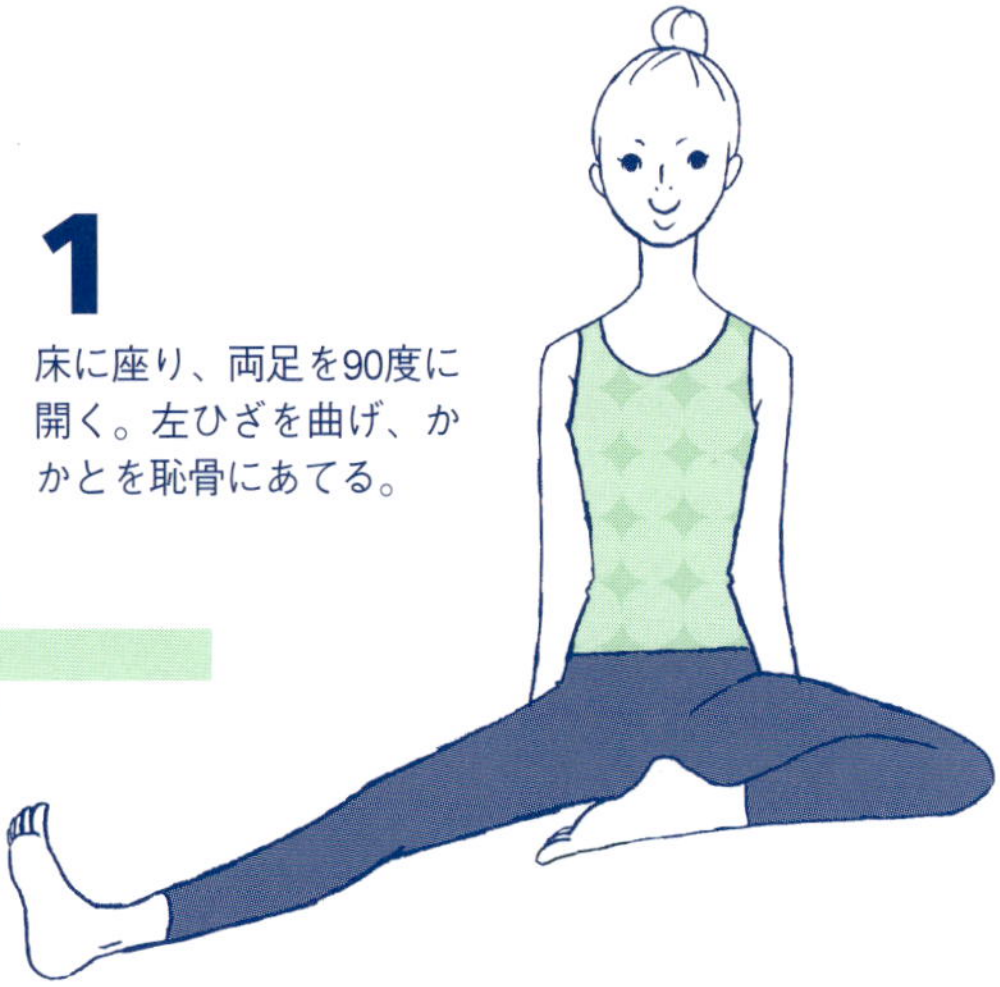

1

床に座り、両足を90度に開く。左ひざを曲げ、かかとを恥骨にあてる。

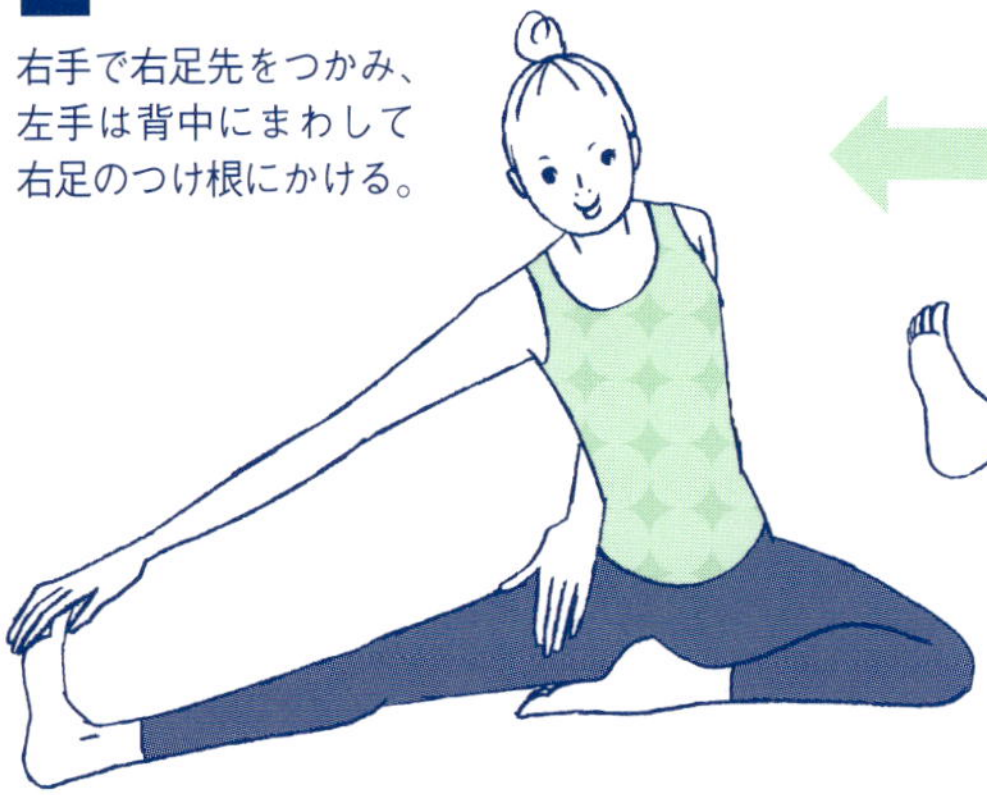

2

右手で右足先をつかみ、左手は背中にまわして右足のつけ根にかける。

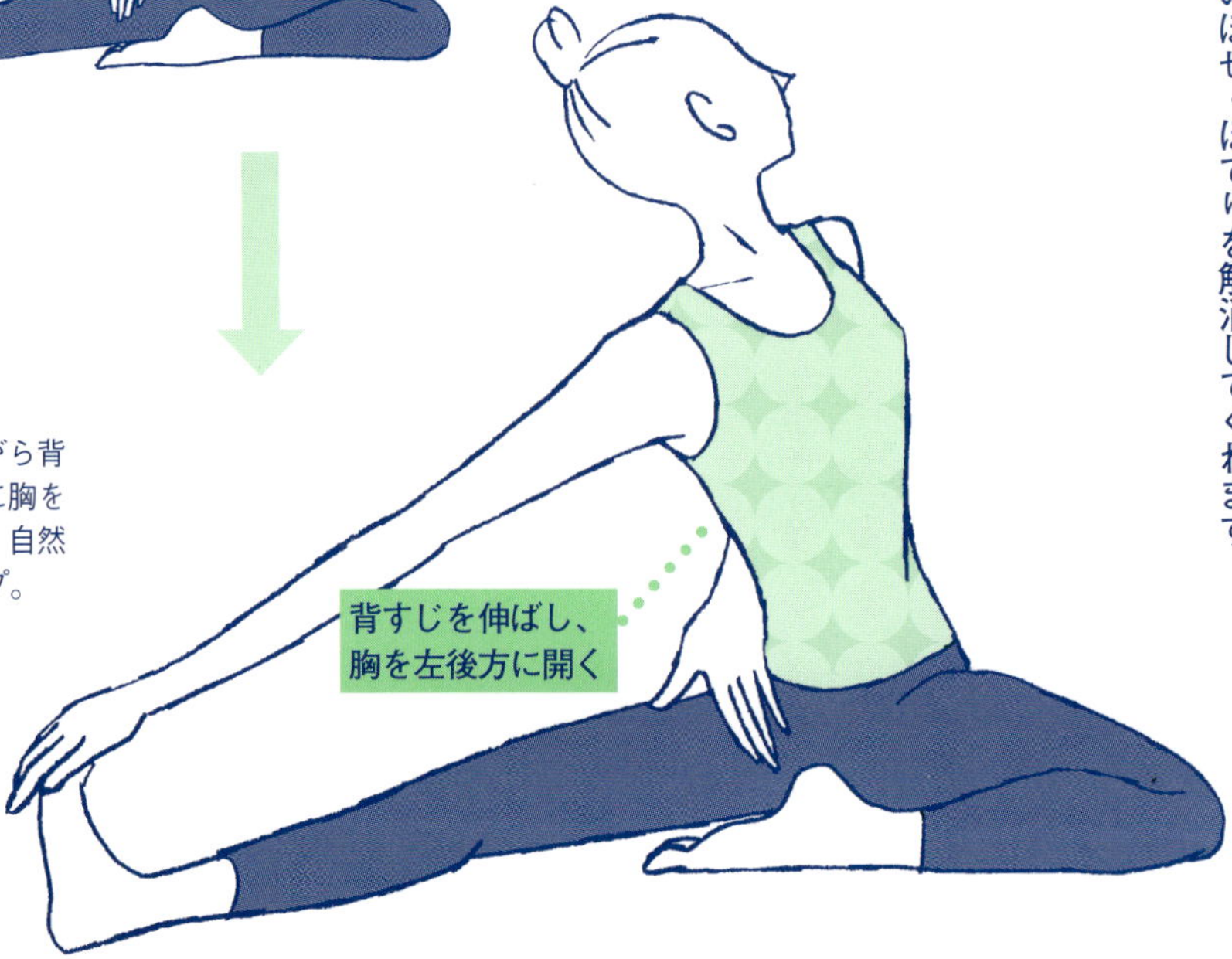

3

ゆっくり息を吸いながら背すじを伸ばし、さらに胸を左後方に開いていく。自然呼吸で10～20秒キープ。

10～20秒キープ

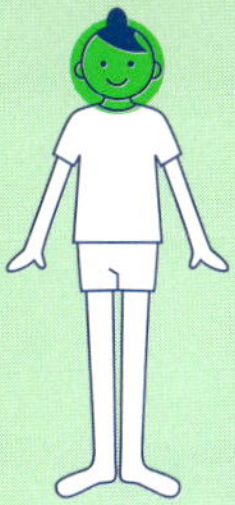

ここに効く!

ポーズ27

英雄のポーズ

手順 1←3←2←1 … 左右交代で2セット

疲れがたまったら、とにかく早く体を休めたいと思いがちですが、それほど動かしていないのに、何となく疲れる、だるいと感じたら、全身を十分に動かすことをオススメします。ふだん使っていない筋肉が伸びやかになり、その後の休息の質が高まるでしょう。

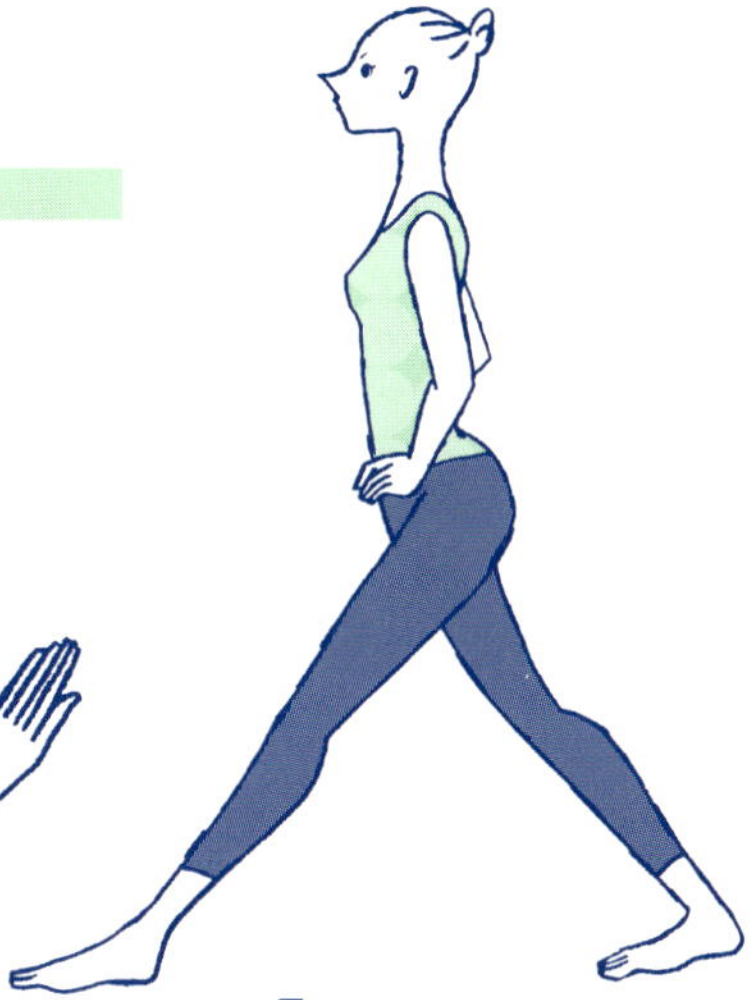

1

両足をそろえて立ち、左足を一歩前に、右足を一歩後ろへ引く。両手は腰にそえ、腰が正面を向くようにする。

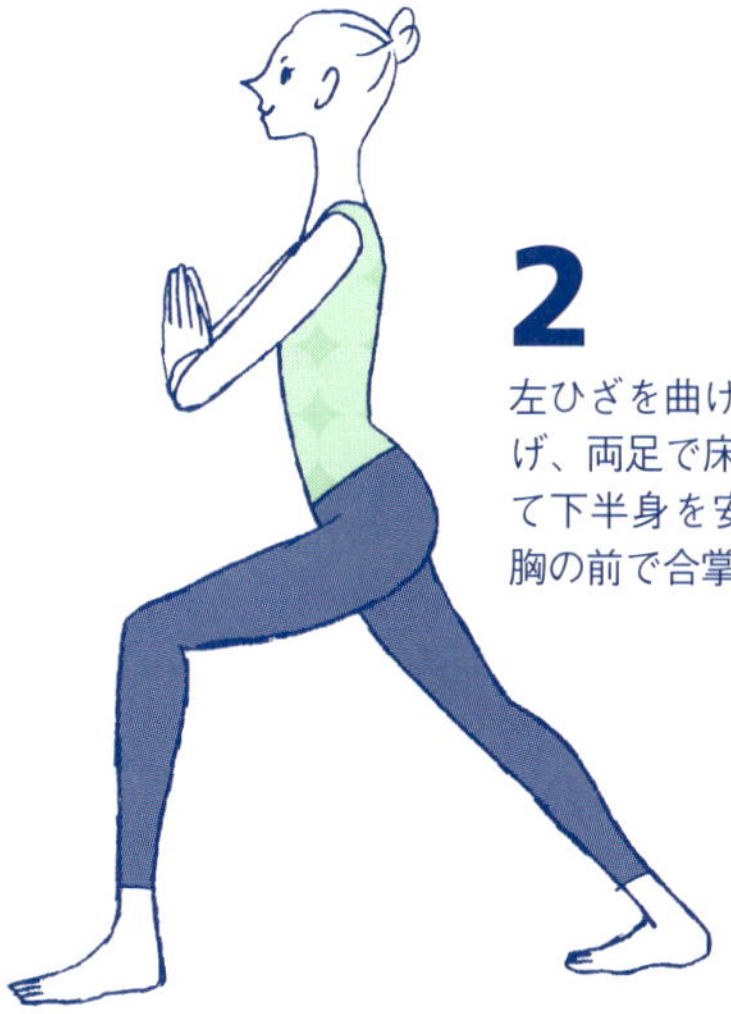

2

左ひざを曲げて重心を下げ、両足で床を踏みしめて下半身を安定させる。胸の前で合掌する。

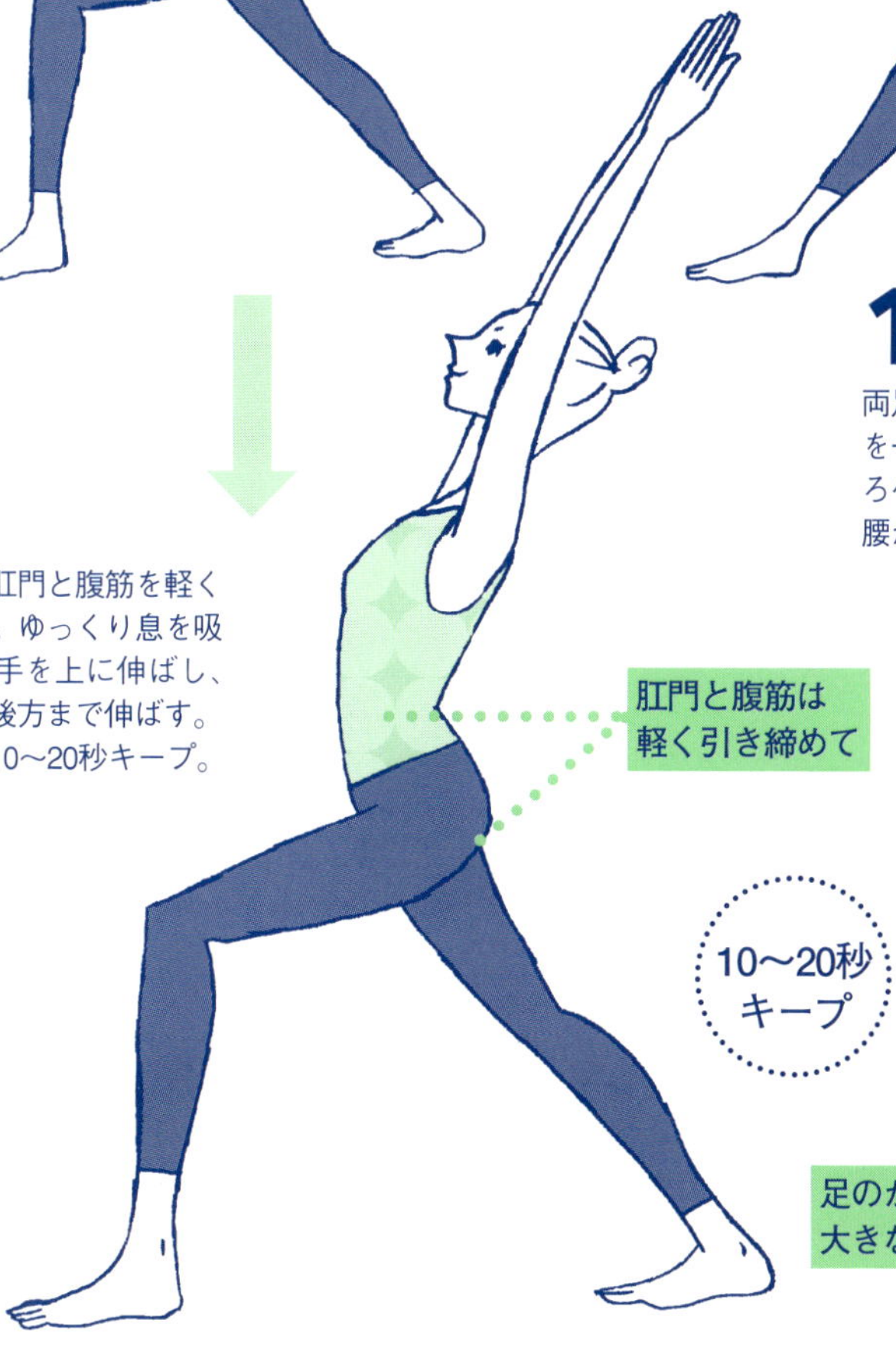
肛門と腹筋は
軽く引き締めて
10〜20秒
キープ
足のかかとから手の先まで、
大きな弧を描くようなイメージで

3

息を吐き、肛門と腹筋を軽く引き締める。ゆっくり息を吸いながら両手を上に伸ばし、さらに斜め後方まで伸ばす。自然呼吸で10〜20秒キープ。

ポーズ28

合《がっ》せきのポーズ

手順 1→2→3　1セット …

このポーズは、骨盤内の血行を促し、子宮や卵巣の機能を調整する効果があります。また、生理前からあらわれる肌荒れやむくみ、頭痛などのさまざまな月経前症状も緩和します。自分の体と対話して、無理をせず行いましょう。

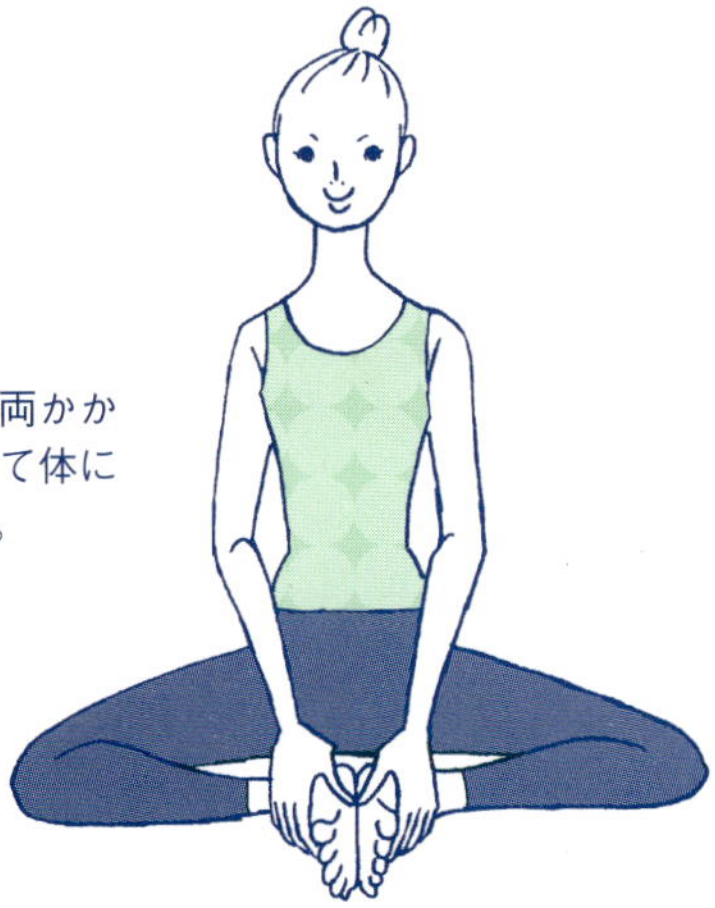

1

床に座り、両かかとを合わせて体に引き寄せる。

2

両手を前方につき、さらにひじを床に近づけながら、上体をゆっくり前に倒していく。骨盤底筋を引き締め、内側に引き上げるイメージで行う。自然呼吸で10〜30秒キープ。

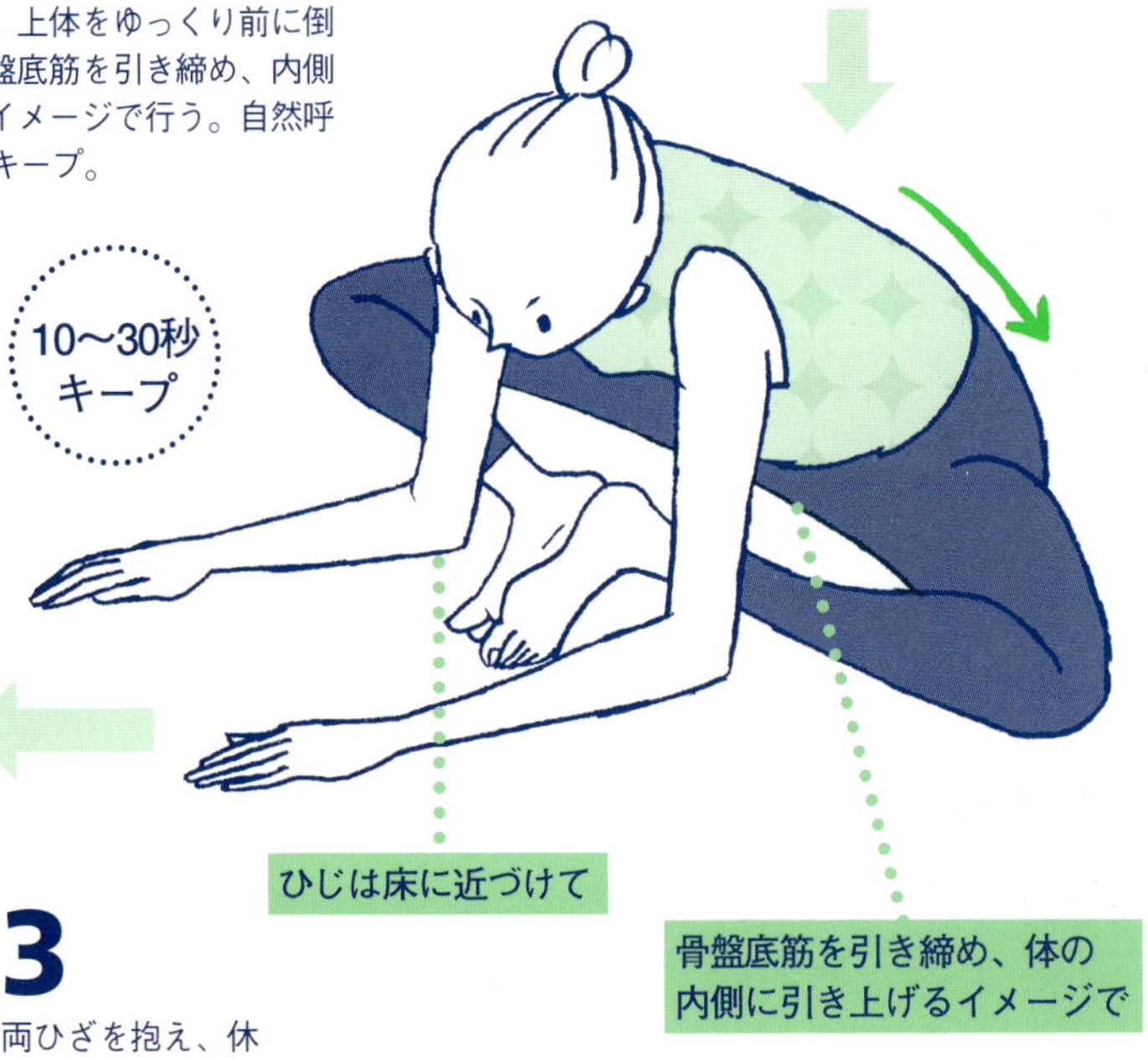
10〜30秒
キープ
ひじは床に近づけて
骨盤底筋を引き締め、体の
内側に引き上げるイメージで

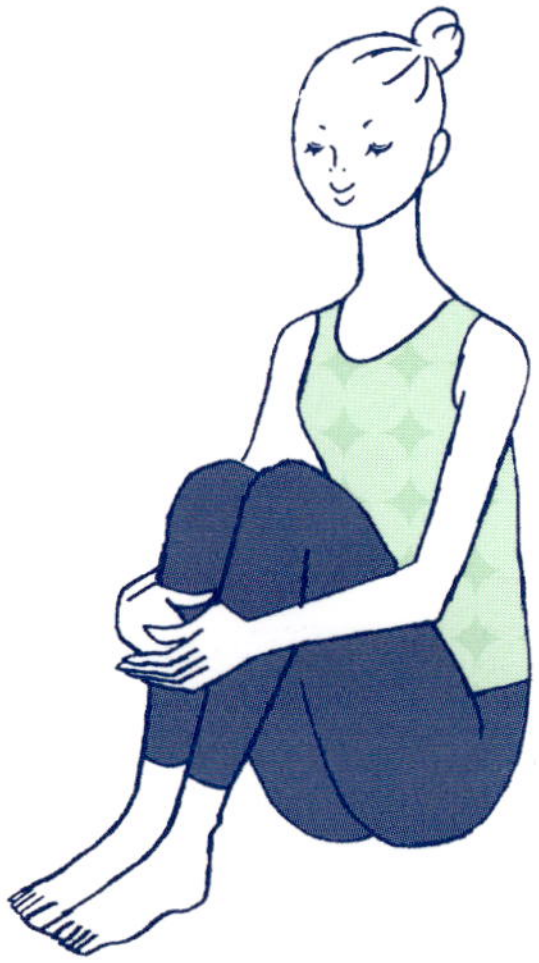

3

両ひざを抱え、休息する。

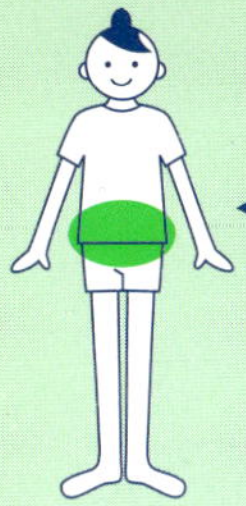

ここに効く!

ポーズ29

割《わり》座《ざ》のポーズ

手順 1 → 2 → 3 → 4 … 1セット

割《わり》座《ざ》のポーズと合《がっ》せきのポーズは生理痛のみならず、生理不順にも効果があります。ふだんから対策として行っておくのもよいでしょう。太ももやひざに痛みを感じたら、その少し手前でストップ。どのポーズも無理は禁物です。

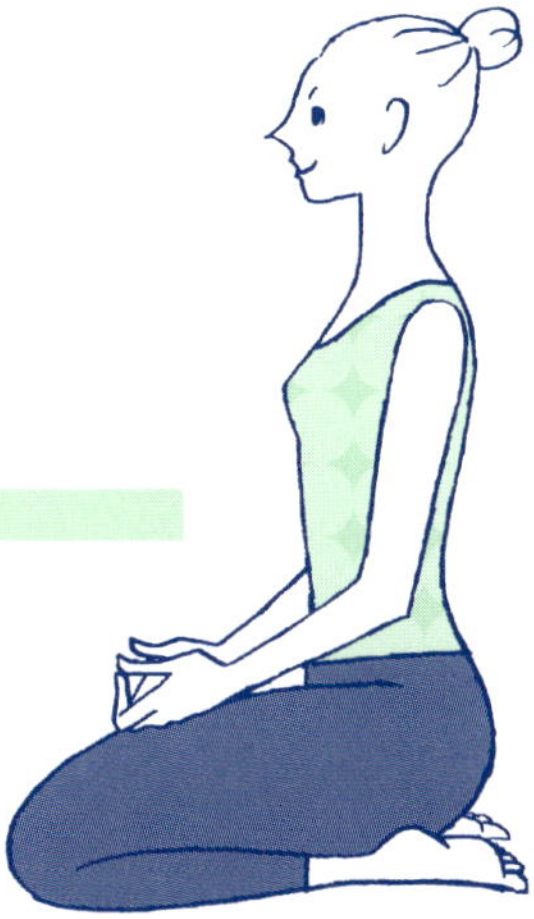

1
両足の間におしりを入れるようにして座る。

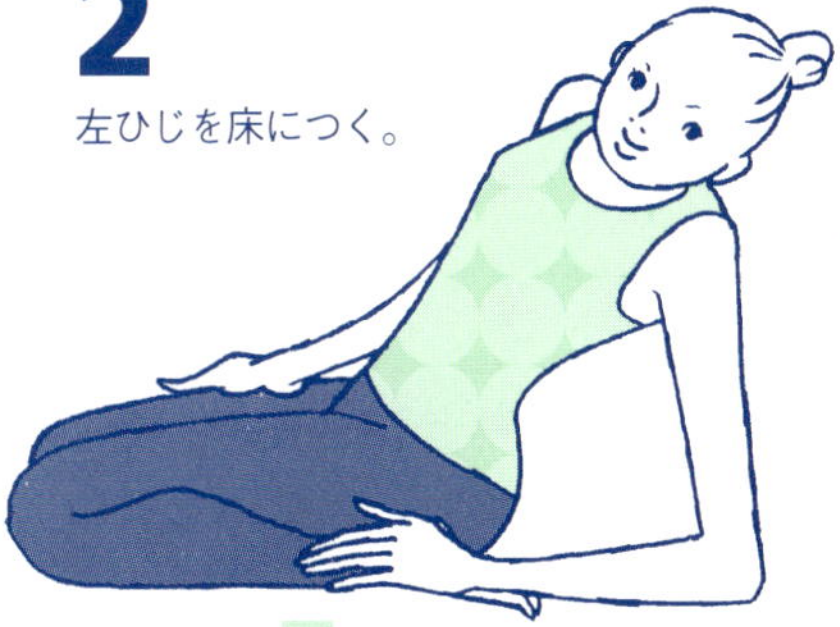

2
左ひじを床につく。

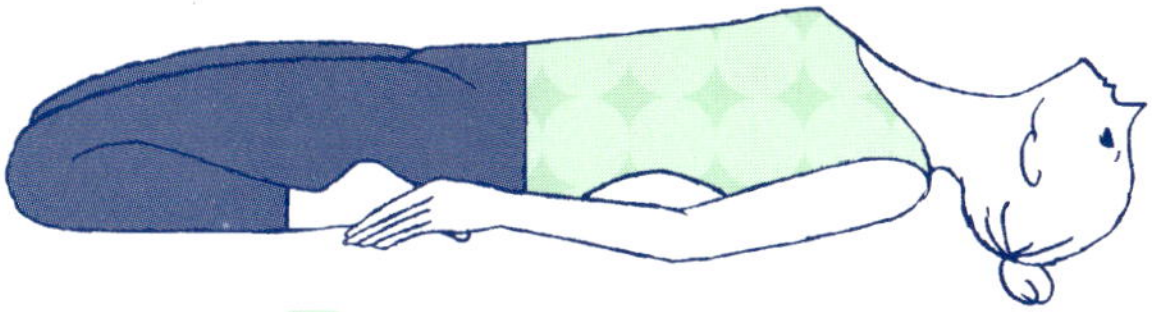

3
次に右ひじ、頭、肩、背中の順に床について、仰向けになる。

4
手のひらを上にして両手を上方にゆるやかに伸ばす。肛門、おしりの筋肉、腹筋を引き締め、できるだけ背中がたくさん床につくようにする。自然呼吸で20～30秒キープ。

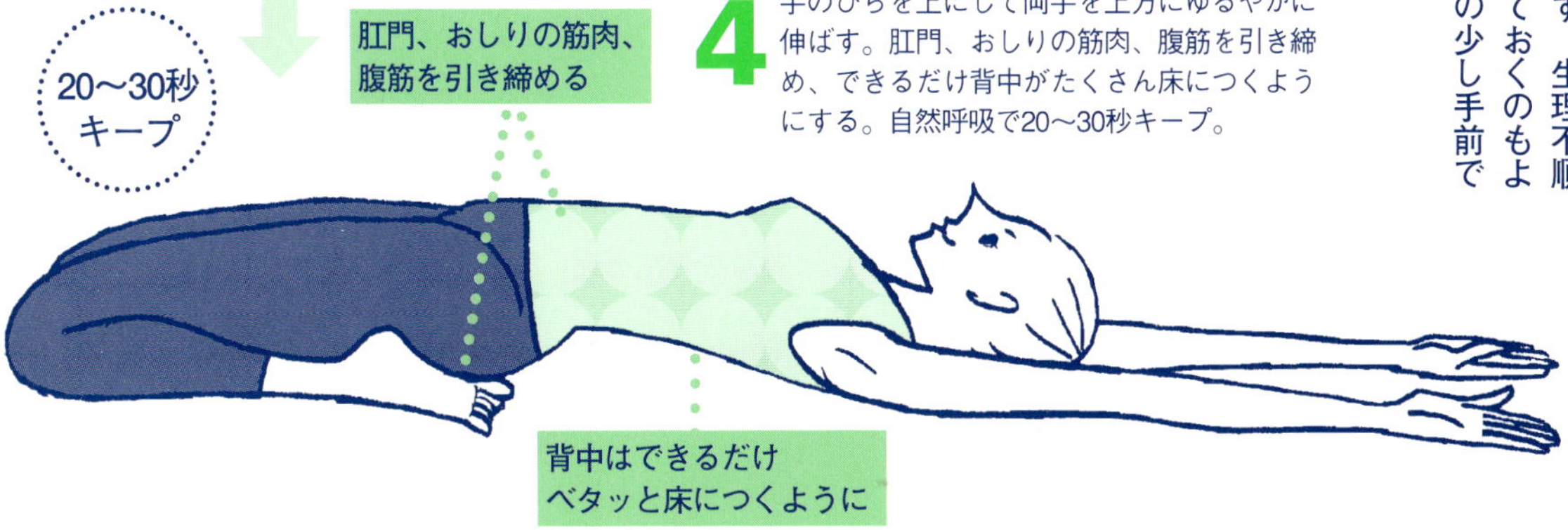
20～30秒キープ
肛門、おしりの筋肉、腹筋を引き締める
背中はできるだけベタッと床につくように

体の調子を整えるスペシャルプログラム

Part 1

CD 02

無理な姿勢を続けていたり、体の一部が常に緊張していたりすると、だるさやこりの原因になります。全身の筋肉をときほぐすことで、体の調子を整えるプログラムです。

① 平《へい》伏《ふく》のポーズ

34ページ

両ひざをそろえて正座をする。

両手をひざの前につき、息を吸いながら、背中を起こし、あごを上げる。

10〜20秒キープ

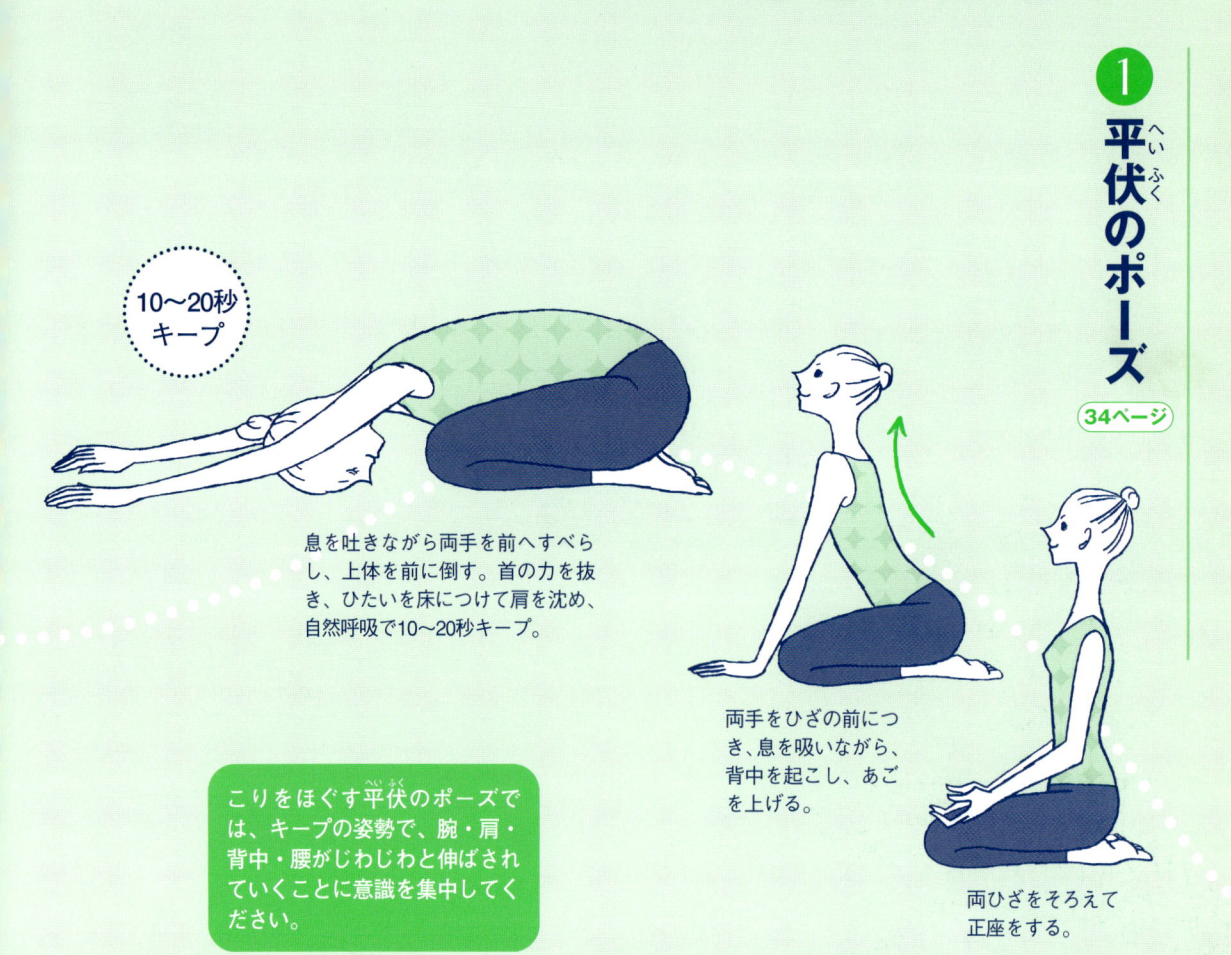

息を吐きながら両手を前へすべらし、上体を前に倒す。首の力を抜き、ひたいを床につけて肩を沈め、自然呼吸で10〜20秒キープ。

こりをほぐす平《へい》伏《ふく》のポーズでは、キープの姿勢で、腕・肩・背中・腰がじわじわと伸ばされていくことに意識を集中してください。

プログラムの流れ

① 平《へい》伏《ふく》のポーズ ← ② 胸を開閉するポーズ ← ③ ねじりのポーズ ← ④ 背中立ちのポーズ ← ⑤ 腹式呼吸

② 胸を開閉するポーズ

37ページ

頭部の重みを利用しながら大きく胸部を開閉させるポーズです。首の疲れや肩こりの解消の他、免疫力を高めるといった効果があります。

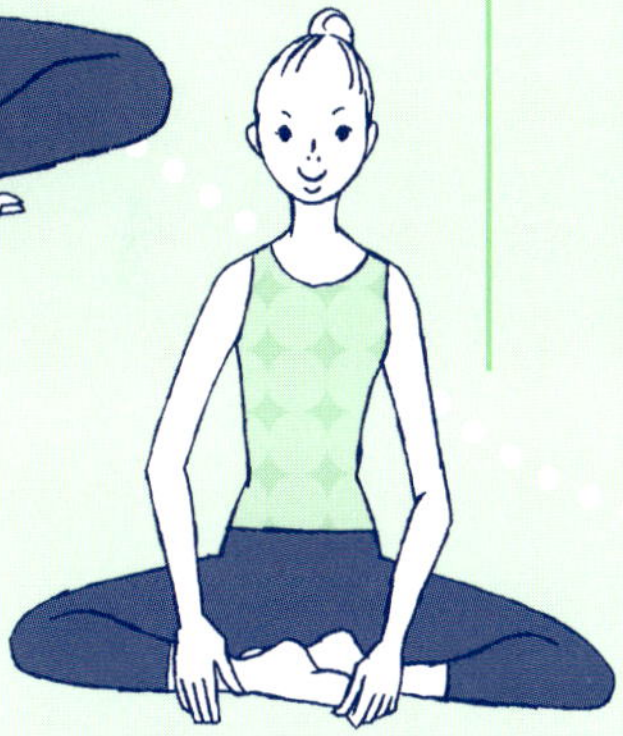

まず左足のかかとを、次に右足のかかとを恥骨に引き寄せ、足に手をかけて姿勢を整える。

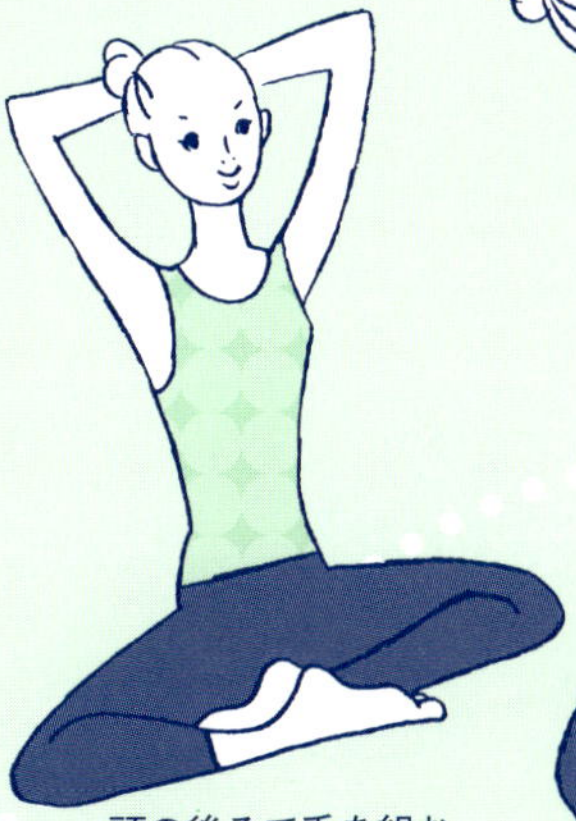

頭の後ろで手を組む。

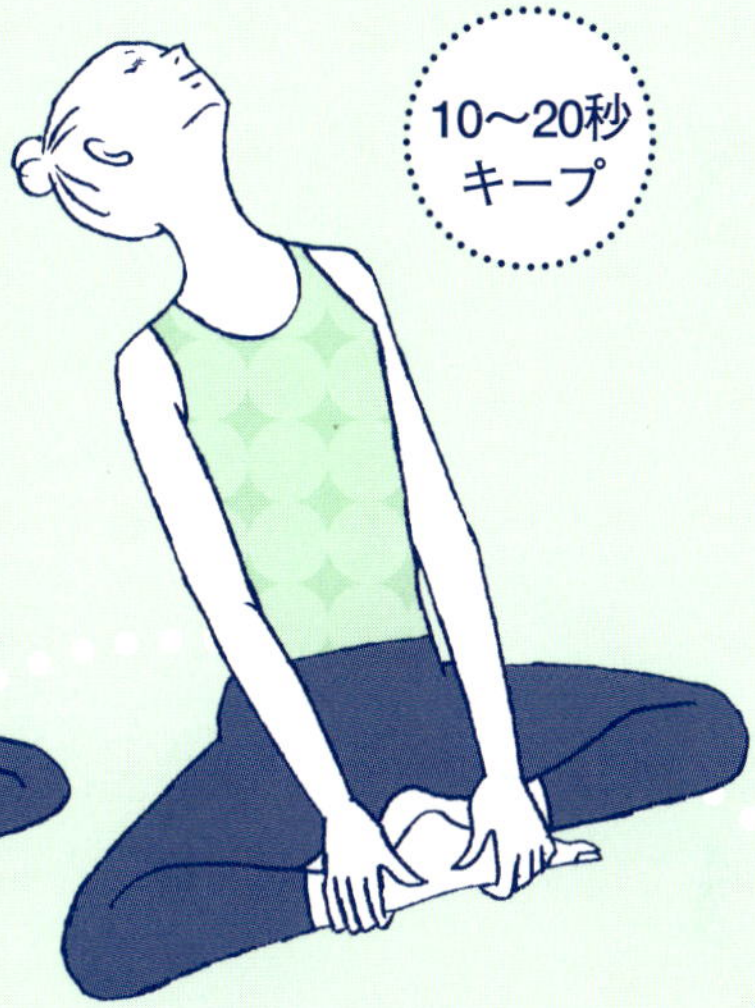

10～20秒キープ

ゆっくり息を吸いながら、頭を後ろに倒し、のどを伸ばす。自然呼吸で10～20秒キープ。

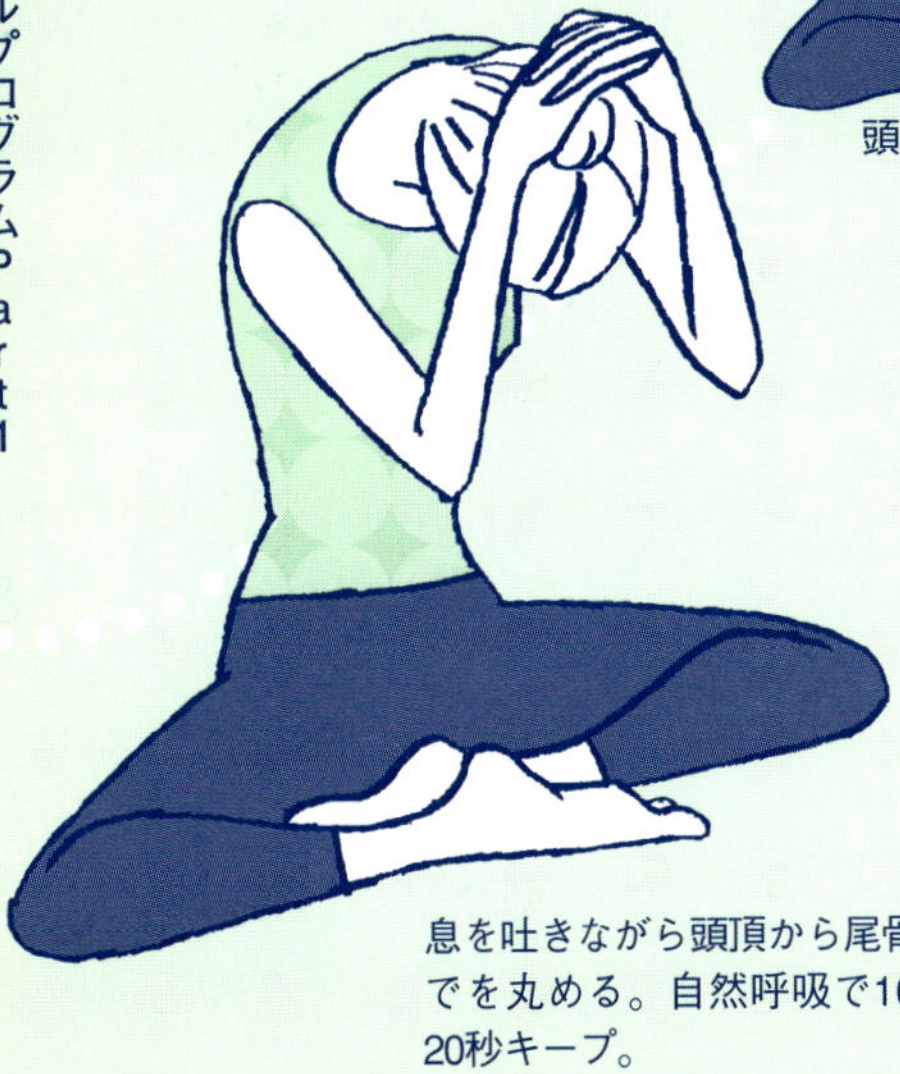

10～20秒キープ

息を吐きながら頭頂から尾骨までを丸める。自然呼吸で10～20秒キープ。

③ ねじりのポーズ

38ページ

目の疲れをやわらげるねじりのポーズ。キープの姿勢では、体軸を下から上へ「しぼる」ようにねじっていきましょう。

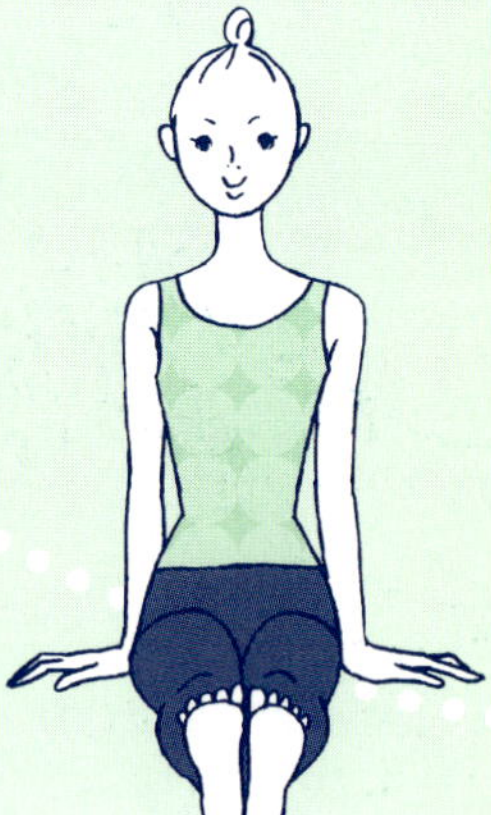

両手を床につき、両足を前に投げ出して座る。骨盤を立てるように背すじを伸ばす。

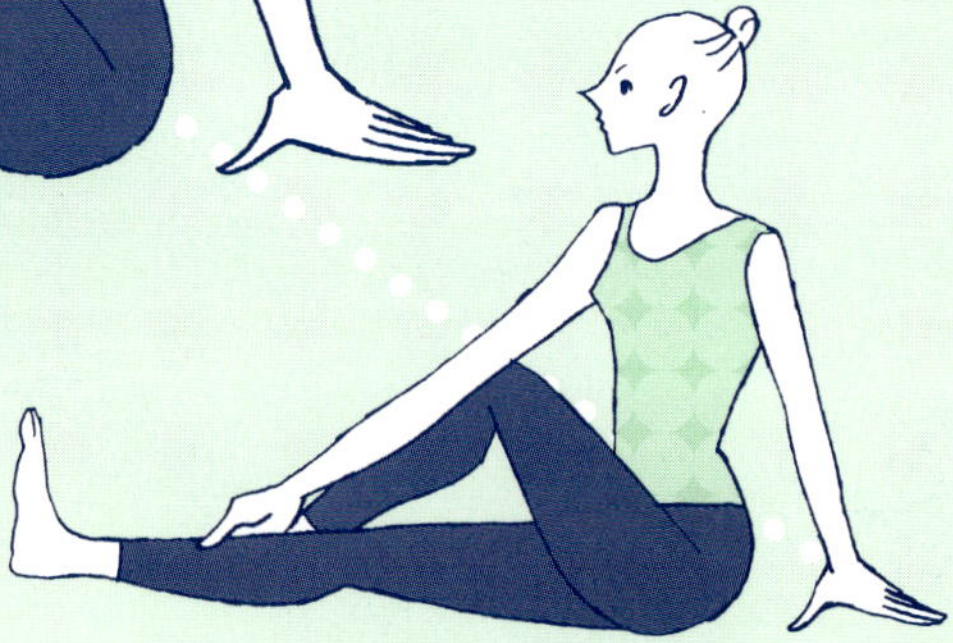

左ひざを立てて右足をまたぎ、左右のひざが上半身の中心にくるように調節する。

背すじを伸ばし、右手は、左ひざにかけ、右足のふくらはぎをつかむ。

左腕は、おしりの後ろにつく。

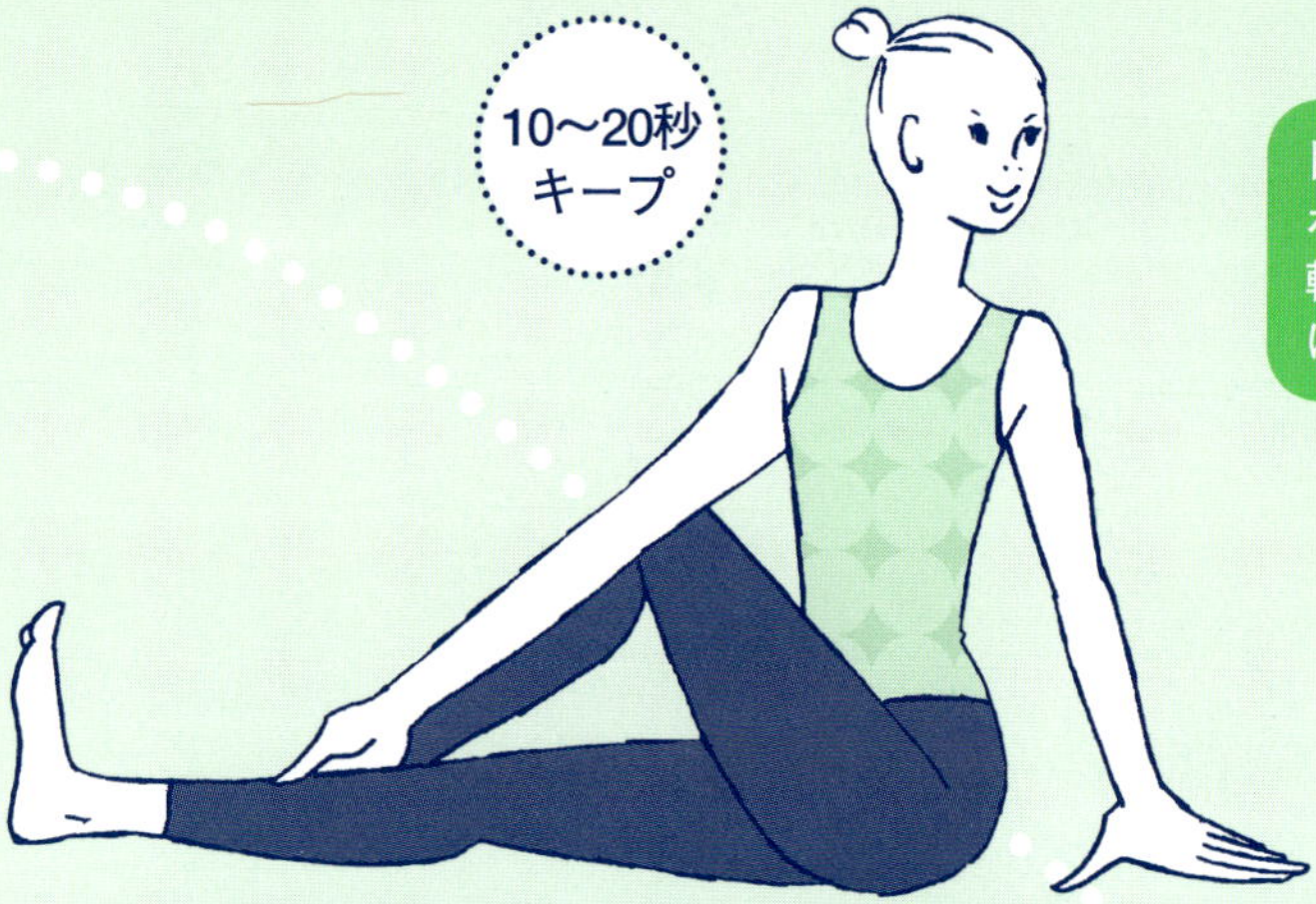

ゆっくり息を吐きながら、体軸を左側へねじる。おしりを床からずらさないように注意。自然呼吸で10〜20秒キープ。手足の左右を変えて同様に行う。

プログラムの流れ

TOTAL TIME 11分

④ 背中立ちのポーズ

45ページ

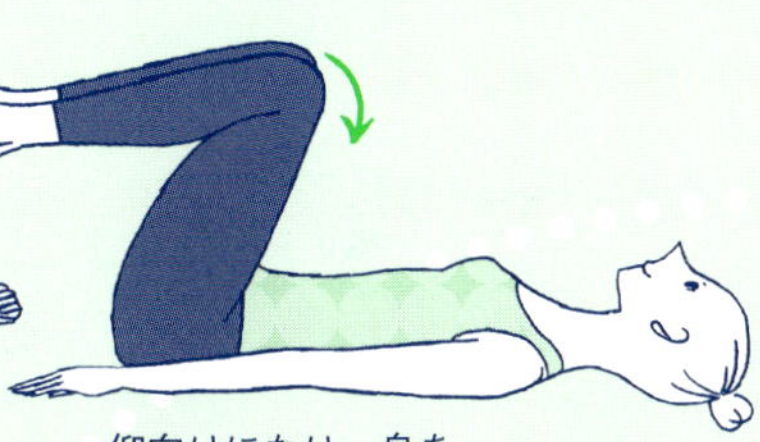

仰向けになり、息を吐きながら両ひざを曲げ、太ももを胸の方に引き寄せる。

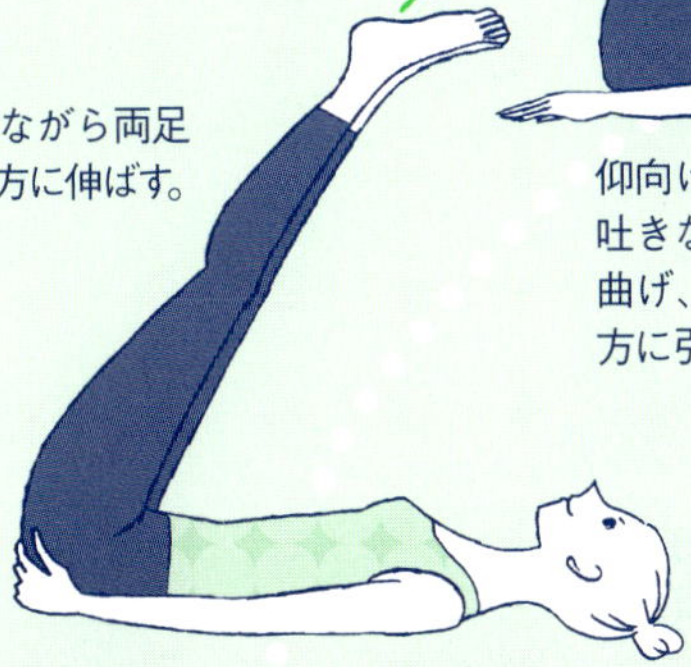

息を吸いながら両足を斜め上方に伸ばす。

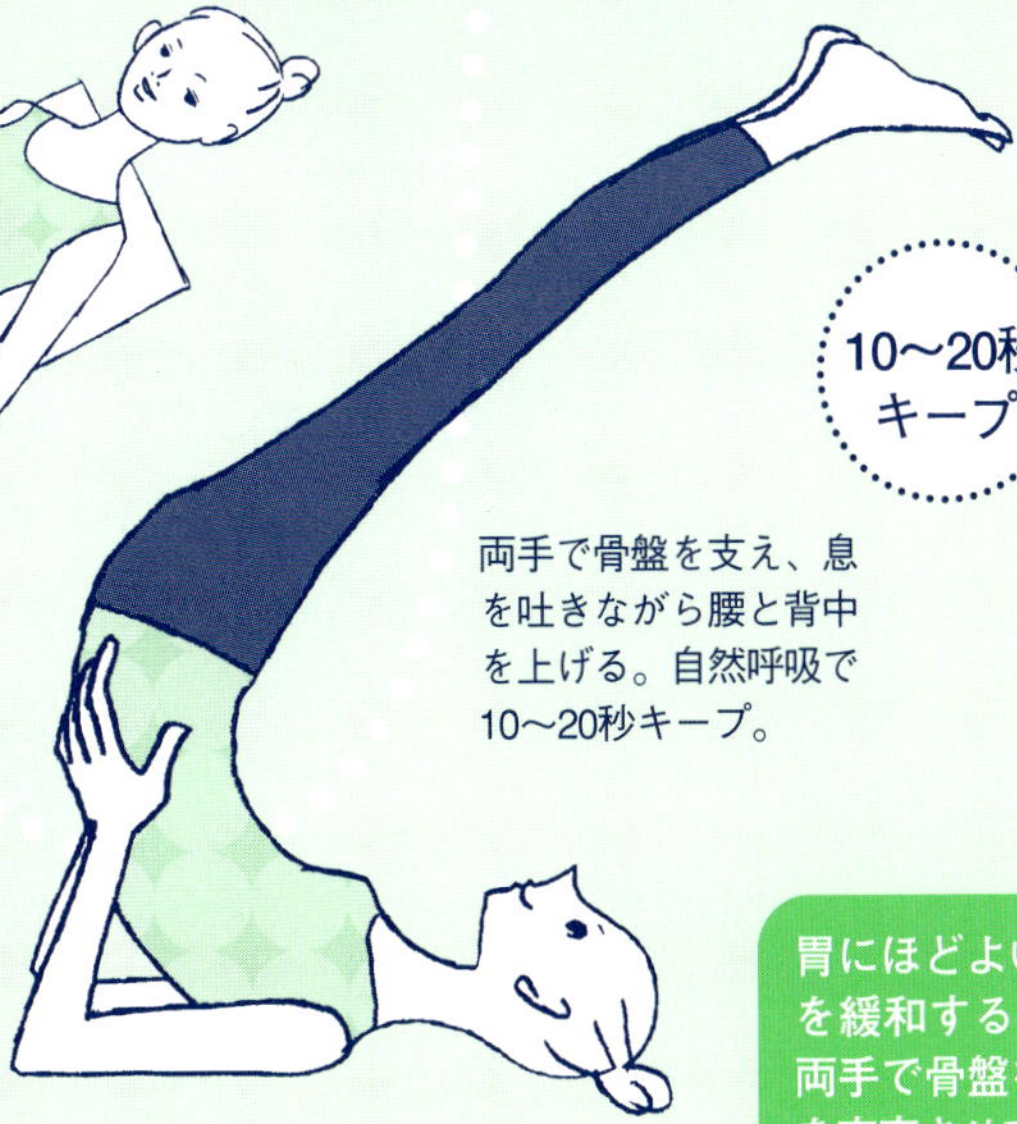

10〜20秒キープ

両手で骨盤を支え、息を吐きながら腰と背中を上げる。自然呼吸で10〜20秒キープ。

胃にほどよい刺激を与え、緊張を緩和する背中立ちのポーズ。両手で骨盤をしっかり支えて体を安定させて行ってください。

⑤ 腹式呼吸

48ページ

腸の機能を整えるポーズです。腸はストレスの影響を受けやすい器官。気持ちをリラックスさせて行いましょう。

1分間

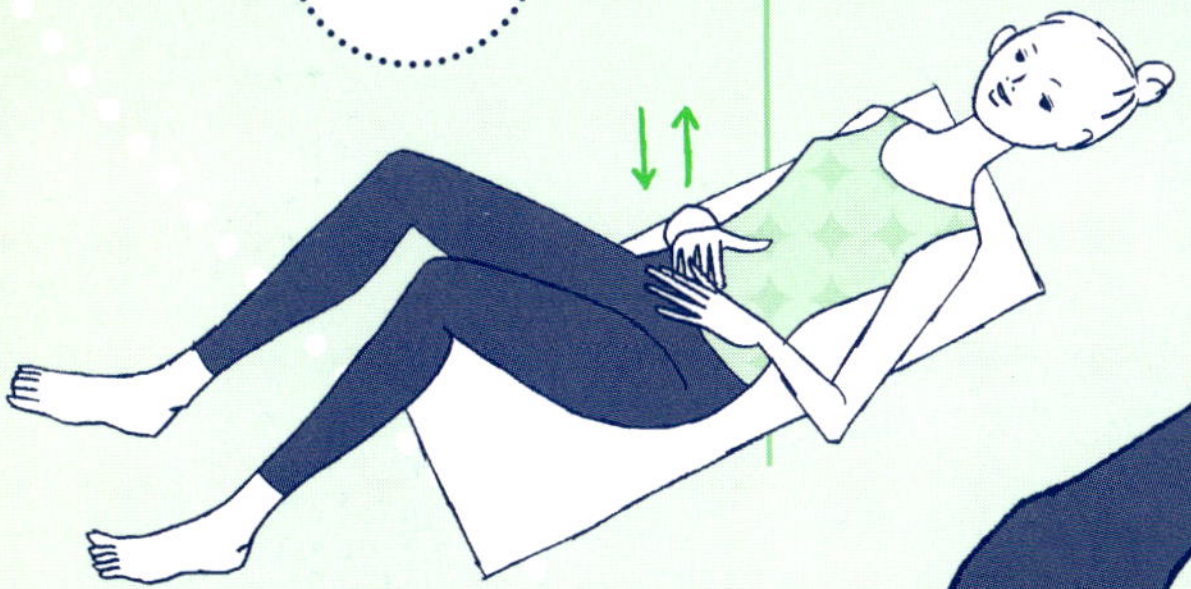

仰向けになり、自然呼吸を2〜3回行う。腰が床から浮かないように注意しながらおなかをへこまし、息をゆっくり出しきり、息を吸う。おなかの上に手をおき、1分間行う。

体の調子を整える スペシャルプログラム

Part 2

CD 03

ふだん、あまり動かしていない部分の血行を促進し、体の機能を調整するプログラムです。どのポーズもおなかを軽く引き締めることを意識して行ってください。

1 合《がっ》せきのポーズ

54ページ

両手を前方につき、さらにひじを床に近づけながら、上体をゆっくり前に倒していく。自然呼吸で10〜30秒キープ。

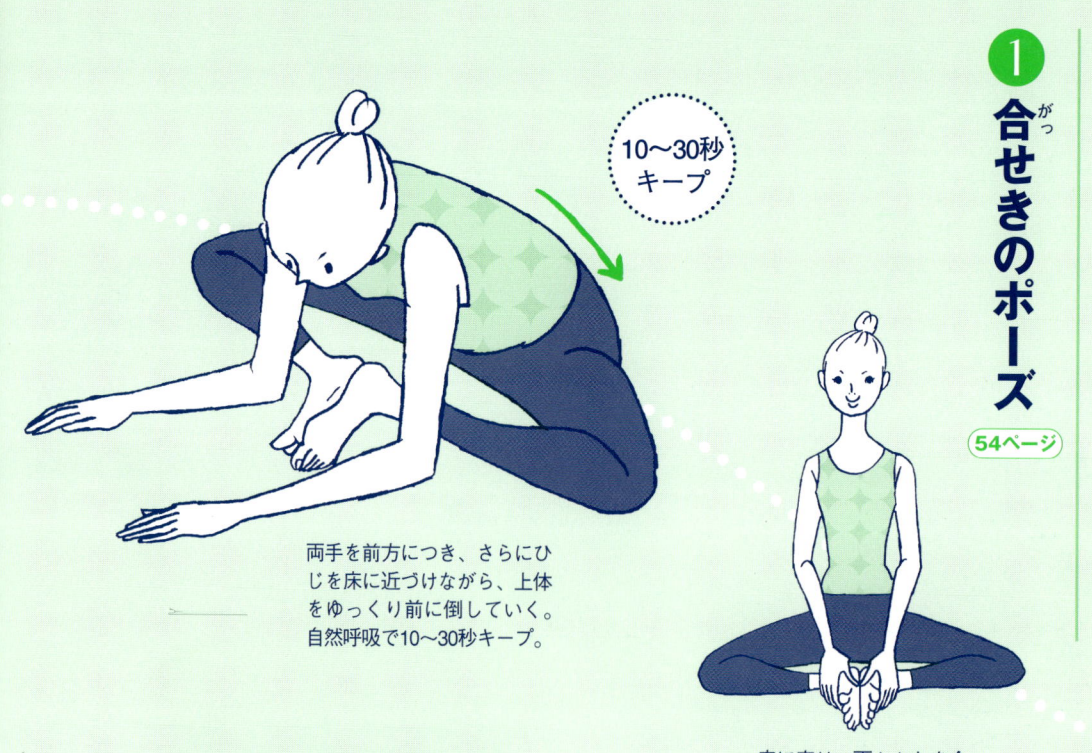

床に座り、両かかとを合わせて体に引き寄せる。

骨盤内の血行を促し、生理痛を緩和する合《がっ》せきのポーズ。生理不順にも効果があります。ふだんから行いましょう。

プログラムの流れ

1. 合《がっ》せきのポーズ ←
2. 舟のポーズ ←
3. 中腰のポーズ ←
4. 立位深呼吸

② 舟のポーズ

49ページ

内臓神経にほどよい刺激を与え、体を芯から温める舟のポーズ。腹痛だけでなく、痔をやわらげる効果もあります。

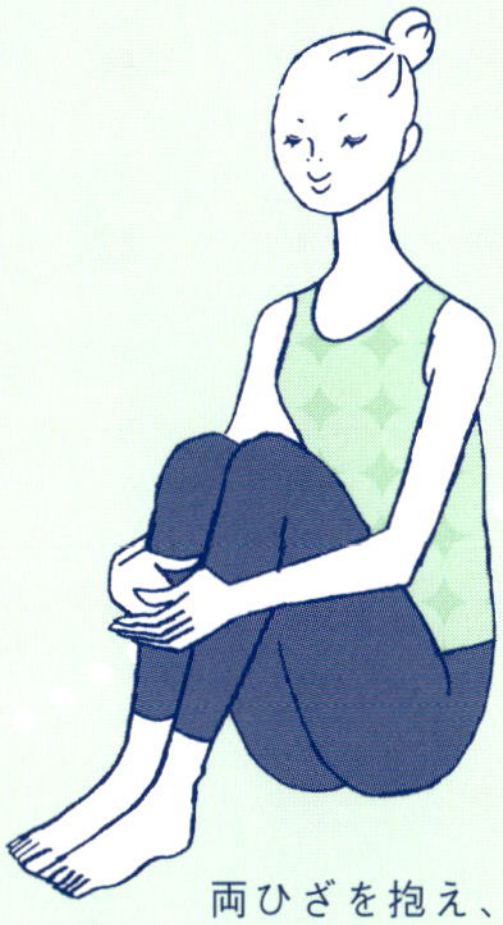

両ひざを抱え、休息する。

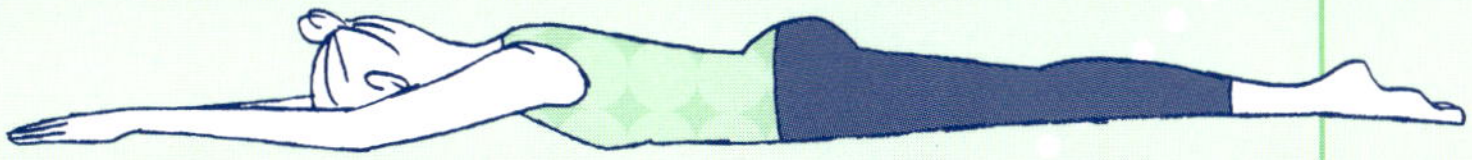

うつぶせになって、両足をそろえ、両腕は前方に伸ばす。

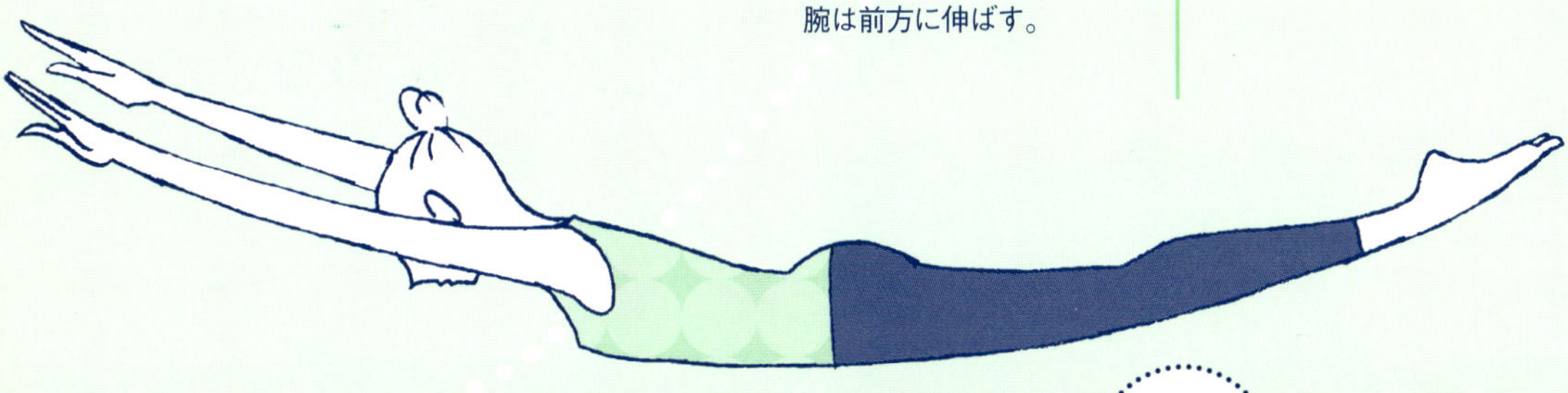

息を吐き、肛門を閉じておなかを軽く引き締める。ゆっくり息を吸いながら、両腕、両足をふわりと上げていく。自然呼吸で10〜20秒キープ。

10〜20秒キープ

③ 中腰のポーズ

43ページ

まるでいすに腰かけているような体勢の中腰のポーズ。腰が伸ばされていく心地よさと、臀《でん》部《ぶ》や脚部の筋肉強化が期待されるポーズです

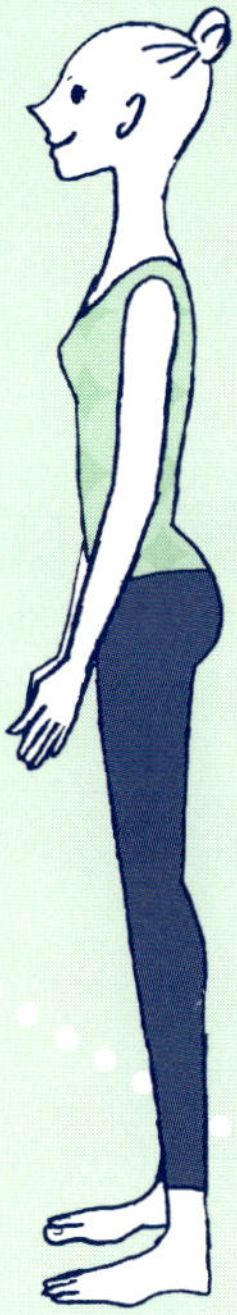

両足を肩幅に開いて立つ。

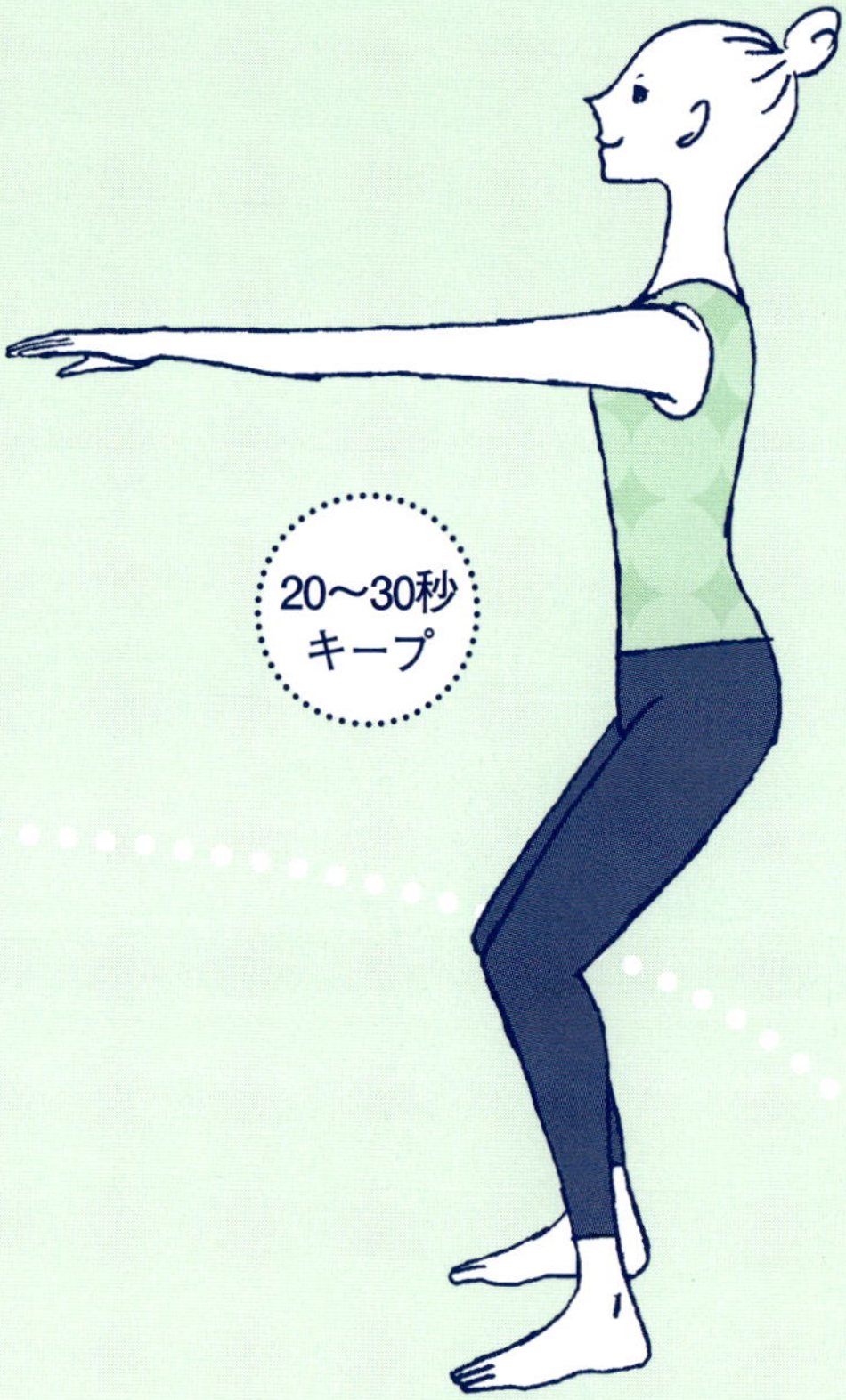

20〜30秒キープ

ゆっくり息を吸いながら両腕を肩の位置まで持ち上げ、息を吐きながら腰を落とし、中腰になる。自然呼吸で20〜30秒キープ。

プログラムの流れ

① 合《がっ》せきのポーズ → ② 舟のポーズ → ③ 中腰のポーズ → ④ 立位深呼吸 ……

TOTAL TIME 5分

④ 立位深呼吸

25ページ

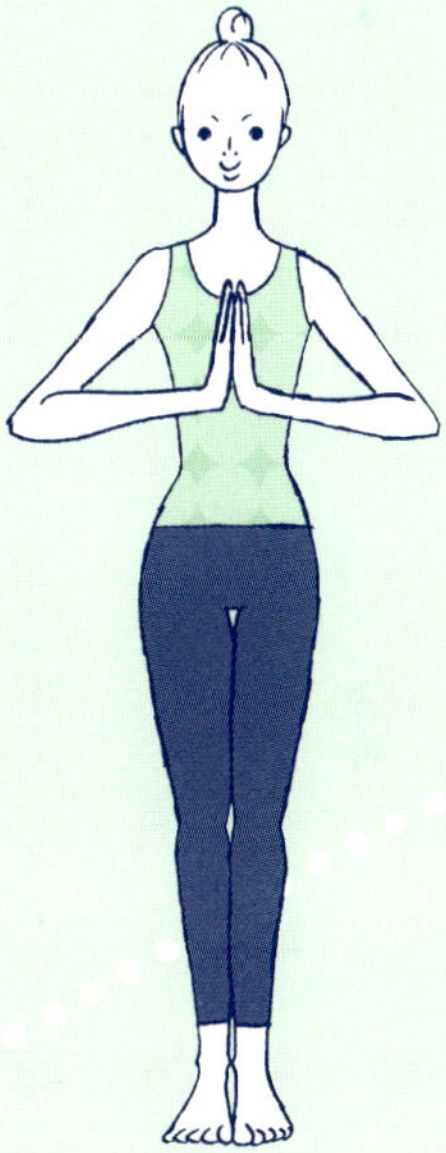

両足をそろえて立ち、背すじを伸ばして胸の前で合掌する。

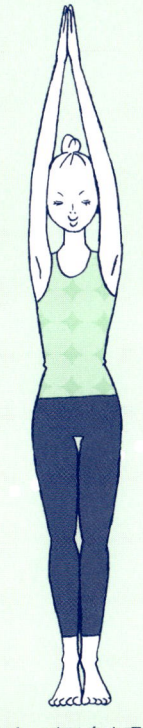

ゆっくり息を吸いながら、両手を上方に伸ばす。

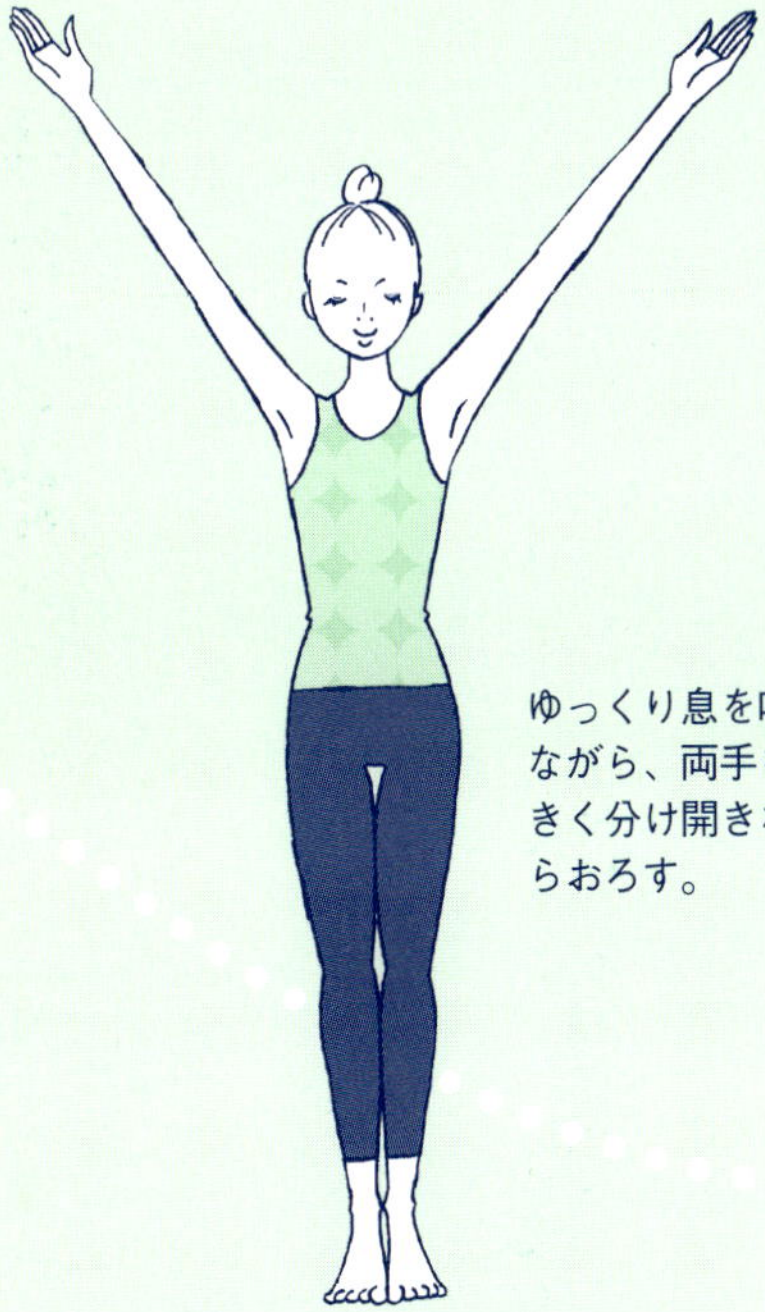

ゆっくり息を吐きながら、両手を大きく分け開きながらおろす。

食べすぎを抑える効果のある立位深呼吸。いすに腰かけた状態で行っても構いません。食べる前に心を落ち着かせましょう。

ヨガとダイエット

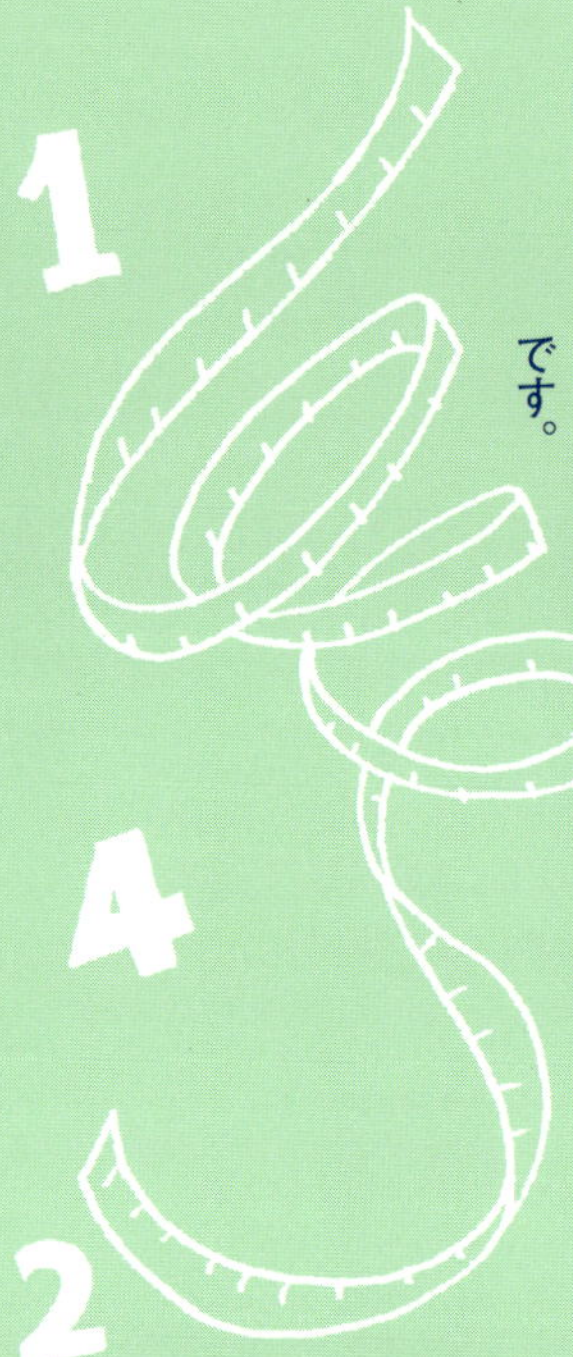

ダイエットに効く理由

ヨガでやせるというと、体を動かすからと考えがちですが、体操のように筋肉を鍛えて脂肪をへらす方法とヨガとは、まったく異なるものです。では、なぜやせるのかといえば、ゆっくりした動きでじわじわ体を温め、いらないものは排出し、必要なものを取り込むという、ヨガ特有のバランス効果が働くから。心臓や関節に余計な負担をかけず、筋肉を鍛え脂肪を燃焼してくれるヨガは、痩身効果がばっちり期待できます。厳しい食事制限と過酷な運動をするダイエットとの違いは、ここにあるのです。

健康的な食事スタイル

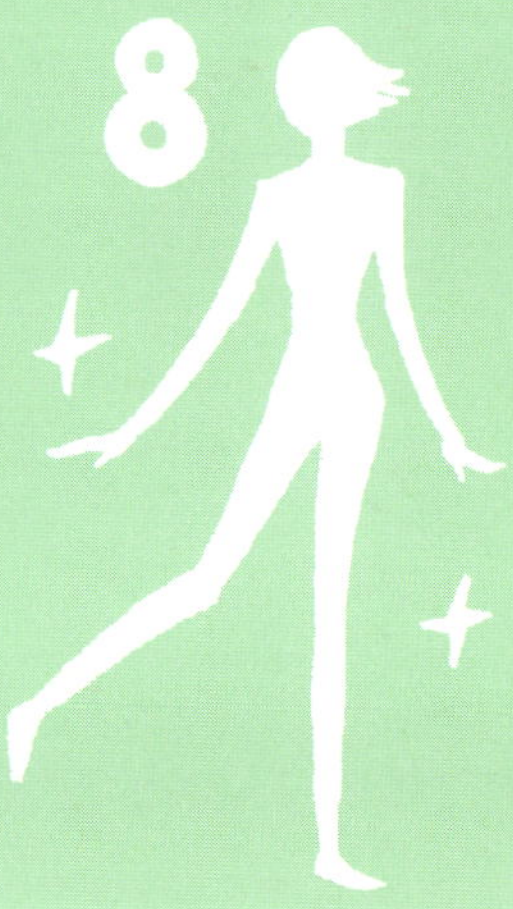

人間が本来持っている、心身のバランスを取り戻すことでやせるのがヨガですから、あれこれと食事を制限する必要はありません。というよりも、ヨガを続けるうちに、自分にとって必要な食事の量が自然とわかってきます。食べすぎていた人は、その食欲が正常に戻り、また体によい食べものを自然に選ぶようになるので、健康的な美しさがにじみ出てくるのです。体を動かす気持ちよさと、自然で健康的な食生活。ヨガはそれ自体がひとつのライフスタイルなのです。

3週目

きれいな体をつくろう

ヨガで見逃せないのが、シェイプアップ効果。
女性がとくに気になる部分に
効き目のあるポーズを紹介します。
体の中から健康になって、
「きれい」を手に入れましょう。

3rd week

ポーズ30

半月のポーズ その1

手順 1 → 2 → 3 → 2 … 左右交代で2セット

きれいな姿勢を保つには、ふだんからゆがみやかたよりの少ない体の使い方を心がけておくとよいでしょう。半月のポーズその1を行うと、ほとんどの人が左右どちらかがやりにくいと感じます。やりにくい側ほど、使っていない筋肉があるところです。丁寧に行いましょう。

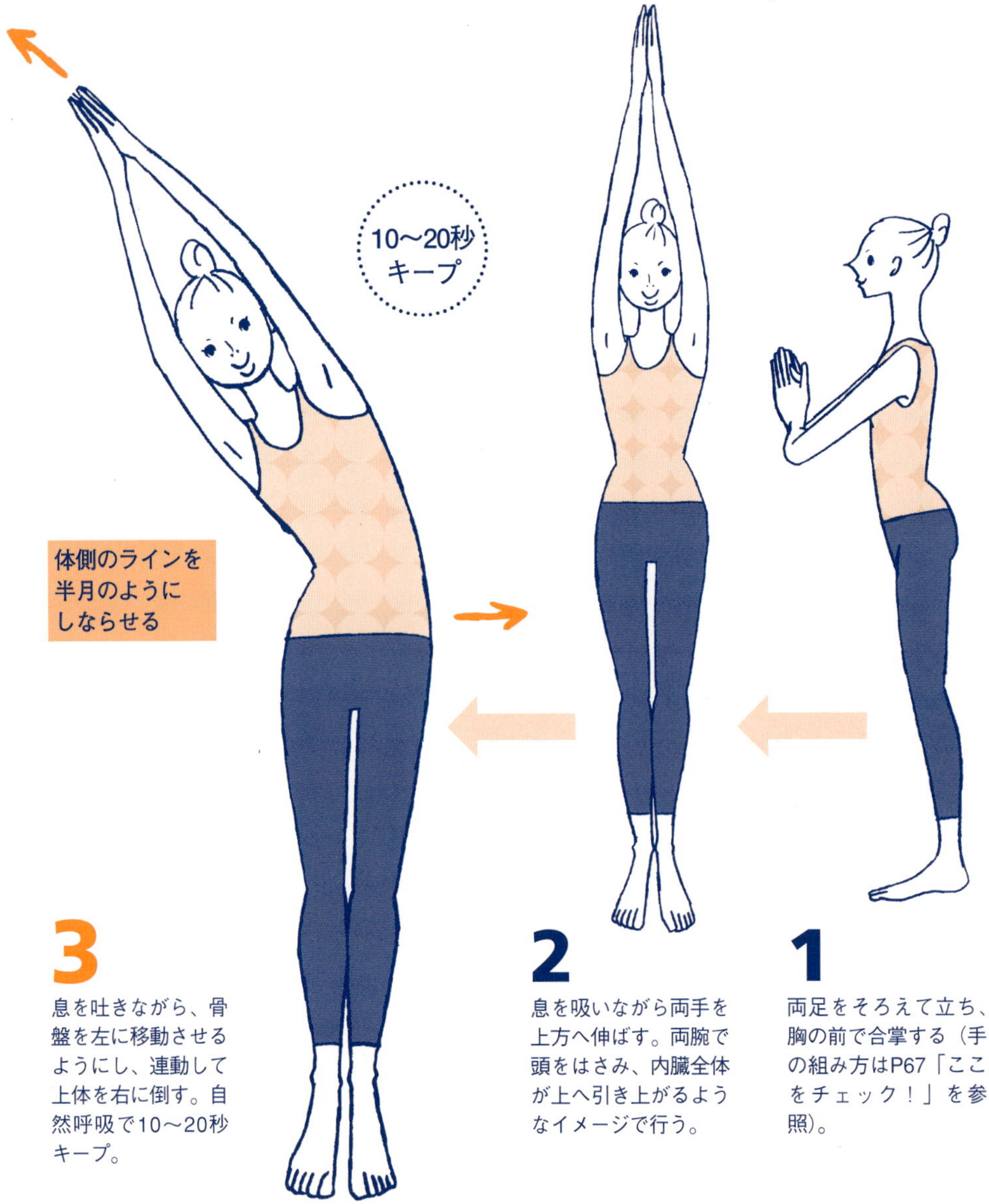
10〜20秒
キープ
体側のラインを
半月のように
しならせる

1
両足をそろえて立ち、胸の前で合掌する（手の組み方はP67「ここをチェック！」を参照）。

2
息を吸いながら両手を上方へ伸ばす。両腕で頭をはさみ、内臓全体が上へ引き上がるようなイメージで行う。

3
息を吐きながら、骨盤を左に移動させるようにし、連動して上体を右に倒す。自然呼吸で10〜20秒キープ。

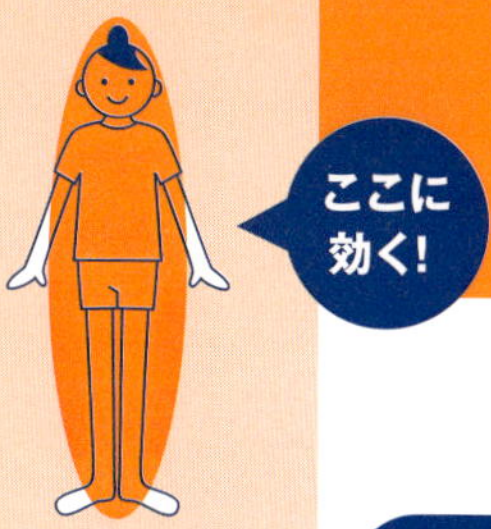
ここに効く!

ポーズ31

半月のポーズ その2

手順　1←2←3←2←1　2セット…

横から見たとき、大きく弧を描いているように全身をしならせていくポーズです。3の姿勢では骨盤を前方に移動させ、それと連動するように指先の方向に向かって自然に伸びて行ってください。上体を支える腹筋に力を入れながら、ヒップを引き締めて行いましょう。

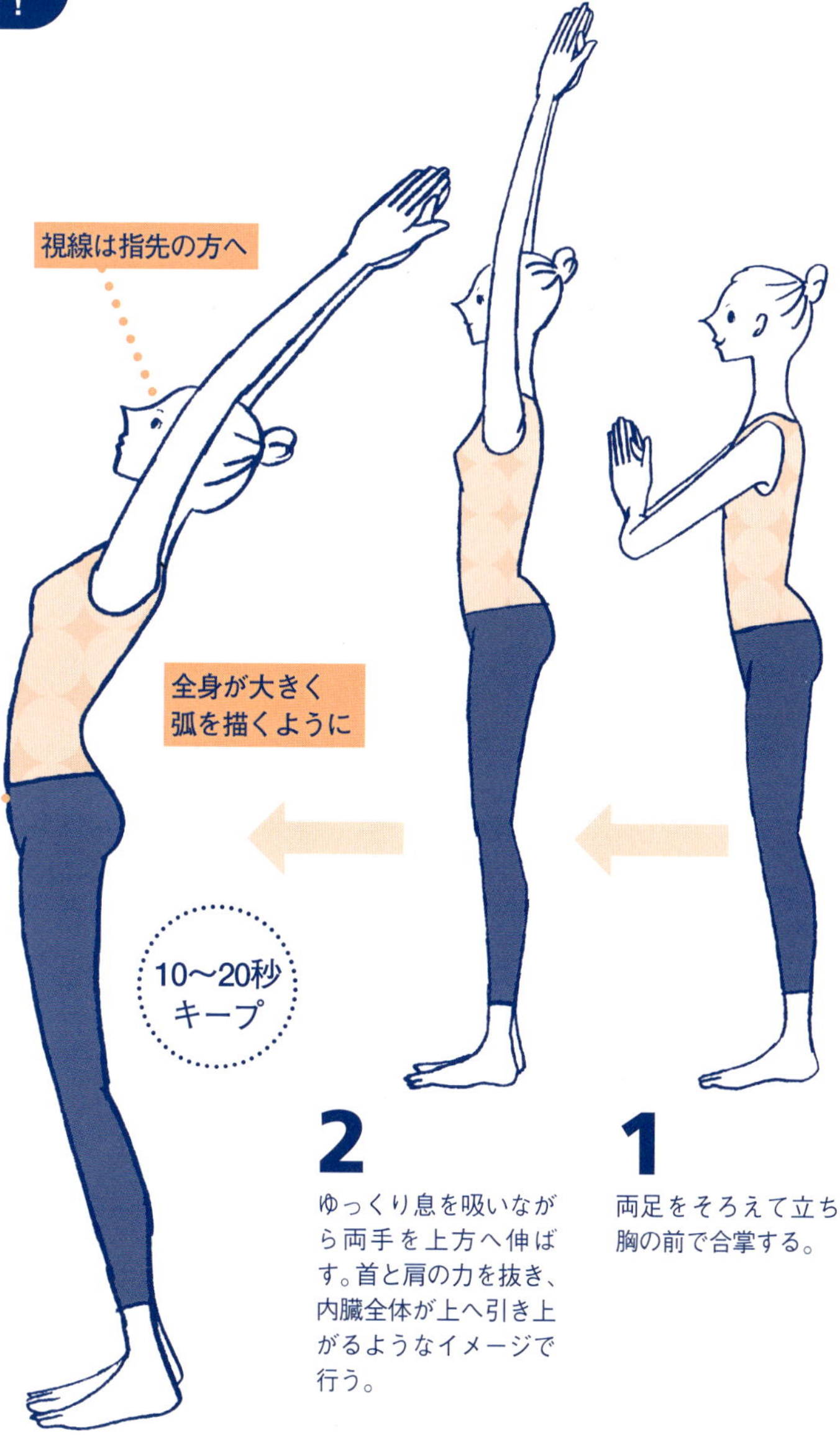
視線は指先の方へ
全身が大きく弧を描くように
骨盤は前に押し出すように
10〜20秒キープ

1

両足をそろえて立ち、胸の前で合掌する。

2

ゆっくり息を吸いながら両手を上方へ伸ばす。首と肩の力を抜き、内臓全体が上へ引き上がるようなイメージで行う。

3

ゆっくり息を吐きながら骨盤を前方に押し出し、連動して上体を後ろに反らせていく。自然呼吸で10〜20秒キープ。

ここをチェック!

手の合わせ方

半月のポーズを行うときは、親指をクロスさせた合掌にします。ポーズの途中で手が離れてしまうことを防ぎます。

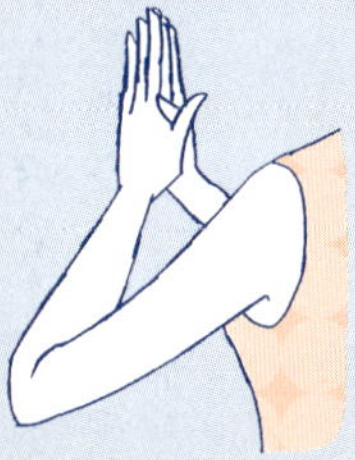

ポーズ32

胎児のポーズ

手順　1←2←1　2セット…

おなかがポコンと出てしまうのは、脂肪のつきすぎの他、胃腸内にガスがたまっていることも考えられます。ガスはおならとして体外に排出されるほか、胃壁や腸壁から吸収されて血中に運ばれていきます。胎児のポーズで腹部の血行をよくして、このの吸収を促進させましょう。

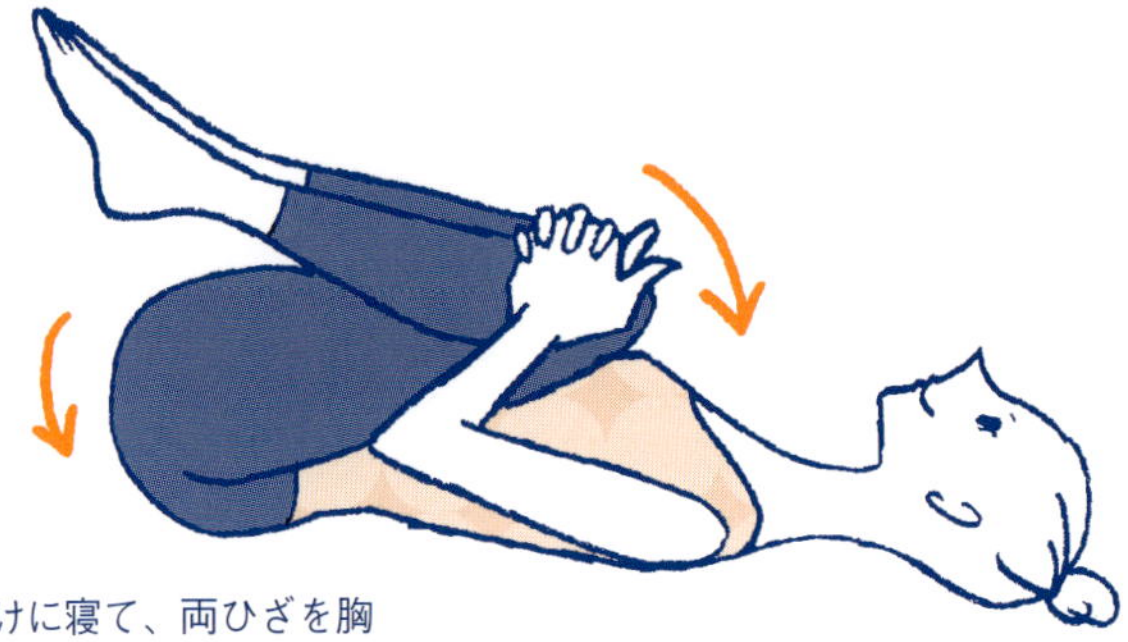

1

仰向けに寝て、両ひざを胸の方に引き寄せ、両腕で抱える。

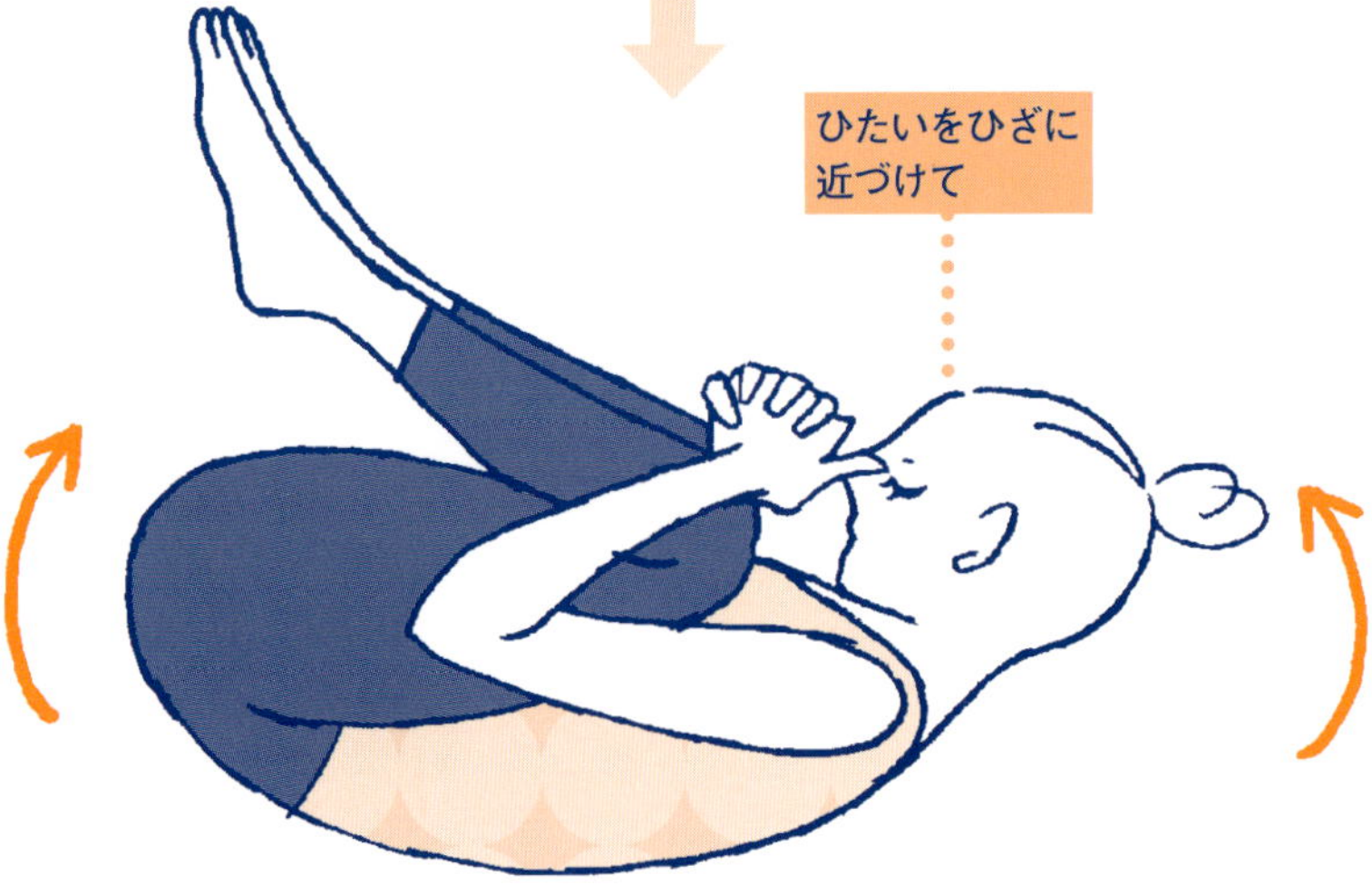
ひたいをひざに近づけて

体全体を小さく丸めるよう意識して

2

深く息を吸い、ゆっくりと息を吐きながらひたいをひざに近づける。腹筋を収縮し、体を小さく丸め、息を出しきったところで10～20秒止める。最後は「完全なくつろぎのポーズ」（P27）で休息。

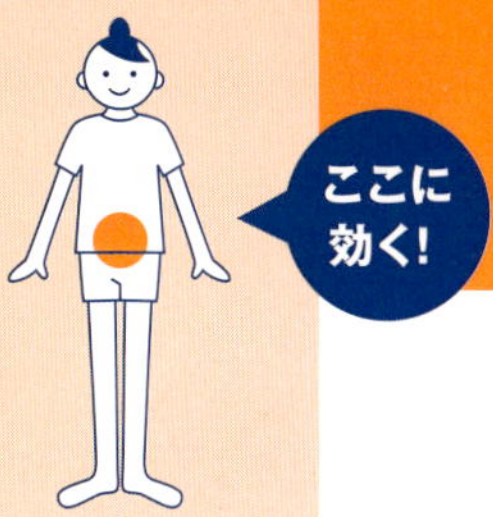

ポーズ33

ワニのポーズ

手順 1←2←1

左右交代で2セット…

太るときにはいちばん最初につきやすく、やせてもなかなか落ちないのがおなかの脂肪。おなかの脂肪を落とすには、腹筋強化も大切ですが、もっと有効なのは、ふだんから腹筋を意識することです。ジーンズのジッパーを引き上げるイメージでおなかを引き締めていきましょう。

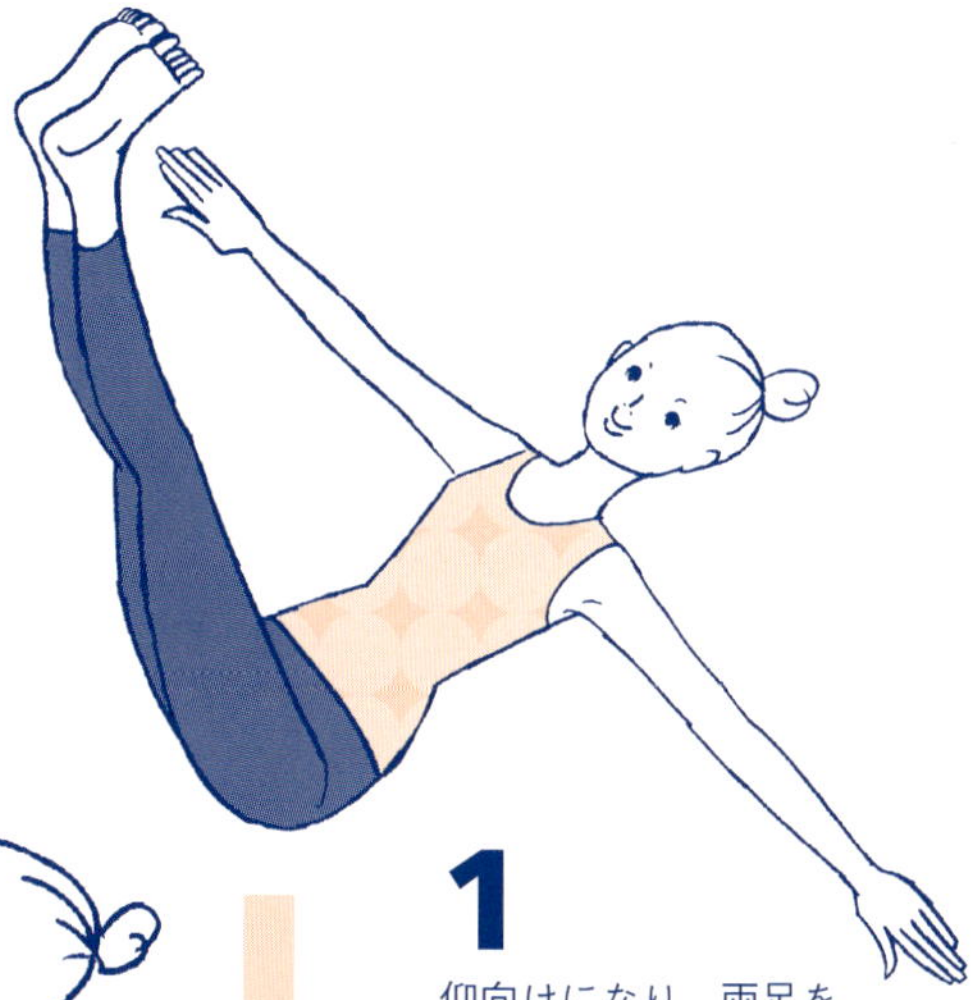

1

仰向けになり、両足をそろえて伸ばし、両腕は手のひらを下にして横に開く。ゆっくり息を吸いながら、両足を90度まで上げる。

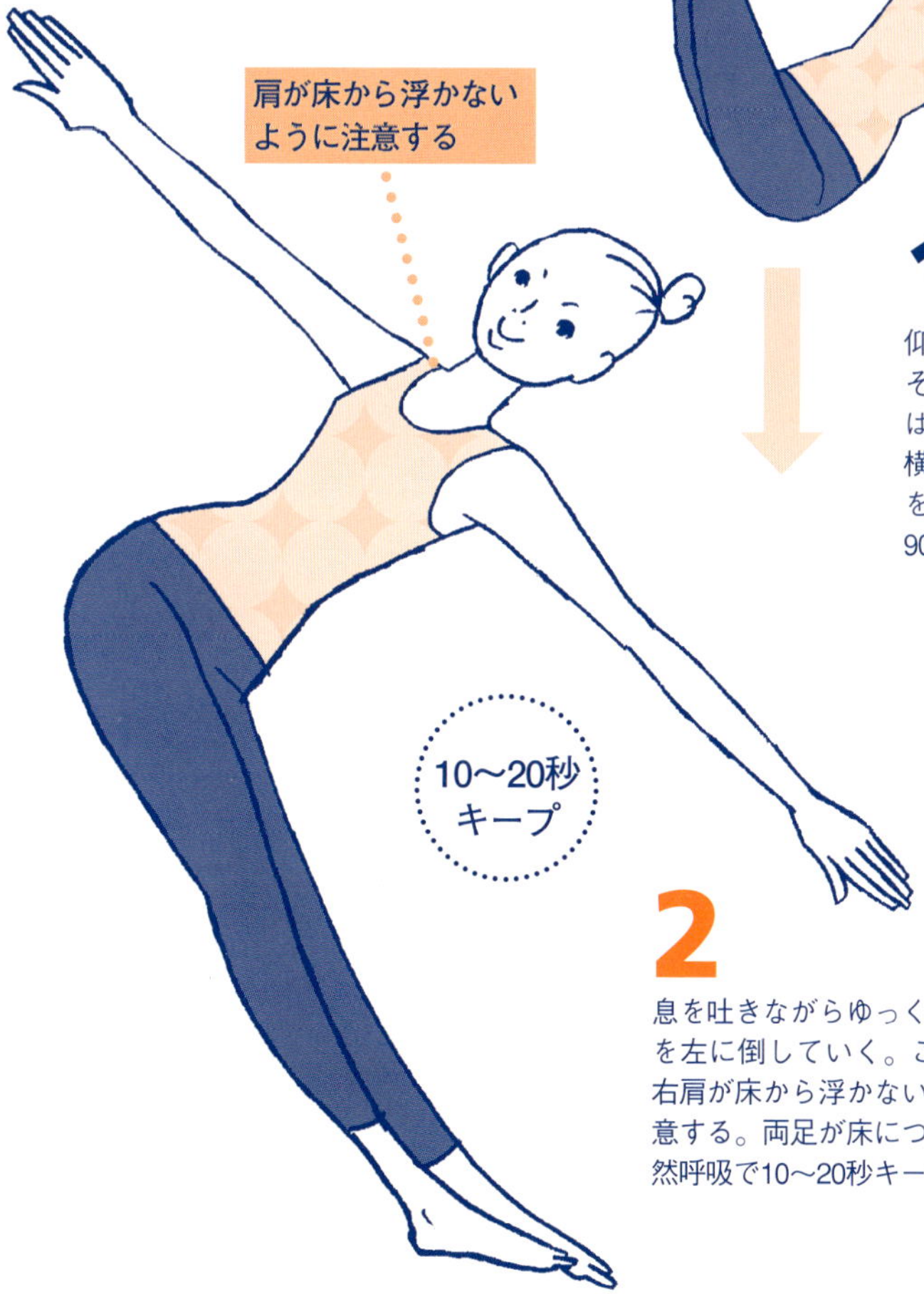
肩が床から浮かないように注意する
10〜20秒キープ

2

息を吐きながらゆっくりと両足を左に倒していく。このとき、右肩が床から浮かないように注意する。両足が床についたら自然呼吸で10〜20秒キープ。

ポーズ34

三角のポーズ その1

わき腹の筋肉は、ふだんあまり使いません。そのため、脂肪がつきやすい部分といえます。体側を効果的に伸縮するためには、鏡で姿勢をチェックしながら行うとよいでしょう。上体と骨盤をねじらず、真横に移動するのがポイントです。

手順　1 ← 2 ← 3 ← 4 ← 3 ← 2 ← 1　左右交代で2セット …

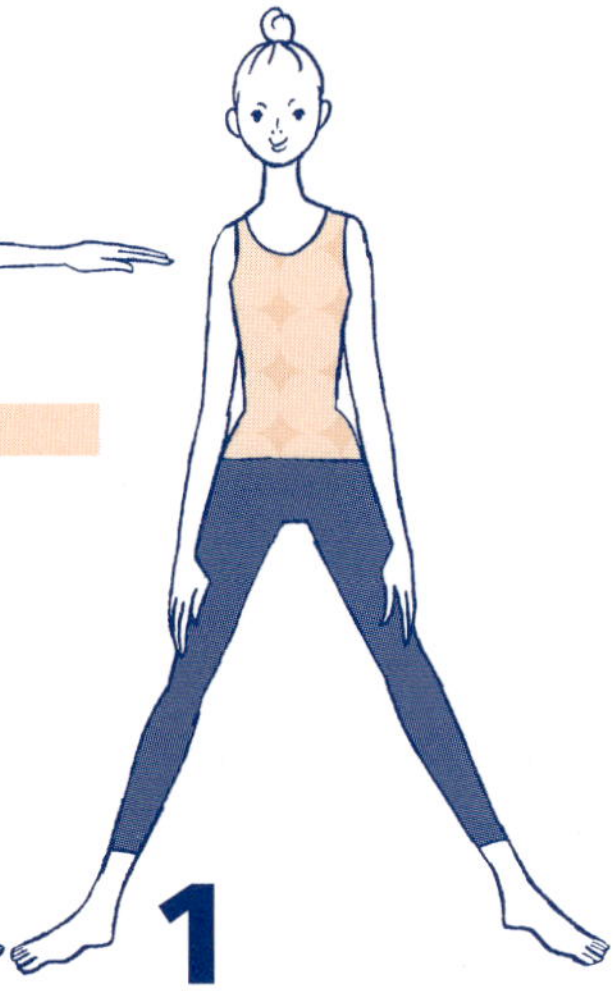

1

両足と床で正三角形ができるように大きく開いて立つ。

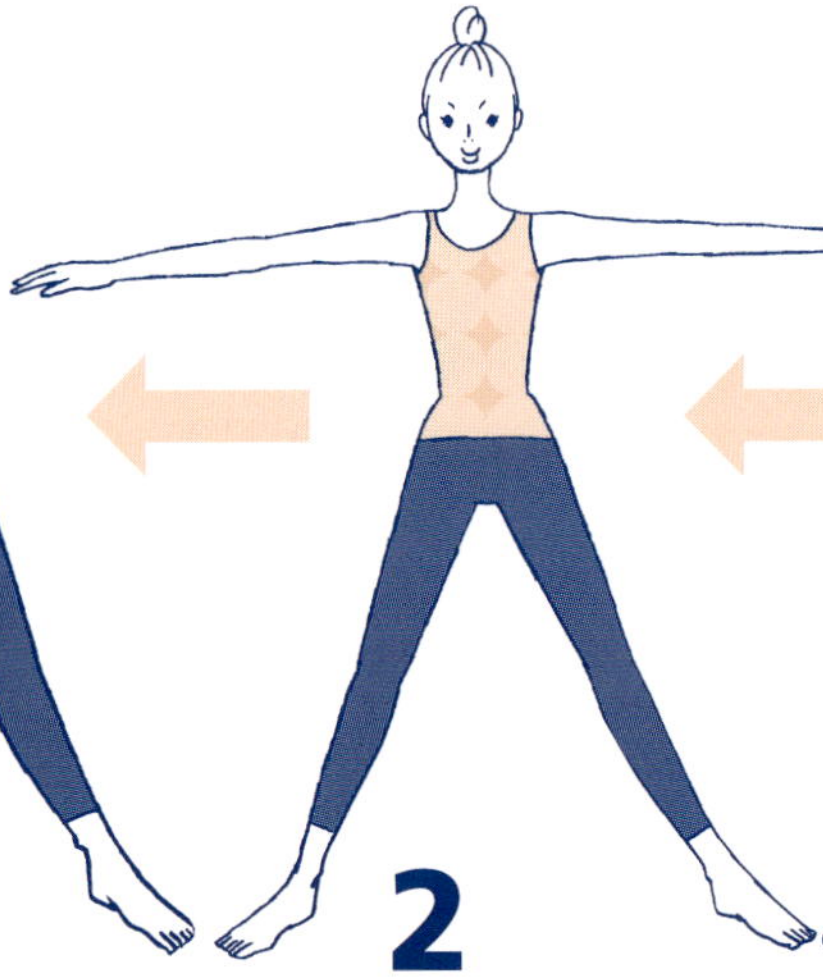

2

ゆっくり息を吸いながら両腕を水平に上げていく。このとき、肩に力が入らないように注意する。

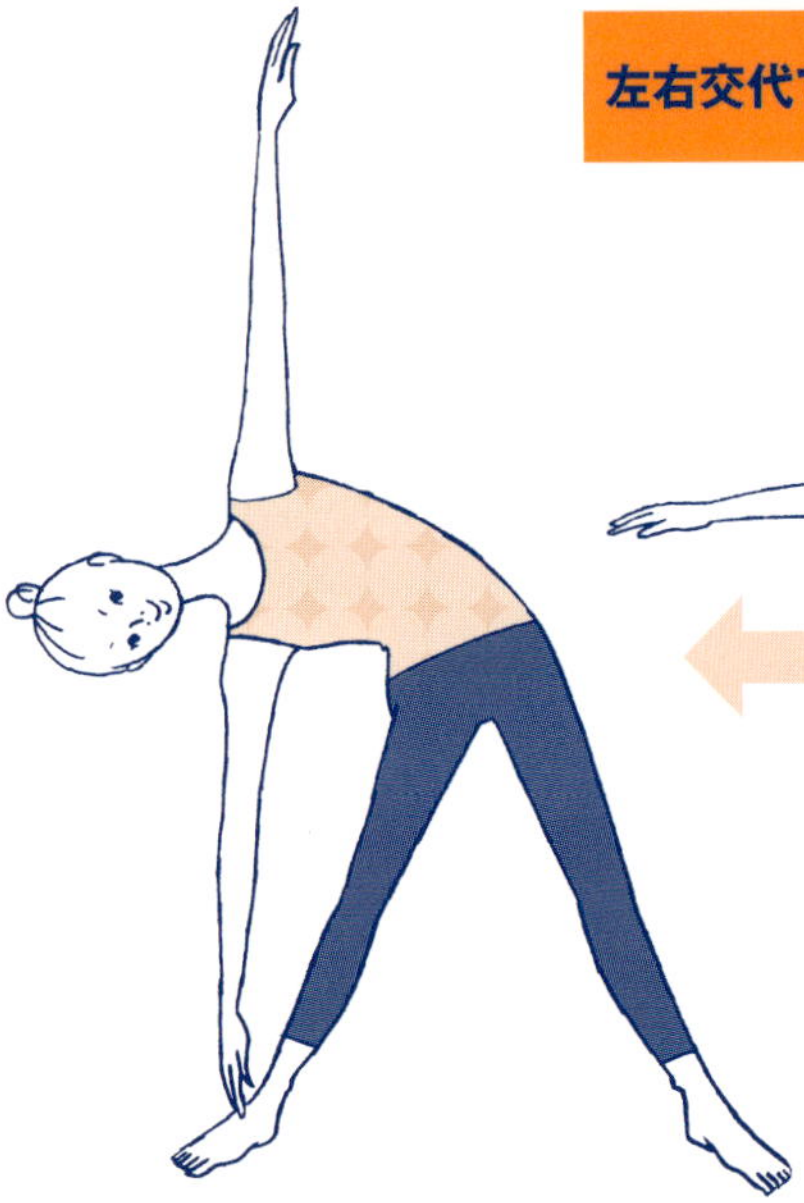

3

息を吐きながら、ゆっくり上体を右に倒して左の体側を伸ばす。左手は上へ、右手は下に自然に垂らす。

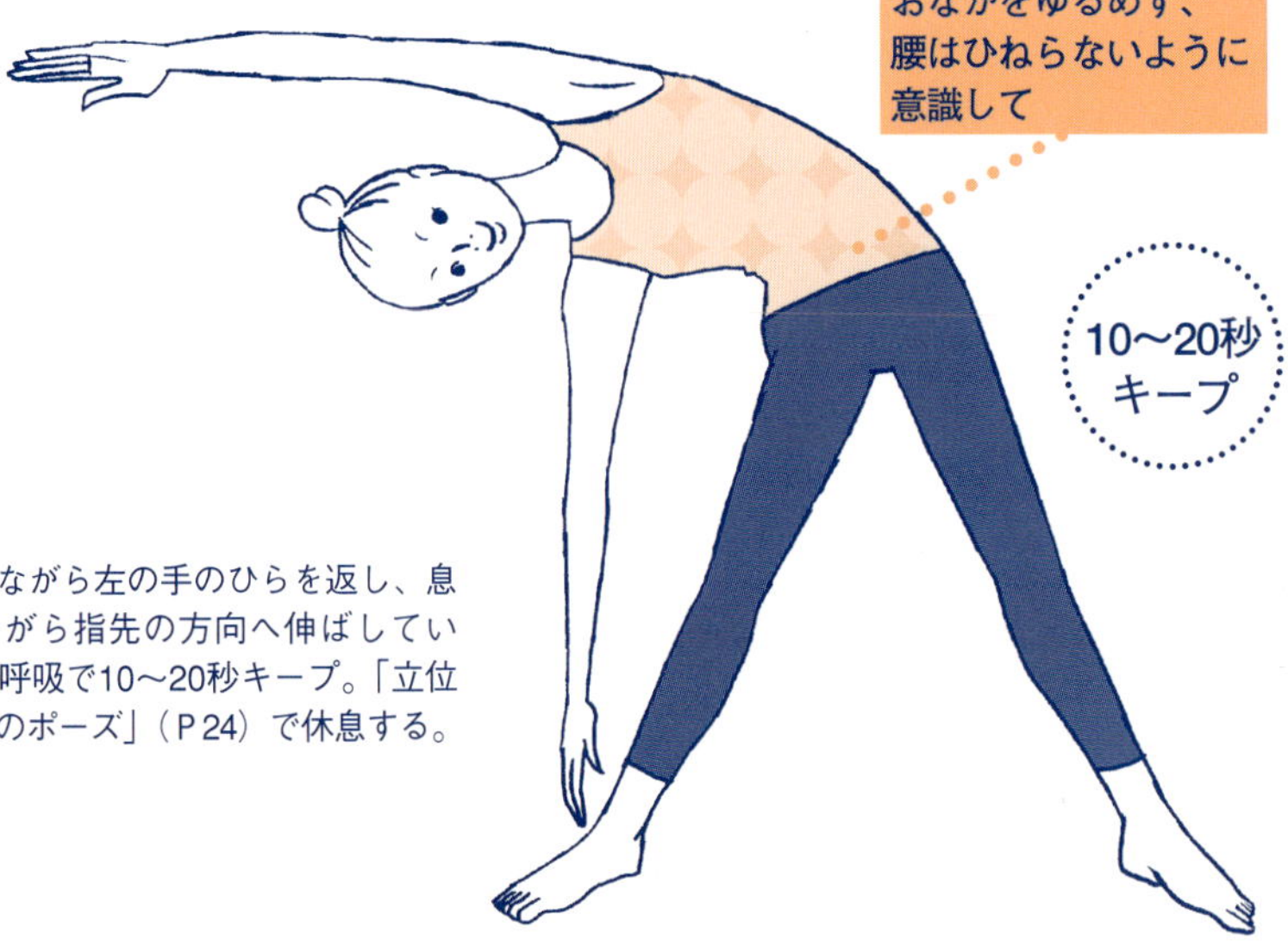
おなかをゆるめず、腰はひねらないように意識して
10〜20秒キープ

4

息を吸いながら左の手のひらを返し、息を吐きながら指先の方向へ伸ばしていく。自然呼吸で10〜20秒キープ。「立位くつろぎのポーズ」（P24）で休息する。

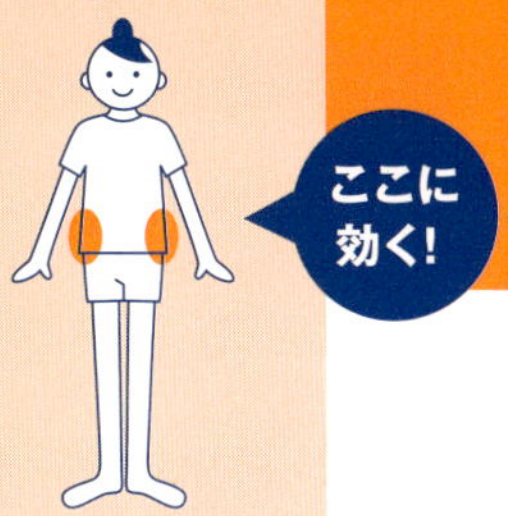
ここに効く!

ポーズ35

三角のポーズ その2

手順　1 ← 2 ← 3 ← 2 ← 1　左右交代で2セット…

三角のポーズその2では、体側を伸ばすとともにねじりの要素が入ります。鏡で姿勢をチェックする際には、**1**の姿勢で鏡に背中を見せて立つようにすること。そうすると**3**の姿勢で上体が鏡の方に向くので、どのような姿勢になっているのかをチェックすることができるのです。

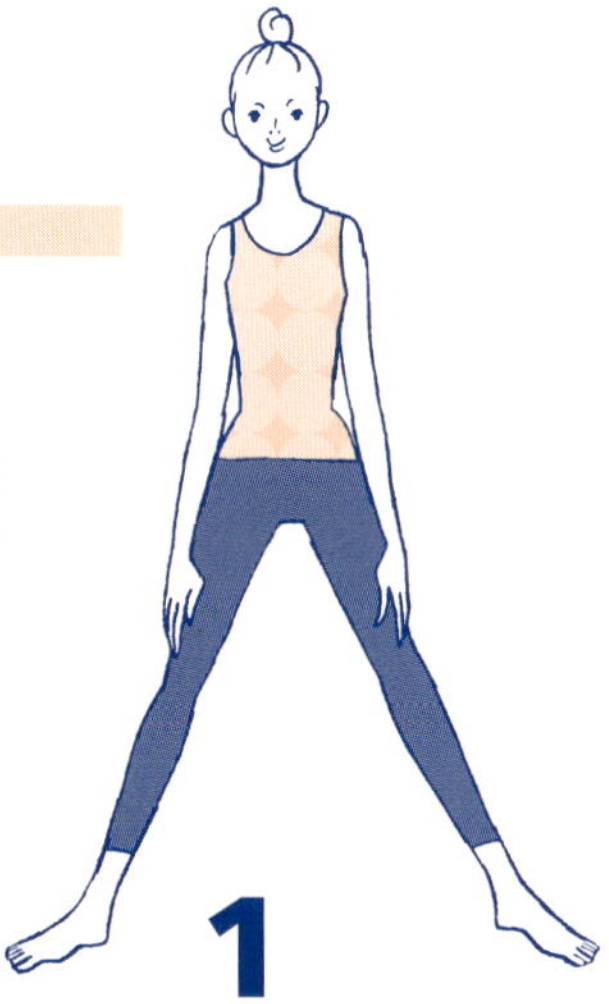

1

「三角のポーズその1」の**1**と同様に、両足を大きく開いて立つ。

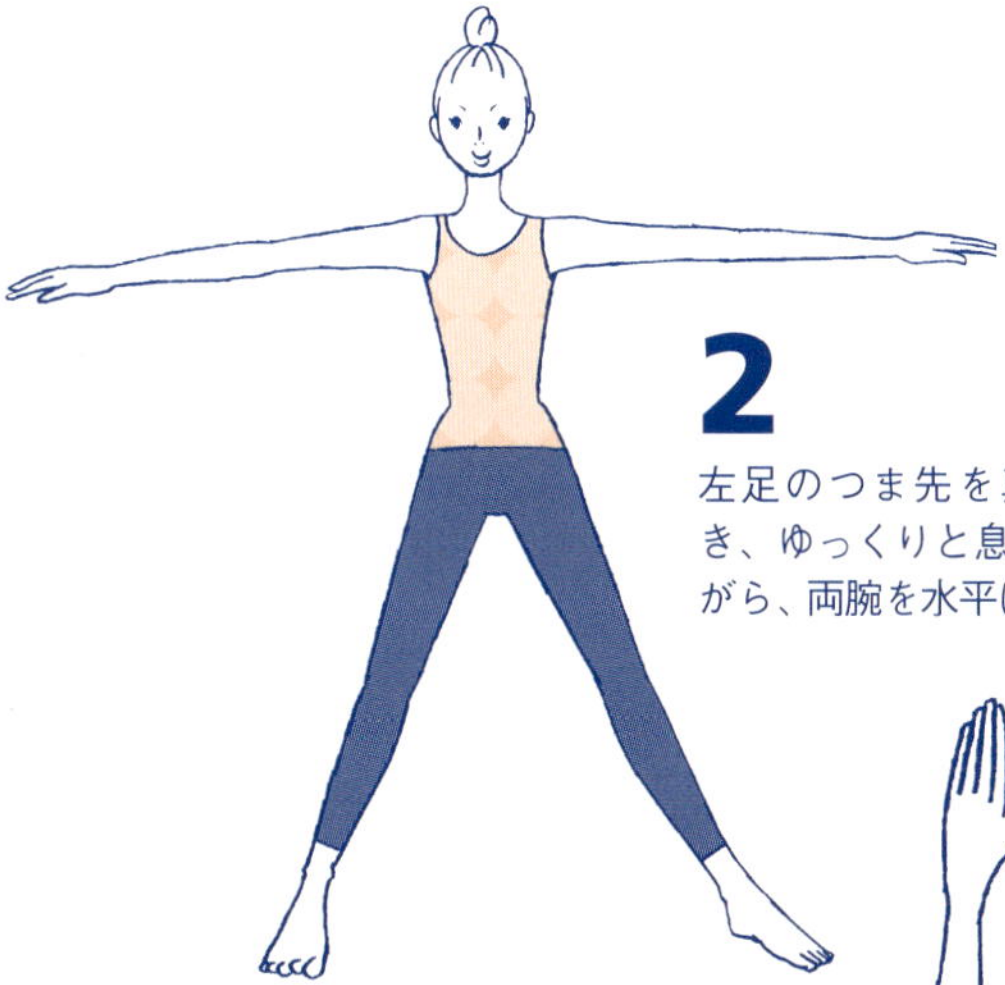

2

左足のつま先を真横に開き、ゆっくりと息を吸いながら、両腕を水平に上げる。

3

ゆっくり息を吐きながら上体を左へ旋回させ、右手を左足の内側につける。左手は上方に向け、自然呼吸で10～20秒キープ。

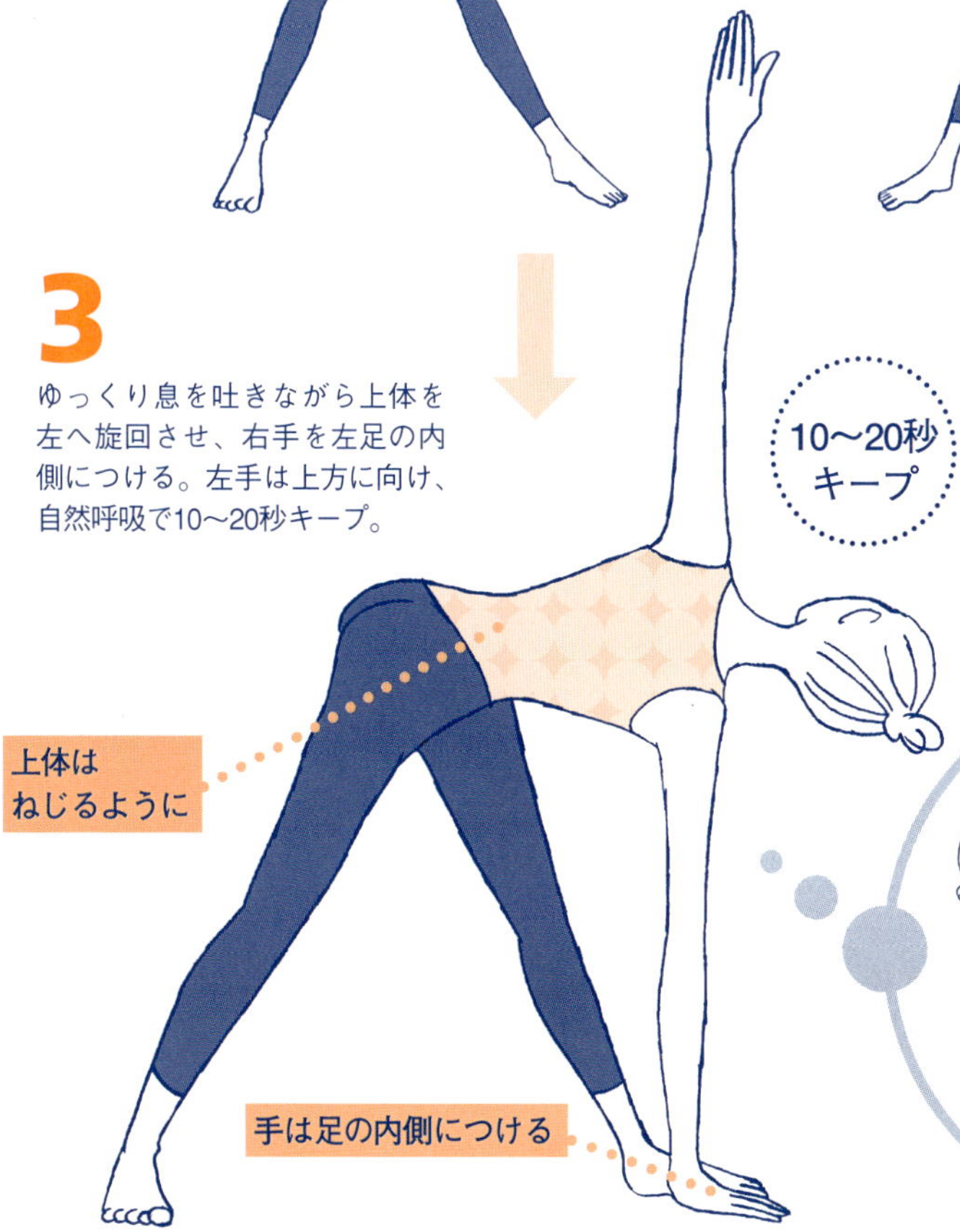
10～20秒キープ
上体はねじるように
手は足の内側につける

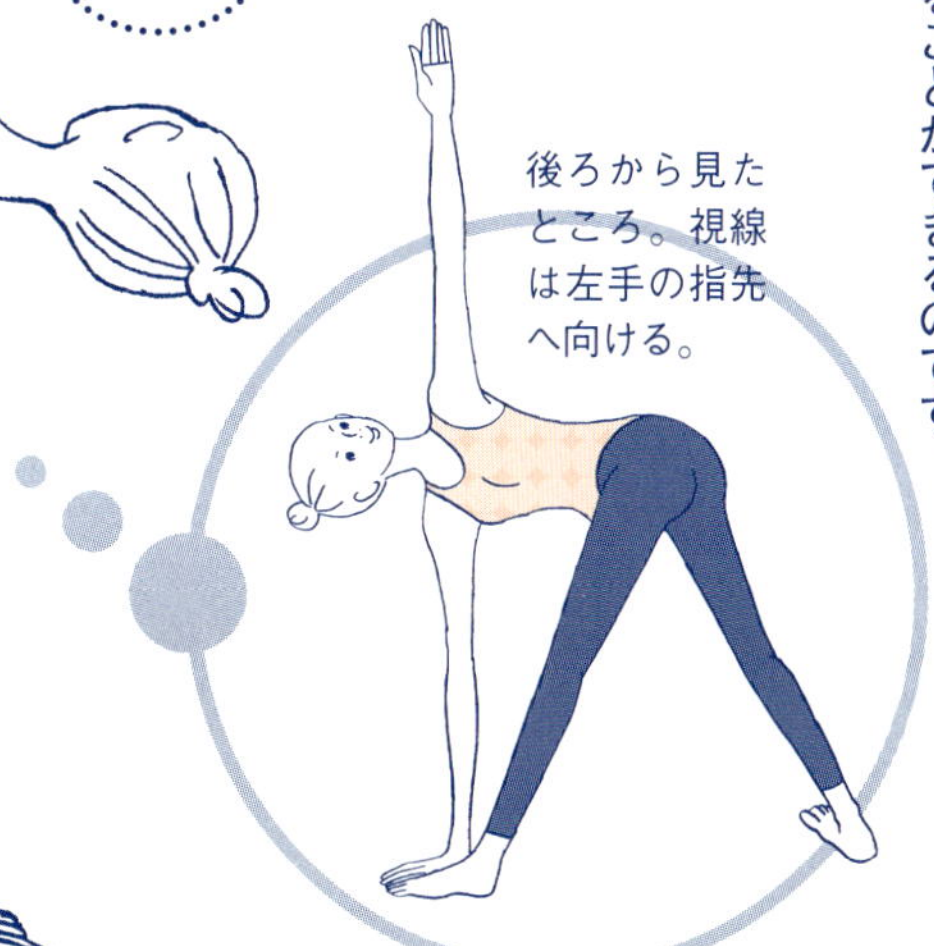

後ろから見たところ。視線は左手の指先へ向ける。

ポーズ36

バッタのポーズ

日本人は欧米人に比べるとおしりの筋肉量が少なく、ヒップが下がりがち。とくに中年以降は、脂肪がついたピーマン型と呼ばれるヒップラインになる傾向も見られます。バッタのポーズでおしりの筋肉を鍛えるとともに、背中の脂肪も落としましょう。

手順 1 → 2 → 3 → 1 → 2 → 3 → 4 → 5 … 2セット

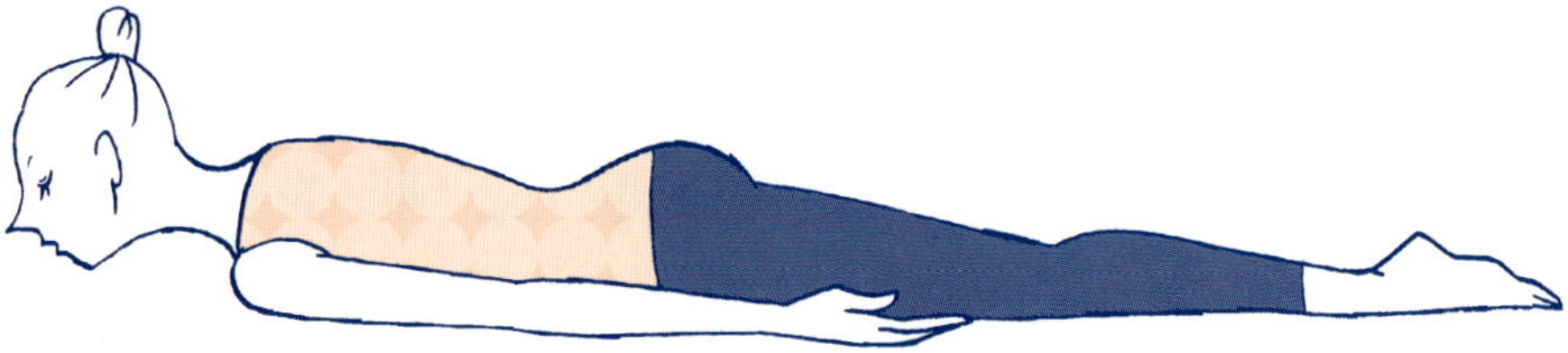

1

あごを床につけてうつぶせになり、両足をぴったりそろえる。

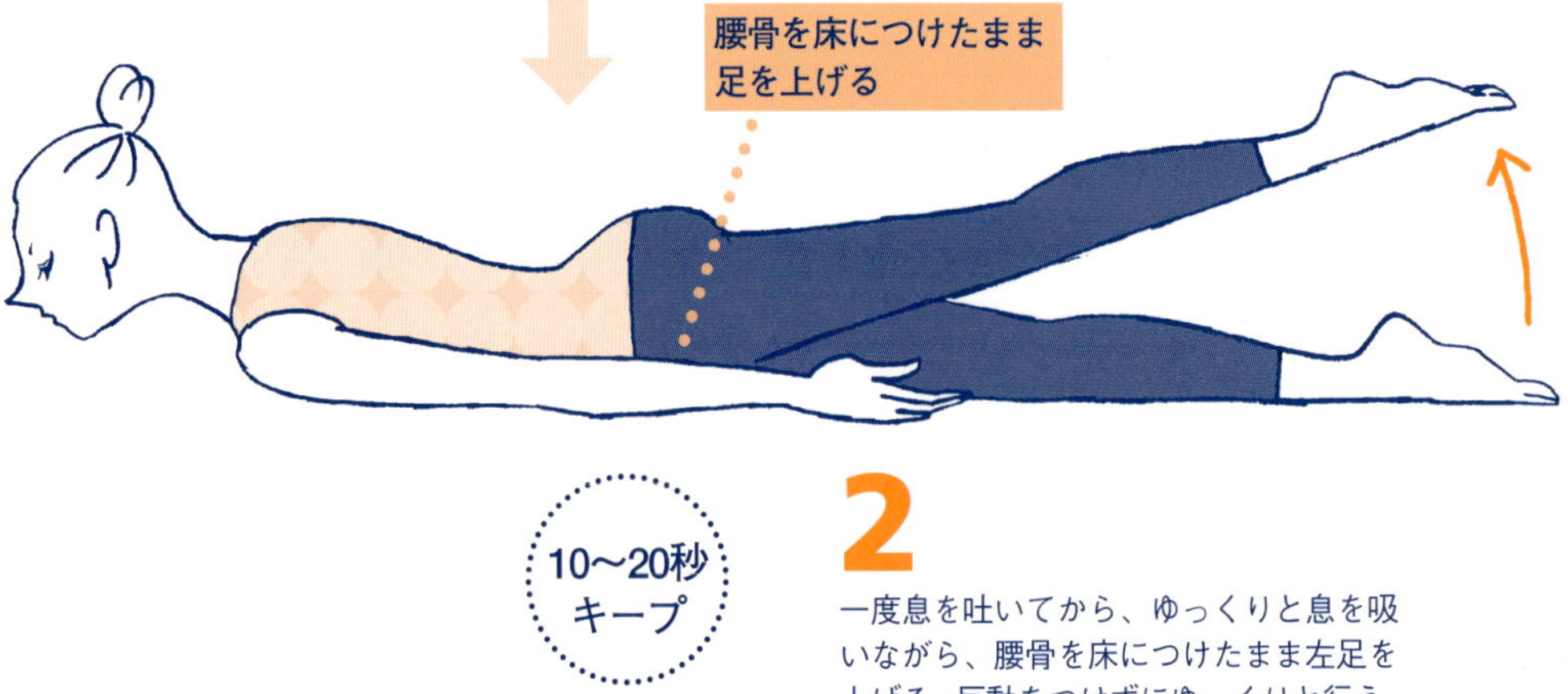
腰骨を床につけたまま足を上げる
10〜20秒キープ

2

一度息を吐いてから、ゆっくりと息を吸いながら、腰骨を床につけたまま左足を上げる。反動をつけずにゆっくりと行う。自然呼吸で10〜20秒キープ。

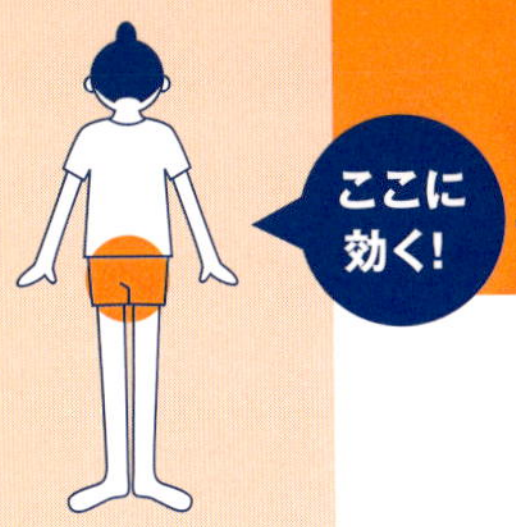
ここに効く!

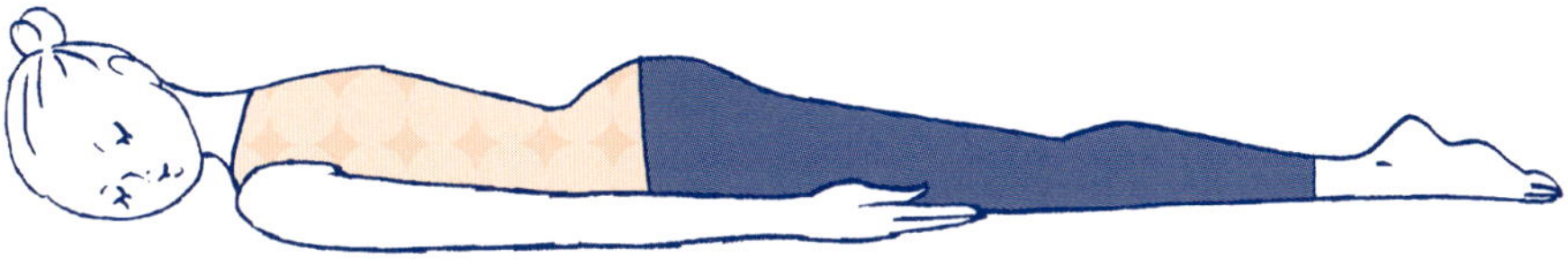

3

顔を左に向け、一度休息。足の左右を変えて**1**→**2**を同様に行う。

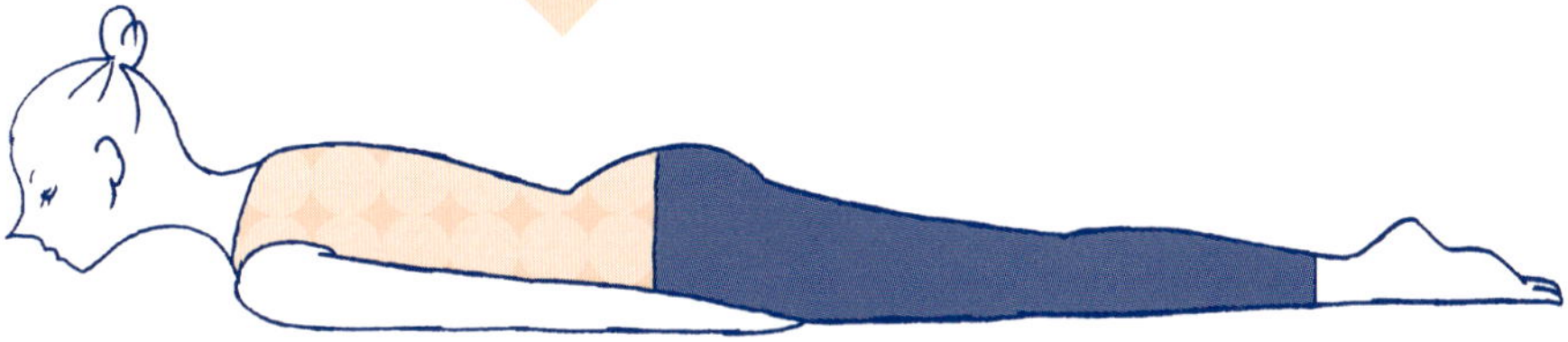

4

あごを床につけ、両手は親指を中にしてにぎり、太ももに伸ばす。

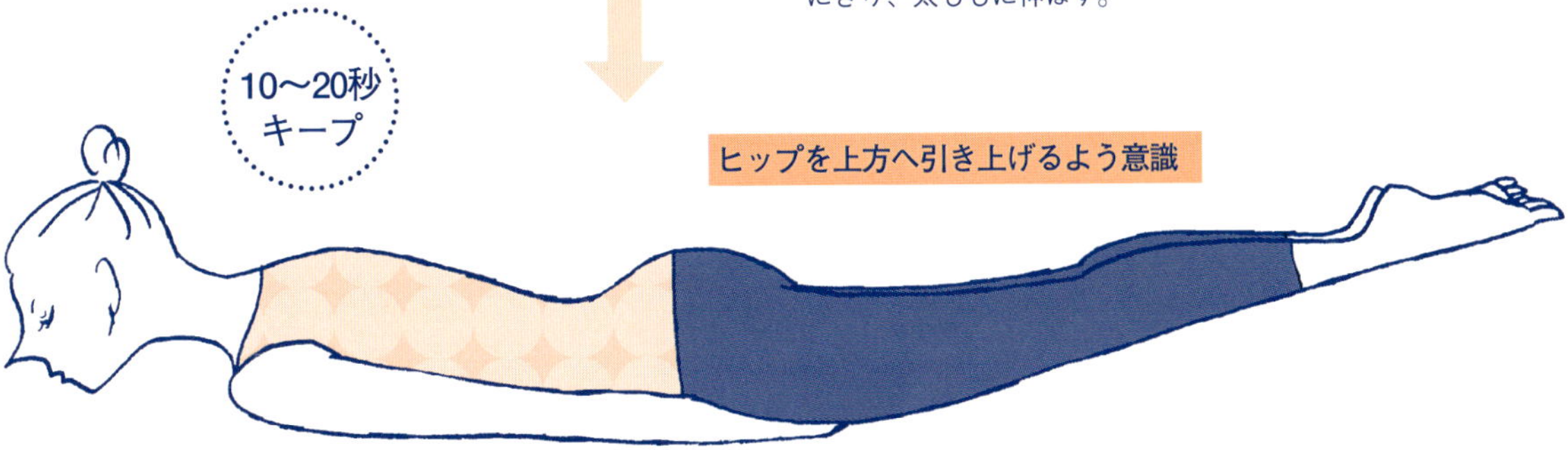
10〜20秒
キープ
ヒップを上方へ引き上げるよう意識

5

手の力を借りながら、両足をそろえて上げる。これ以上、上がらないと思うところで止め、自然呼吸で10〜20秒キープ。「完全なくつろぎのポーズ」（P27）で休息する。

ポーズ37

眠るシバ神のポーズ

太ももが太いと悩んでいる人をよく見ると、筋肉のつきすぎということがよくあります。ふだんから足を真っすぐに伸ばそうとしてひざに力が入りすぎ、太ももに余計な力がかかっているのです。足とは「腰から足先まで」と意識して、リラックスしてポーズを行いましょう。

手順 1→2→3　左右交代で2セット・・・

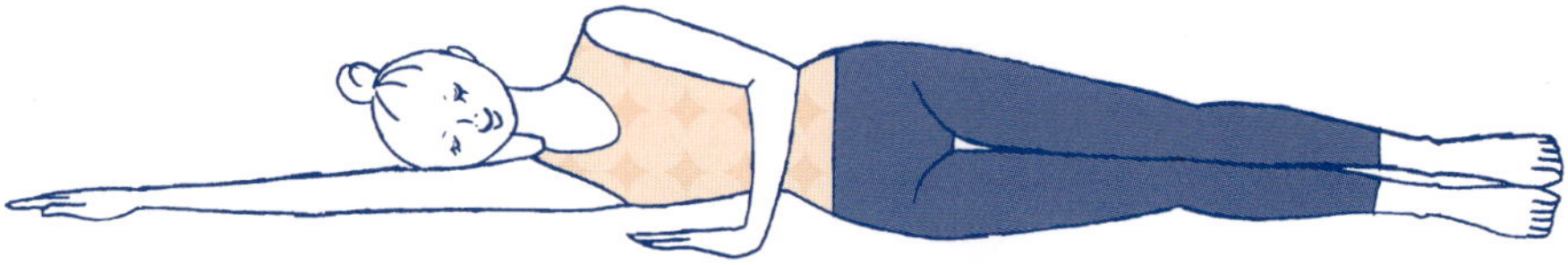

1

右腕を伸ばし、左手を胸の前について横《おう》臥《が》（体の前面が正面を向いた状態）する。

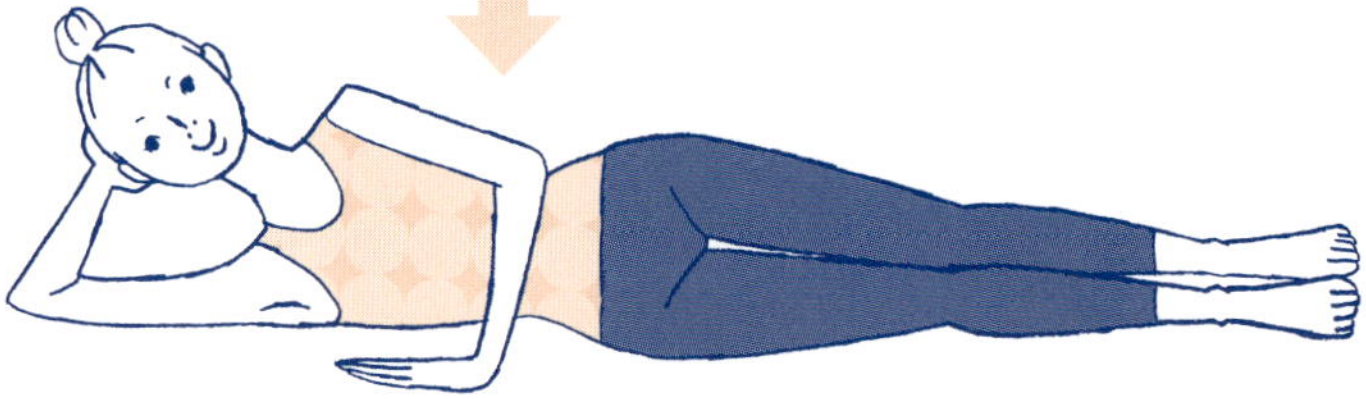

2

両足をそろえ右手で頭を支え、右のわきの下を十分に伸ばす。

3

まず息を吐き、おなかを軽く引き締める。息を吸いながら左足をひざ頭と足の甲を正面に向けたまま、ゆっくりと上げていく。自然呼吸で10〜20秒キープ。

10〜20秒キープ

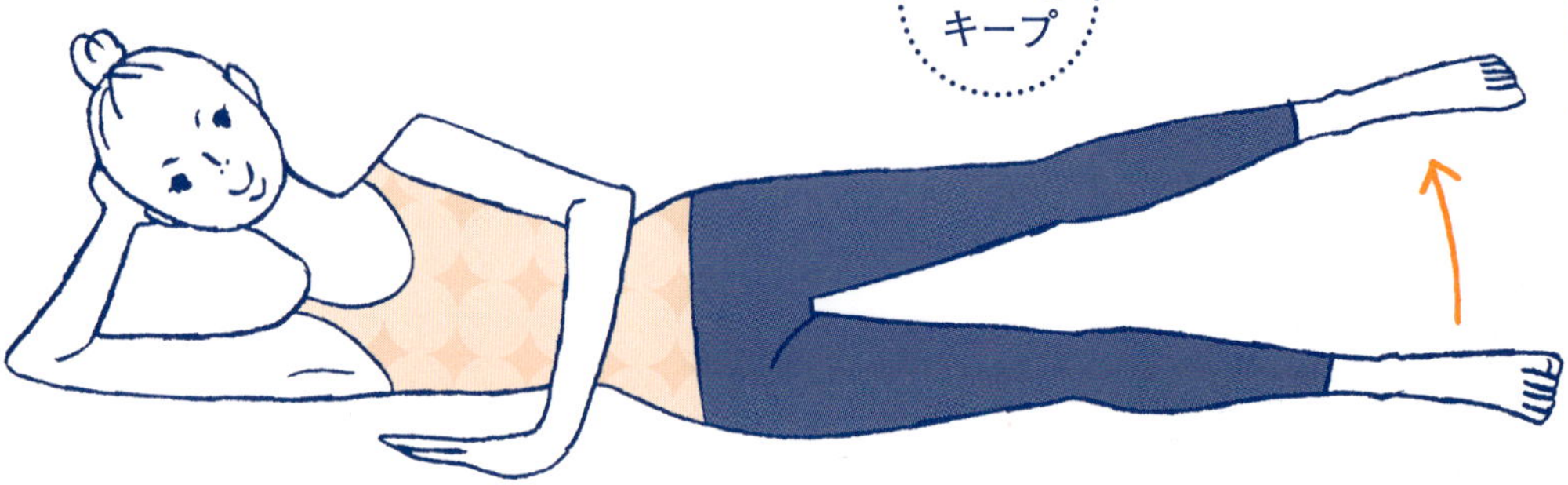

腰から足先までを意識して

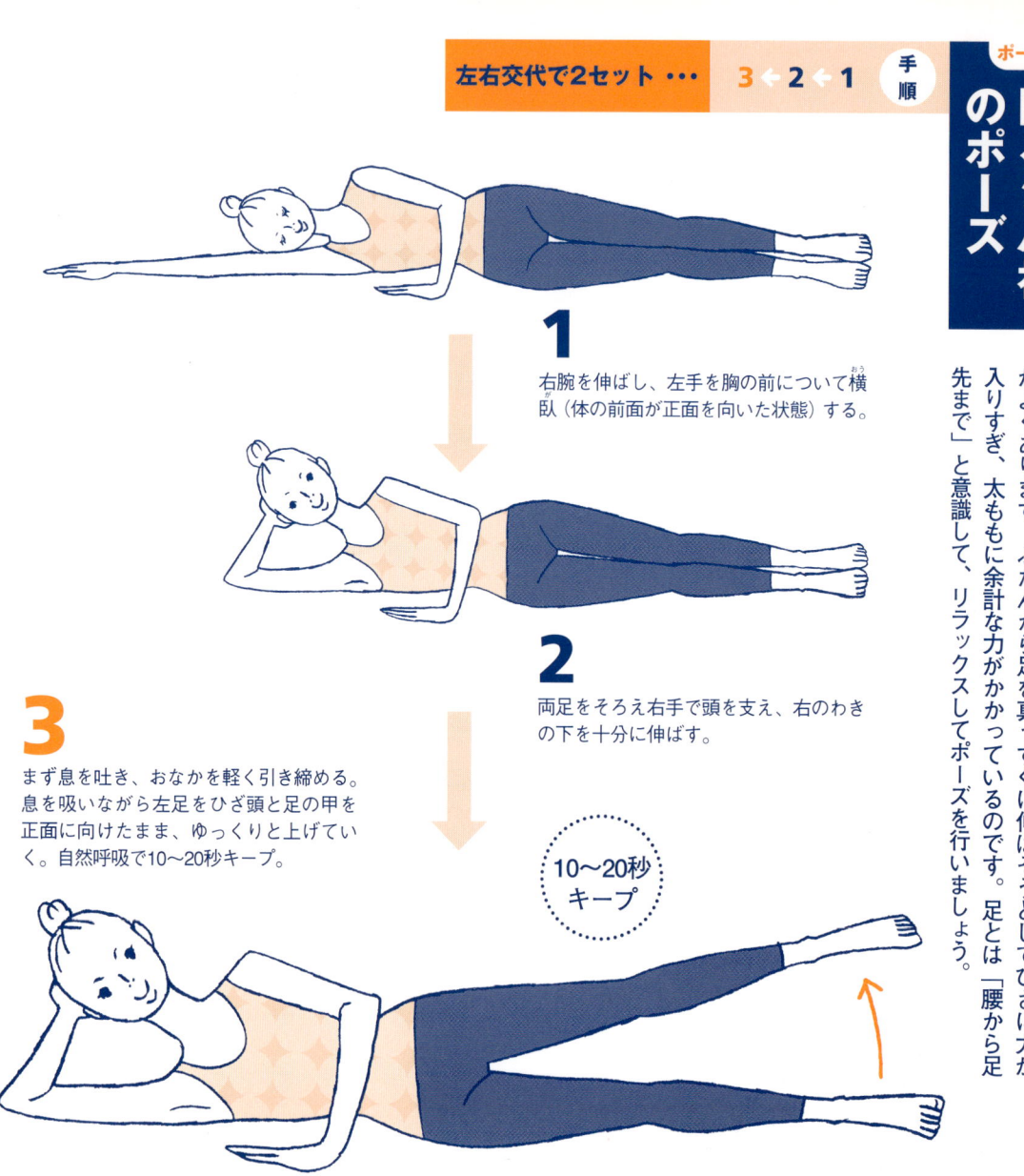

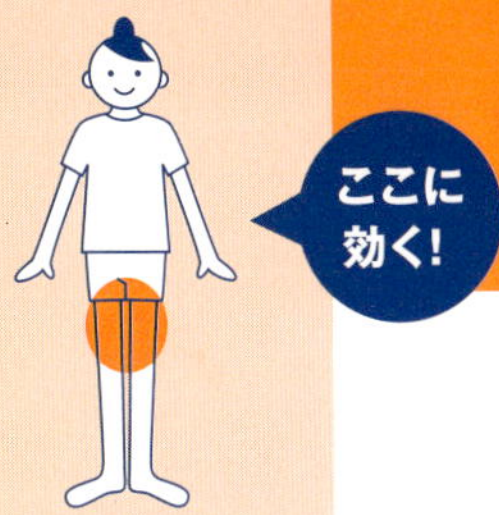

ポーズ38

猿《えん》王《おう》のポーズ

手順 1 → 2 → 3 … 左右交代で2セット

太ももがはるもうひとつの原因は、むくみです。女性は生理前や生理中になると、下半身の血流が悪くなりがち。足を十分に伸ばす猿《えん》王《おう》のポーズで、下半身の血行をよくしましょう。後方に伸ばしている足のそけい部に意識を集中して行ってください。

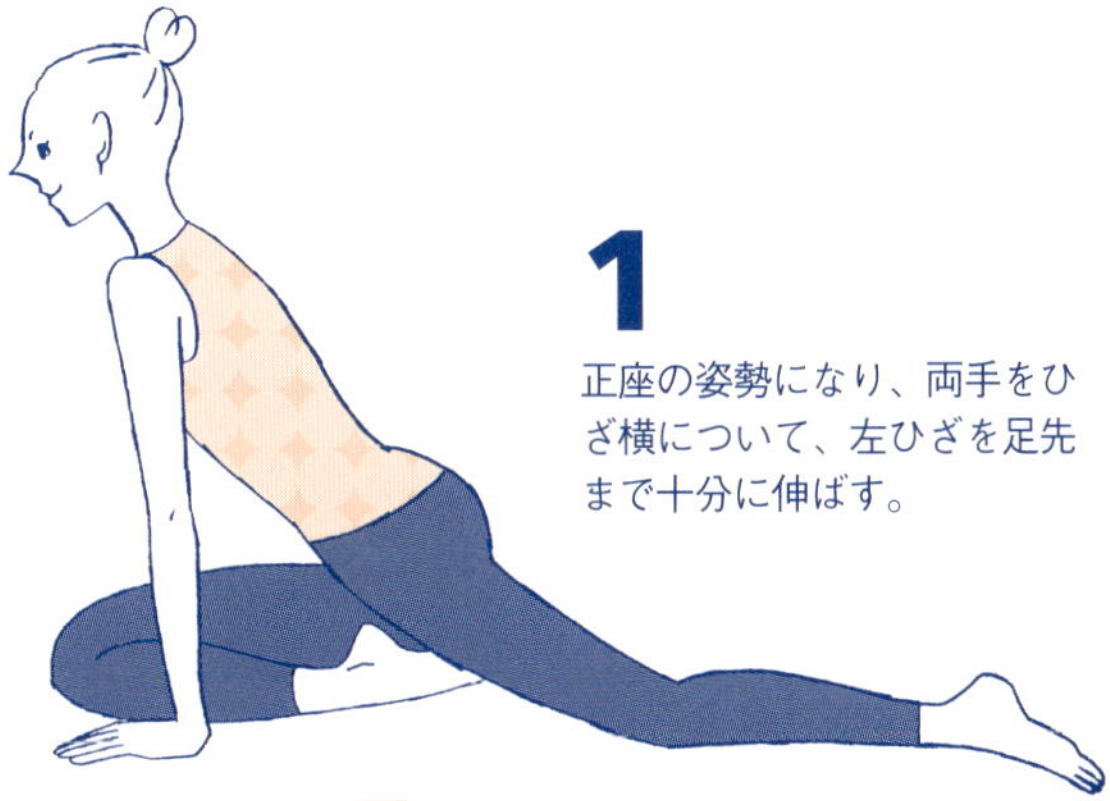

1

正座の姿勢になり、両手をひざ横について、左ひざを足先まで十分に伸ばす。

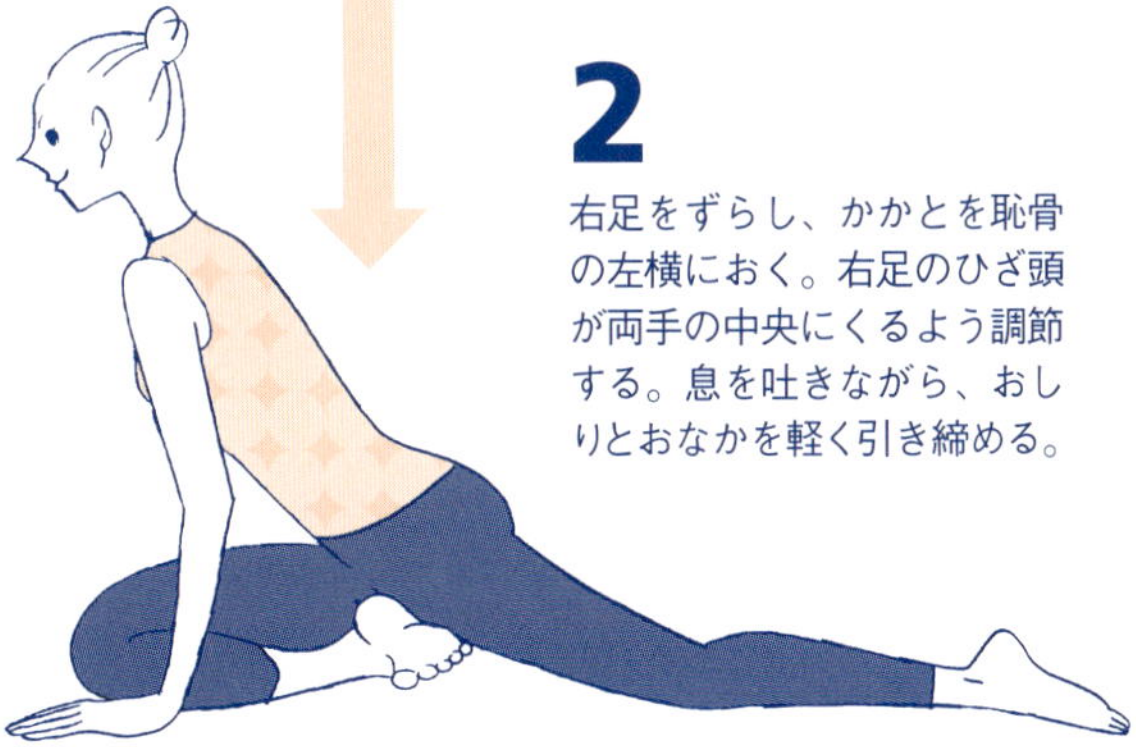

2

右足をずらし、かかとを恥骨の左横におく。右足のひざ頭が両手の中央にくるよう調節する。息を吐きながら、おしりとおなかを軽く引き締める。

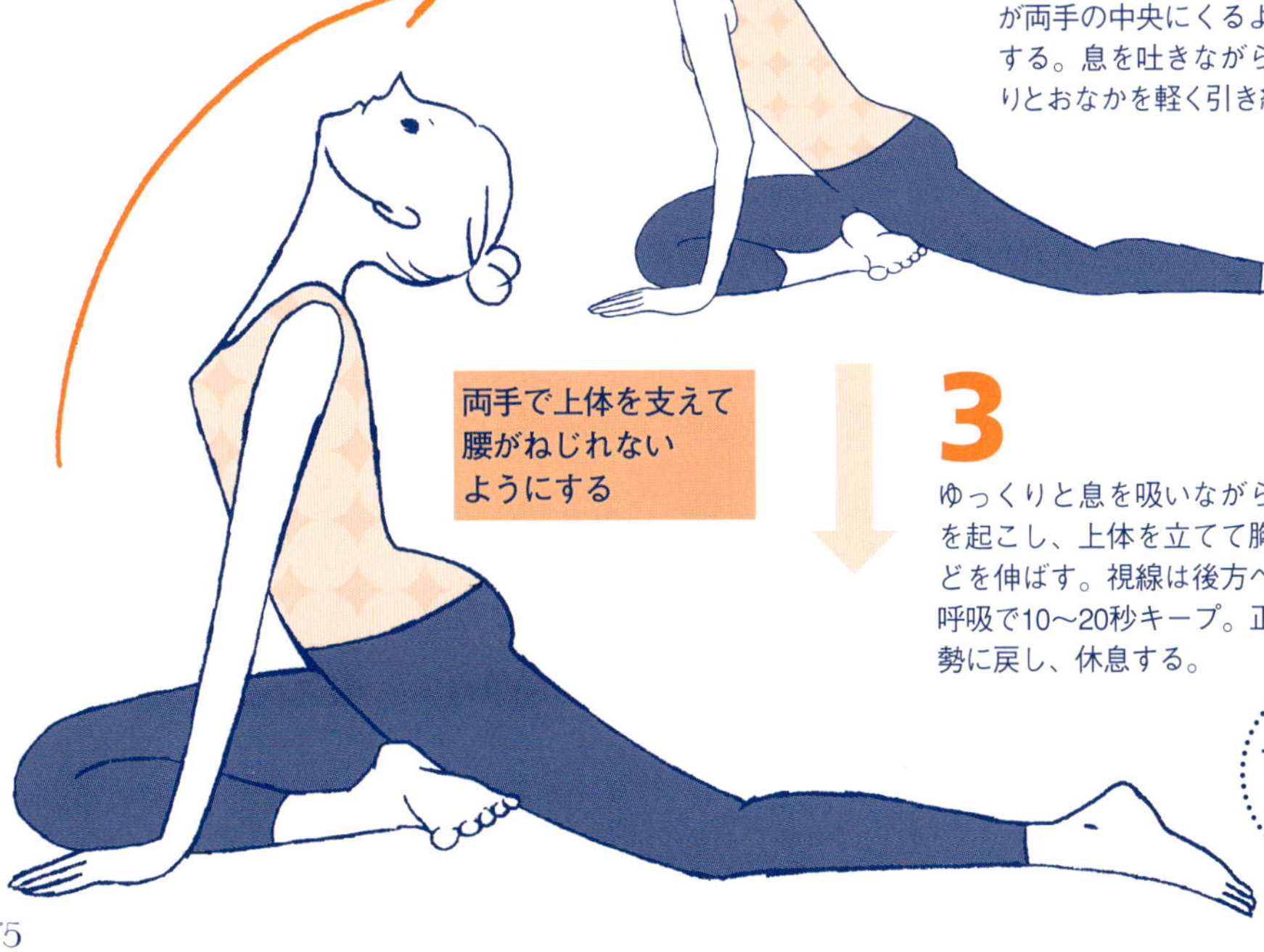
視線は後方へ
両手で上体を支えて
腰がねじれない
ようにする

3

ゆっくりと息を吸いながら、骨盤を起こし、上体を立てて胸からのどを伸ばす。視線は後方へ。自然呼吸で10〜20秒キープ。正座の姿勢に戻し、休息する。

10〜20秒
キープ

ポーズ39

塔のポーズ

手順 1←2←1 2セット…

きれいなふくらはぎは、女性のあこがれですが、やみくもに運動するのは逆効果。筋肉がいびつにつき、たくましすぎる足になってしまうことも…。塔のポーズもやみくもに回数だけをこなすのはNG。時間をかけて朝晩2回、仰《ぎょう》臥《が》サギのポーズとセットで行えば、より効果的です。

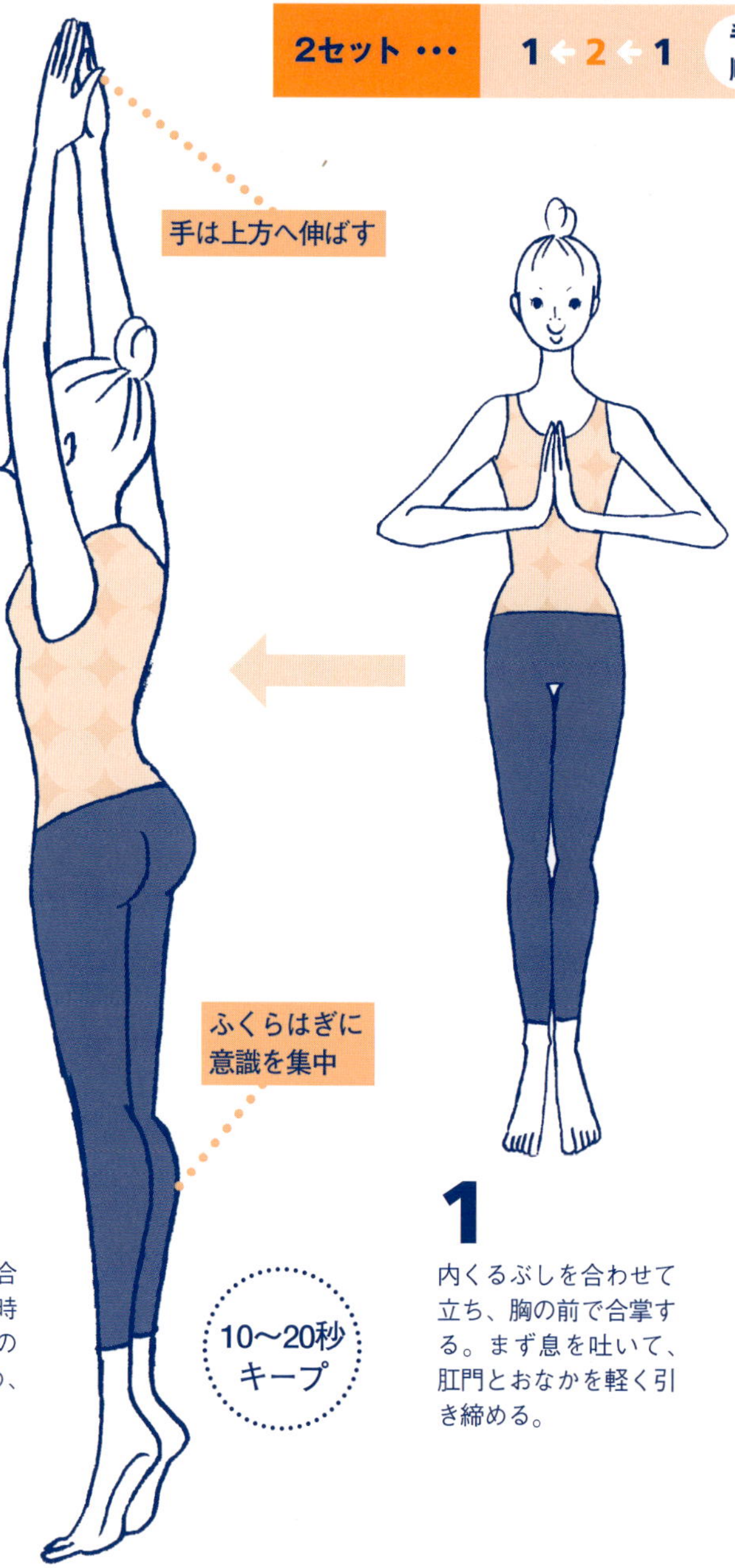
手は上方へ伸ばす
ふくらはぎに意識を集中
10〜20秒キープ

1

内くるぶしを合わせて立ち、胸の前で合掌する。まず息を吐いて、肛門とおなかを軽く引き締める。

2

ゆっくりと息を吸いながら、合掌した手を上方へ伸ばし、同時にかかとを上げていく。両足の親指で床をしっかり踏みしめ、自然呼吸で10〜20秒キープ。

ここをチェック！

小指に重心をかけると…

2の姿勢のとき、小指に重心をかけると、内くるぶしが離れてしまいます。親指に重心をかけ、真っすぐな足のラインを保ちましょう。

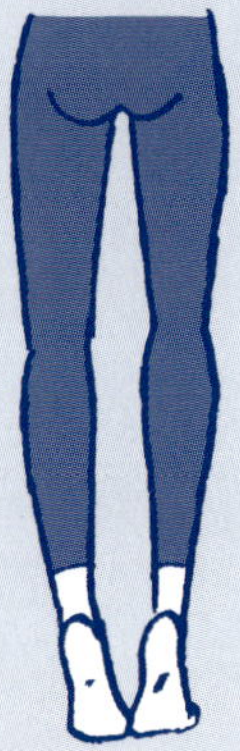

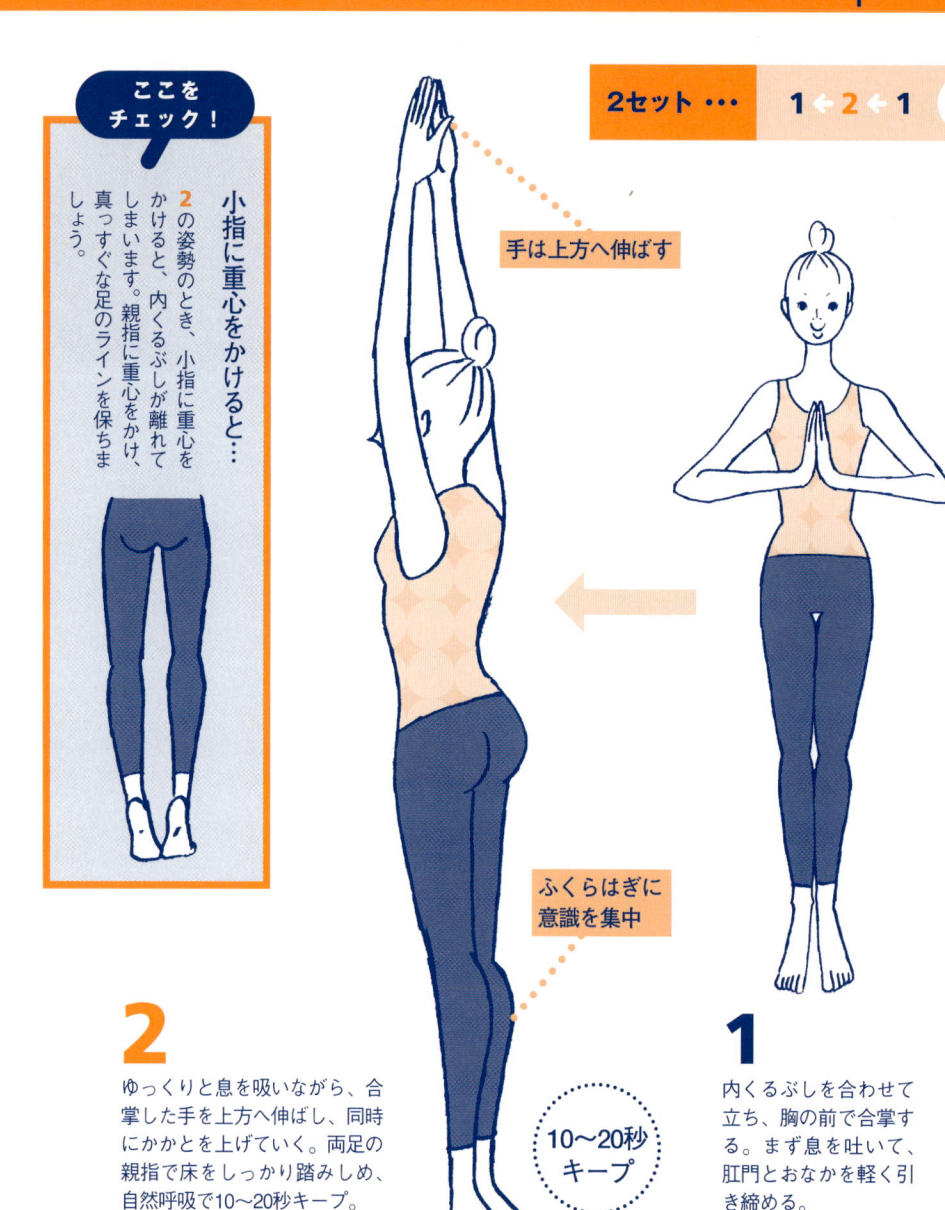

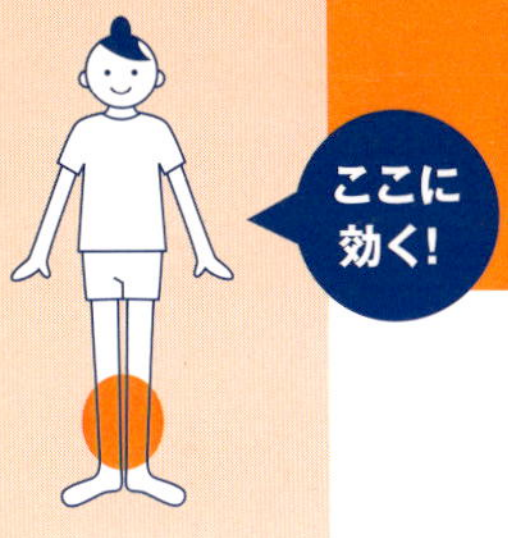
ここに効く!

ポーズ40

仰臥《ぎょうか》サギのポーズ

左右交代で2セット … 3←2←1 手順

ほっそりしているけど、弾力がない。逆にパンパンにはっている。どちらのタイプのふくらはぎもむくんでいる証拠。しかも冷えやすく疲れやすい体質にもなっています。仰《ぎょう》臥《が》サギのポーズでふくらはぎとアキレス腱を伸ばし、血行を促進しましょう。

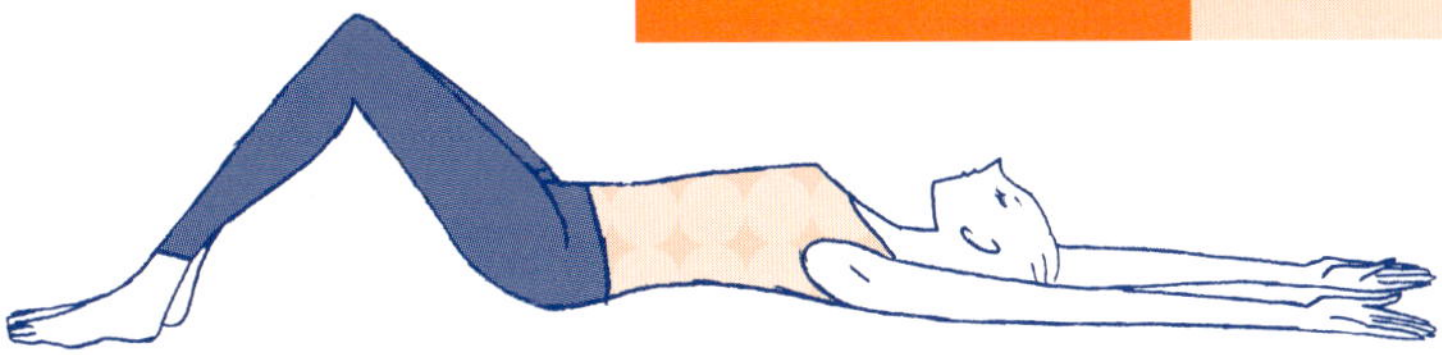

1

両ひざを立てて仰向けになり、両手を頭上に伸ばして一度、大きく伸びをする。

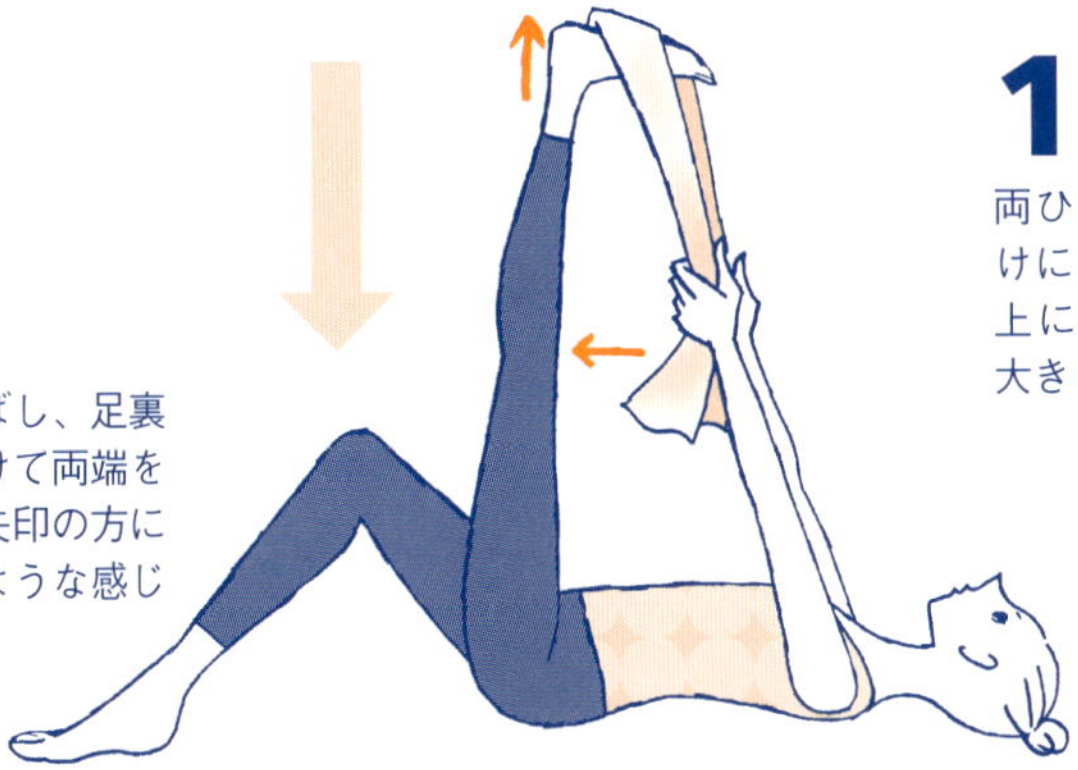

2

左足を上に伸ばし、足裏にタオルをかけて両端を持つ。ひざを矢印の方に軽く押し出すような感じで伸ばす。

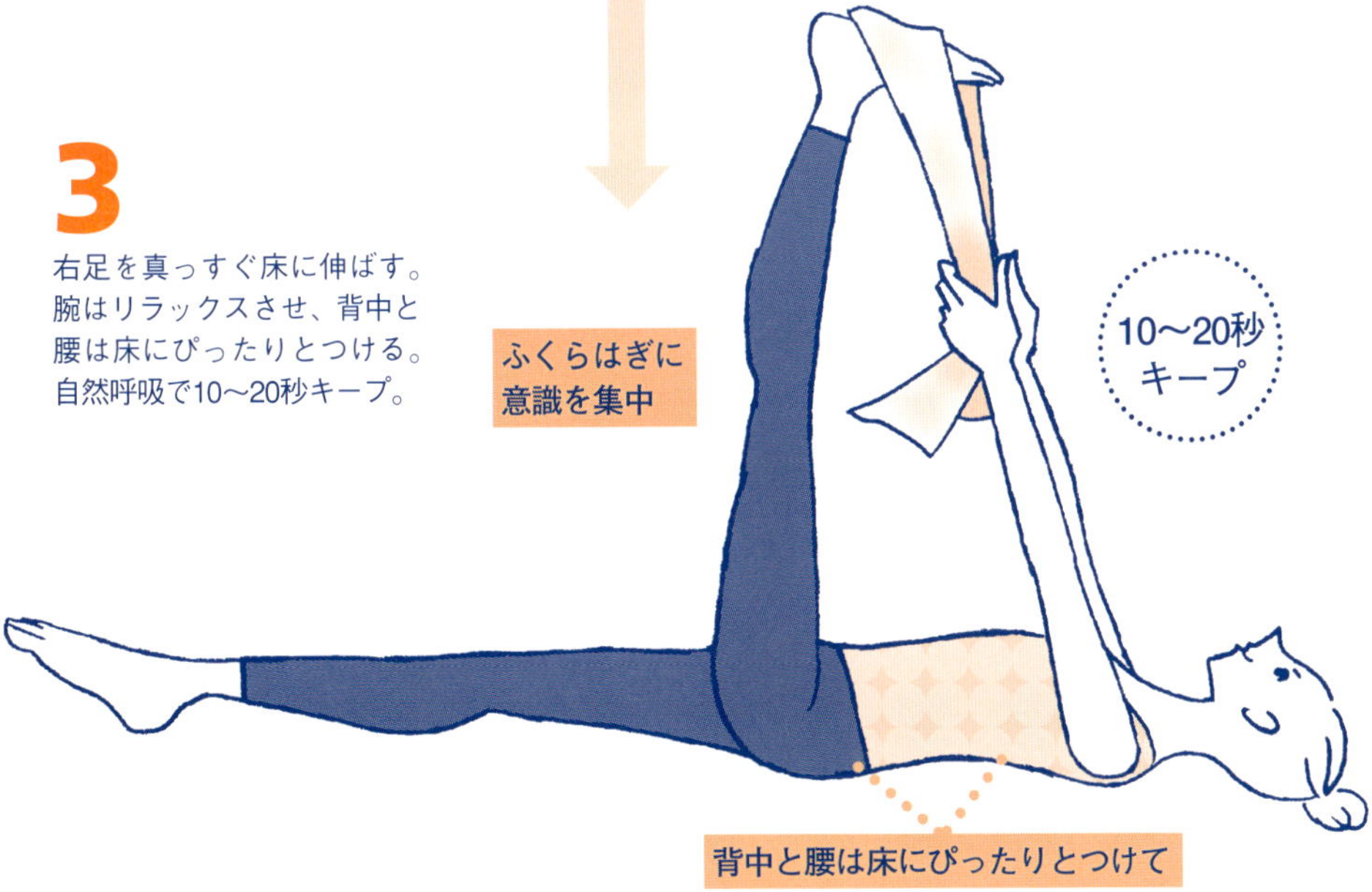
ふくらはぎに
意識を集中
10〜20秒
キープ
背中と腰は床にぴったりとつけて

3

右足を真っすぐ床に伸ばす。腕はリラックスさせ、背中と腰は床にぴったりとつける。自然呼吸で10〜20秒キープ。

ポーズ41

ムドラのポーズ

2セット … 1←2←3←2←1 手順

年齢とともに脂肪が蓄積するのが二の腕。二の腕の筋肉は、意識しないと使う機会がありませんから、じっくりポーズを行いましょう。肩関節がかたいとなかなか腕が上がりませんが、無理は禁物です。肩の緊張をほぐし、こりを解消する効果もあります。

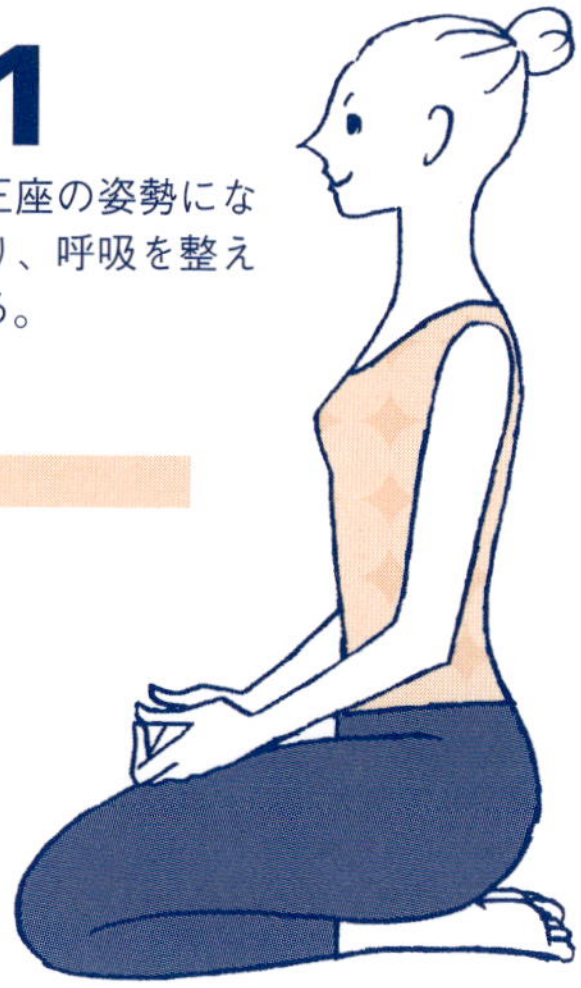

1

正座の姿勢になり、呼吸を整える。

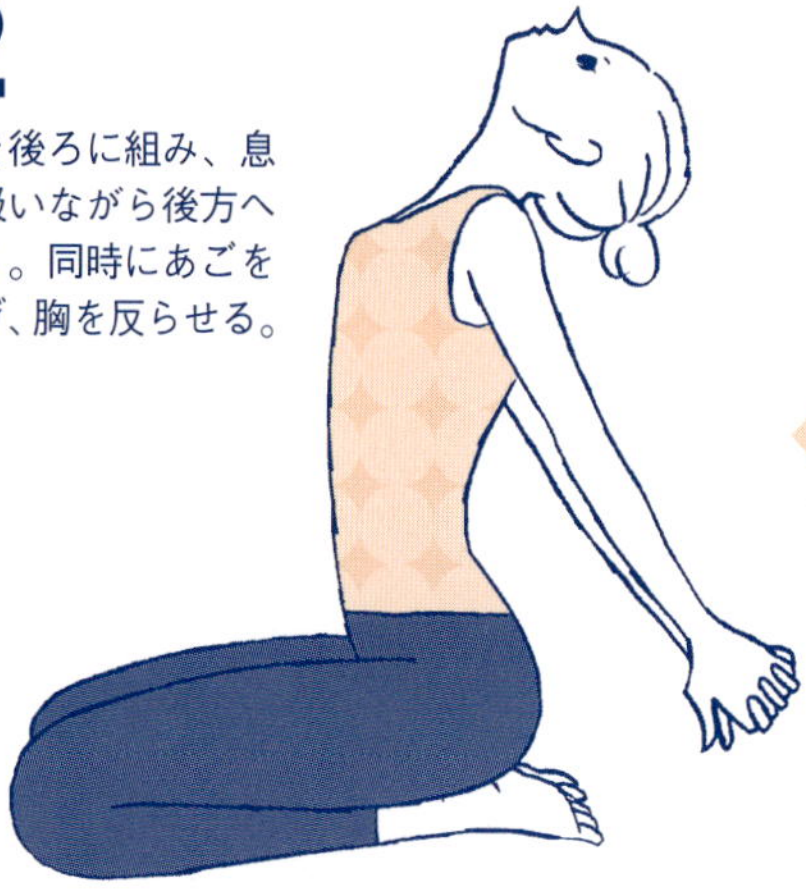

2

手を後ろに組み、息を吸いながら後方へ引く。同時にあごを上げ、胸を反らせる。

3

ゆっくり息を吐きながら、両手の手のひらを合わせたまま上方に引き上げる。上体をゆっくり前に倒し、あごを引いて頭を床につける。自然呼吸で10〜20秒キープ

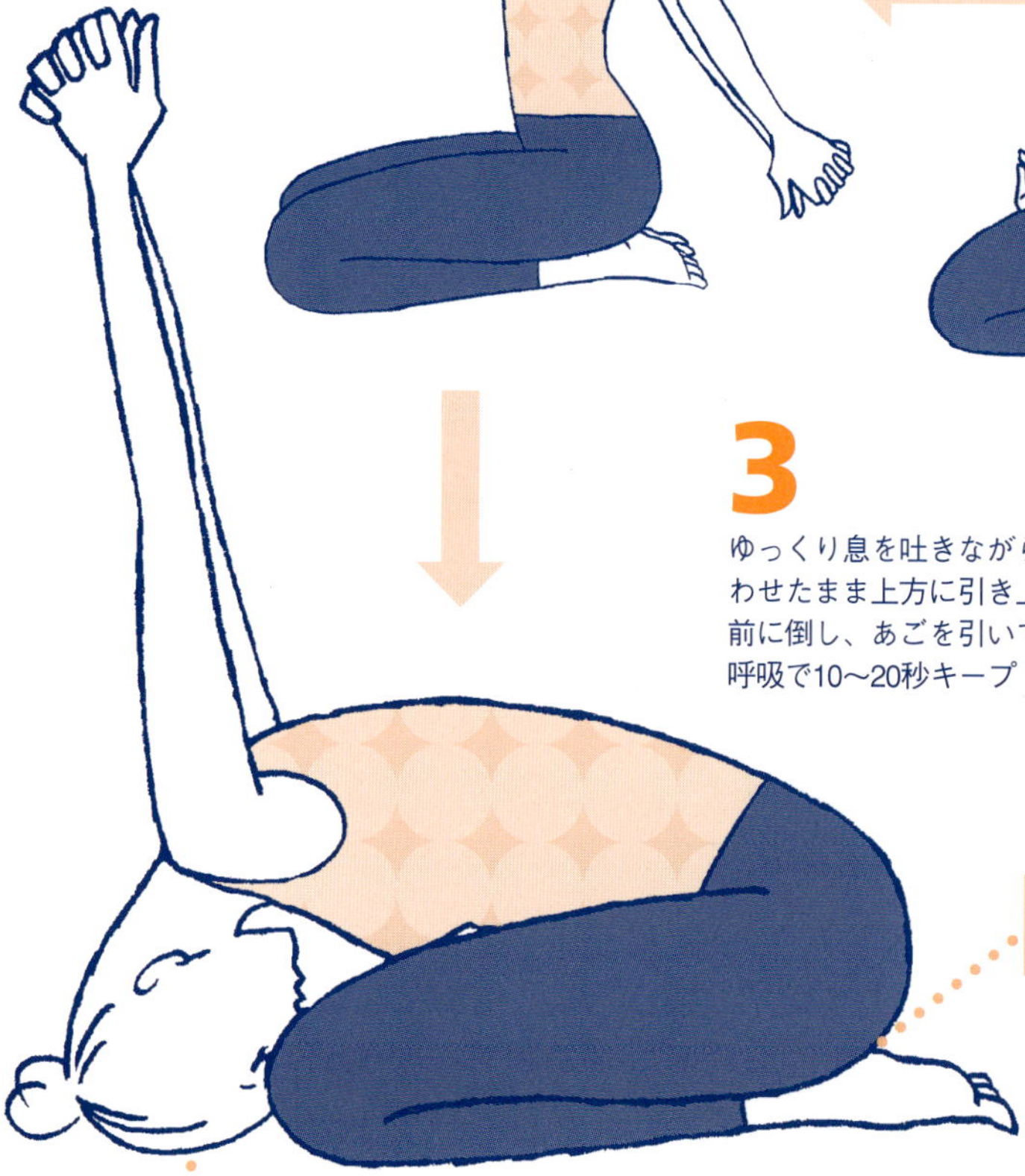

おしりは浮かないように
10〜20秒キープ
あごを引いて頭を床につける

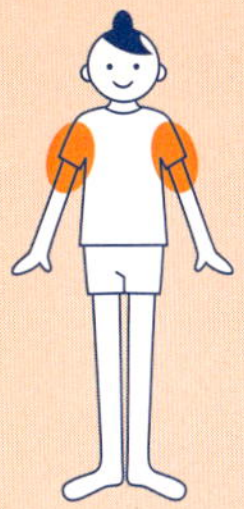

ポーズ42

アーチのポーズ

2セット … 4 ← 3 ← 2 ← 1 手順

二の腕だけでなく、全身のバックラインを整えるアーチのポーズ。とくにシェイプされるのは、二の腕から肩にかけて。腕の内側の筋肉が伸び、すらりとしたラインをつくりあげます。また、内臓の働きやホルモン系の機能を高める効果もあり、自律神経のバランスを整えてくれます。

1

両足は腰幅に開き、両腕を耳の横の床につける。

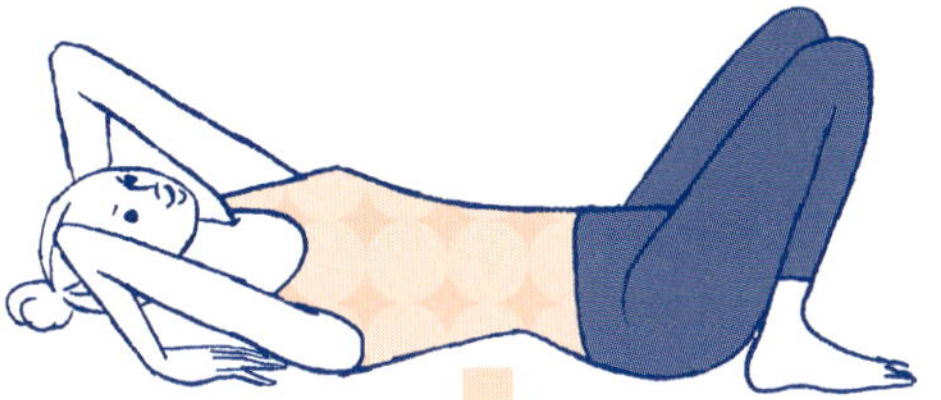

2

おしりをきゅっと閉じて腰を上げ、肩で体重を支える。

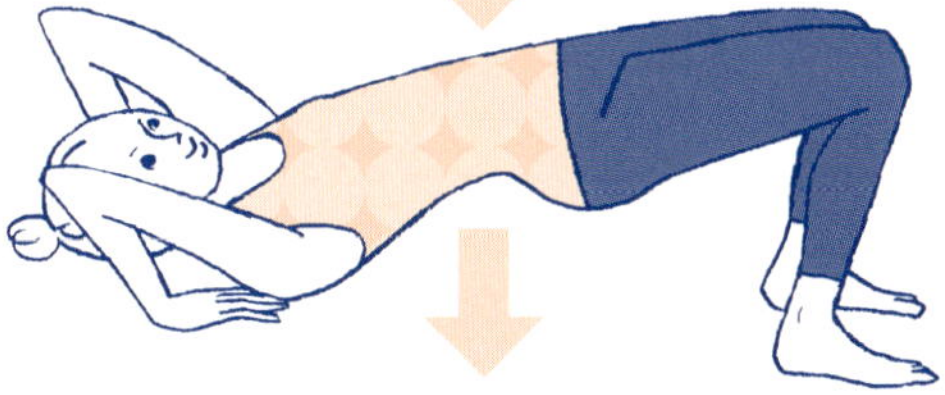

3

両手をしっかりついて頭頂を床につける。

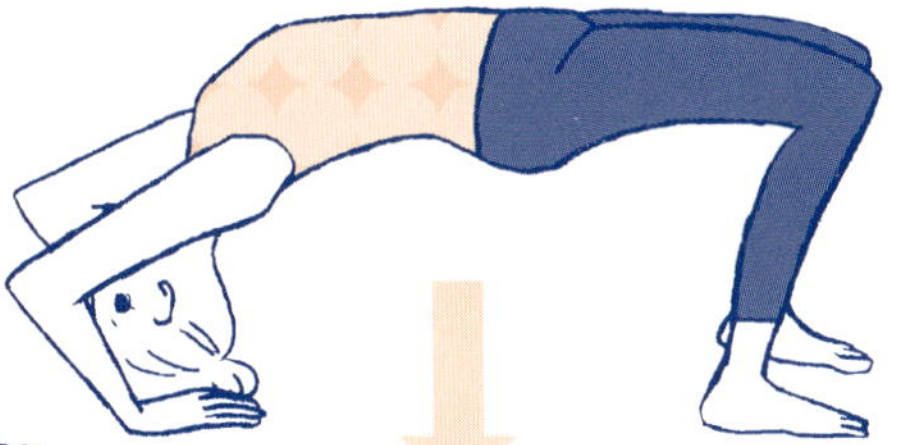

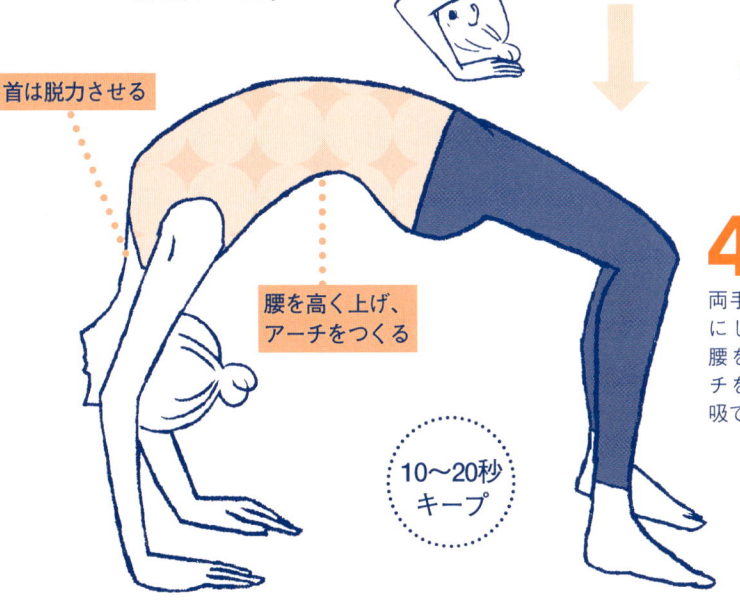

4

両手で床を押すようにして腕を伸ばし、腰を高く上げ、アーチをつくる。自然呼吸で10～20秒キープ。

ポーズ43

コブラのポーズ

手順　1 → 2 → 3　2セット…

背中に脂肪がつくのも、中年以降よく見られる現象です。これは、年齢とともに背筋《はいきん》が落ち、脂肪にとってかわられてしまうために起こるもの。コブラのポーズはとくに下背部のシェイプアップ効果があります。**2**の姿勢での意識集中がポイントです。

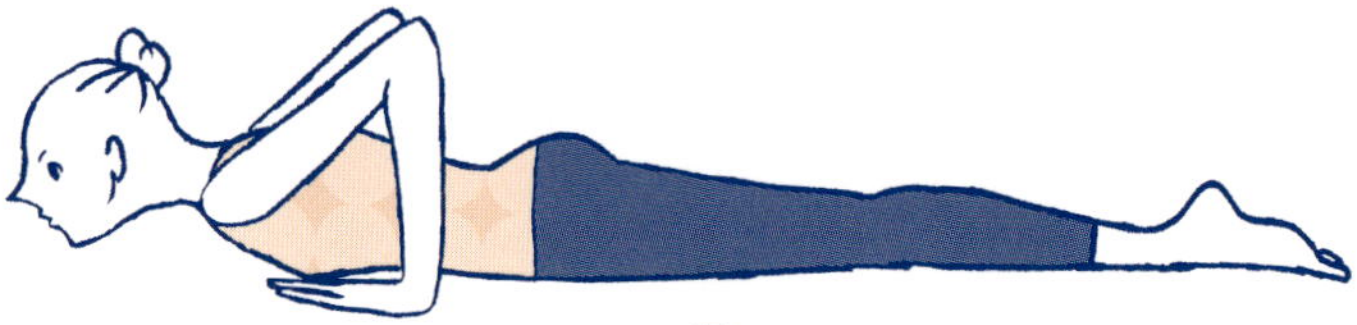

1

うつぶせになり、手のひらを胸の横の床につけ、わきとひじを締める。あごは床につけ、両足はぴったり合わせて伸ばす。

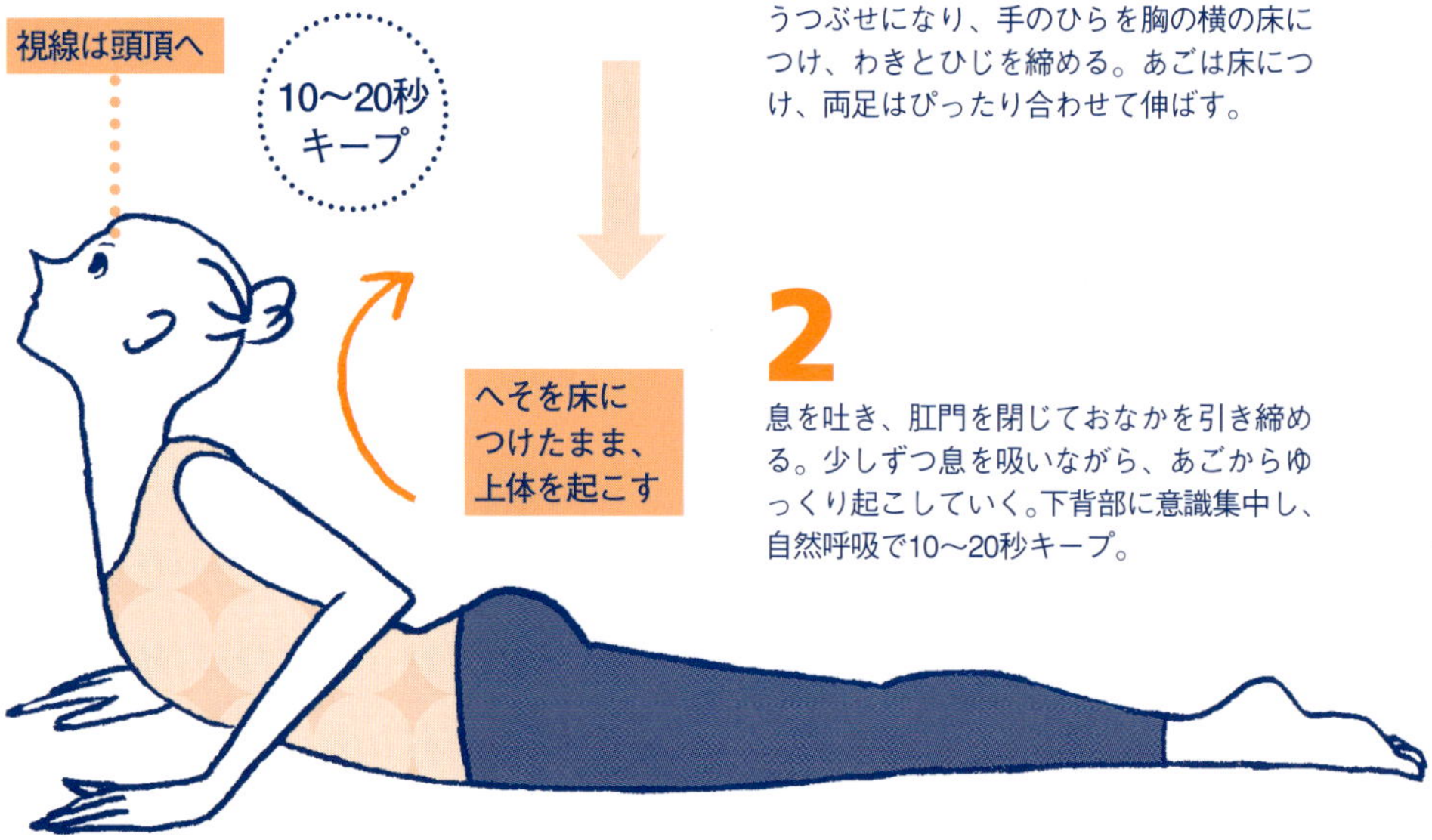

視線は頭頂へ
10〜20秒キープ
へそを床につけたまま、上体を起こす

2

息を吐き、肛門を閉じておなかを引き締める。少しずつ息を吸いながら、あごからゆっくり起こしていく。下背部に意識集中し、自然呼吸で10〜20秒キープ。

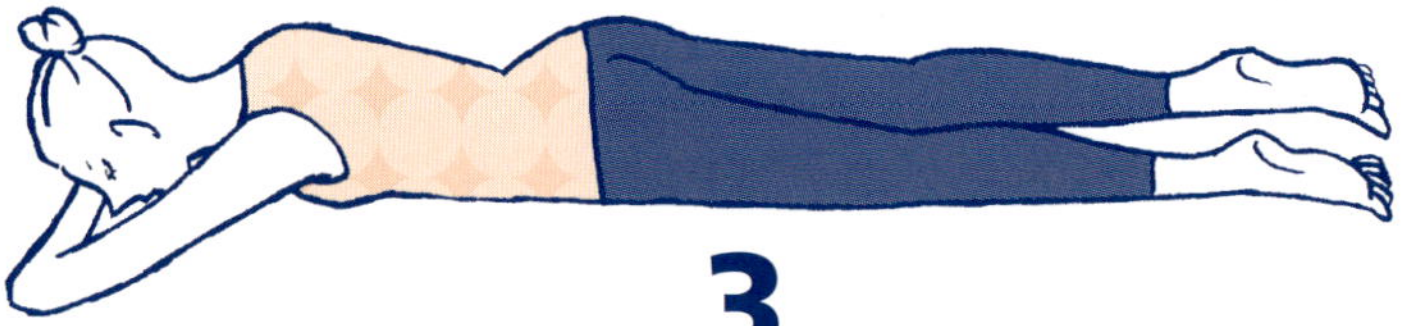

3

うつぶせの状態で休息する。

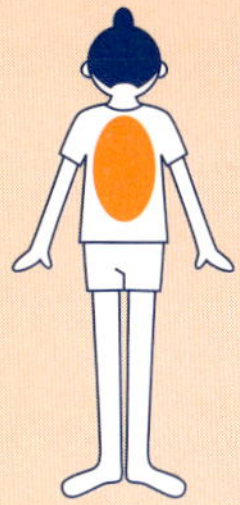
ここに効く!

ポーズ44

優雅なねじりのポーズ

手順 1←2←3←2←1

左右交代で2セット…

背中のシェイプアップに効果のあるポーズです。ねじり系のポーズは、肩関節や股関節が柔軟でないと、脊柱を効果的にねじれません。徐々に慣らして行いましょう。**2**の姿勢で左腕で右腕をつかめない人は、腰にそわせるだけでもOK。ウエストをシェイプさせる効果もあります。

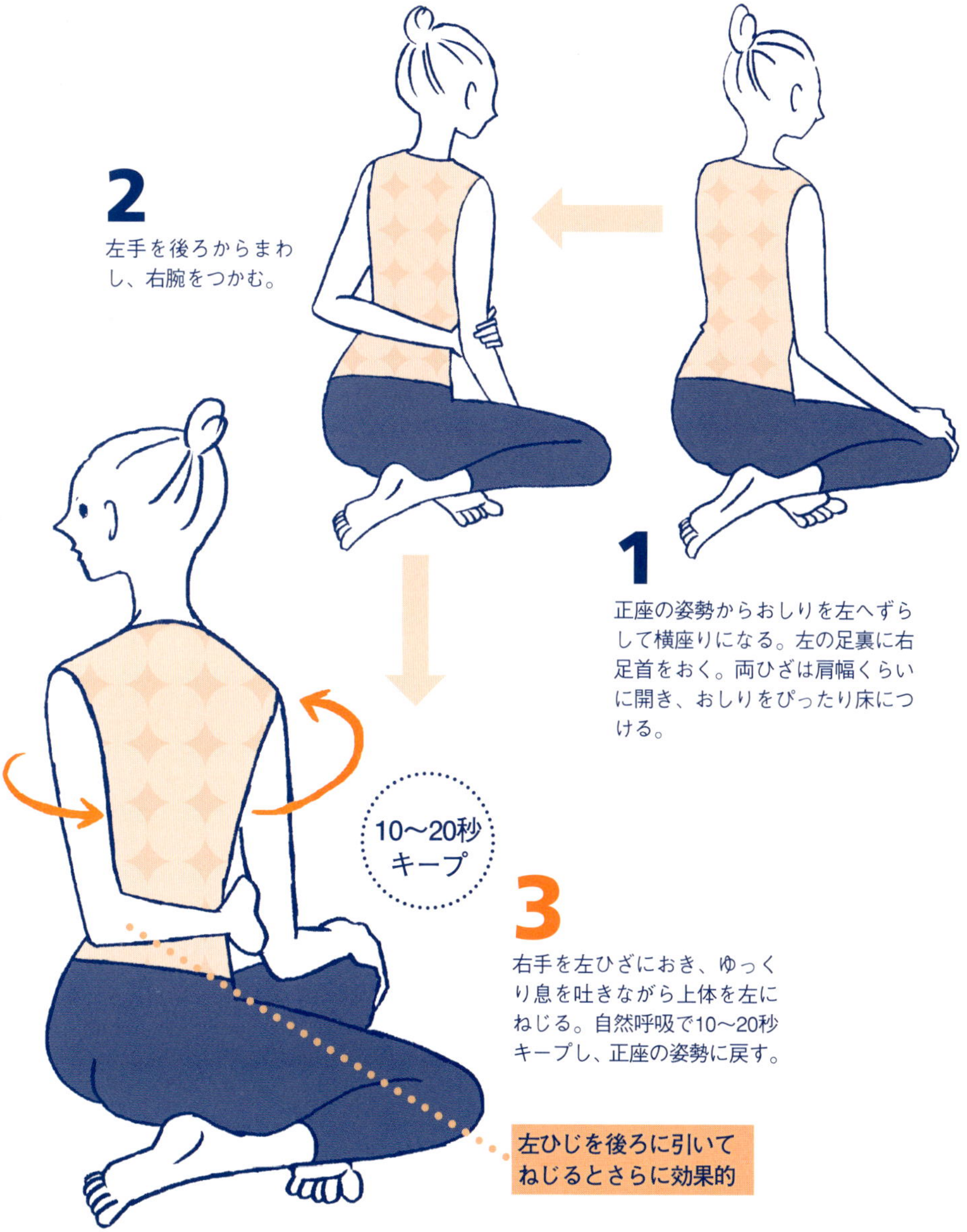
10〜20秒キープ
左ひじを後ろに引いてねじるとさらに効果的

1

正座の姿勢からおしりを左へずらして横座りになる。左の足裏に右足首をおく。両ひざは肩幅くらいに開き、おしりをぴったり床につける。

2

左手を後ろからまわし、右腕をつかむ。

3

右手を左ひざにおき、ゆっくり息を吐きながら上体を左にねじる。自然呼吸で10〜20秒キープし、正座の姿勢に戻す。

O脚・X脚を改善したい

ポーズ45

カラスのポーズ

O脚やX脚は、日常動作のくせによっても強化され、固定化しがちです。肛門を閉じ、ひざに意識を集中して行いましょう。ポイントは、**4**の姿勢で背筋《はいきん》と腹筋を使って背すじを伸ばし、腰をおろしていくことです。

手順　2セット…　1 ← 2 ← 3 ← **4** ← 3 ← 2 ← 1

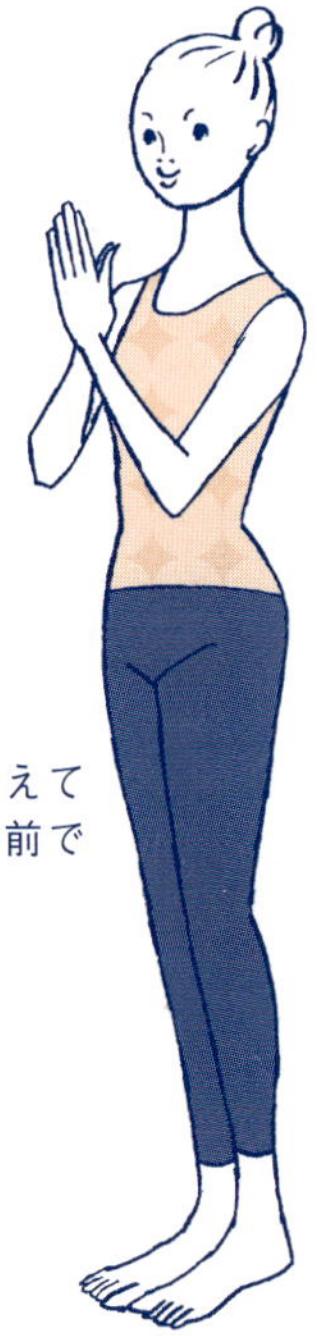

1

両足をそろえて立ち、胸の前で合掌する。

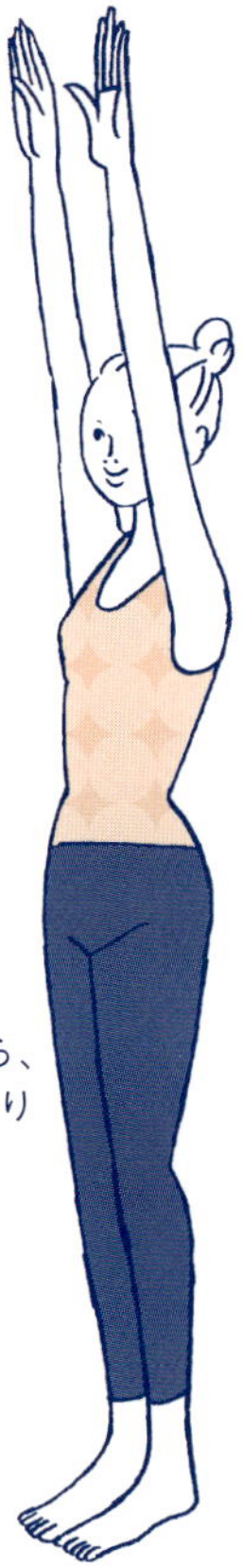

2

息を吸いながら、両手をゆっくり上方へ伸ばす。

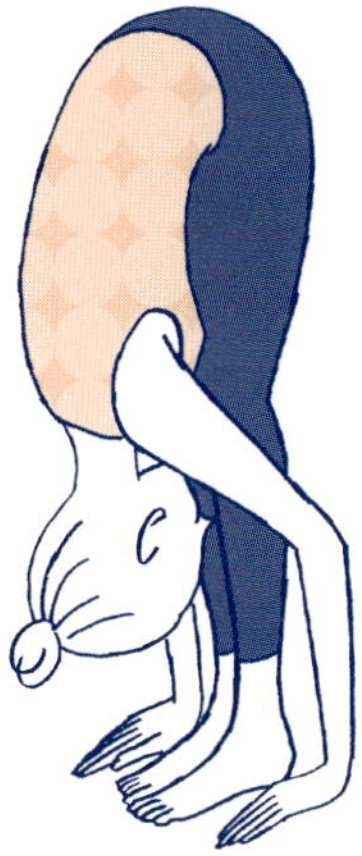

3

息を吐きながら、上体を前に倒し、自然呼吸で10秒キープ。このとき、ひざは曲がっても構わない。

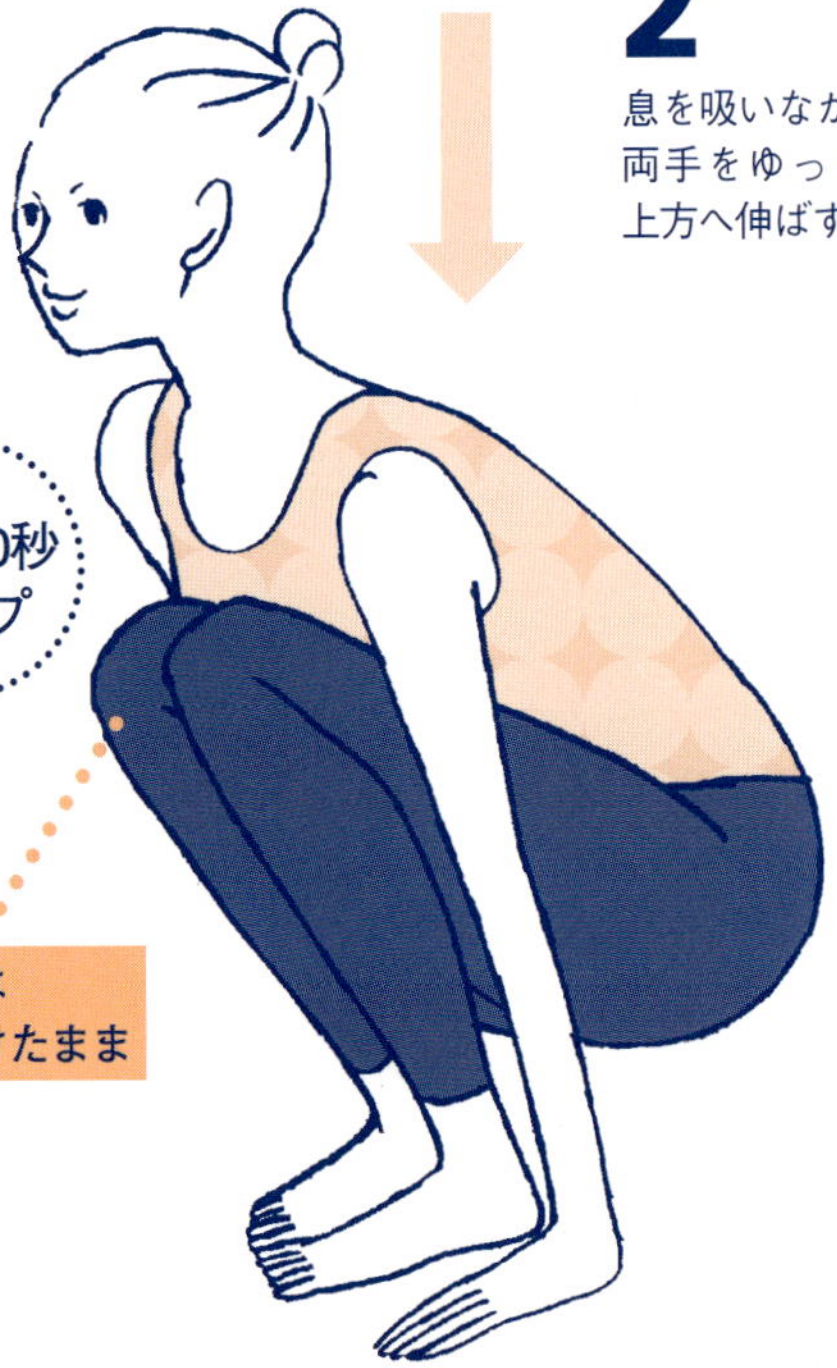

10〜20秒キープ

両ひざはくっつけたまま

4

ゆっくりとひざを曲げ、腰をおろしていく。両ひざはくっつけ、肛門を閉じ、かかとが床から浮かないように注意する。自然呼吸で10〜20秒キープ。

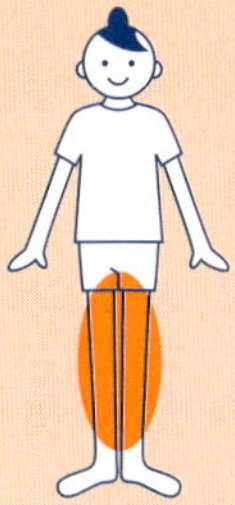
ここに効く!

ポーズ46

ハトのポーズ

O脚やX脚は、骨盤のゆがみによっても起こります。このポーズは、股関節を開閉し、ゆがみを矯正します。また、太ももを引き締めるシェイプアップ効果にもすぐれ、腰痛も緩和してくれます。上級者向けで、柔軟性も必要ですが、ぜひチャレンジしてもらいたいポーズです。

手順 1 → 2 → 3　左右交代で2セット…

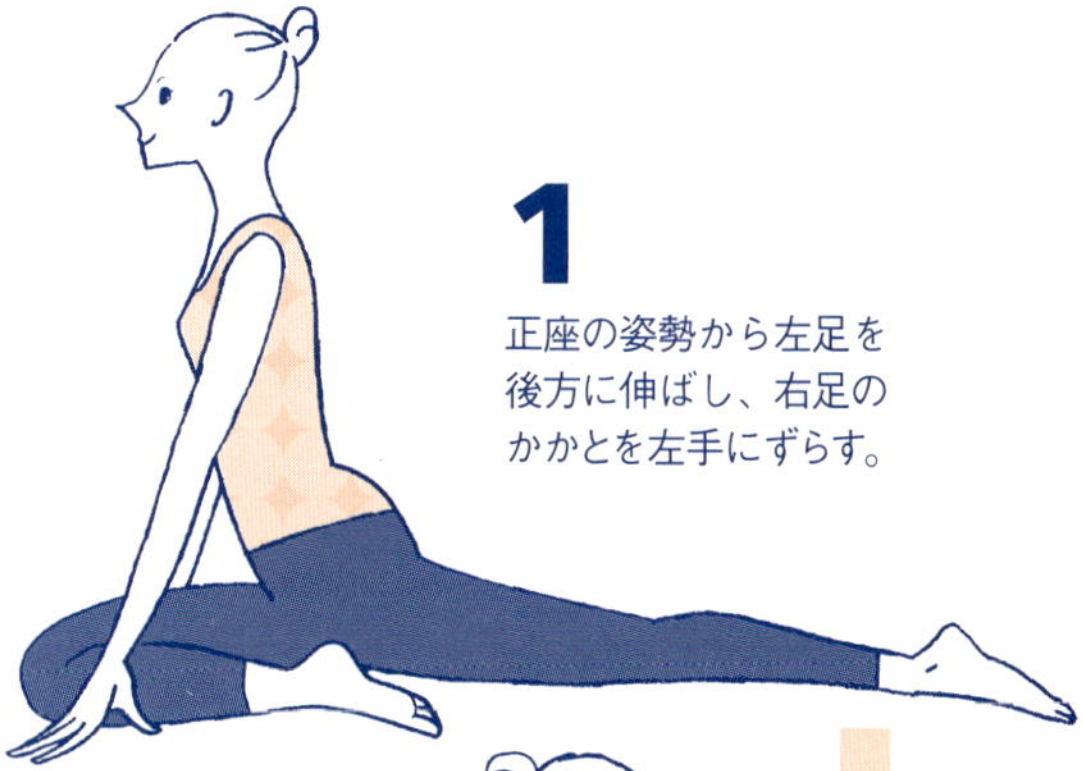

1

正座の姿勢から左足を後方に伸ばし、右足のかかとを左手にずらす。

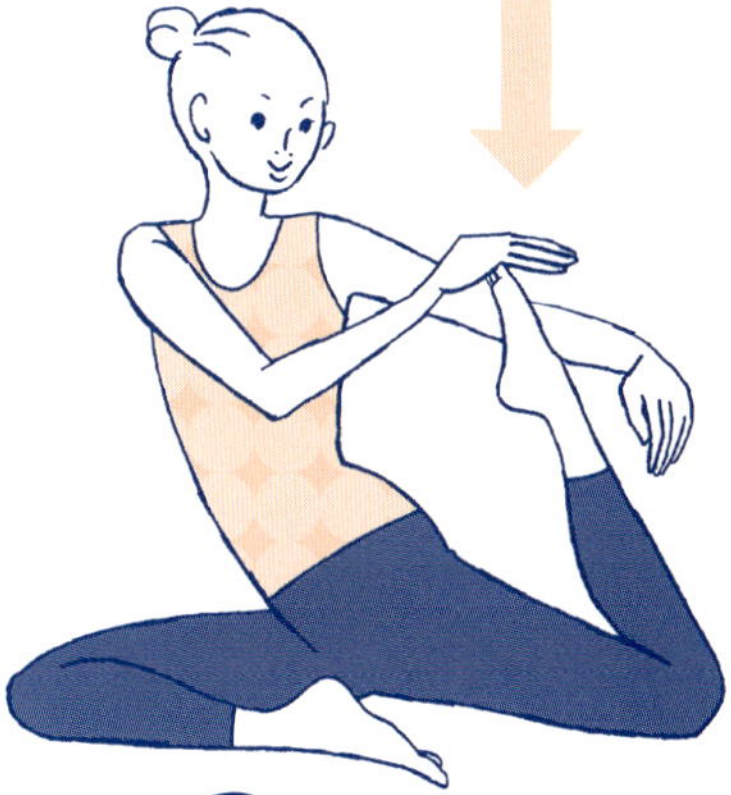

2

左ひざを曲げ、その足をいったん右手でつかみ、左手をまわしてひじのところにかける。

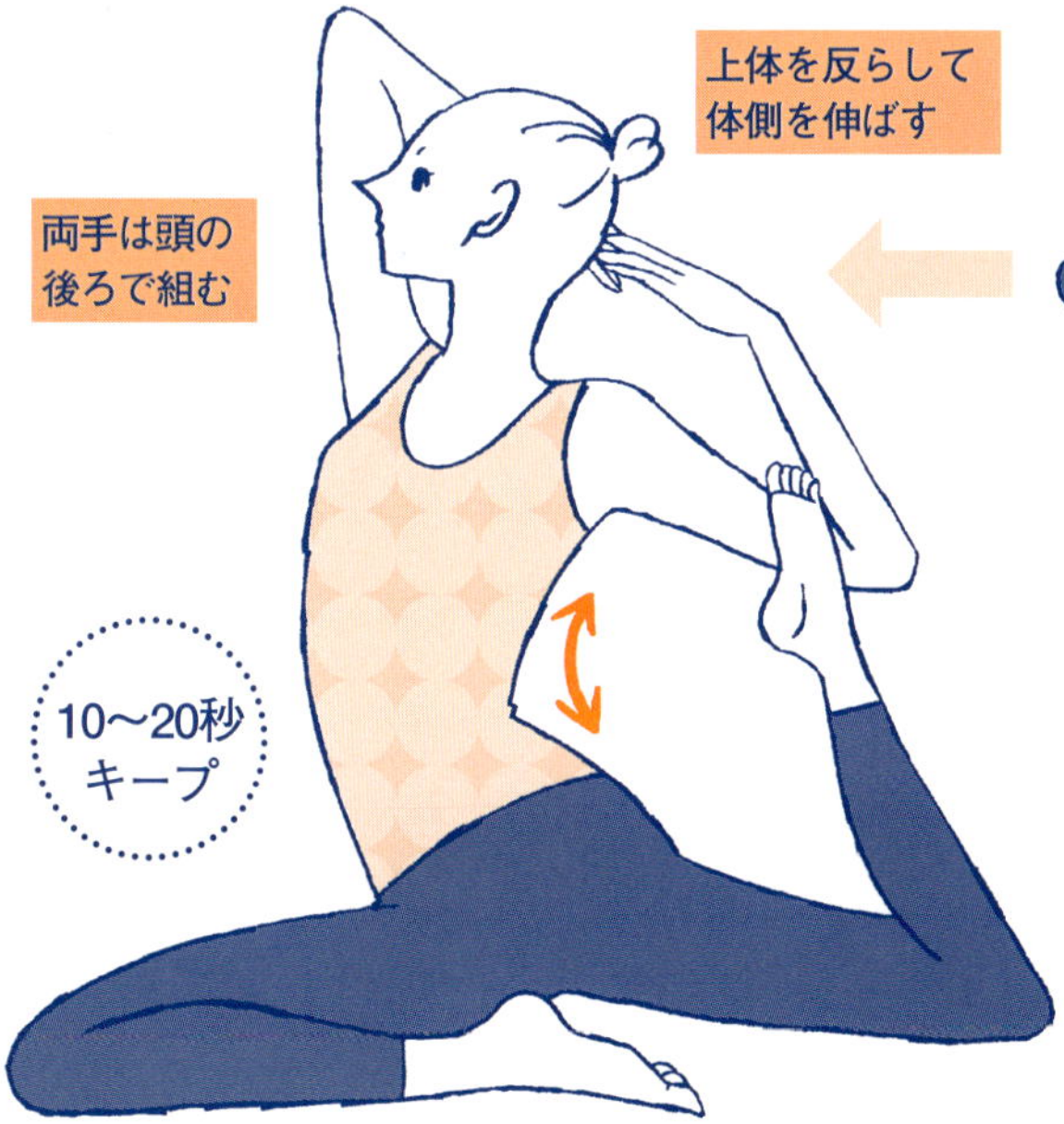
上体を反らして体側を伸ばす
両手は頭の後ろで組む
10～20秒キープ

3

息を吸いながら両手を頭の後ろで組み、上体を反らして体側を伸ばす。自然呼吸で10～20秒キープし、正座の姿勢に戻す。

もっとカンタンに！

両手が頭の後ろで組めないとき

3の姿勢で両手を頭の後ろで組むのが難しければ、イラストのように体の前で組んでもよいでしょう。

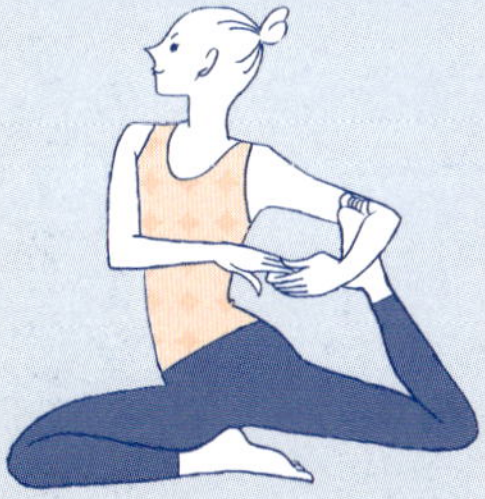

顔のむくみを取りたい

3rd week

ポーズ47

ライオンのポーズ

朝、起きぬけに鏡を見て、はれぼったい顔に驚いた経験を持つ人は多いのでは？　お酒の飲みすぎや睡眠不足など、不規則な生活が続くと、疲れはまず顔にあらわれます。そんなときは、思いきり表情筋を動かし、ほえるライオン顔でむくみを取りましょう。

手順　1→2→3　2セット…

1

両ひざを20cmくらい開いた正座になり、ゆっくり息を吸って止め、手のひらはひざに、指先は床につける。

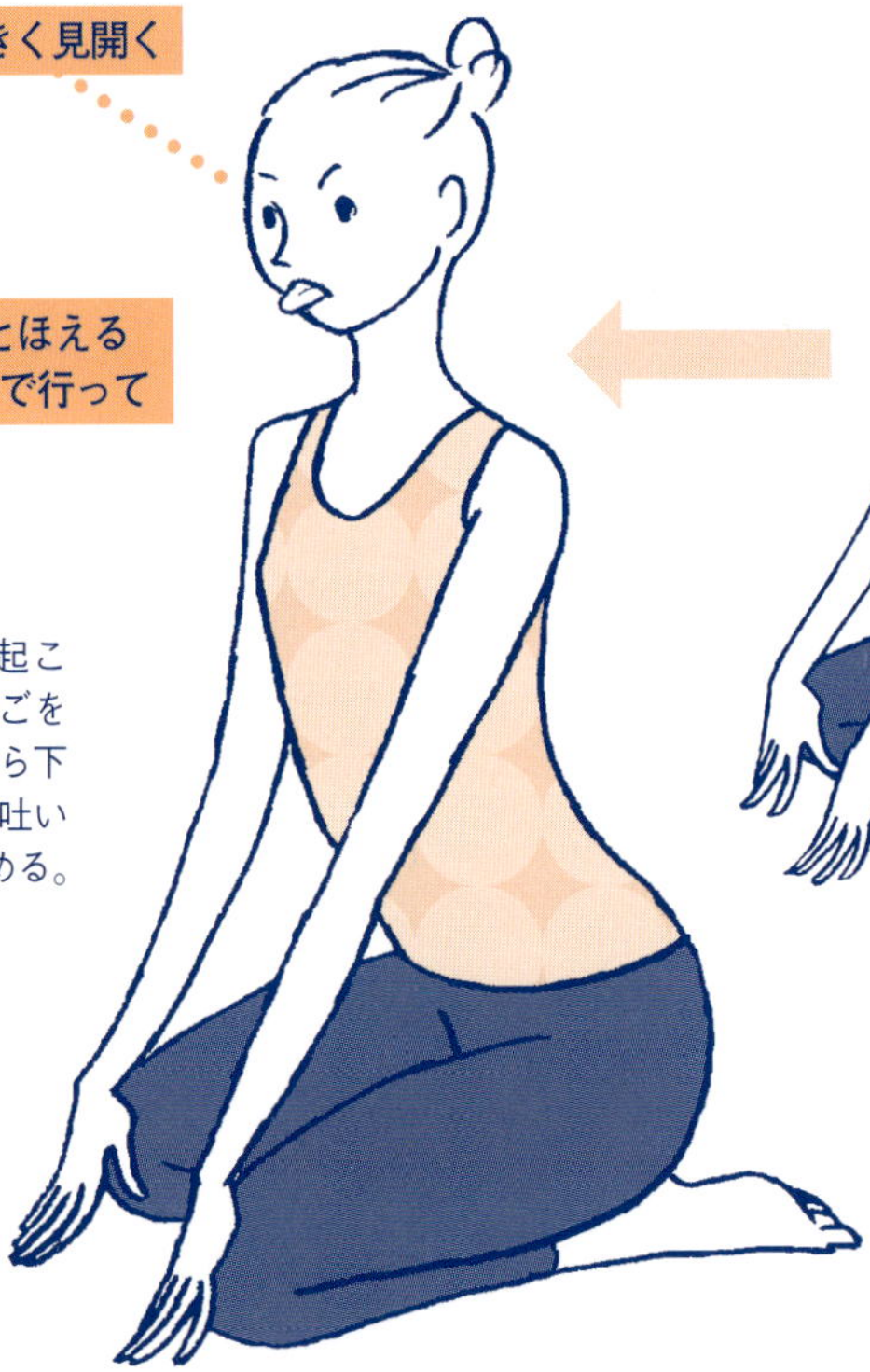

目は大きく見開く
「ウォー」とほえるような感じで行って

2

息を吸いながら胸を起こし、あごを引く。下あごをゆるめ、舌は根もとから下に出し、ゆっくり息を吐いてから、4〜8秒息を止める。

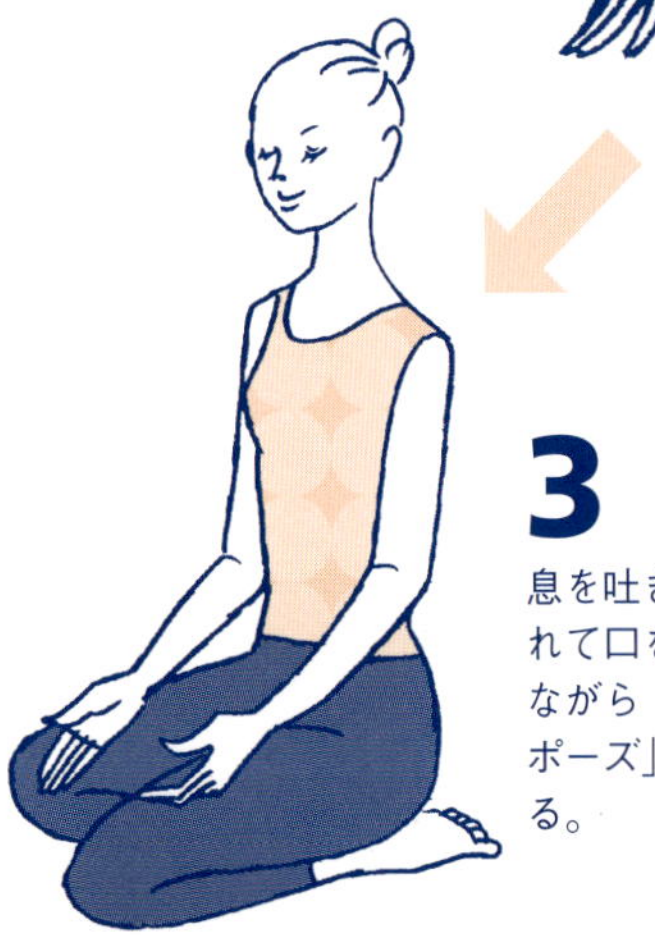

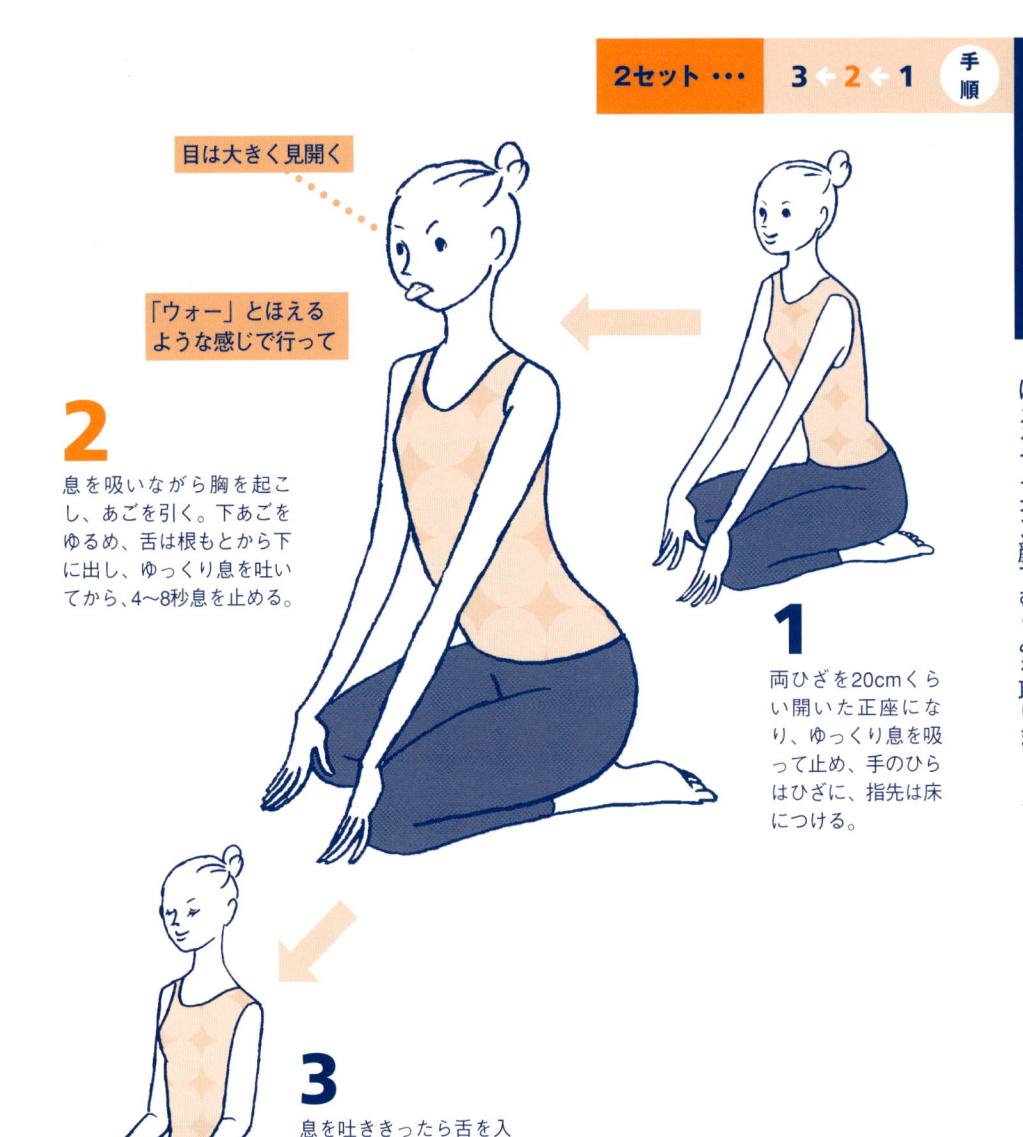

3

息を吐ききったら舌を入れて口を閉じ、息を吸いながら「正座くつろぎのポーズ」（P21）で休息する。

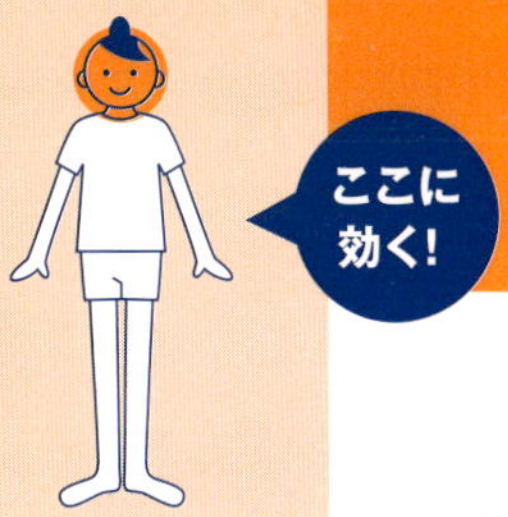
ここに
効く！

ポーズ48

頭頂を刺激するポーズ

手順　1←2←1

1セット…

頭頂を刺激するポーズは、頭部への血行が促され、頭も顔もすっきりします。ただし、股関節や足の裏側、足首がかなり柔軟でないと、頭頂を床につけることは困難。そんなときは、無理をせずカンタンな方法を。目をつぶるとふらつくので、開いた状態で行いましょう。

1

両足を大きく開いて立つ。このとき、足先をやや内側に向けると、足がすべらない。

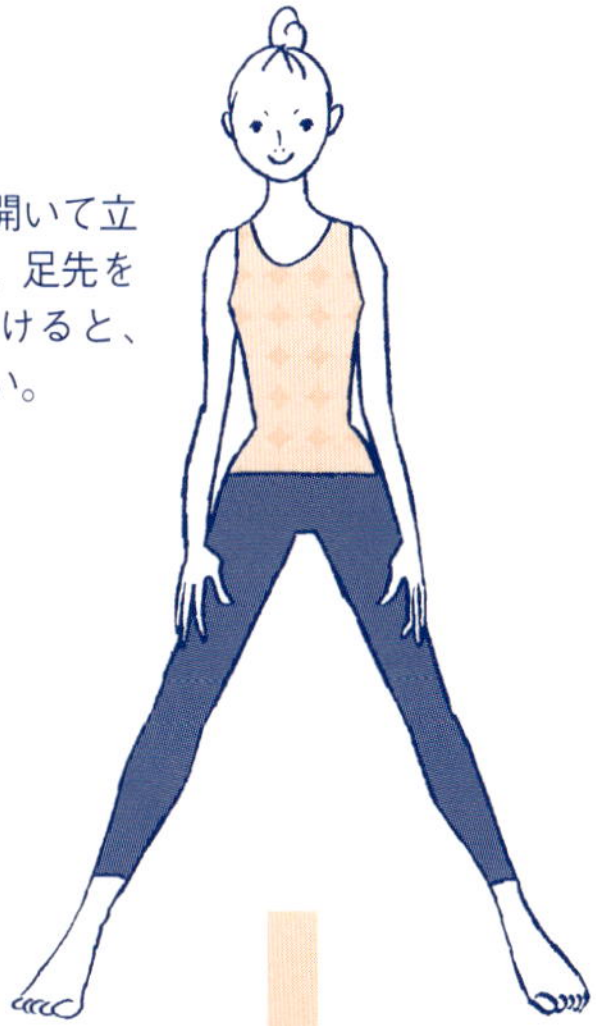

2

ゆっくり息を吐きながら両手を足にそっておろす。頭頂を床につけ、自然呼吸で10～20秒キープ。

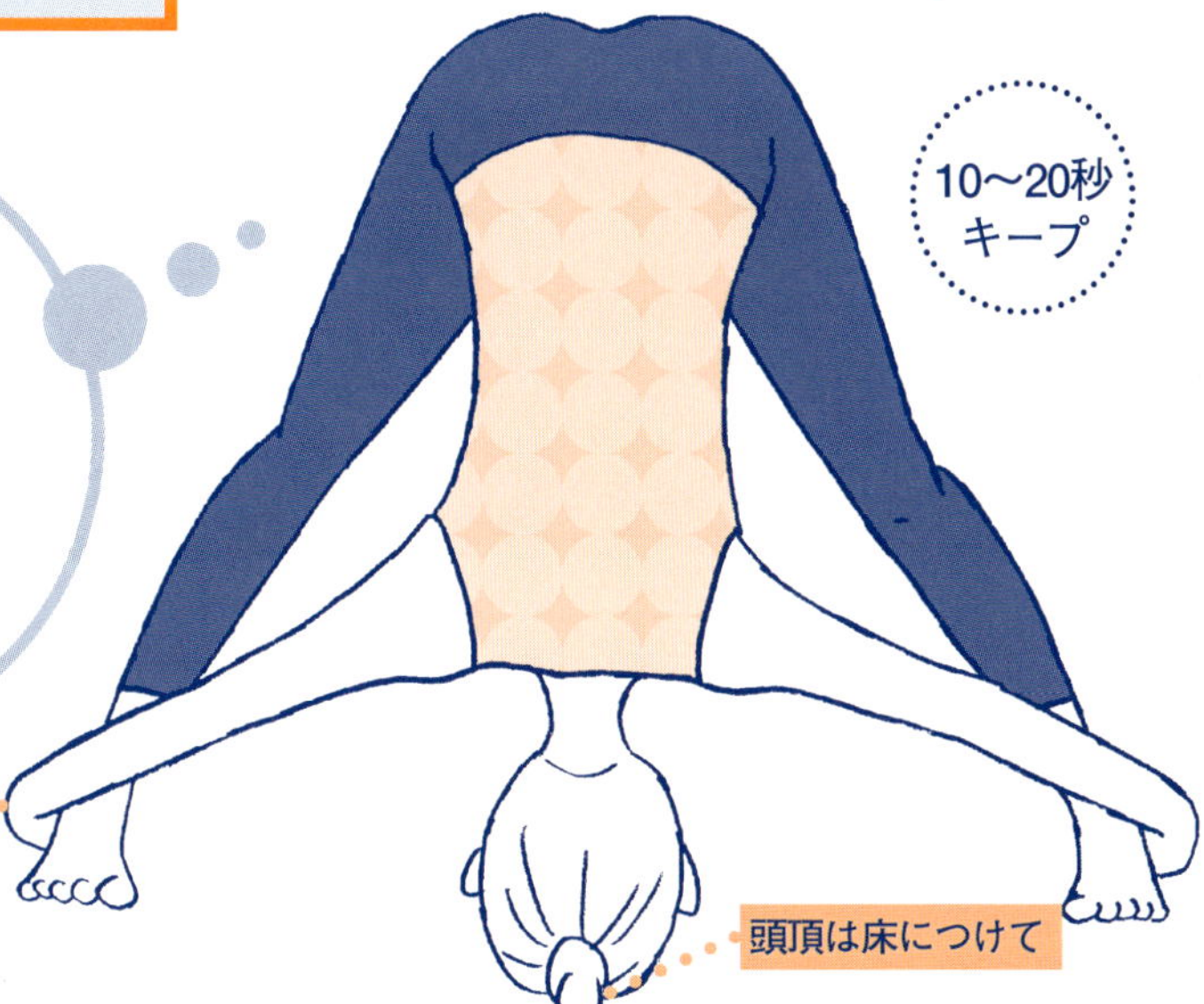
10～20秒
キープ
手は足首を
しっかりつかむ
頭頂は床につけて

横から見ると

もっとカンタンに！

①「正座くつろぎのポーズ」（P21）を行った後、両手を肩幅より広めに開く。

②腰を浮かせて頭頂を床につける。自然呼吸で5～10秒キープ。

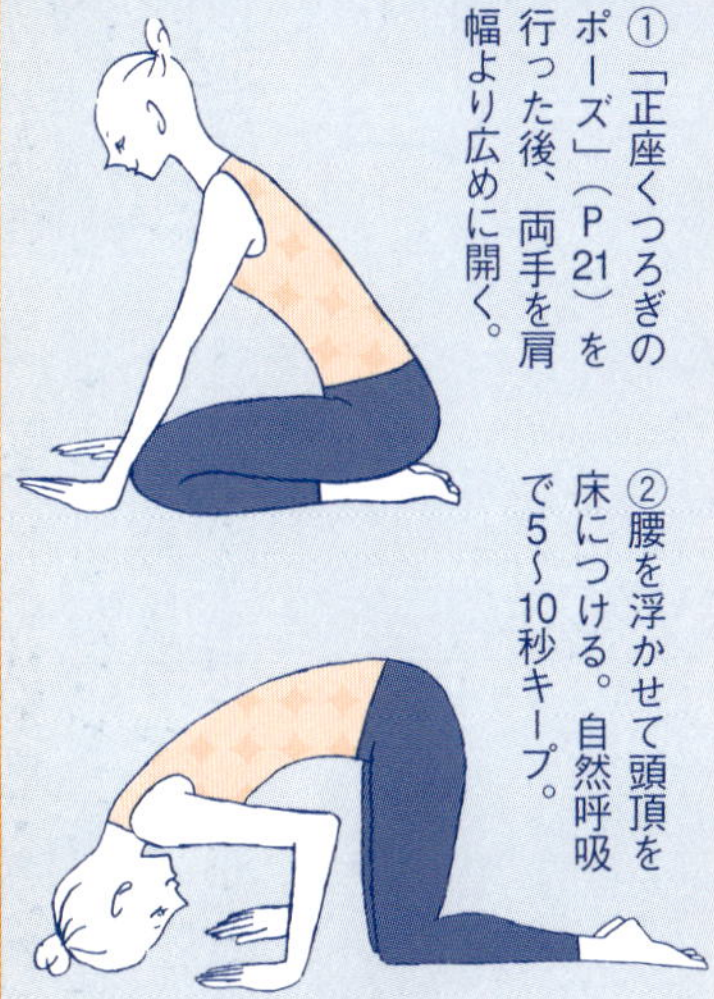

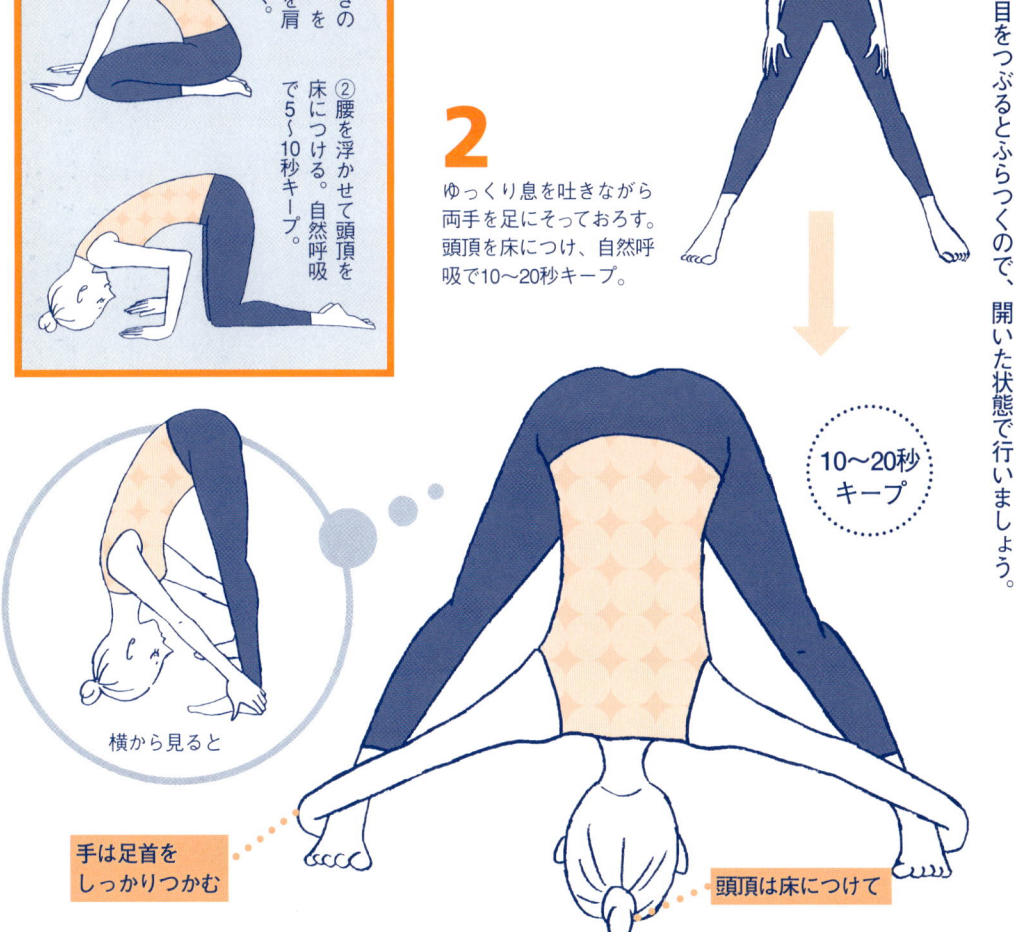

ポーズ49

鋤《すき》のポーズ

薄着になる季節に気になるのが、首から胸にかけてのデコルテライン。鋤《すき》のポーズは、あごから胸もとにかけて、きれいなラインをつくります。また、甲状腺に働きかけて代謝を高めるのでダイエット効果もあります。このポーズのあとは、魚のポーズをかならず行ってください。

手順　1 → 2 → 3 → 4 → 1　…　2セット

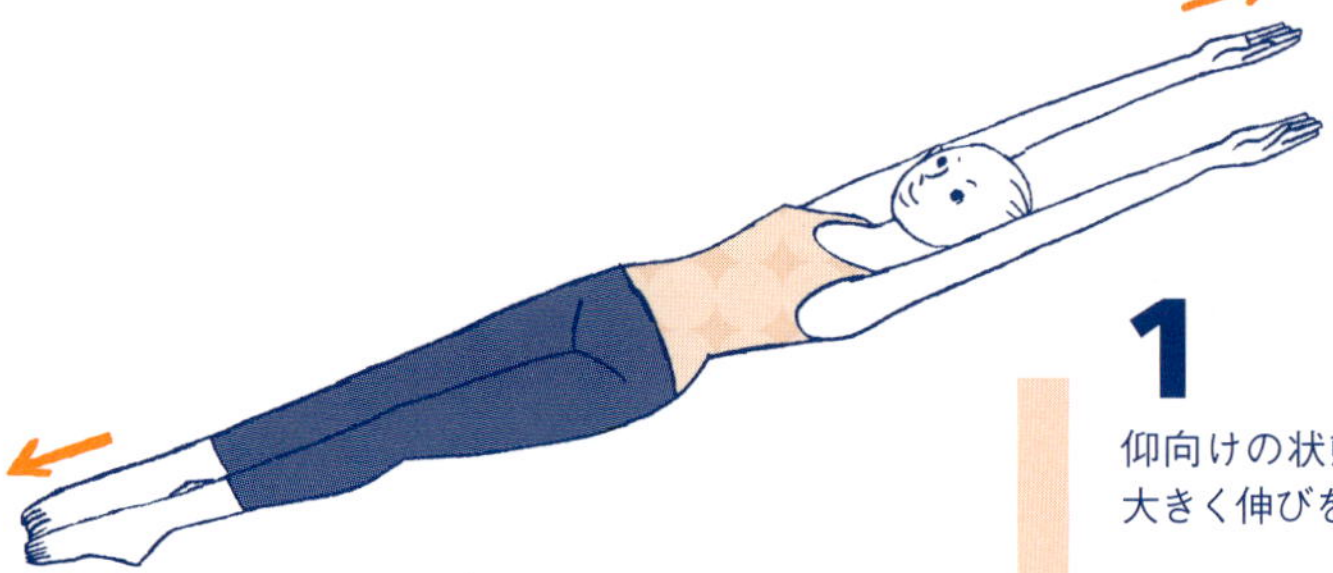

1

仰向けの状態で一度大きく伸びをする。

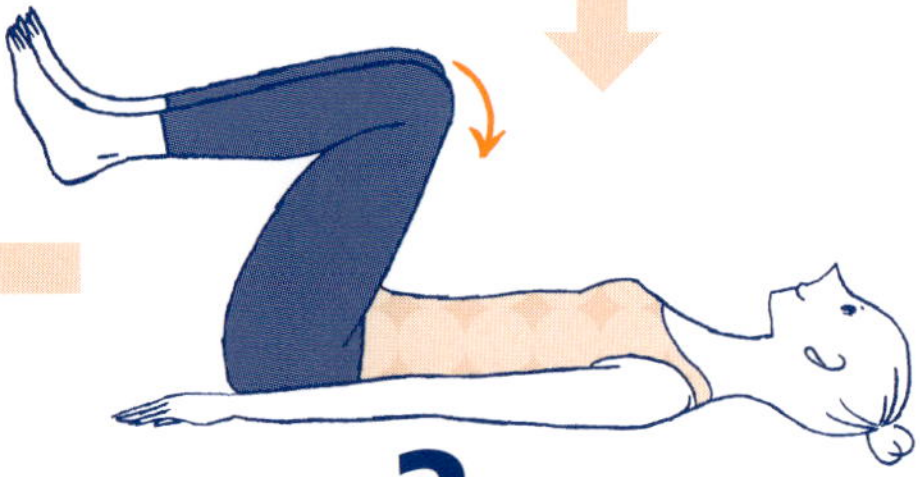

2

両手の手のひらを床につけ、ゆっくり息を吐きながら両ひざを曲げ、太ももを胸の方に引き寄せる。

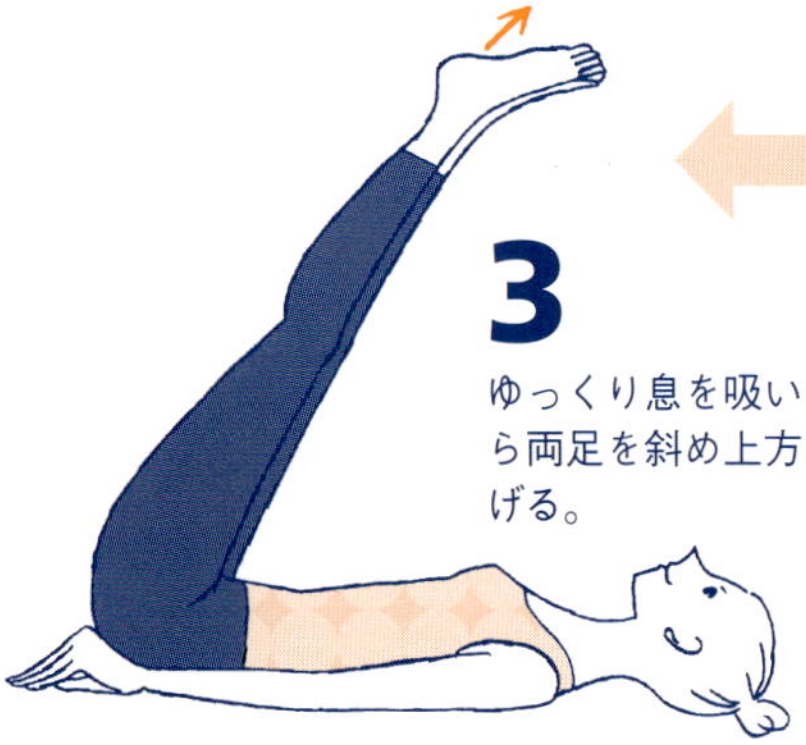

3

ゆっくり息を吸いながら両足を斜め上方に上げる。

4

息を吐きながら、両手で床を押すようにしてゆっくり腰を上げ、両足を頭の後ろの床におろす。足先を床に引っかけて背中を立て、自然呼吸で10〜20秒キープ。

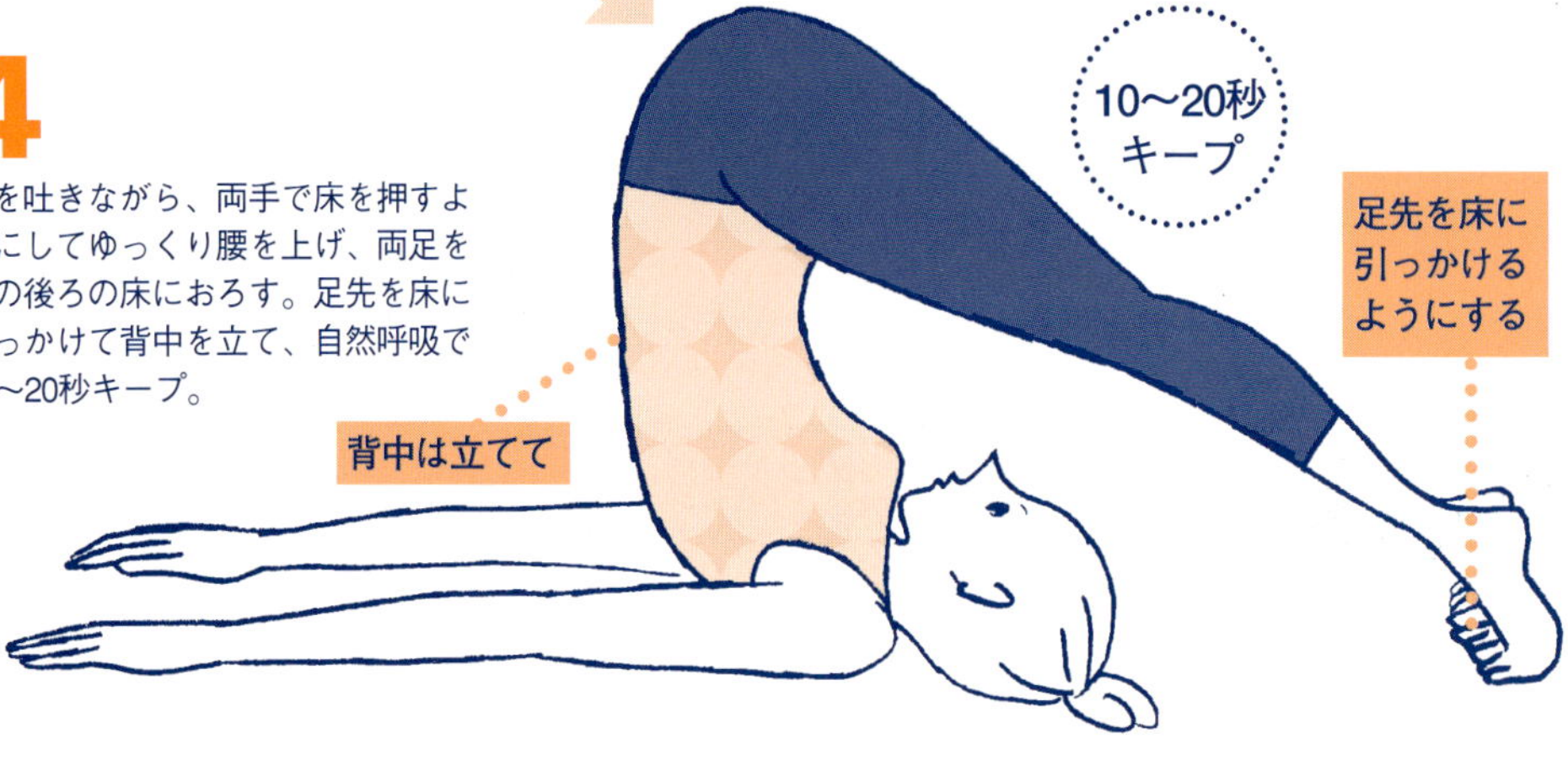
10〜20秒キープ
足先を床に引っかけるようにする
背中は立てて

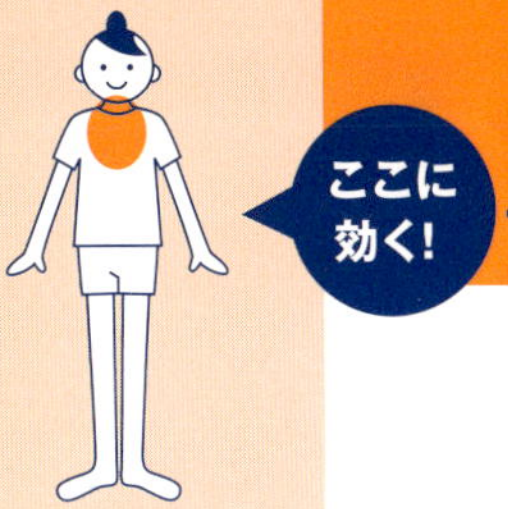
ここに効く!

ポーズ50

魚のポーズ

手順 1 ← 2 ← 1 2セット…

首から胸を大きく開くポーズです。鋤《すき》のポーズと組み合わせて行ってください。足を緊張させると、腰に力が入りすぎます。両足を腰幅よりやや広めに開き、リラックスして行いましょう。背骨のゆがみを正すので、姿勢もよくなります。

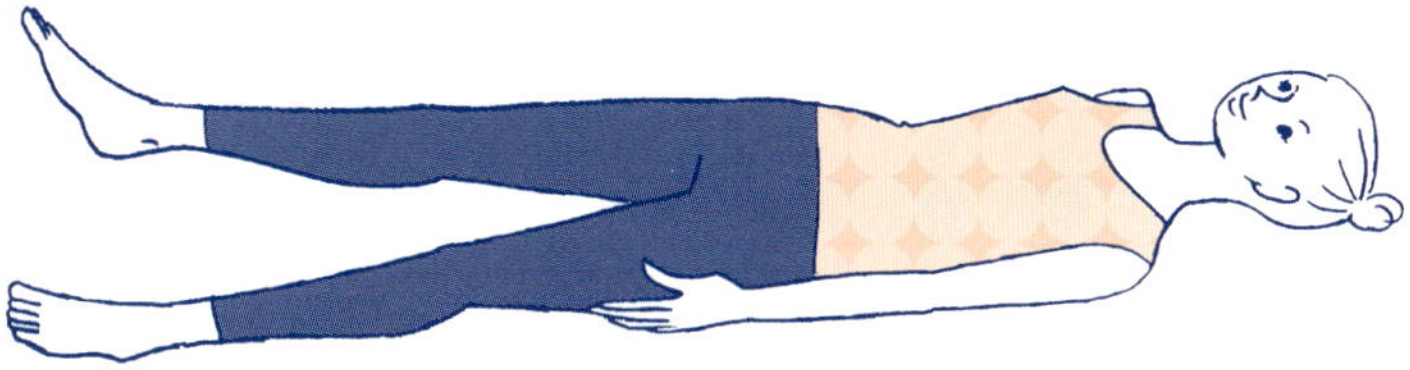

1

「完全なくつろぎのポーズ」（P27）の姿勢から、両腕を体側にそって伸ばし、手のひらを太ももの外側にあてる。

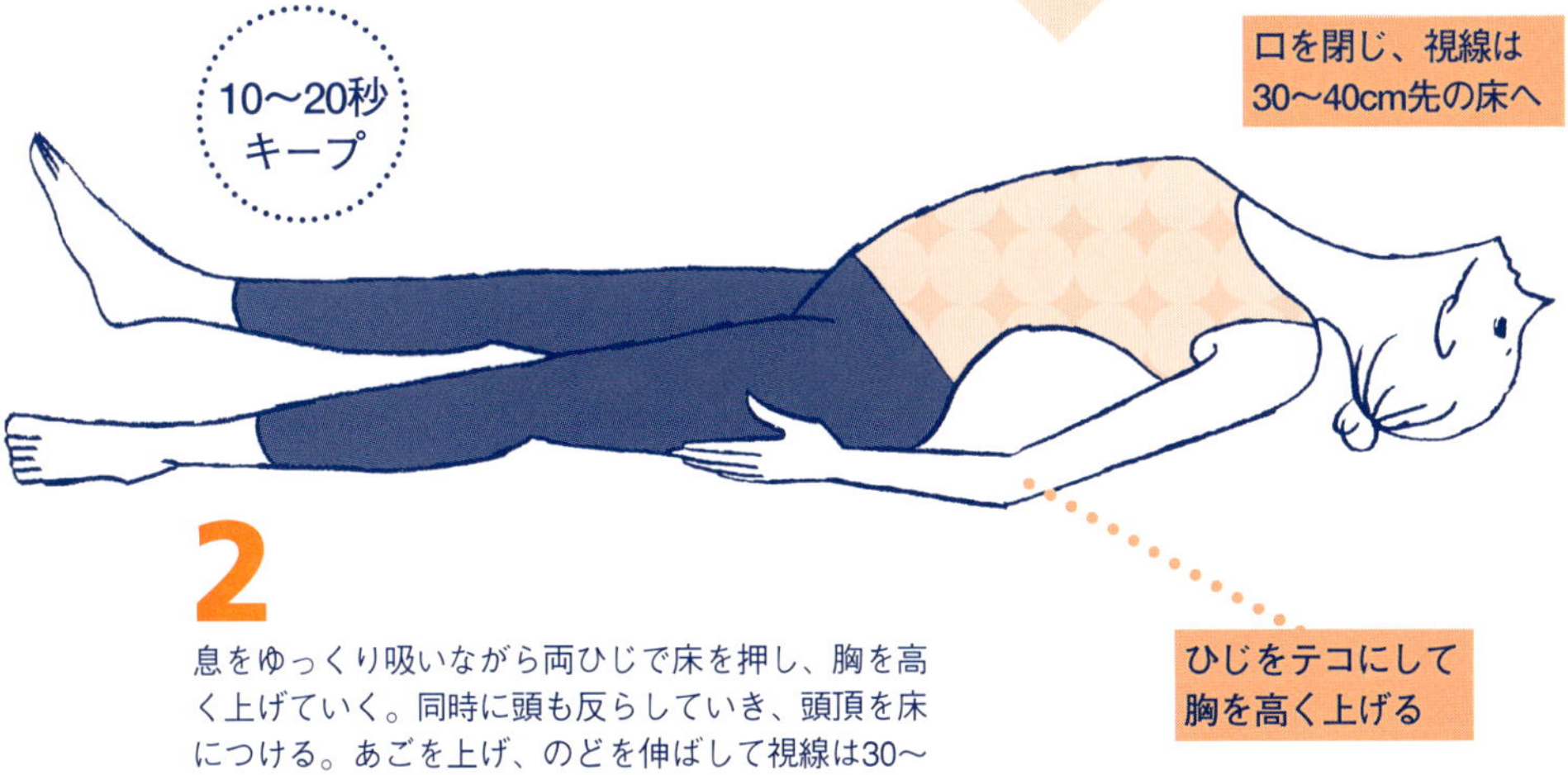
10〜20秒キープ
口を閉じ、視線は30〜40cm先の床へ
ひじをテコにして胸を高く上げる

2

息をゆっくり吸いながら両ひじで床を押し、胸を高く上げていく。同時に頭も反らしていき、頭頂を床につける。あごを上げ、のどを伸ばして視線は30〜40cm先の床へ。自然呼吸で10〜20秒キープ。

もっとカンタンに！

ひじを立てる魚のポーズ

2の姿勢でひじの使い方がわからない人は、ひじを立てる魚のポーズを行ってみましょう。胸を支えるコツがつかめるはず。

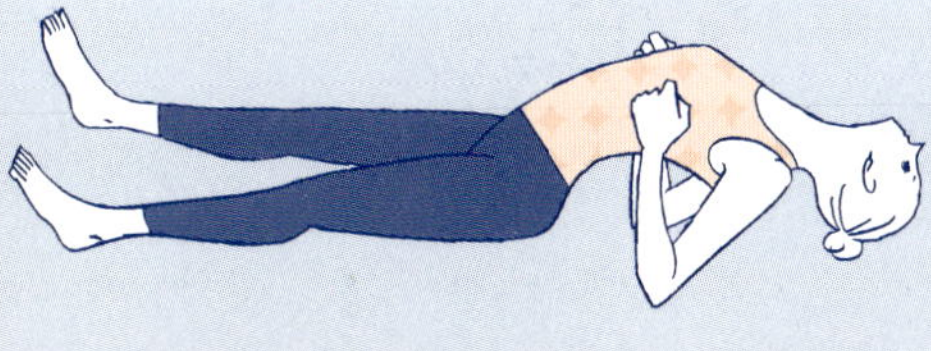

きれいな体をつくるスペシャルプログラム

Part 1

CD 04

おなかや太もも、ヒップなど脂肪のつきやすい部分の強化をトータルに考えたプログラム。筋肉や関節をバランスよく使うことで、姿勢もよくなり、ボディラインを美しく整えます。

① 三角のポーズ その1

70ページ

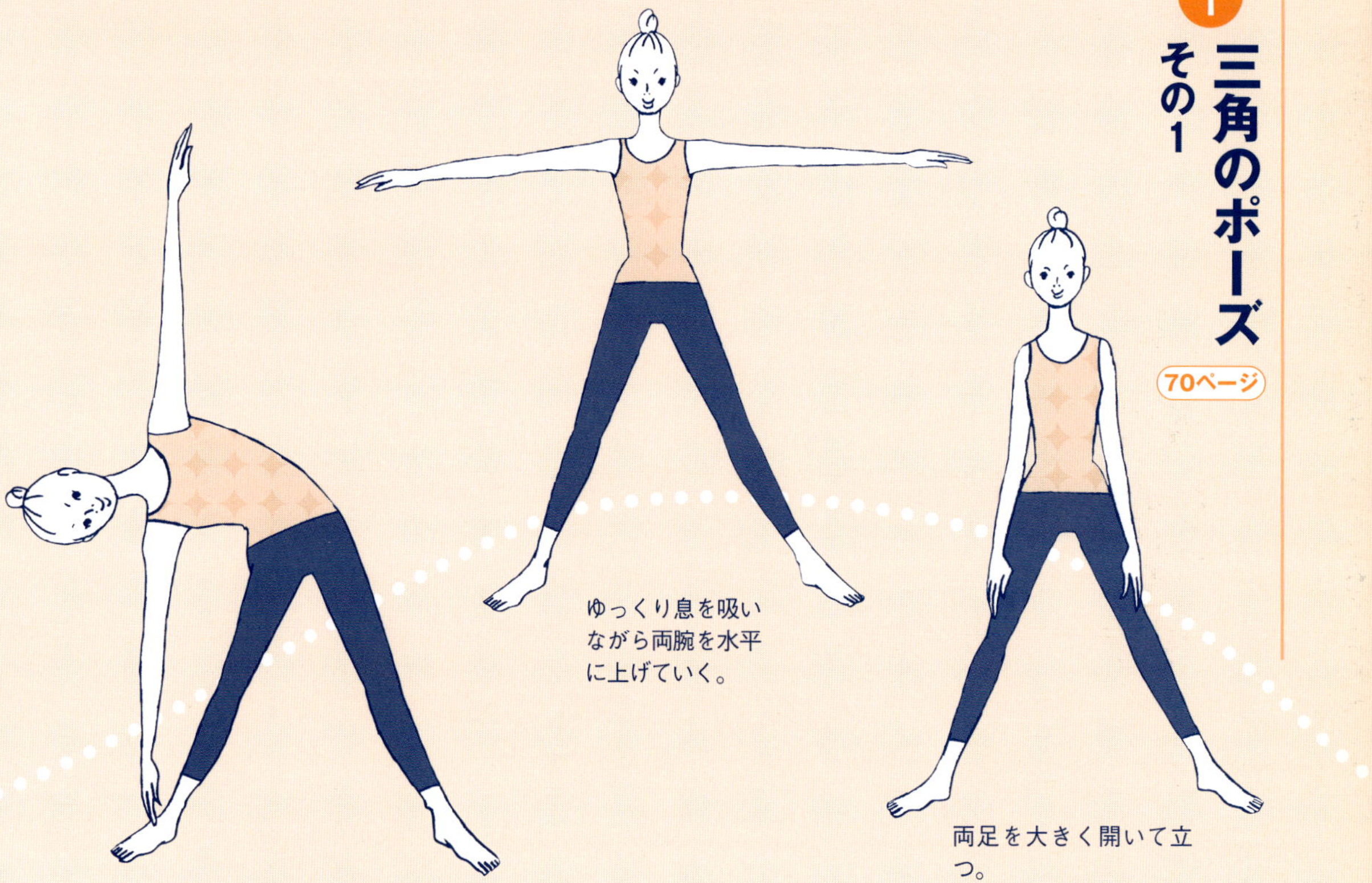

両足を大きく開いて立つ。

ゆっくり息を吸いながら両腕を水平に上げていく。

息を吐きながら、ゆっくり上体を右に倒して左の体側を伸ばす。左手は上へ、右手は下に自然に垂らす。

プログラムの流れ

1. 三角のポーズその1
2. 立位くつろぎのポーズ
3. 鋤《すき》のポーズ
4. 魚のポーズ
5. 完全なくつろぎのポーズ

② 立位くつろぎのポーズ

24ページ

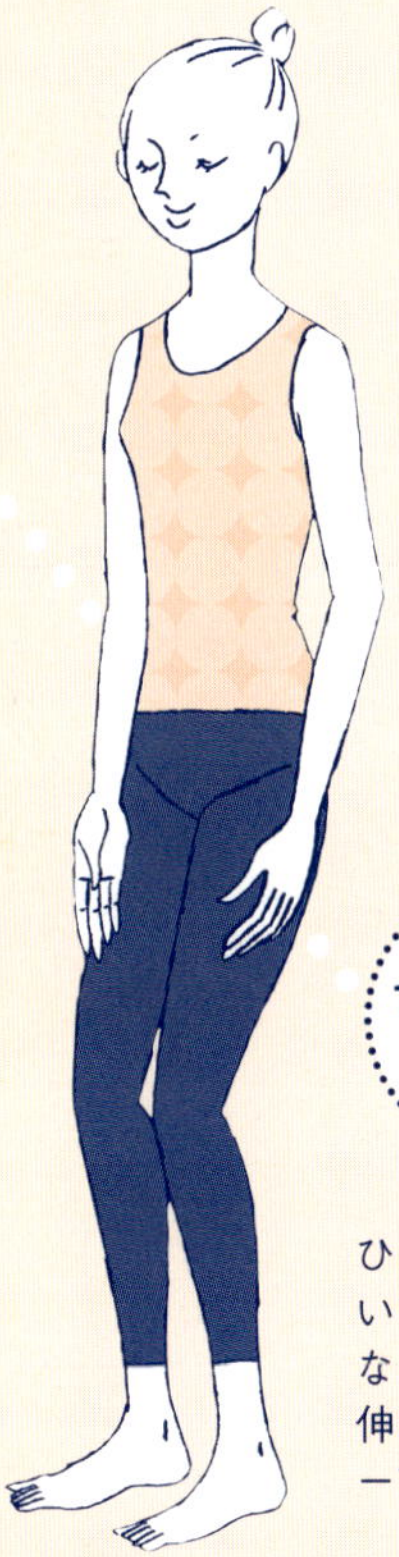

10〜20秒キープ

ひざの力を抜いて足を腰幅に開いて立つ。肛門を軽く閉じ、おなかを軽く引き締め、背すじを伸ばす。自然呼吸で10〜20秒キープ。

リラックスのポーズです。肩と手足は脱力させ、おなかにやや力を入れて立ちましょう。頭が上に上がっていくようイメージして。

体側を効果的に伸縮させ、わき腹を引き締める三角のポーズ。腰をひねらず、上体を真横に移動するようにして行うのがポイントです。

10〜20秒キープ

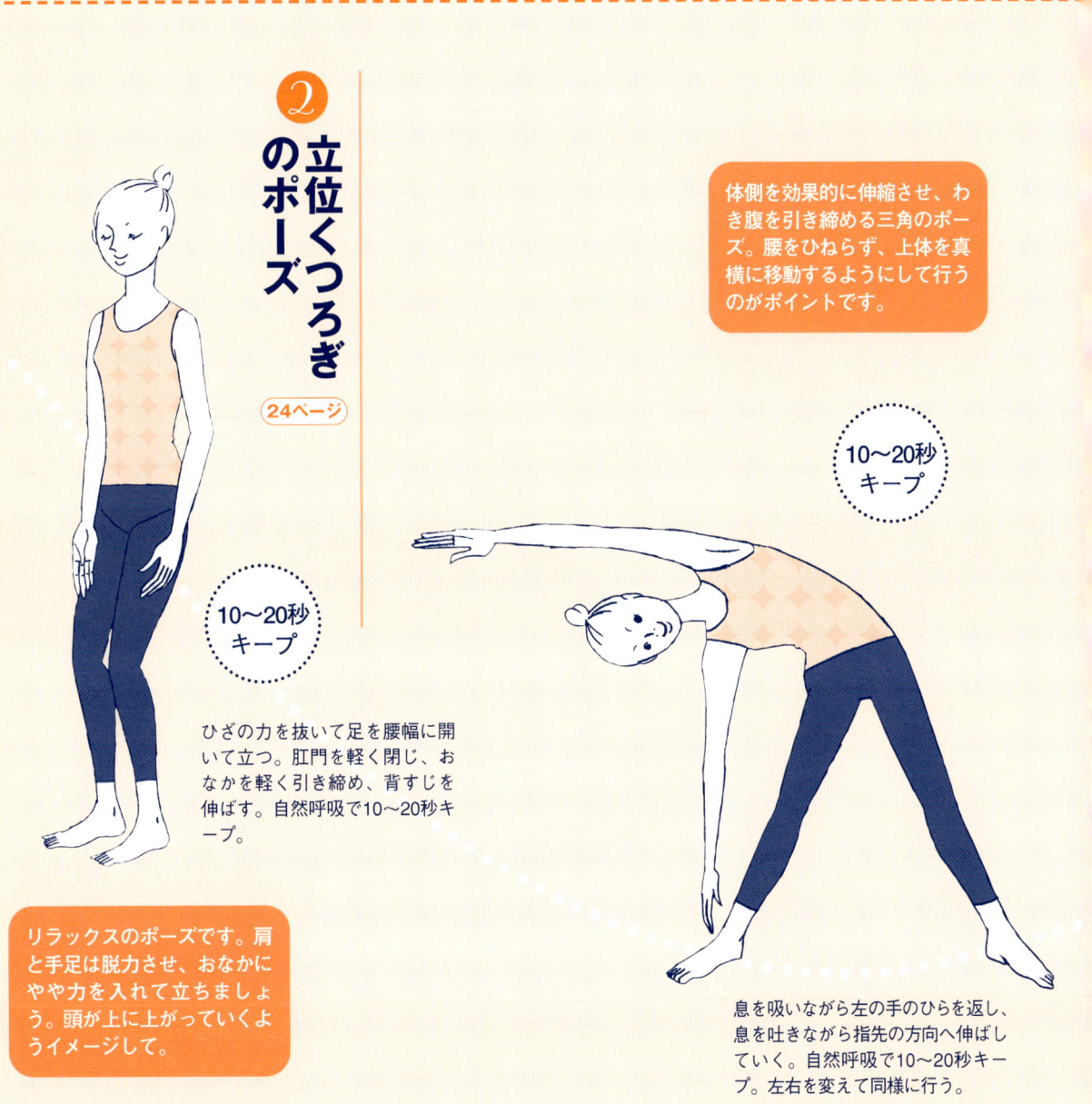

息を吸いながら左の手のひらを返し、息を吐きながら指先の方向へ伸ばしていく。自然呼吸で10〜20秒キープ。左右を変えて同様に行う。

3 鋤《すき》のポーズ

86ページ

あごから胸もとにかけてのデコルテラインをきれいにする鋤《すき》のポーズ。代謝を高める作用もあるのでダイエット効果も期待できます。

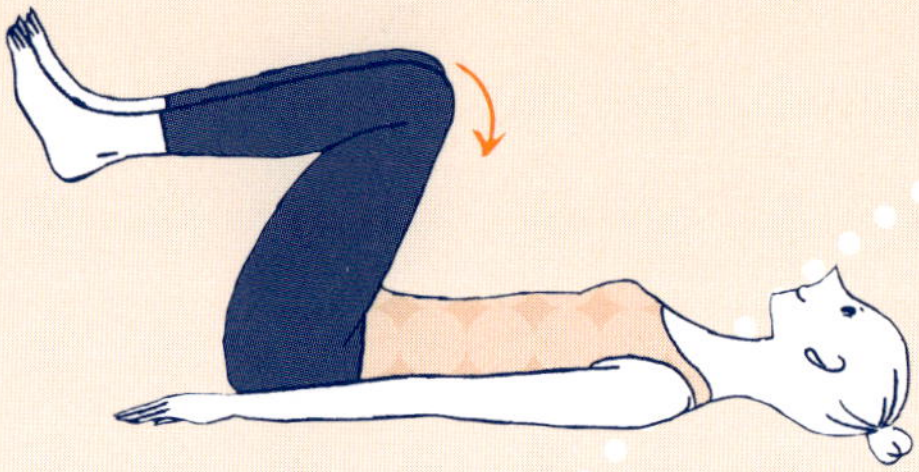

仰向けになり、手のひらを床につけ、ゆっくり息を吐きながら両ひざを曲げ、太ももを胸の方に引き寄せる。

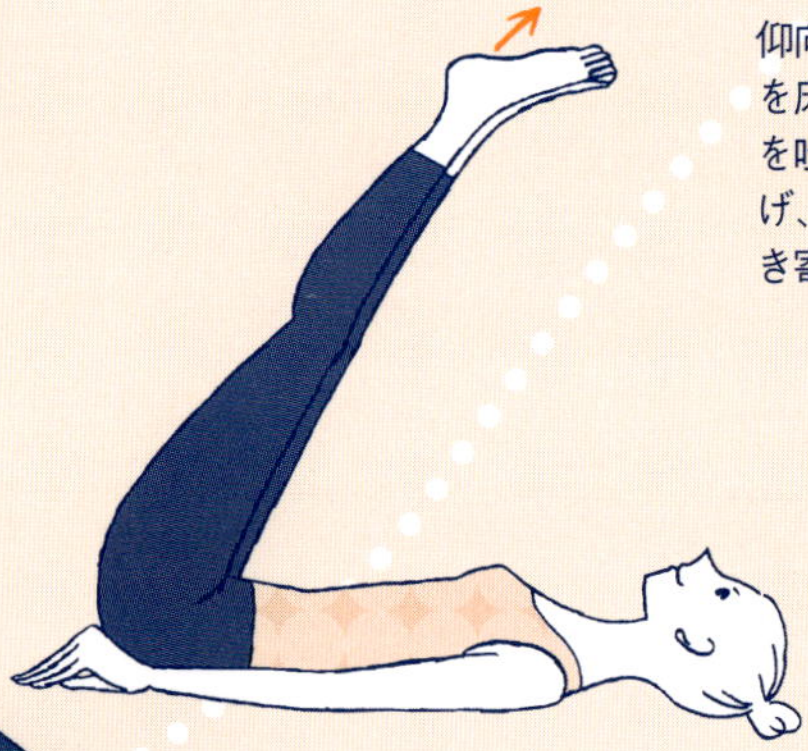

ゆっくり息を吸いながら両足を斜め上方に上げる。

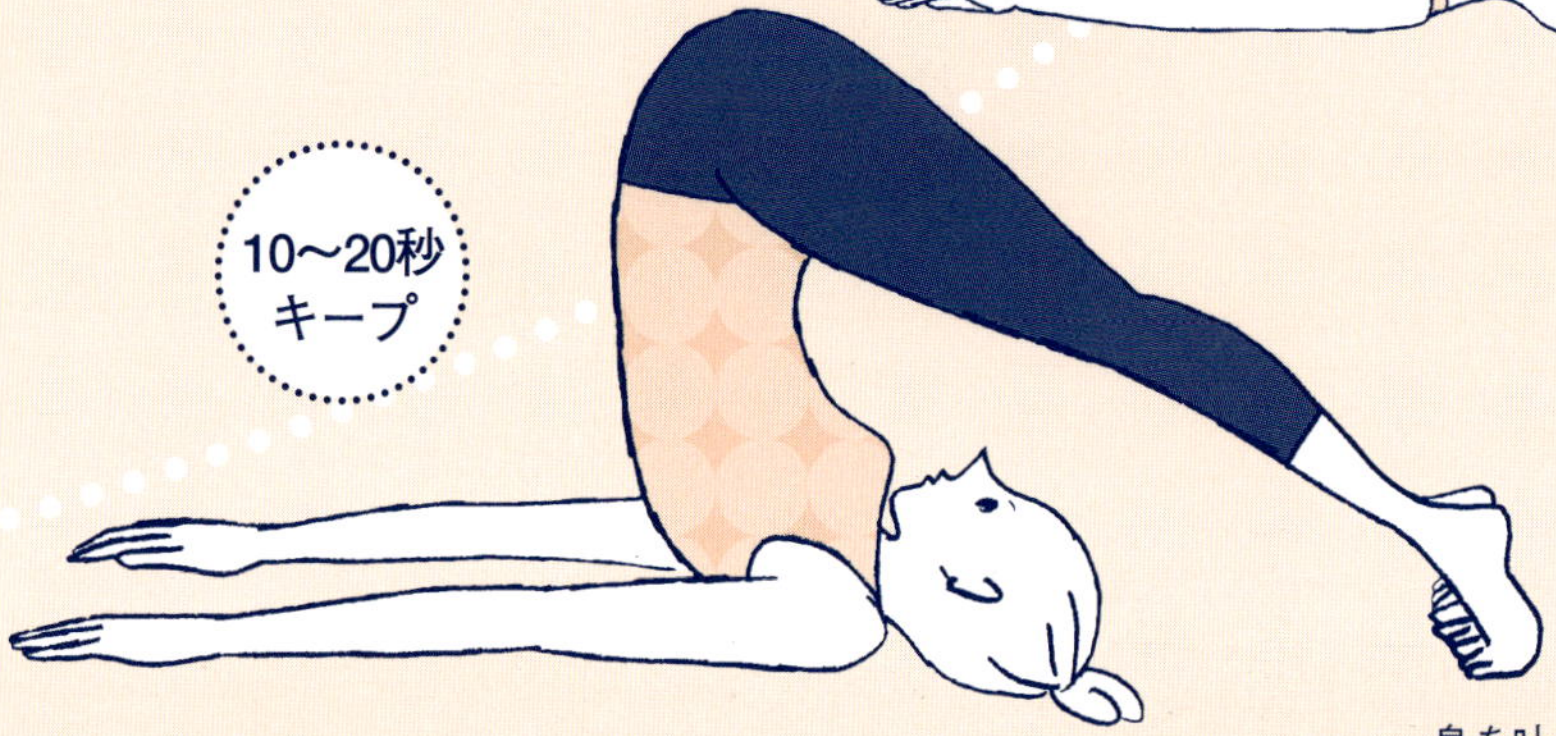

息を吐きながら、両手で床を押すようにしてゆっくり腰を上げ、両足を頭の後ろの床におろす。足先を床に引っかけて背中を立て、自然呼吸で10〜20秒キープ。

④ 魚のポーズ

87ページ

背骨のゆがみを正す魚のポーズ。キープの姿勢で胸を高く上げていくときは、ひじをテコに床を押すようにして行うのがコツです。

仰向けになり、両腕を体側にそって伸ばし、手のひらを太ももの外側にあてる。息をゆっくり吸いながら両ひじで床を押し、胸を高く上げていく。同時に頭も反らし、頭頂を床につける。

自然呼吸で10～20秒キープ。

10～20秒キープ

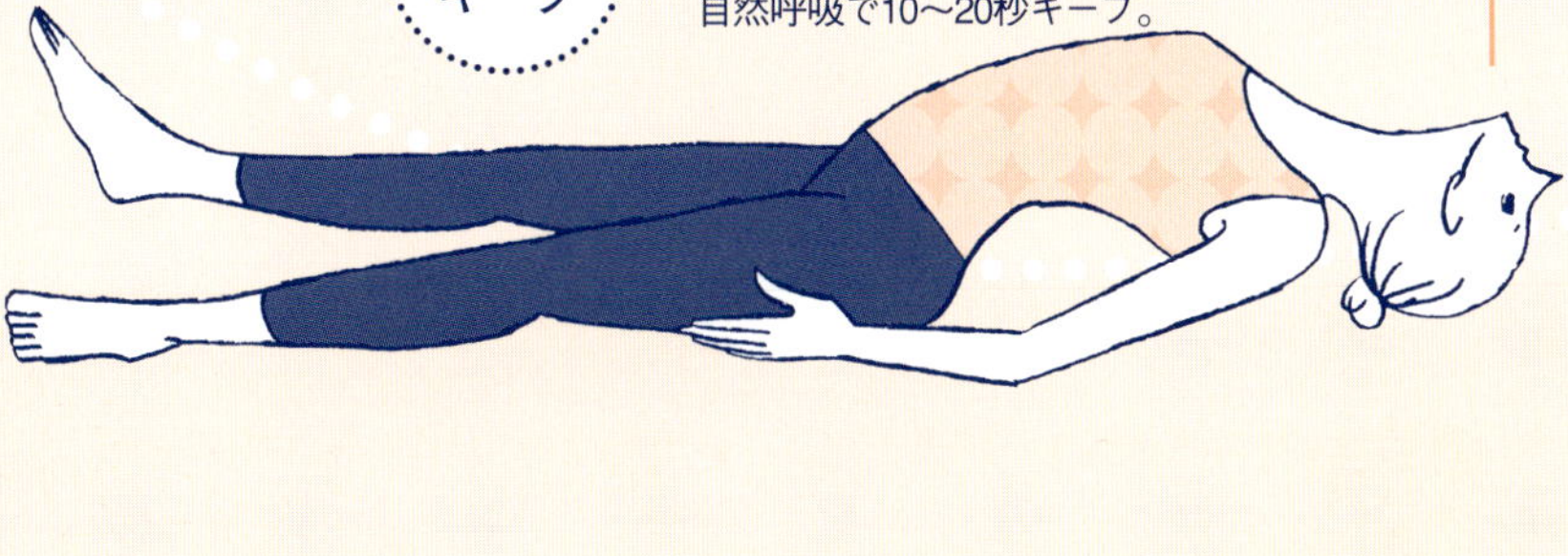

⑤ 完全なくつろぎのポーズ

27ページ

心と体を大地にゆだね、ゆっくりゆっくりリラックスして行ってください。すべての緊張から解放されることに意識を向けましょう。

仰向けに寝る。両腕はわきをゆるめ、手のひらを上にし、ゆるやかに伸ばす。両足は、腰幅よりもやや広く開いて投げ出す。目は軽く閉じ、口もとをゆるめて自然呼吸。

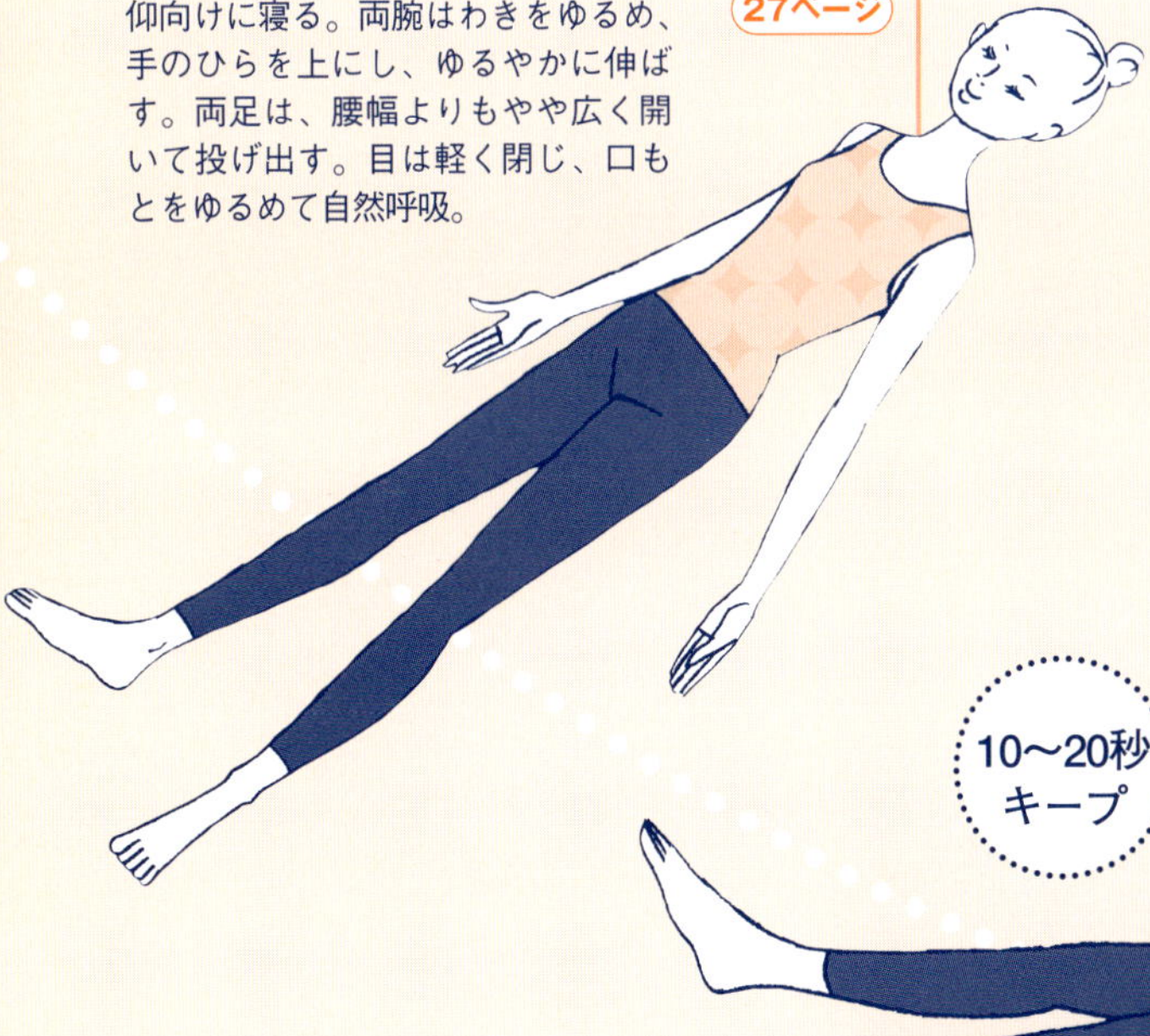

きれいな体をつくるスペシャルプログラム

Part 2

CD 05

難しいと思えるポーズも少しずつ慣らしていくことでできるようになります。「伸びている体」と「気持ちよさを感じる心」をキャッチしてきれいな体をつくりましょう。

ふくらはぎとアキレス腱を伸ばし、足の血行を促進する仰臥《ぎょうが》サギのポーズ。ふくらはぎをすっきりさせる効果があります。

1 仰臥《ぎょうが》サギのポーズ

77ページ

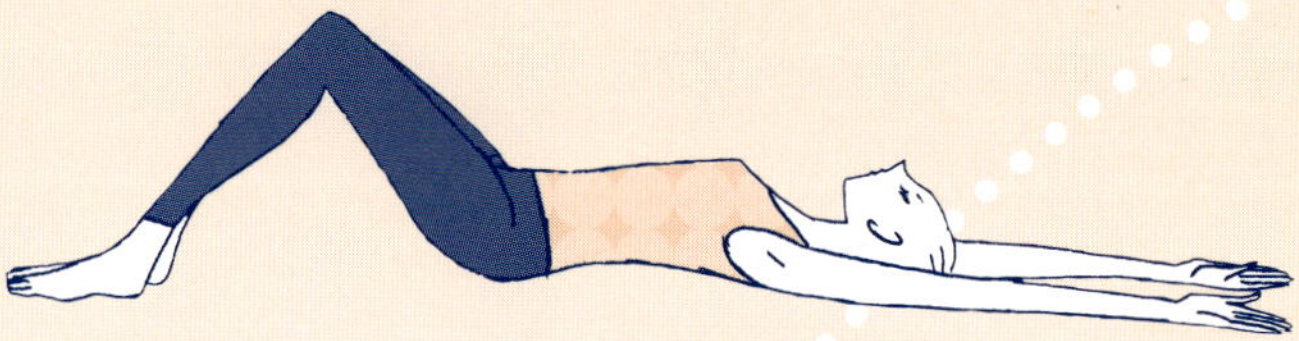

両ひざを立てて仰向けになり、両手を頭上に伸ばして一度、大きく伸びをする。

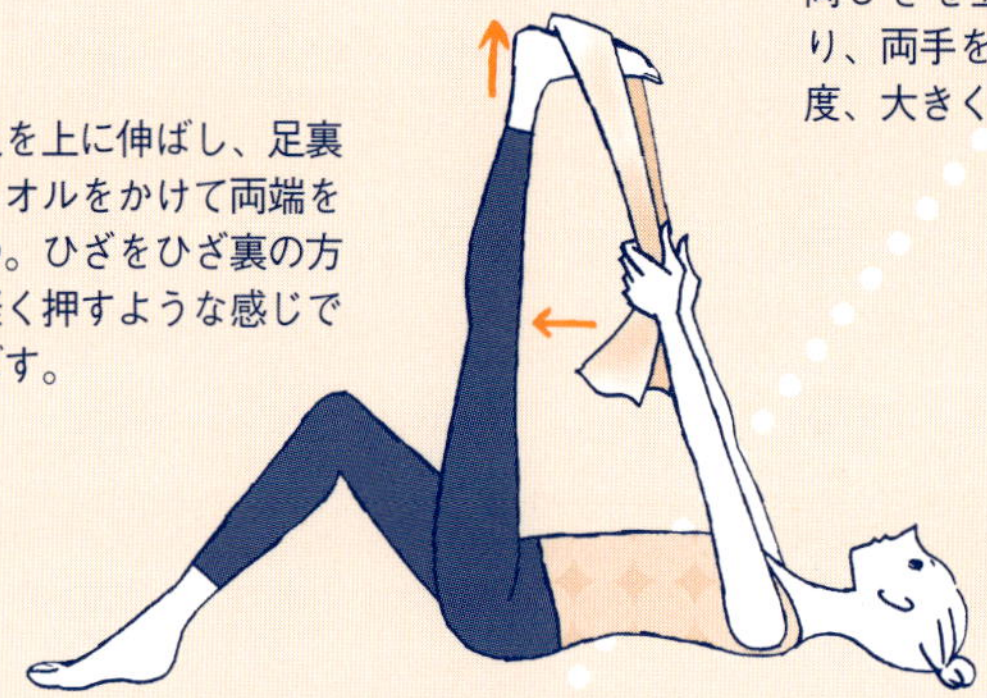

左足を上に伸ばし、足裏にタオルをかけて両端を持つ。ひざをひざ裏の方に軽く押すような感じで伸ばす。

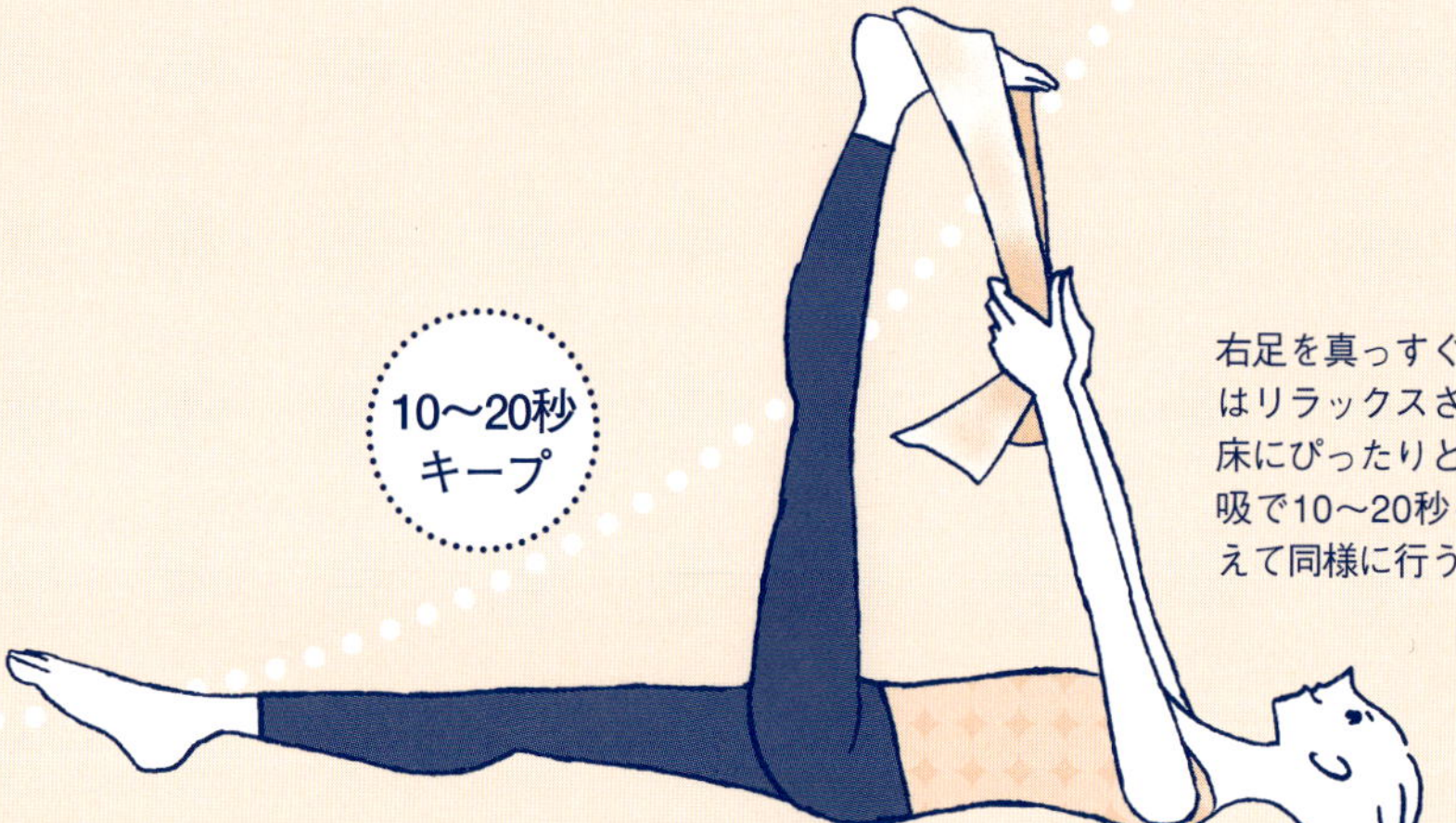

10〜20秒キープ

右足を真っすぐ床に伸ばす。腕はリラックスさせ、背中と腰は床にぴったりとつける。自然呼吸で10〜20秒キープ。足を変えて同様に行う。

プログラムの流れ

1 仰《ぎょう》臥《が》サギのポーズ → 2 コブラのポーズ → 3 眠るシバ神のポーズ → 4 ワニのポーズ

2 コブラのポーズ

80ページ

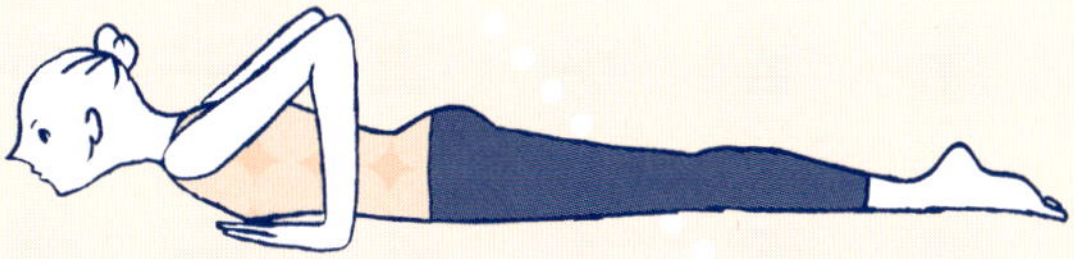

うつぶせになり、手のひらを胸の横の床につけ、わきとひじを締める。あごは床につけ、両足はぴったり合わせて伸ばす。

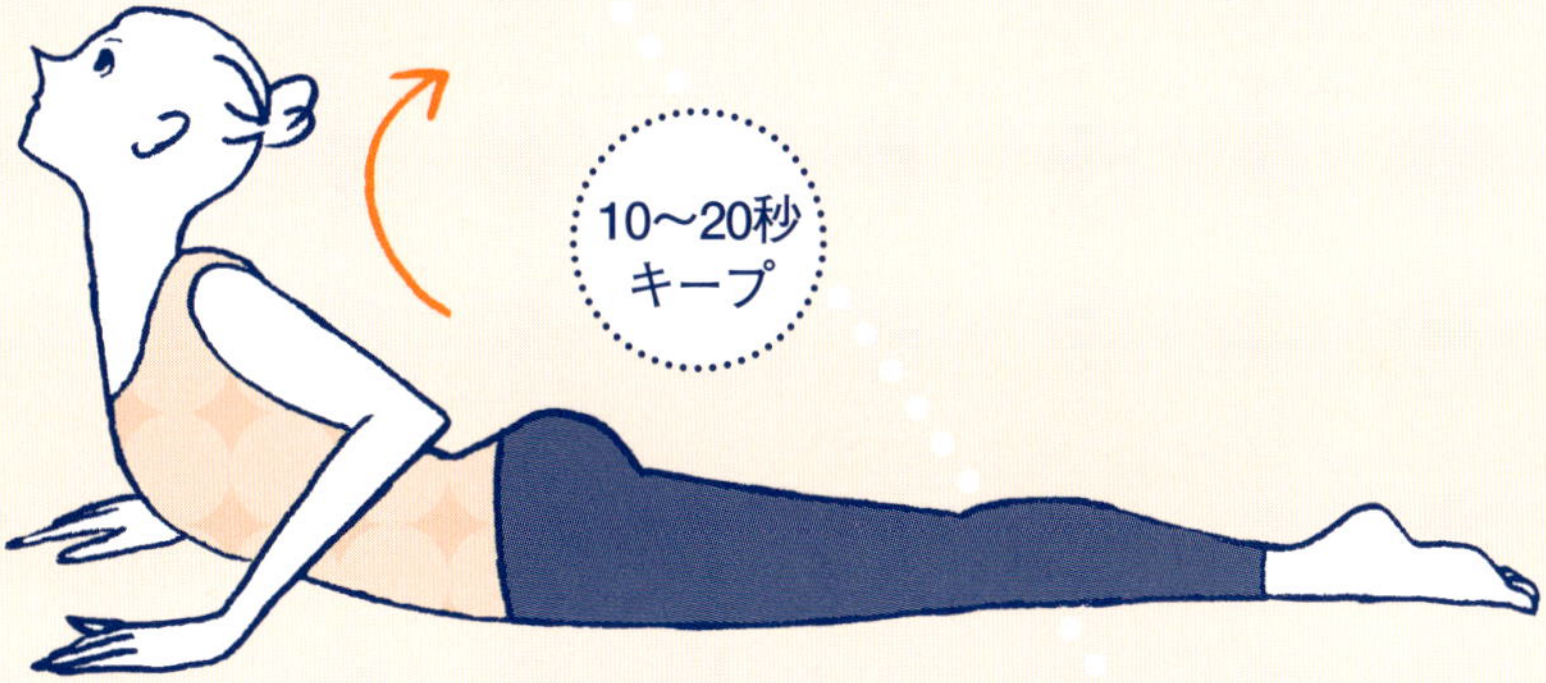

息を吐き、肛門を閉じておなかを引き締める。少しずつ息を吸いながら、あごからゆっくり起こしていく。自然呼吸で10～20秒キープ。

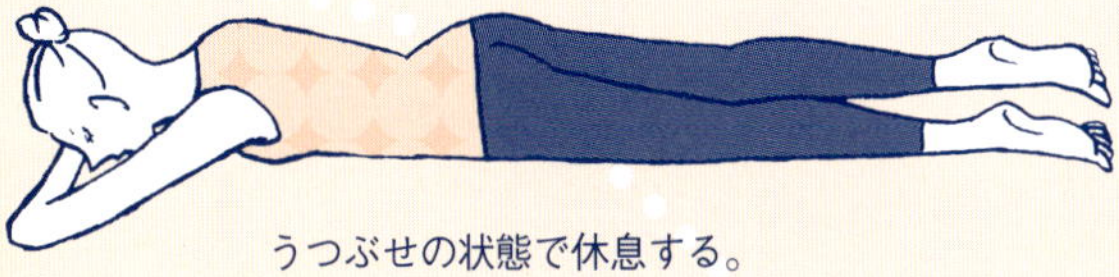

うつぶせの状態で休息する。

背中についた余分な脂肪を引き締めるコブラのポーズ。キープの姿勢では、背《はい》筋《きん》を意識して、ゆっくりと胸を起こしていってください。

3 眠るシバ神のポーズ

74ページ

脚線美をつくる眠るシバ神のポーズ。体軸が真っすぐになっていることを意識して、横臥《おうが》しましょう。

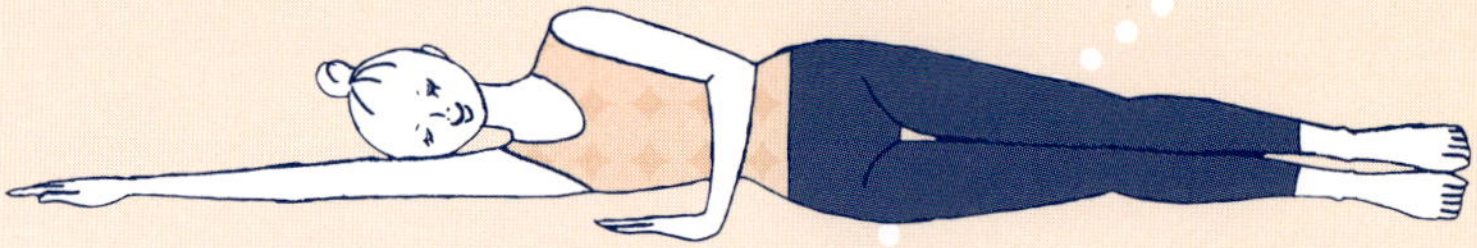

右腕を伸ばし、左手を胸の前について横臥《おうが》（体の前面が正面を向いた状態）する。

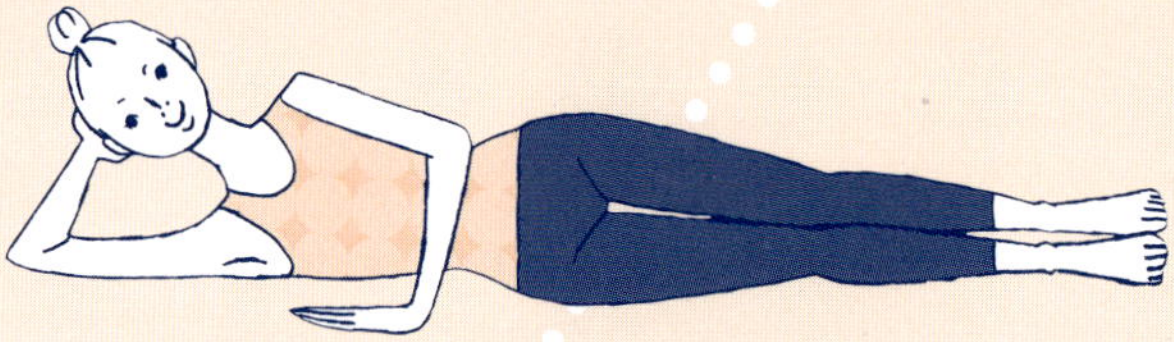

両足をそろえ右手で頭を支え、右のわきの下を十分に伸ばす。

10〜20秒
キープ

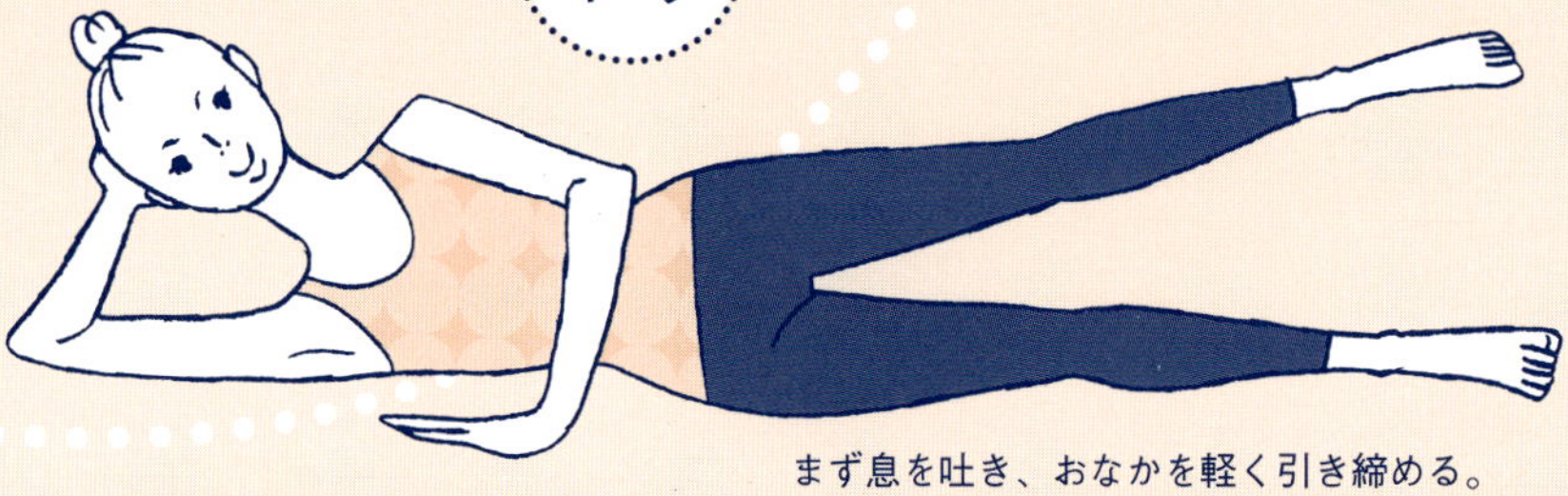

まず息を吐き、おなかを軽く引き締める。息を吸いながら左足をひざ頭と足の甲を正面に向けたまま、ゆっくりと上げていく。自然呼吸で10〜20秒キープ。手足を変えて同様に行う。

プログラムの流れ

① 仰《ぎょう》臥《が》サギのポーズ ← ② コブラのポーズ ← ③ 眠るシバ神のポーズ ← ④ ワニのポーズ

TOTAL TIME 8分

④ ワニのポーズ

69ページ

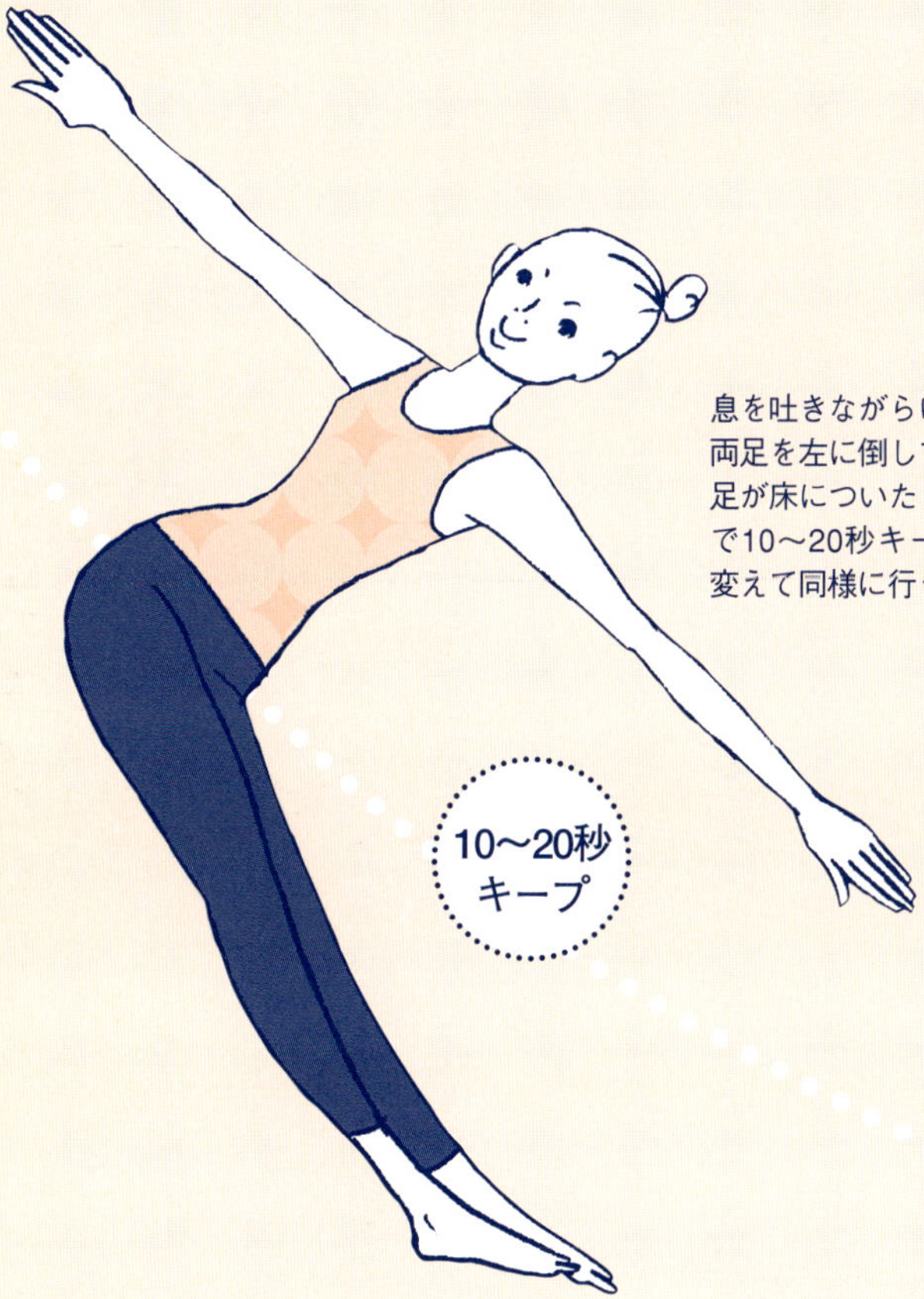

息を吐きながらゆっくりと両足を左に倒していく。両足が床についたら自然呼吸で10〜20秒キープ。足を変えて同様に行う。

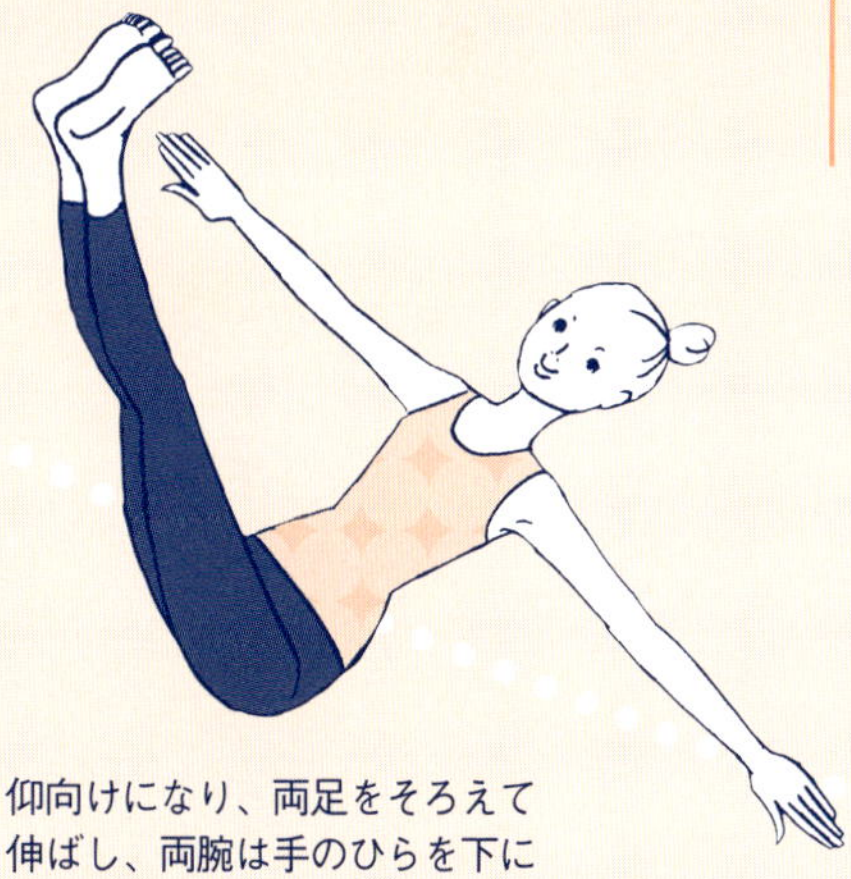

仰向けになり、両足をそろえて伸ばし、両腕は手のひらを下にして真横に開く。ゆっくり息を吸いながら、両足を90度まで上げる。

おなかを引き締めるワニのポーズ。息を吐いたり、吸ったりするタイミングがポイントとなります。ゆっくりゆっくり行いましょう。

ヨガとストレス解消

ヨガで自然にリラックス

何かにせき立てられるように生きている現代人。抑うつ感やストレスに悩む人が増えているのには、そんな時代的な背景があります。ストレスを受けたとき、心や呼吸は乱れ、また、姿勢が悪くなりがち。首に力が入って肩こりをまねいたり、自律神経の正常な働きを妨げたりしてしまいます。緊張を強いられている人にいちばん必要なのは、リラックスすること。緊張と弛緩を繰り返すことで、心をリラックスさせるヨガは、そんな人にうってつけなのです。

目指すのは心の安らぎ

ヨガが究極的に目指すのは、「心の安らぎ」です。ヨガを続けていると、つまらないことにウジウジ悩んだり、他人と比べてあせったりしなくなります。それは、ヨガ・ポーズを通して体から送られてくるメッセージに耳を傾けることで、自分で自分を認め、自然に心の平安が保たれていくようになるからです。ヨガのゆったりした呼吸とゆっくりした体の動きで心の健康を保ちましょう。

4週目

心をやわらかにしよう

ゆううつな気分やイライラ感に
襲われたりすることは、人間なら誰しもあること。
大切なのは、自分を否定するのではなく、
うまくつきあうこと。
その手助けをするポーズを紹介します。

4th week

ポーズ51

背中で手を組むねじりのポーズ

それまで難なくできていたことがおっくうになったり、心配やむなしさを感じることを「抑うつ感」と呼びます。心の変化が肩こりなど体の症状としてあらわれることもあります。そんなときは、無理に頑張らないことが大切。自分の内なる声に耳を傾け、リラックスしましょう。

手順　1 ← 6 ← 5 ← 2 ← 4 ← 3 ← 2 ← 1　左右交代で1セット・・・

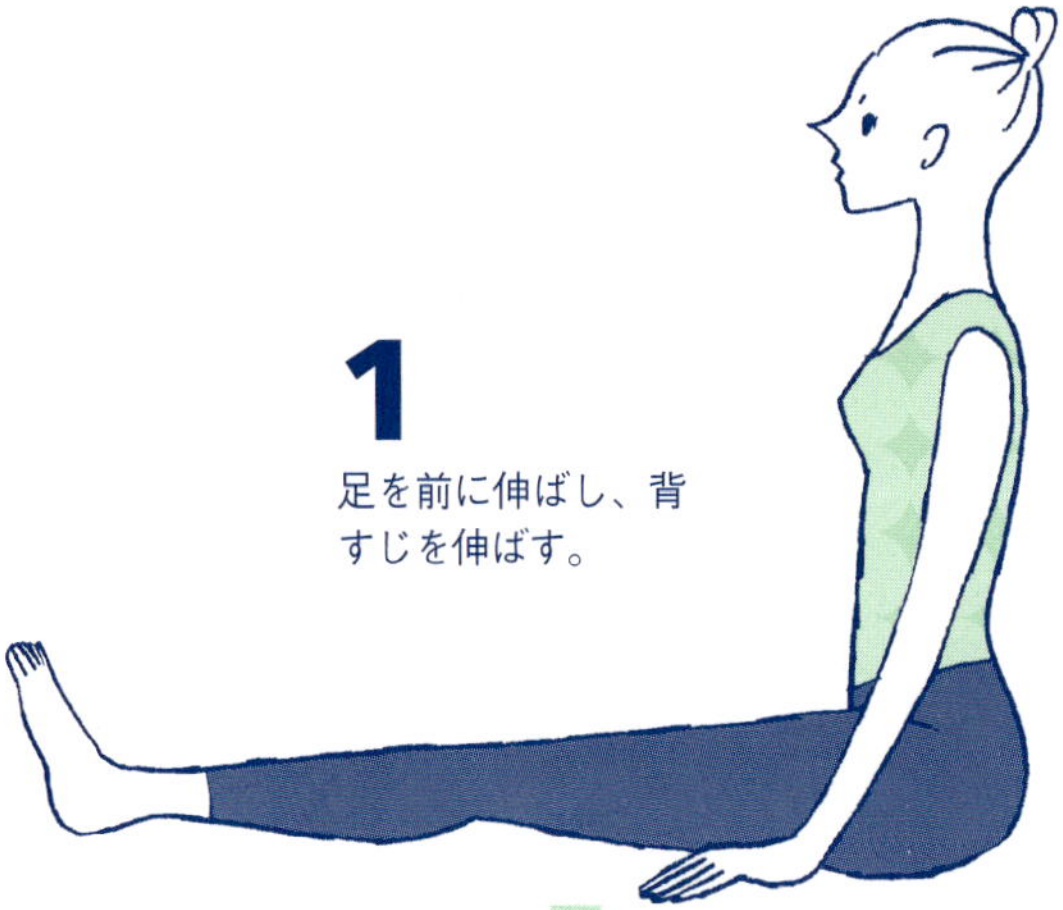

1

足を前に伸ばし、背すじを伸ばす。

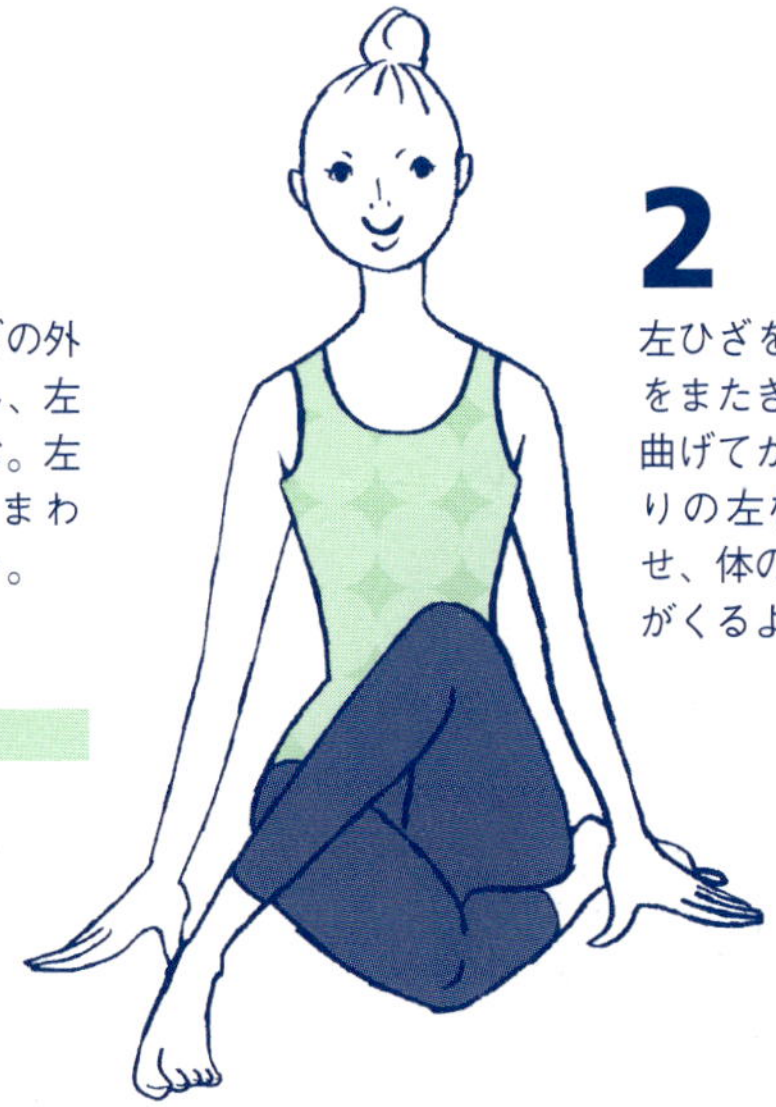

2

左ひざを立てて右足をまたぎ、右ひざを曲げてかかとをおしりの左横に引き寄せ、体の中央にひざがくるようにする。

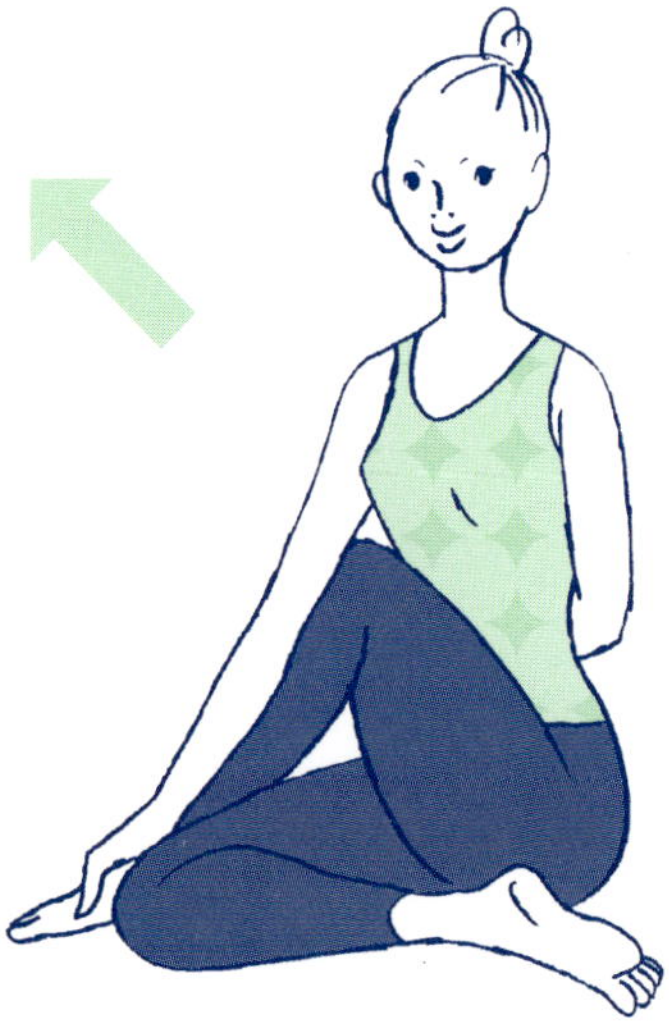

3

右手は左ひざの外側から伸ばし、左の足をつかむ。左手は背中にまわし、息を吸う。

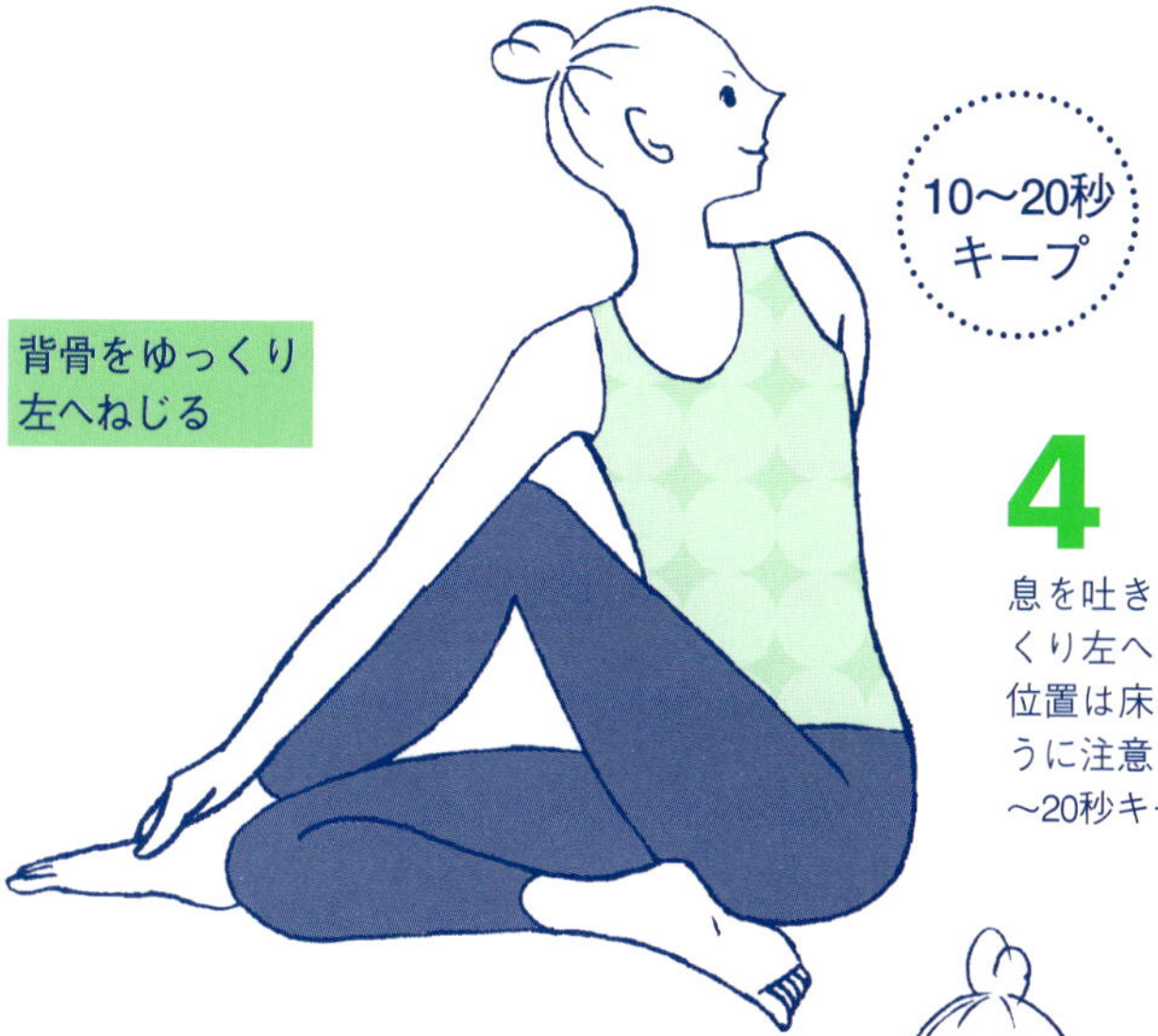
背骨をゆっくり
左へねじる
10〜20秒
キープ

4

息を吐きながら背骨をゆっくり左へねじる。おしりの位置は床からずらさないように注意し、自然呼吸で10〜20秒キープ。

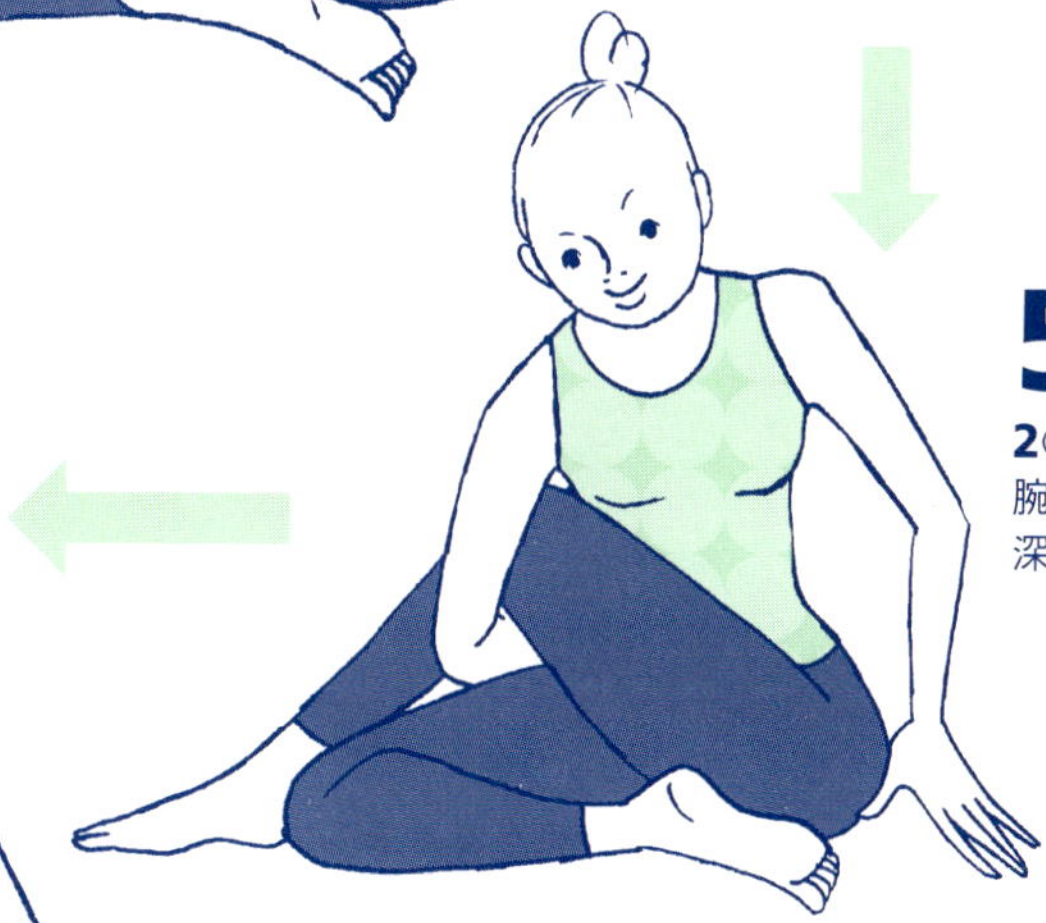

5

2の姿勢に戻し、右腕を左ひざの下に深く差し込む。

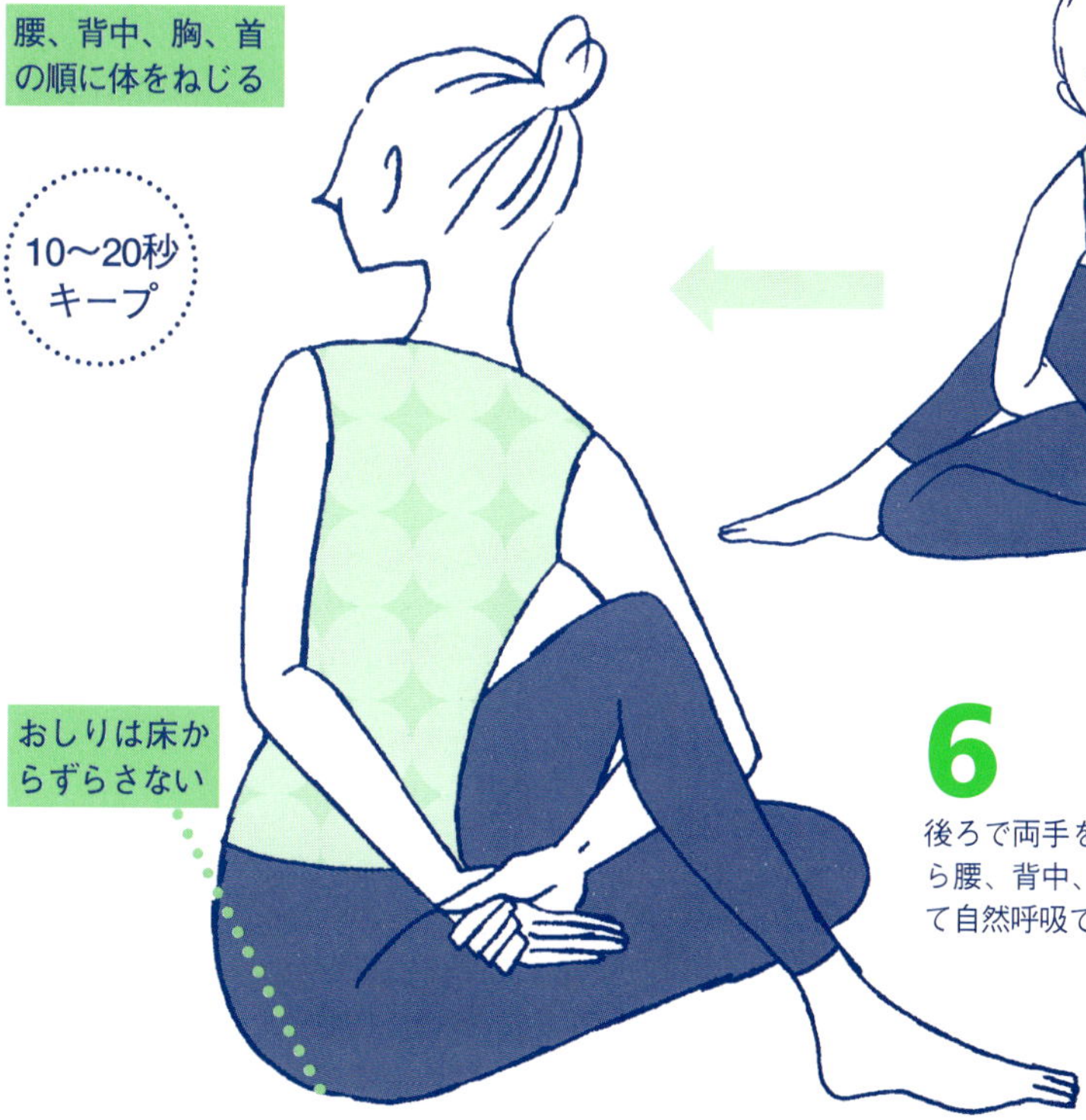
腰、背中、胸、首
の順に体をねじる
10〜20秒
キープ
おしりは床か
らずらさない

6

後ろで両手をにぎり、背骨を下から腰、背中、胸、首の順でねじって自然呼吸で10〜20秒キープ。

ポーズ52

木のバランスポーズ

手順　1←2←3←4←3←2←1　左右交代で2セット…

イライラやモヤモヤはプレッシャーが原因。やらなければならないことは山ほどあるのに、気持ちが散漫になってしまう…。そんなときは、まず集中力を高めましょう。一点に意識を集め、片足でバランスを取るこのポーズは、本来の落ち着きを取り戻すのにとても効果的です。

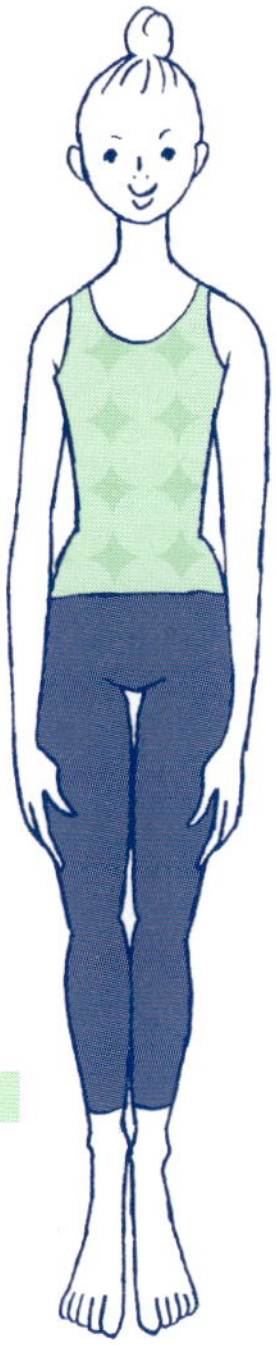

1

内くるぶしを合わせるように、両足をそろえて立つ。

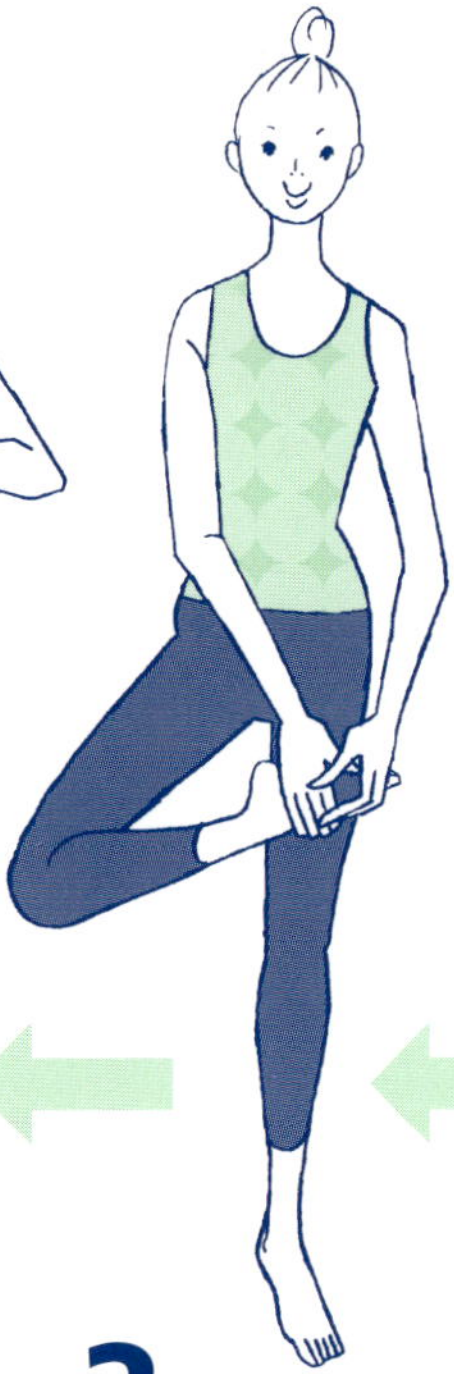

2

右ひざを曲げ、左ももに引き上げる。視線は前方一点へ。

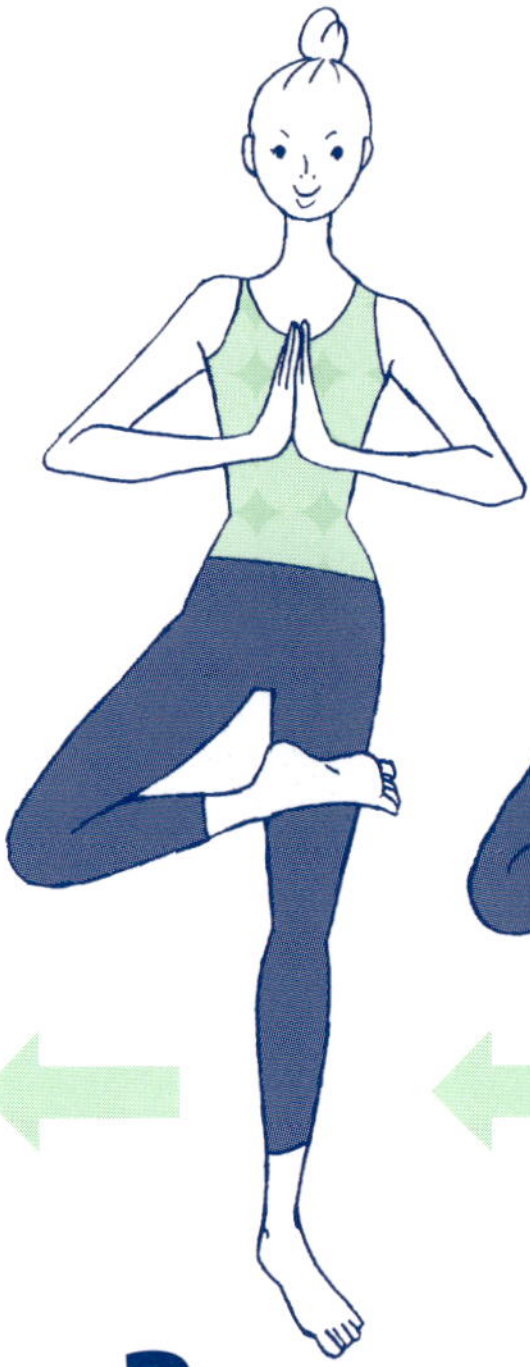

3

背すじを伸ばして、胸の前で合掌する。

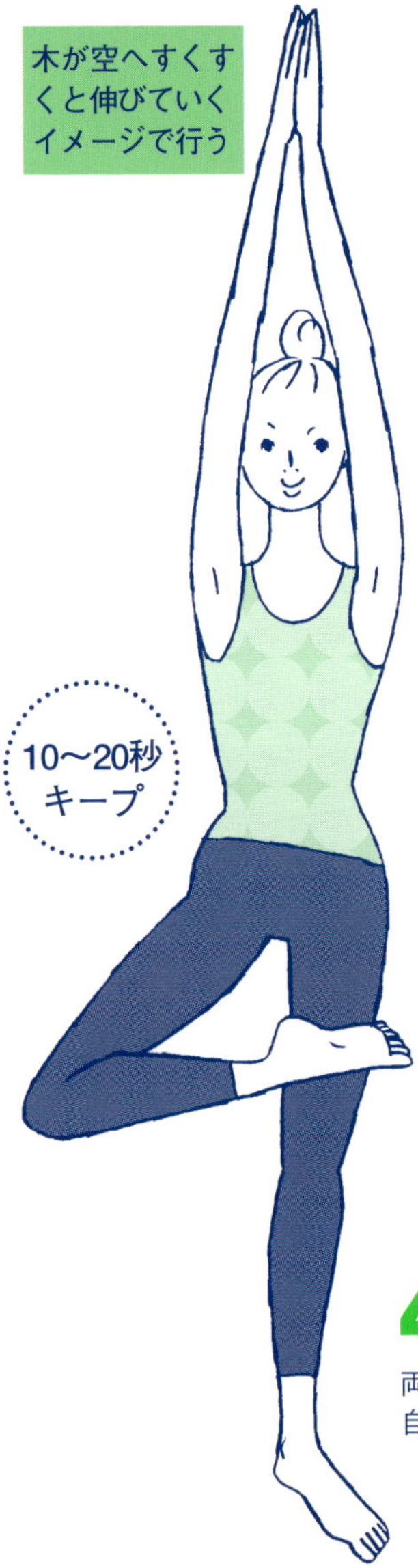

木が空へすくすくと伸びていくイメージで行う

10〜20秒キープ

4

両手をゆっくり上方に伸ばす。自然呼吸で10〜20秒キープ。

ポーズ53

牛面《うしづら》のポーズ

私たちはイライラの原因を早く取り去ってしまおうとします。しかし、そうすればするほど、あせる気持ちが強まり、さらにイライラが高じるという悪循環におちいりがち。そのようなときには、静的なポーズを行いましょう。波立つ心が次第に穏やかになっていきます。

手順　1←2←3←2←1　左右交代で2セット…

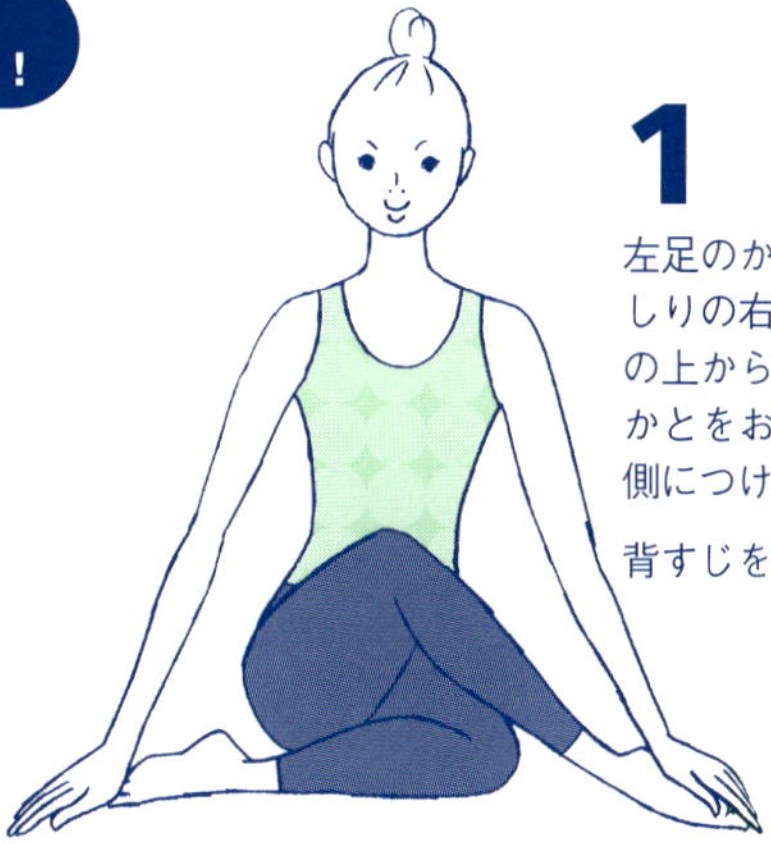

1

左足のかかとをおしりの右側に、その上から右足のかかとをおしりの左側につける。

背すじを伸ばす。

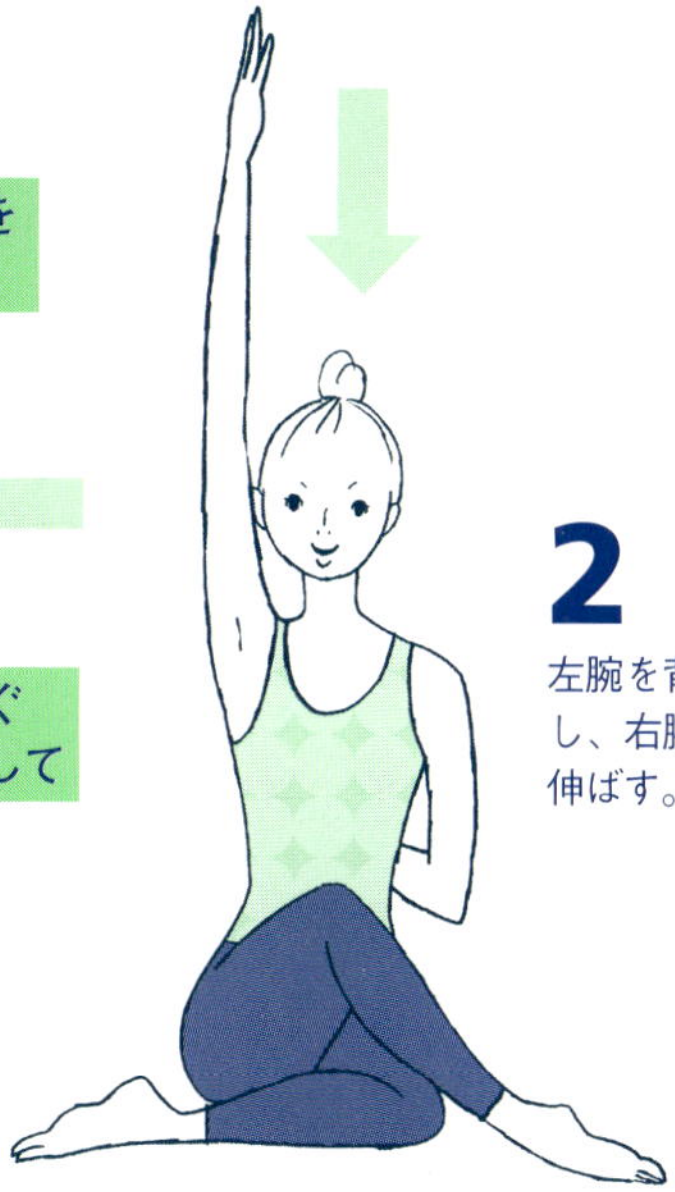

2

左腕を背中にまわし、右腕を上方に伸ばす。

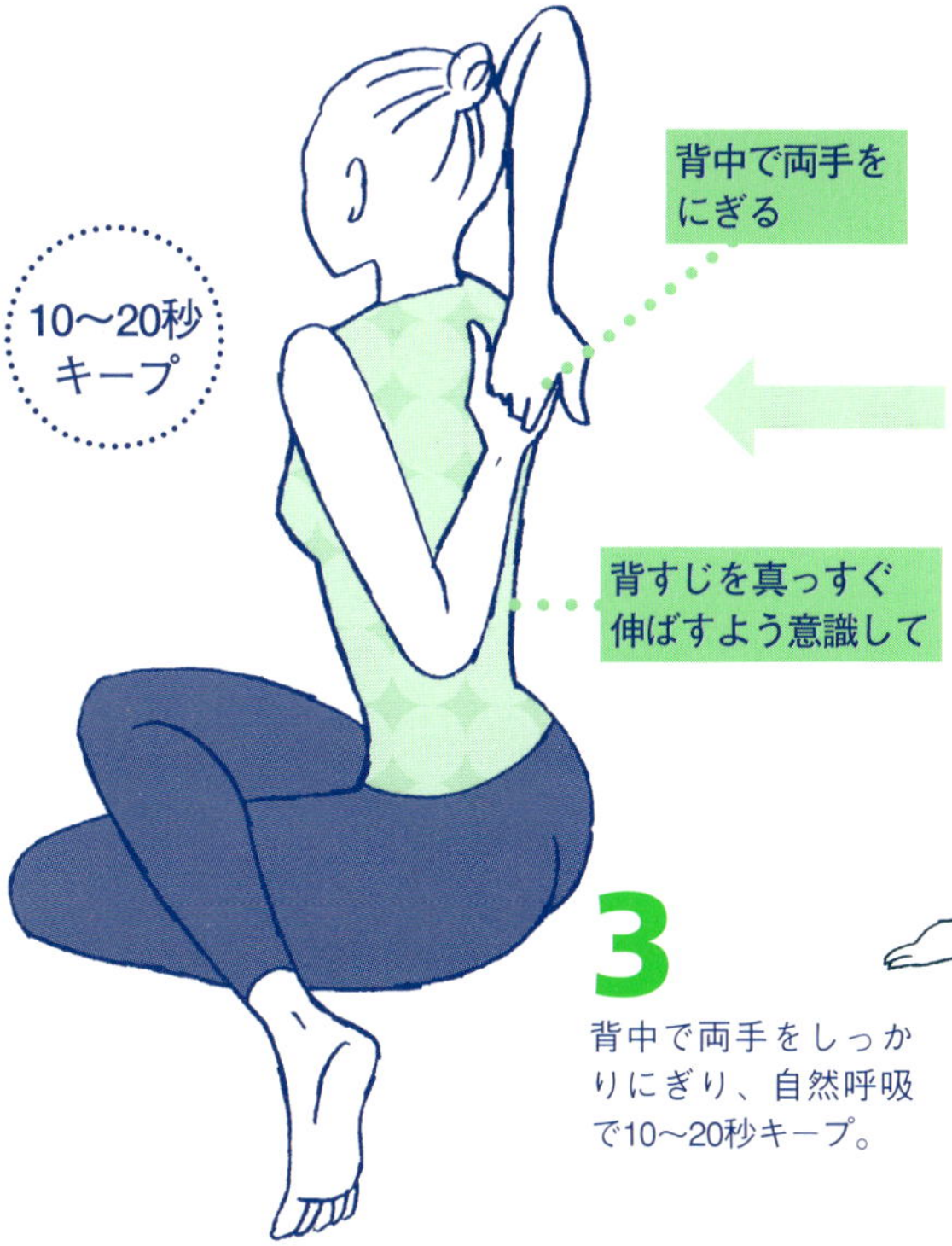
背中で両手をにぎる
背すじを真っすぐ伸ばすよう意識して
10〜20秒キープ

3

背中で両手をしっかりにぎり、自然呼吸で10〜20秒キープ。

もっとカンタンに!

手がにぎれないとき

背中で手をにぎることができない人は、長めのタオルを利用して行って。タオルづたいに手と手を近づけ、背すじを伸ばしていきましょう。

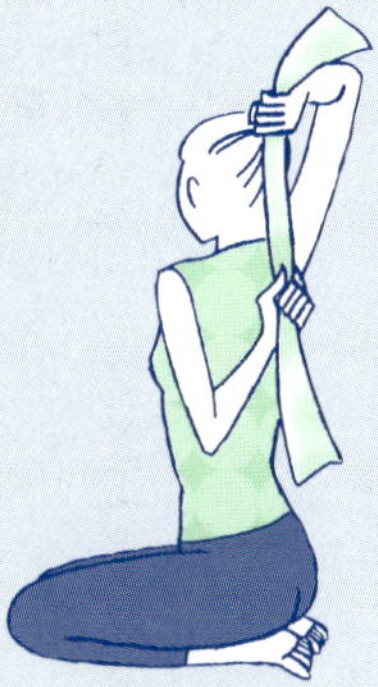

気持ちが不安定なとき

4th week

ポーズ54

ワシのポーズ

「自分はこのままでいいの？」私たちは、ときにそんな気持ちにおちいります。しかし、心が不安定になるのは、誰にでもあること。このポーズは、平衡感覚を養い、不安を軽減させてくれる効果があります。難しいポーズなので、時間をかけて練習してください。

手順 1→2→3→4→5→6　…　左右交代で2セット

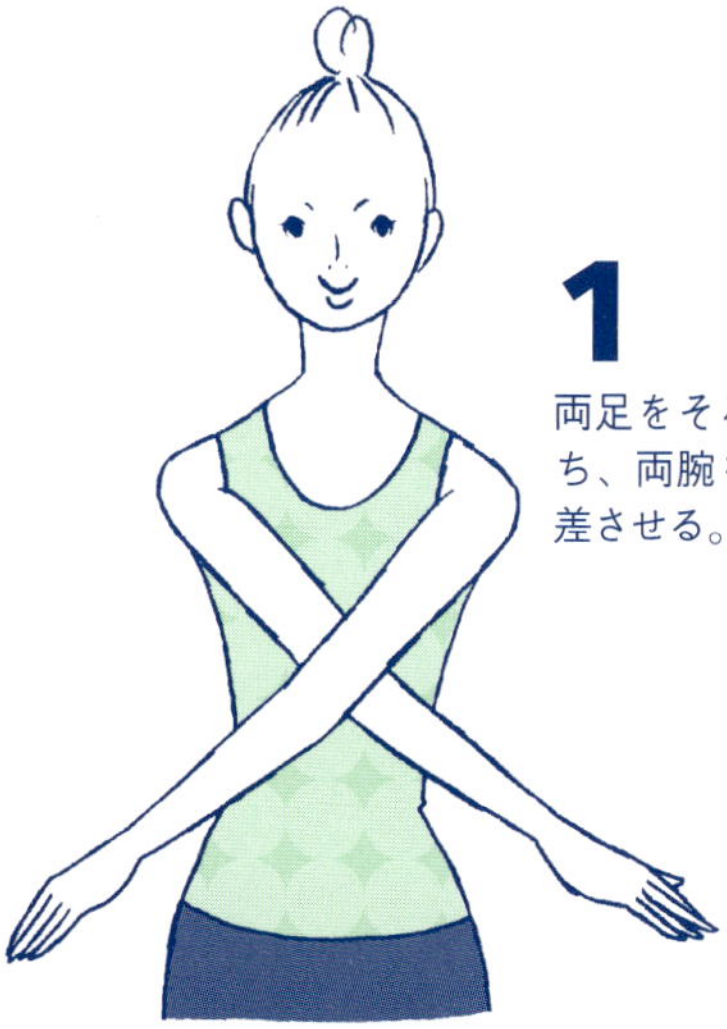

1

両足をそろえて立ち、両腕を深く交差させる。

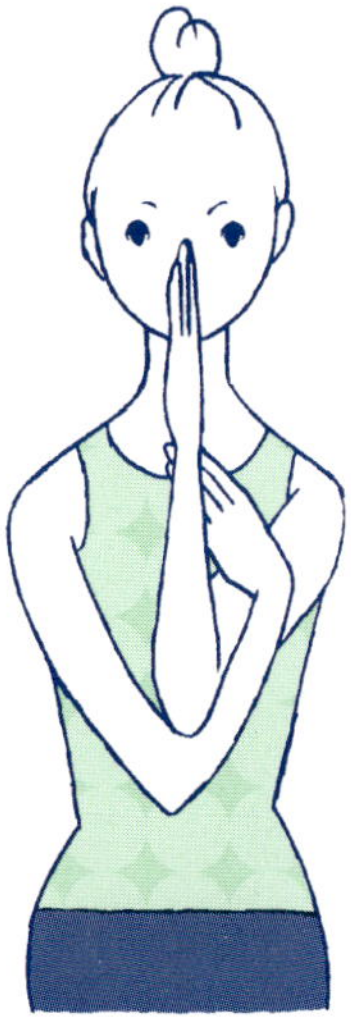

2

左腕を顔の前に立て、右腕をその下から手前へと巻きつける。

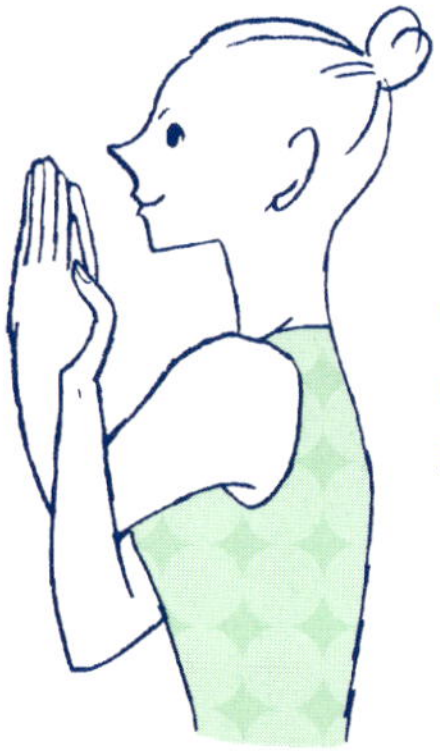

3

顔の前で合掌する。

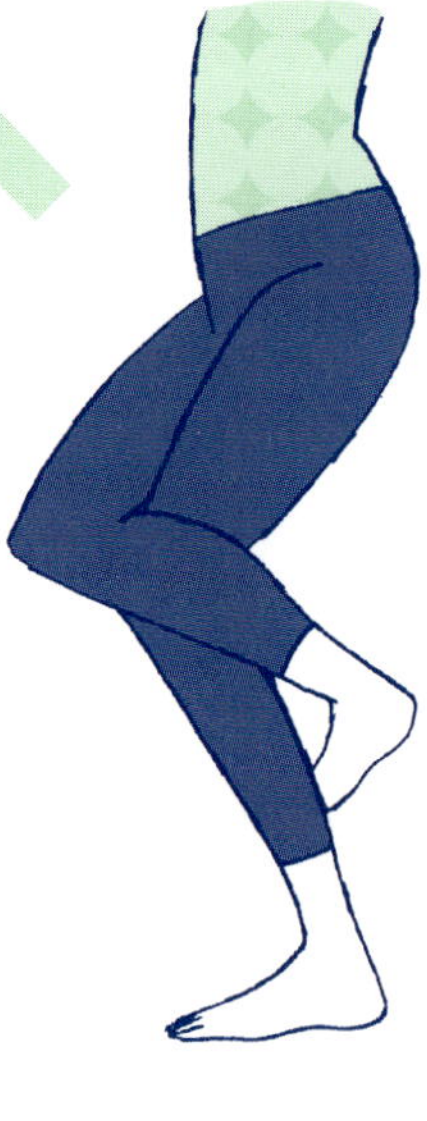

4

両ひざを軽く曲げ、左足に右足を巻きつける。

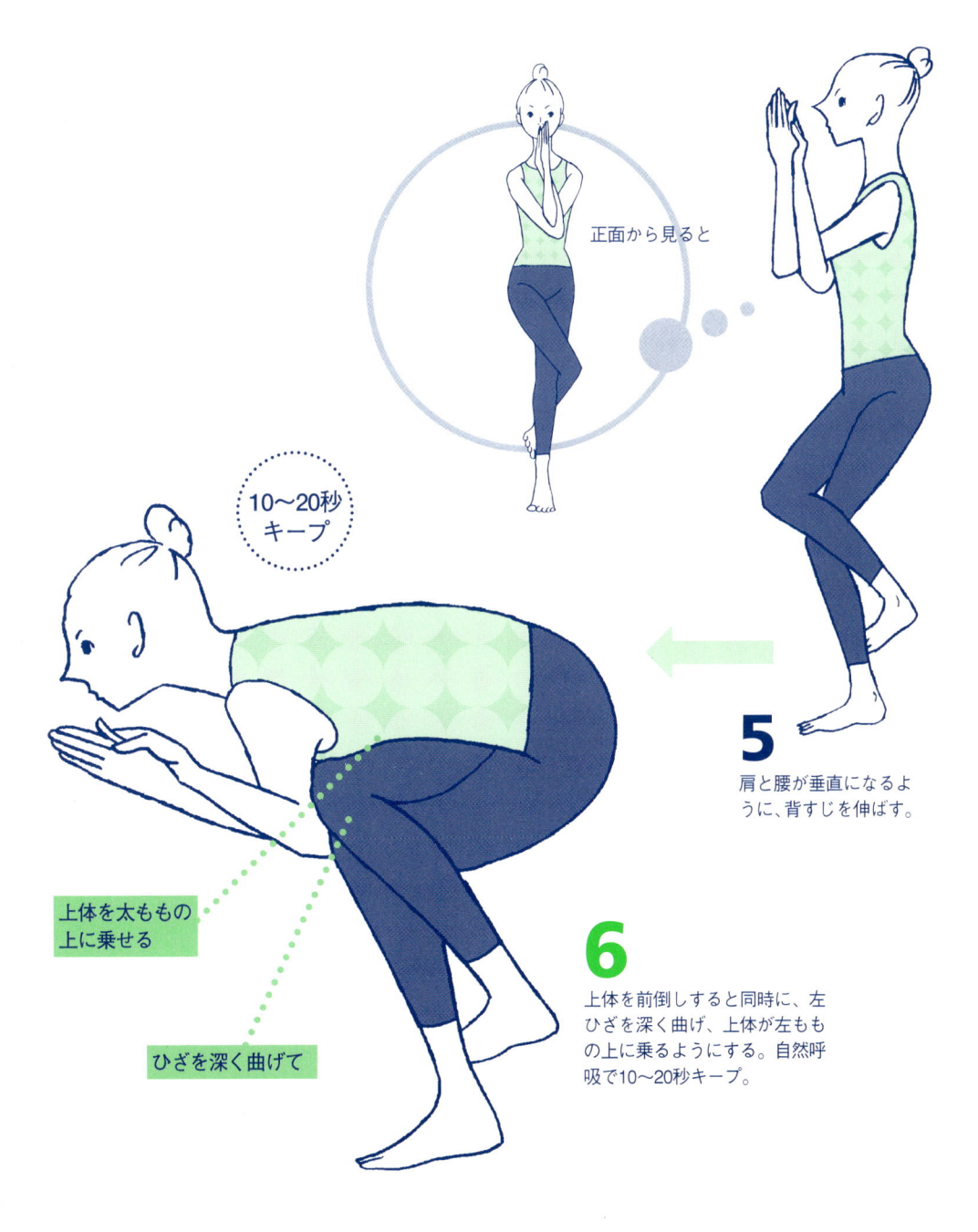

5

肩と腰が垂直になるように、背すじを伸ばす。

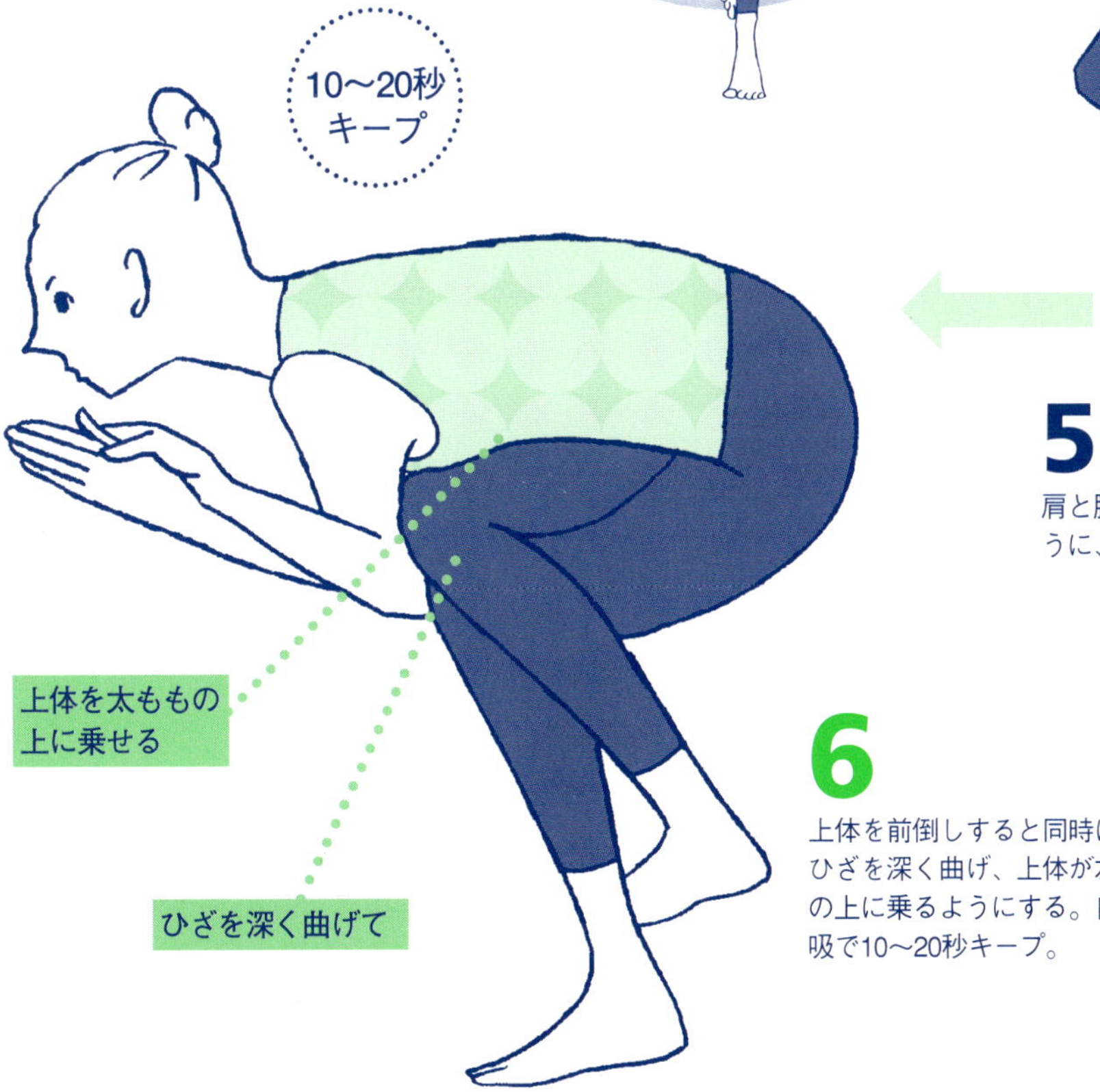

6

上体を前倒しすると同時に、左ひざを深く曲げ、上体が左ももの上に乗るようにする。自然呼吸で10～20秒キープ。

ポーズ55

ラクダのポーズ

ヨガの最も大切な考え方は、「頭で考えすぎるのをやめなさい」ということです。考えるのをいったん中止し、体や呼吸に意識を集中することで「自分」がしっかり安定してきます。余分な力は抜いて、仙骨、腰部、背中に意識を集中し、ポーズを丹念に行いましょう。

手順 1 → 2 → 3 → 2 → 1　…　左右交代で2セット

1

正座の姿勢からひざ立ちになり、足を腰幅に開き、かかとを立てる。

2

腰が後ろに引けないよう注意しながら、左手で左かかと（2セット目は、右手で右かかと）をつかむ。

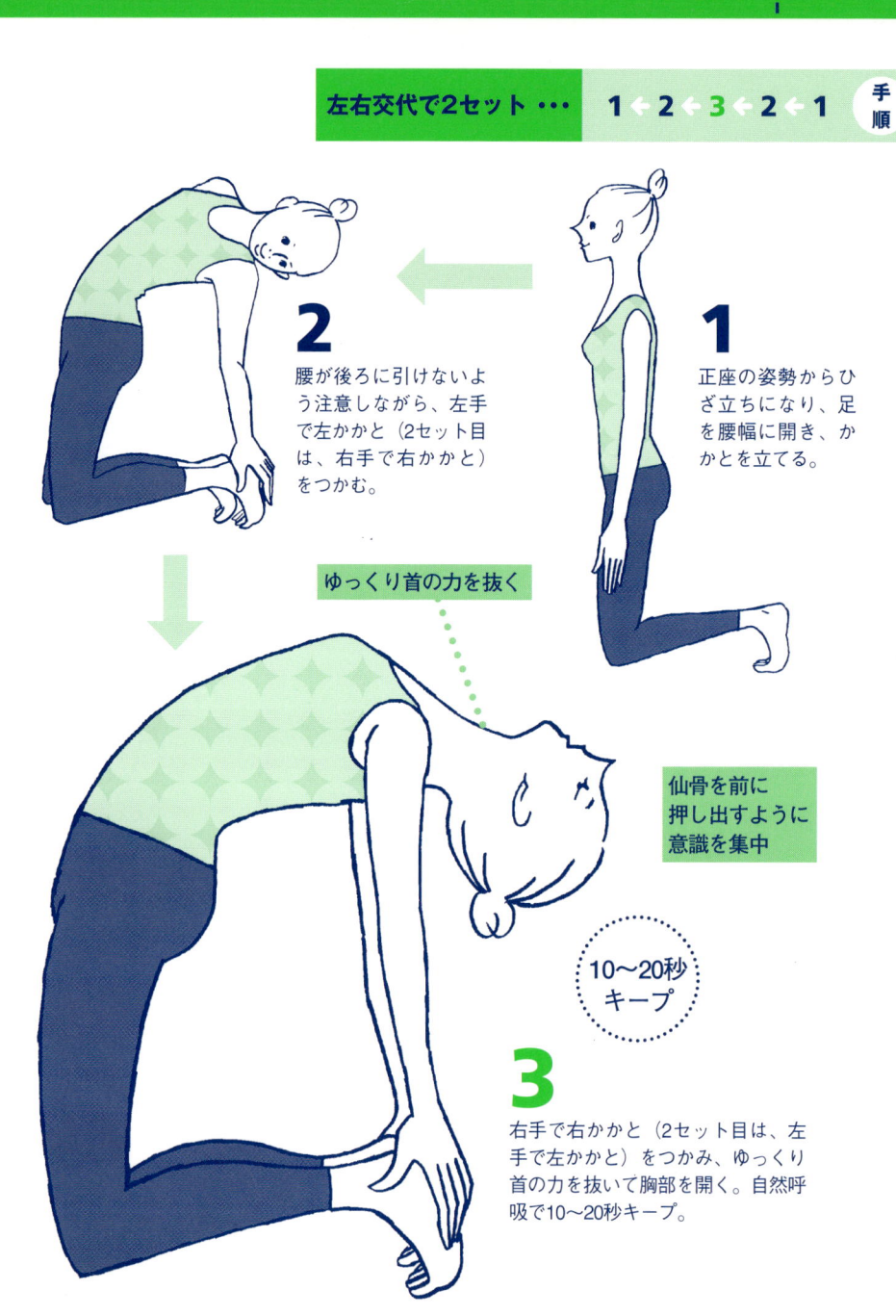

3

右手で右かかと（2セット目は、左手で左かかと）をつかみ、ゆっくり首の力を抜いて胸部を開く。自然呼吸で10〜20秒キープ。

ポーズ56

ウサギのポーズ

手順　1←2←3←2←1　2セット…

胸部を大きく開くラクダのポーズに対して、背骨全体を丸めるのがウサギのポーズ。このふたつは正反対のポーズなので、一緒に行うとよいでしょう。ポイントは、ひたいをできるだけひざに近づけ、頸椎《けいつい》から尾骨までをできるだけ丸くすることです。

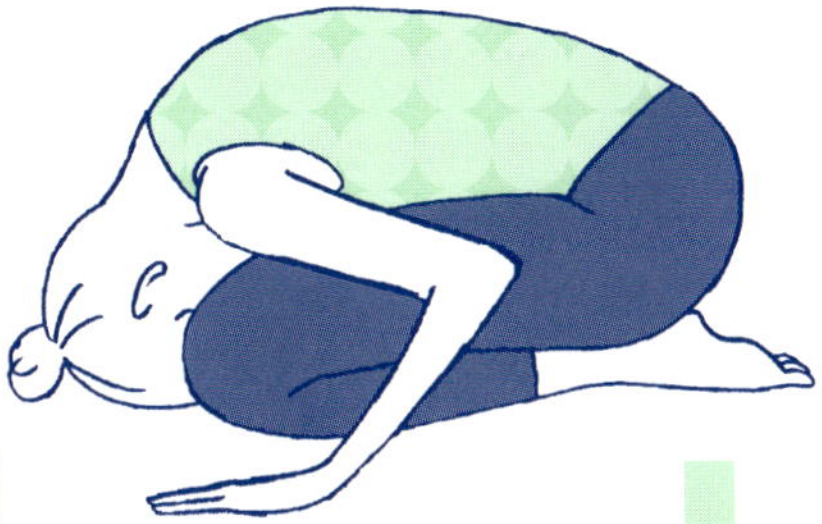

1
正座をし、両手はひざ横につき、ひたいをひざに近づけ、頭頂を床につける。

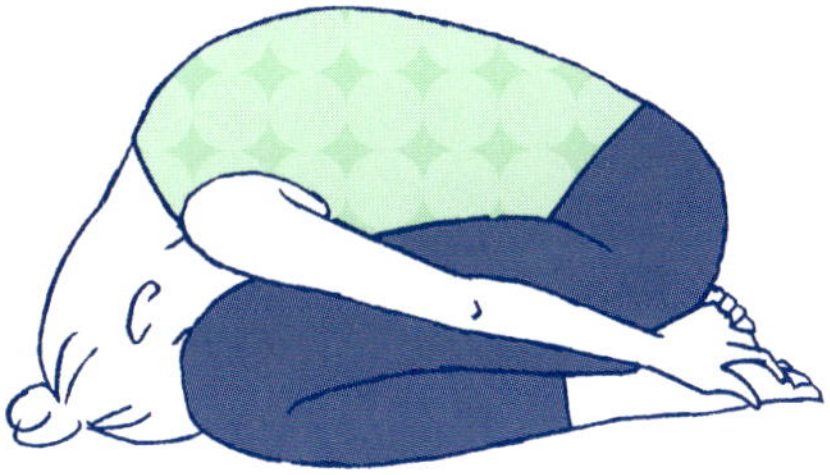

2
両手でしっかりかかとをつかむ。

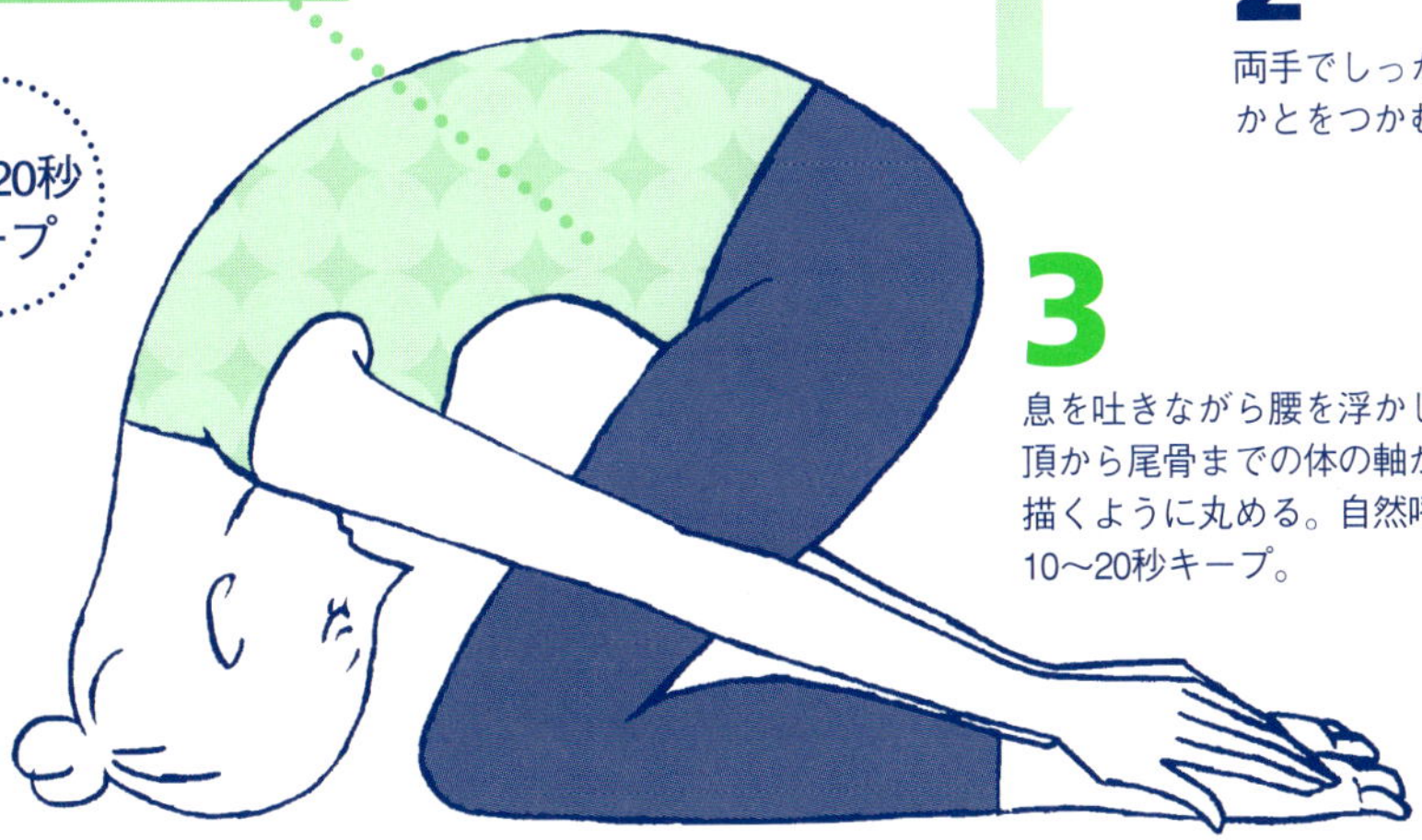
おなかが上に引き上がるよう意識
10〜20秒キープ
手はかかとからずらさぬように

3
息を吐きながら腰を浮かし、頭頂から尾骨までの体の軸が弧を描くように丸める。自然呼吸で10〜20秒キープ。

もっとカンタンに！

手がかかとに届かないとき

3の姿勢で手がかかとにつかない人は、ひざを少し開き、ひたいをひざから離して行って。肩のリラックスを意識すると、手がかかとにとどきます。

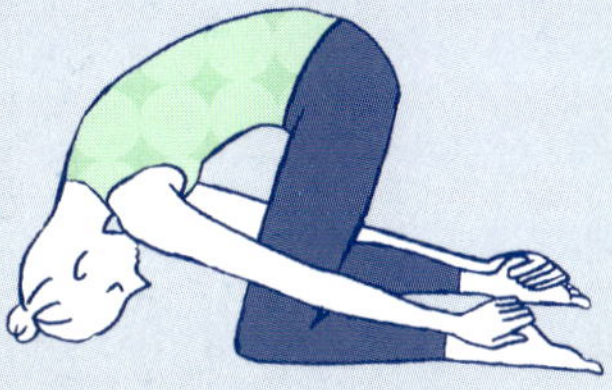

2セット … 1 手順

ポーズ57

鋤《すき》のポーズ・変型

「鋤《すき》のポーズ」（P86）の**4**から移行して行うポーズです。手を上方に伸ばすことで肩甲骨が伸び、首と肩がよりリラックスします。就寝前のヨガは、興奮を鎮めて寝つきをよくするだけでなく、良質の眠りをもたらしてくれます。できるだけゆっくりとしたテンポで行うのがポイントです。

1

両足先が床につき、鋤《すき》のポーズ（P86）が安定したら、両手を上方にゆるやかに伸ばす。自然呼吸で20〜30秒キープ。

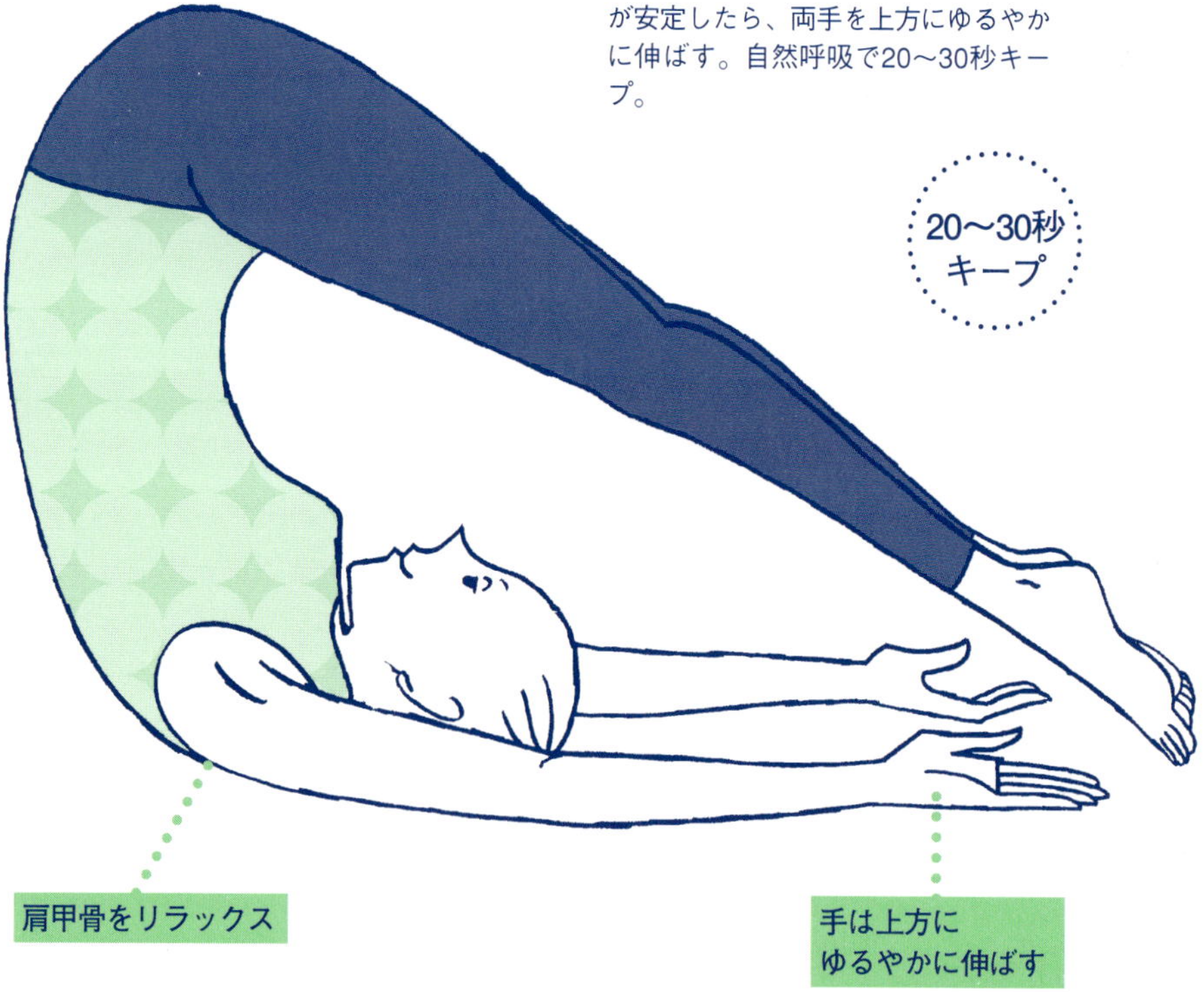
20〜30秒キープ
肩甲骨をリラックス
手は上方に
ゆるやかに伸ばす

ポーズ58

卍のポーズ

「卍」のように見えることから、この名があります。寝つきがよくなるだけでなく、すっきりした目覚めをもたらしてくれます。ゆったり伸びやかに行いましょう。首・肩・背中が気持ちよくほぐれるのが実感できるはず。

手順　1 ← 2 ← 3 ← 4 ← 1 ··· 左右交代で2セット

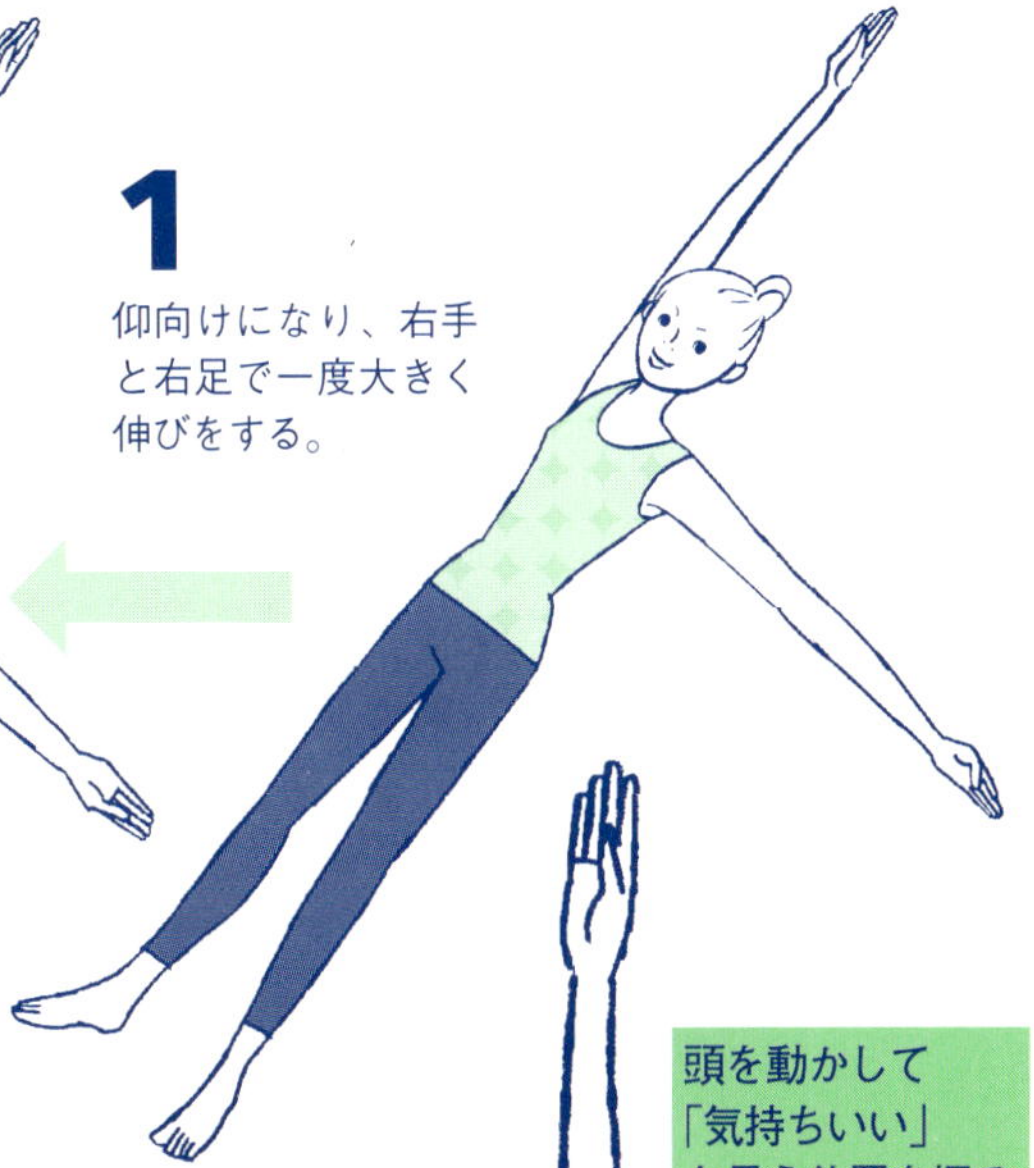

1
仰向けになり、右手と右足で一度大きく伸びをする。

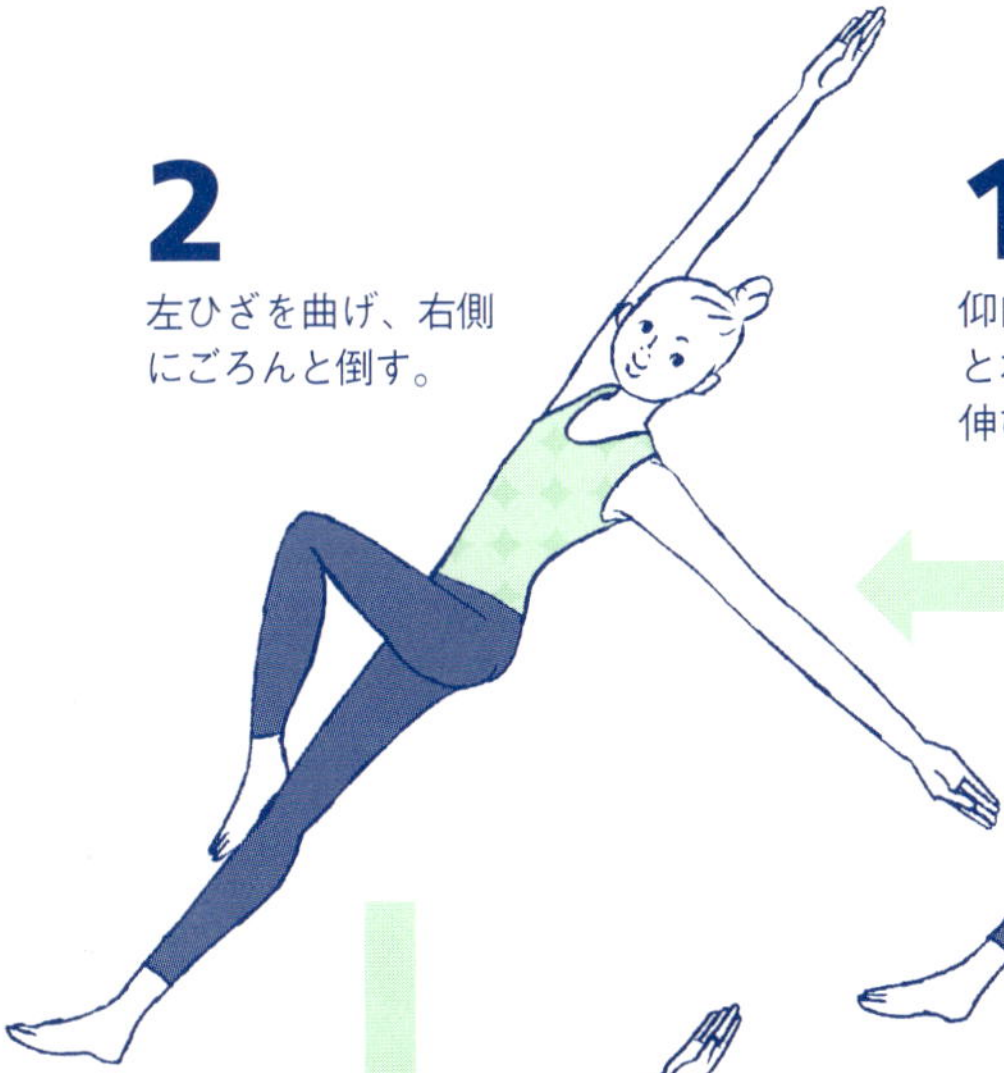

2
左ひざを曲げ、右側にごろんと倒す。

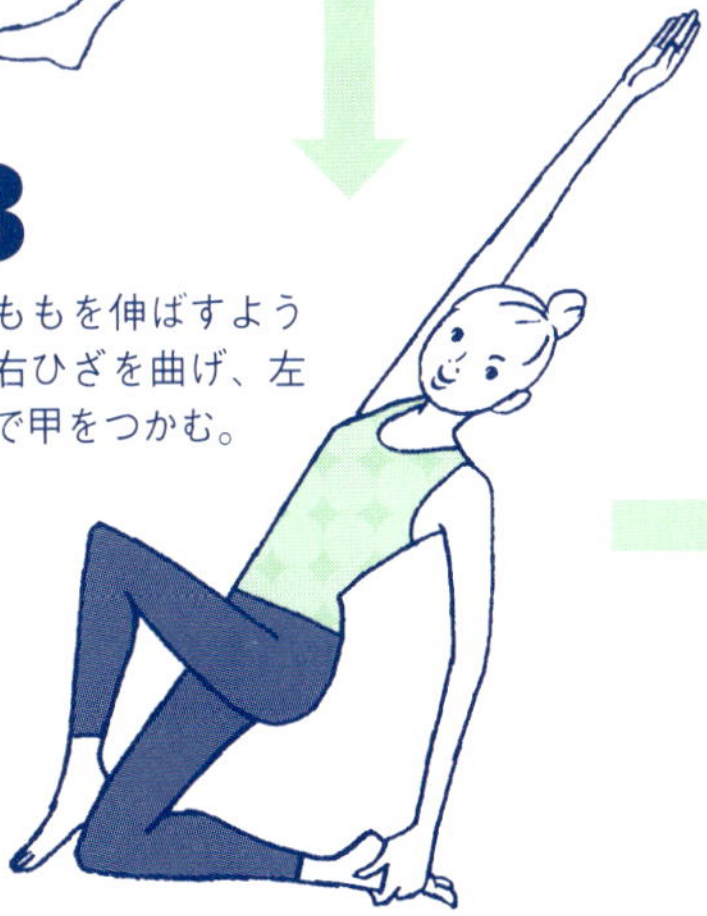

3
右ももを伸ばすように右ひざを曲げ、左手で甲をつかむ。

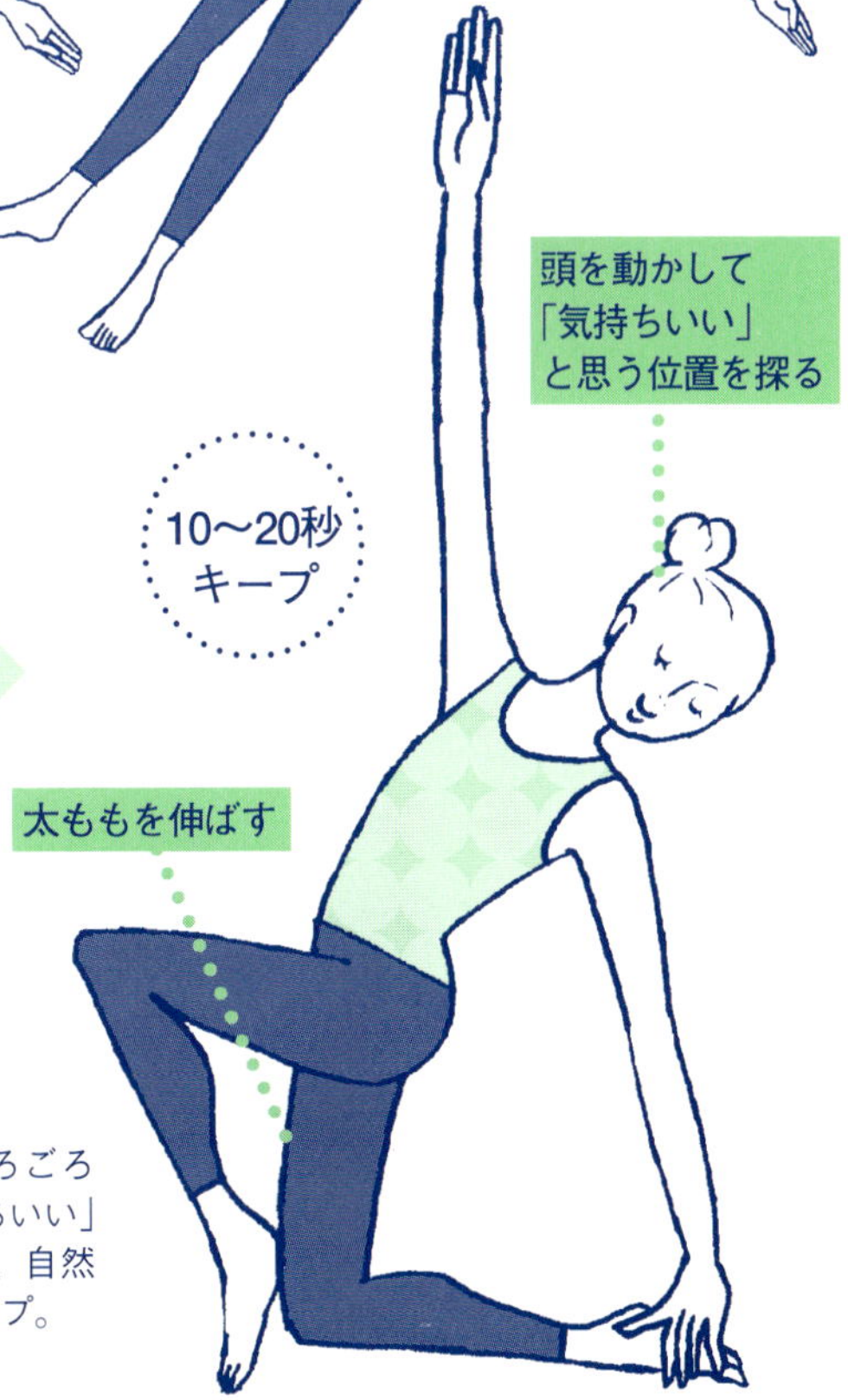
10〜20秒
キープ
頭を動かして
「気持ちいい」
と思う位置を探る
太ももを伸ばす

4
そのまま、頭をごろごろと動かして「気持ちいい」と思う位置で止め、自然呼吸で10〜20秒キープ。

ポーズ59

太陽礼拝のポーズ

太陽と大地に感謝し、そのエネルギーを吸収する太陽礼拝のポーズ。眠気があってもとりあえず行ってみましょう。体を大きく動かすこのポーズは、脳に覚醒信号を送り、心身をすっきりとさせてくれます。天気のよい日に外で行うと最高です。

手順 1→2→3→4→5→6→7→8→9→10→11→12→1

左右交代で1セット・・・

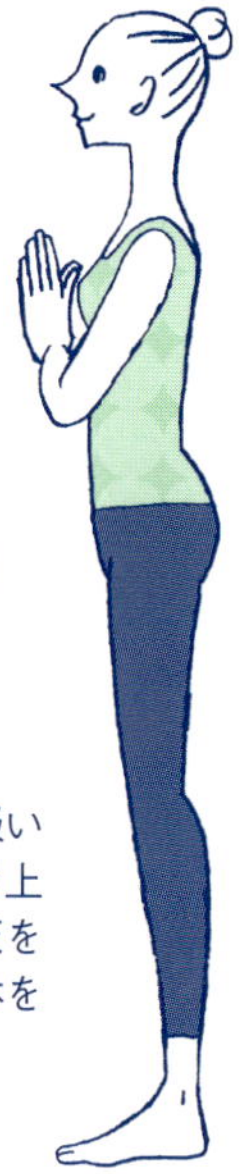

1

両足をそろえて立ち、背すじを伸ばして胸の前で合掌する。

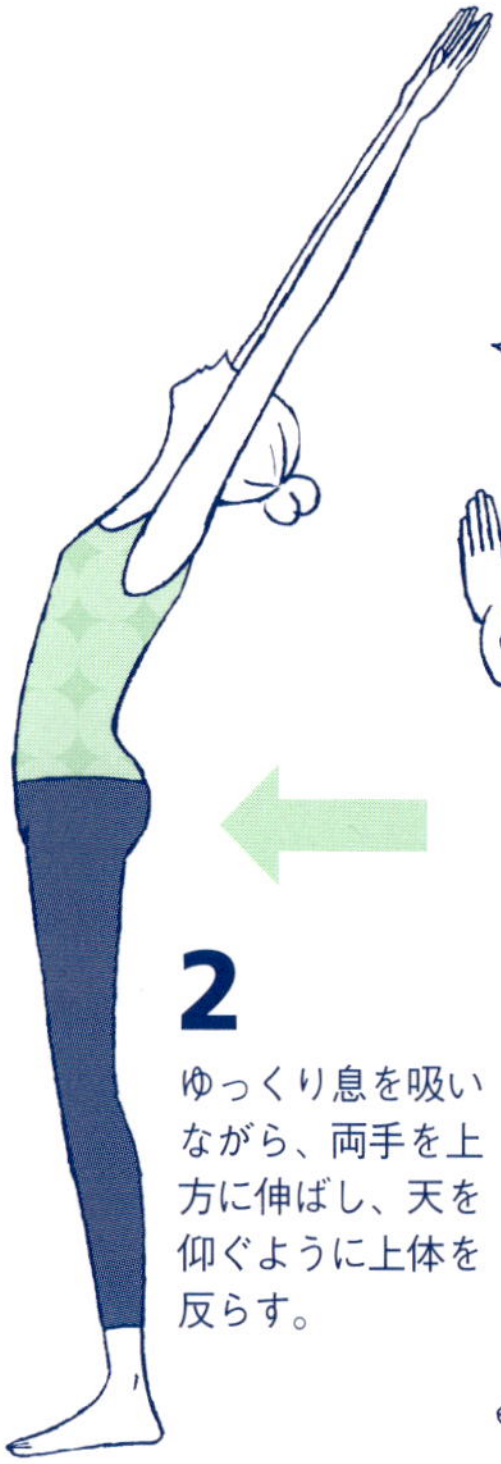

2

ゆっくり息を吸いながら、両手を上方に伸ばし、天を仰ぐように上体を反らす。

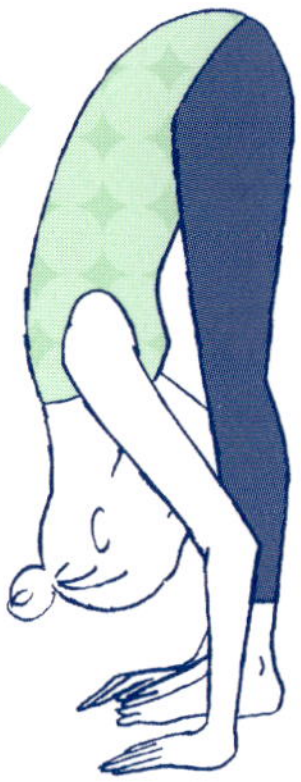

3

息を吐きながら上体を前に倒す。ひざを曲げても構わないので、手のひらを足横の床につける。

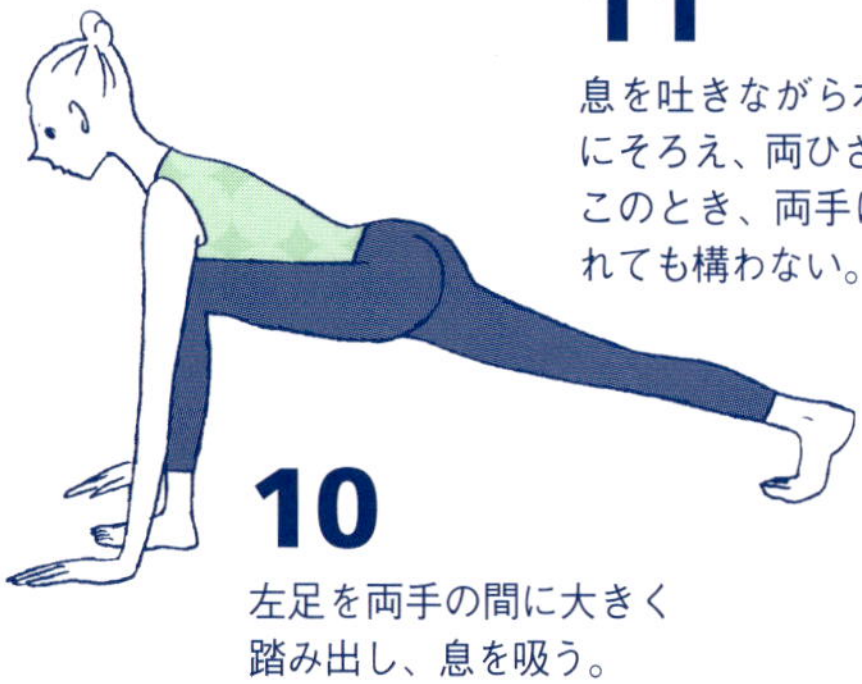

10

左足を両手の間に大きく踏み出し、息を吸う。

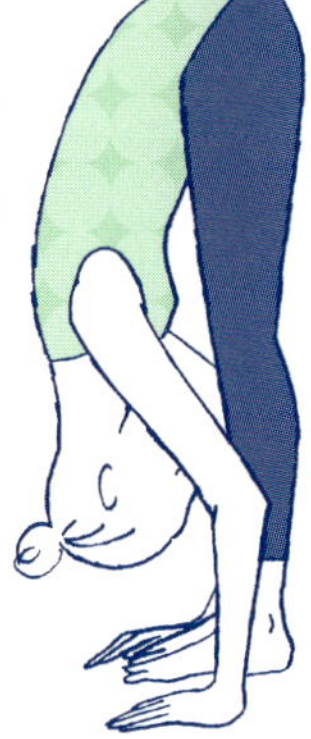

11

息を吐きながら右足を左足にそろえ、両ひざを伸ばす。このとき、両手は床から離れても構わない。

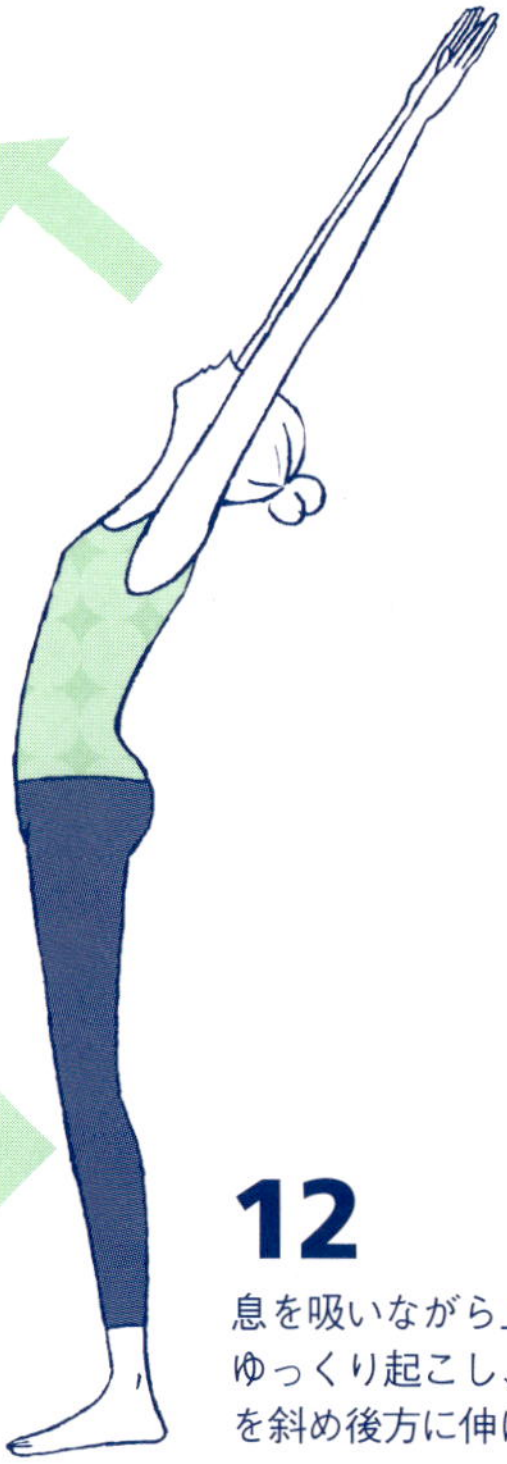

12

息を吸いながら上体をゆっくり起こし、両手を斜め後方に伸ばす。

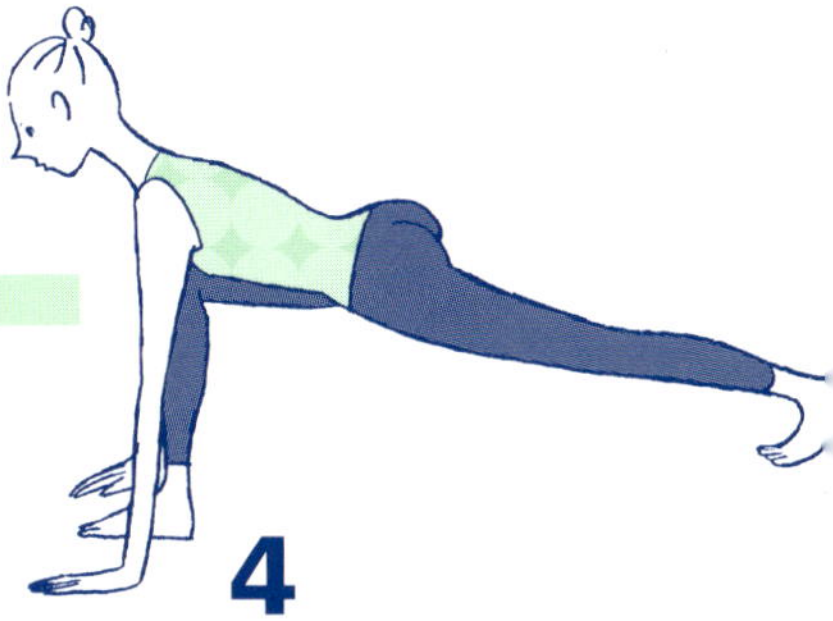

4

左足を大きく後ろに引いて真っすぐ伸ばす。右ひざを曲げ、息を吸う。

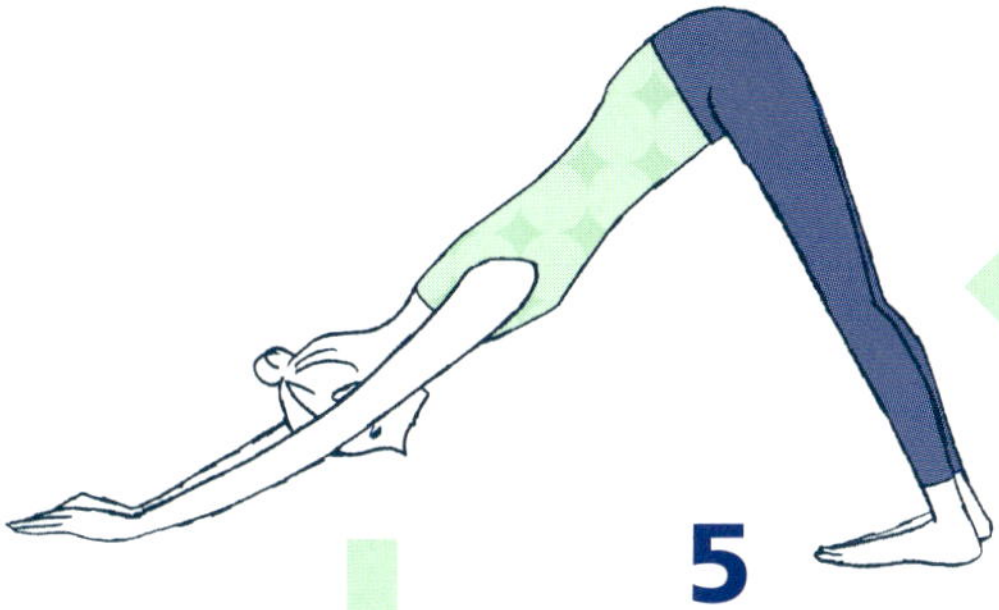

5

息を吐きながら右足も後ろに引いて両足をそろえ、かかとが床につくように腰を後ろに引く。

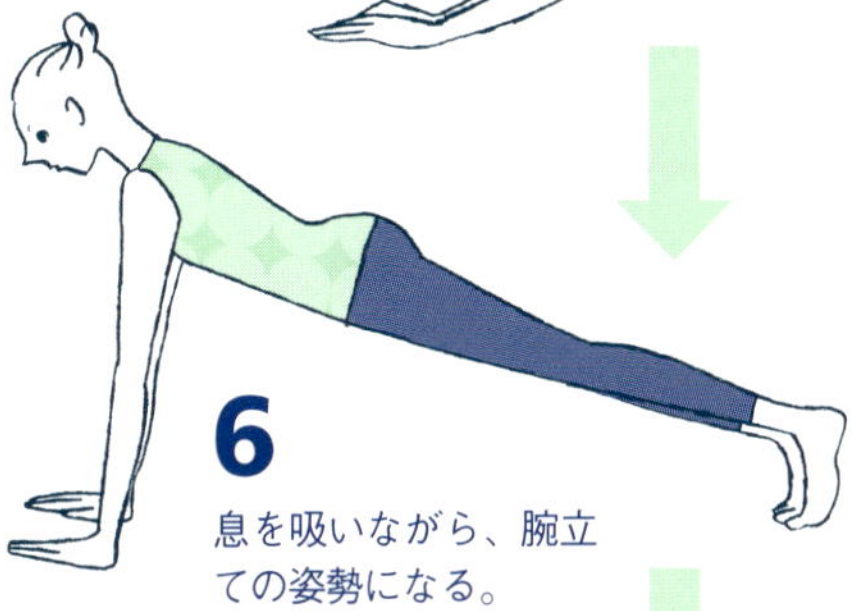

6

息を吸いながら、腕立ての姿勢になる。

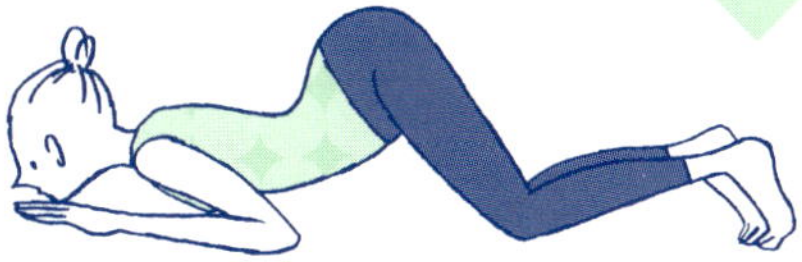

7

息を吐きながら、両ひざと両ひじ、胸とあごを床につける。

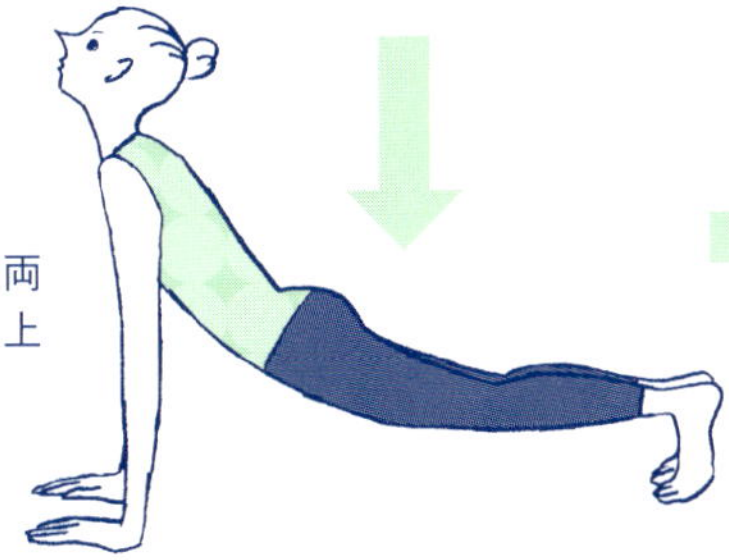

8

息を吸いながら両ひじを伸ばし、上体を反らす。

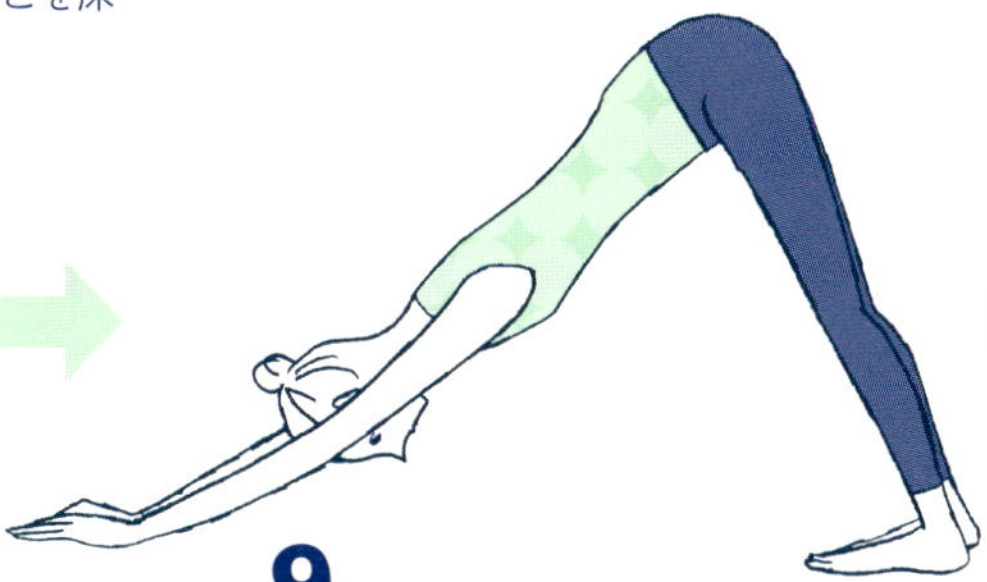

9

息を吐きながら、両かかとが床につくくらいに腰を大きく後ろに引く。

ポーズ60

パドハのポーズ

4～8セット… 1 手順

「パドハ」とは制感の意味。目や耳の感覚を抑制することで、集中力を高め、やる気を引き出します。このポーズは、耳の奥に意識を集中させ、「聞こえない音」を聞くつもりで行います。体の内部からエネルギーがわき出てくるのを実感できるはず。

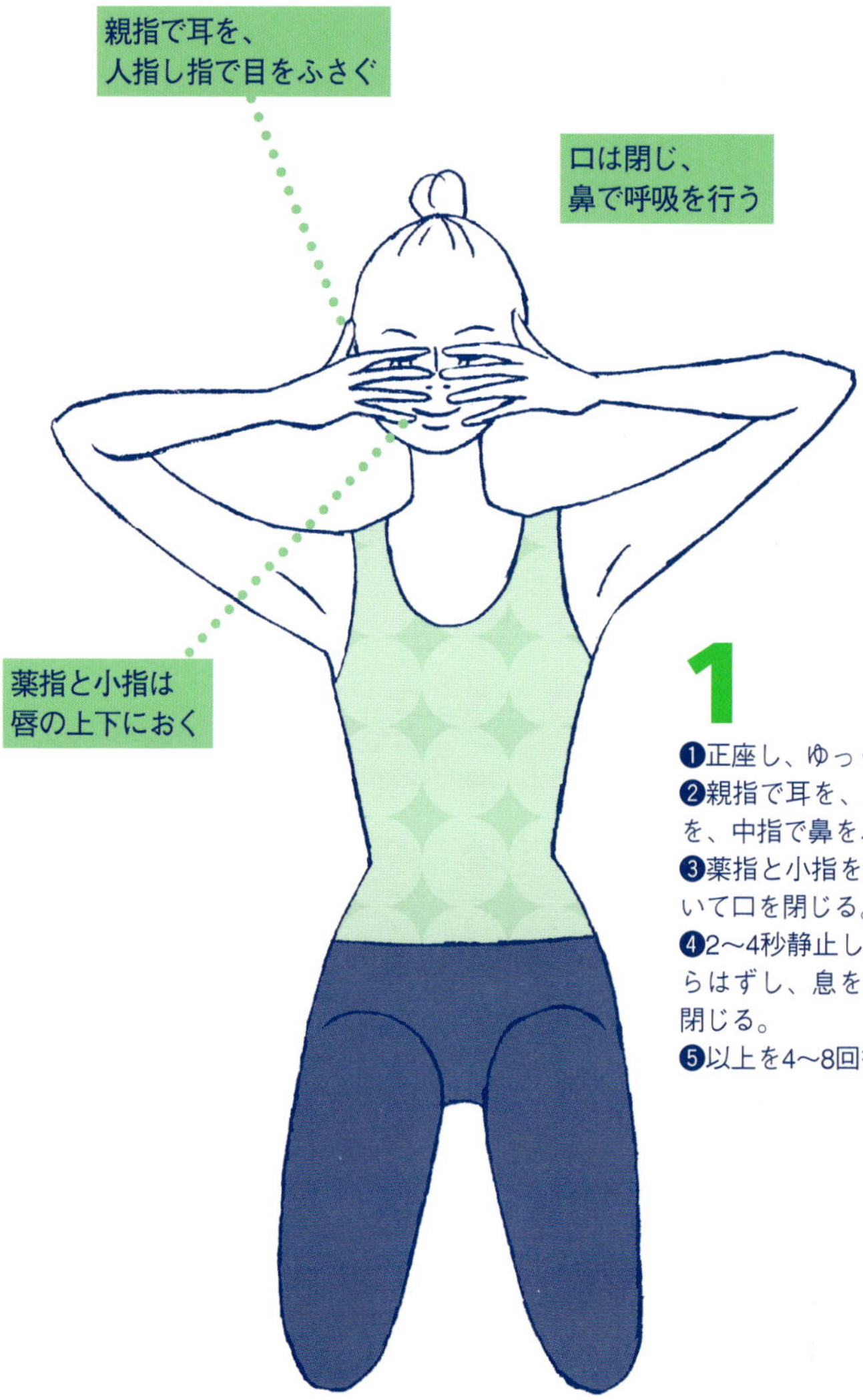
親指で耳を、
人指し指で目をふさぐ
口は閉じ、
鼻で呼吸を行う
薬指と小指は
唇の上下におく

1

❶正座し、ゆっくり息を吸う。
❷親指で耳を、人指し指で目を、中指で鼻をふさぐ。
❸薬指と小指を唇の上下において口を閉じる。
❹2～4秒静止し、中指を鼻からはずし、息を吐き、吸って閉じる。
❺以上を4～8回行う。

ポーズ61

中心強化のポーズ

「丹田」の強化ポーズです。「丹田」とは、東洋の心身鍛錬法でキーワードのように使われる言葉です。女性の性的エネルギーや無意識エネルギーの中枢である子宮のあるところを指します。蓮華座を組むこと自体、やや難しいのですが、気長に取り組みましょう。

手順 1 → 2 → 3 … 左右交代で1セット

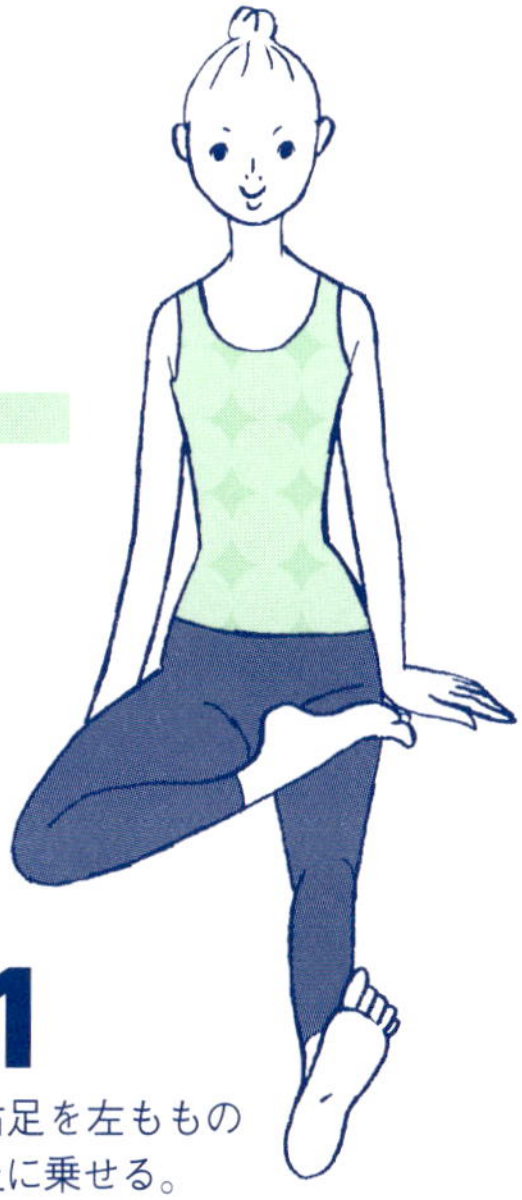

1

右足を左ももの上に乗せる。

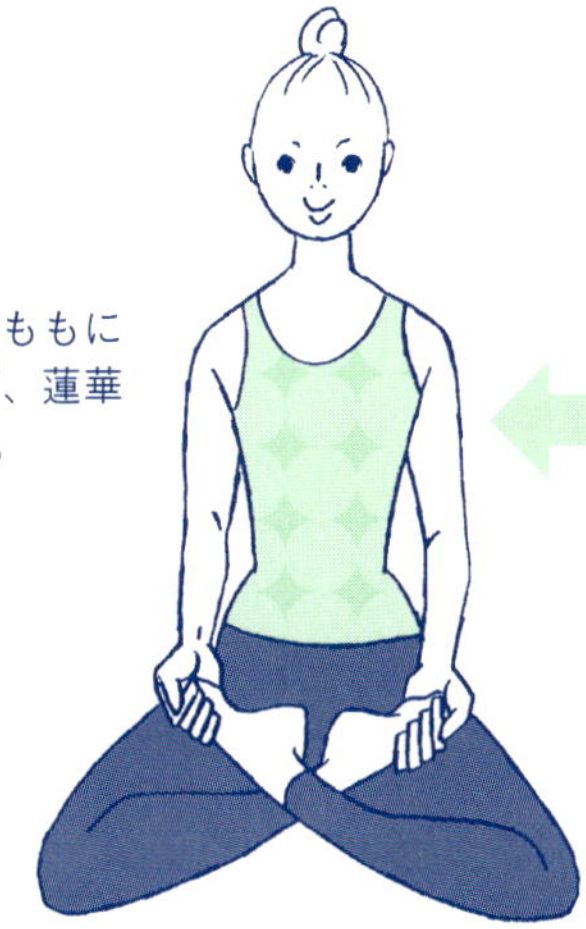

2

左足を右ももに引き上げ、蓮華座を組む。

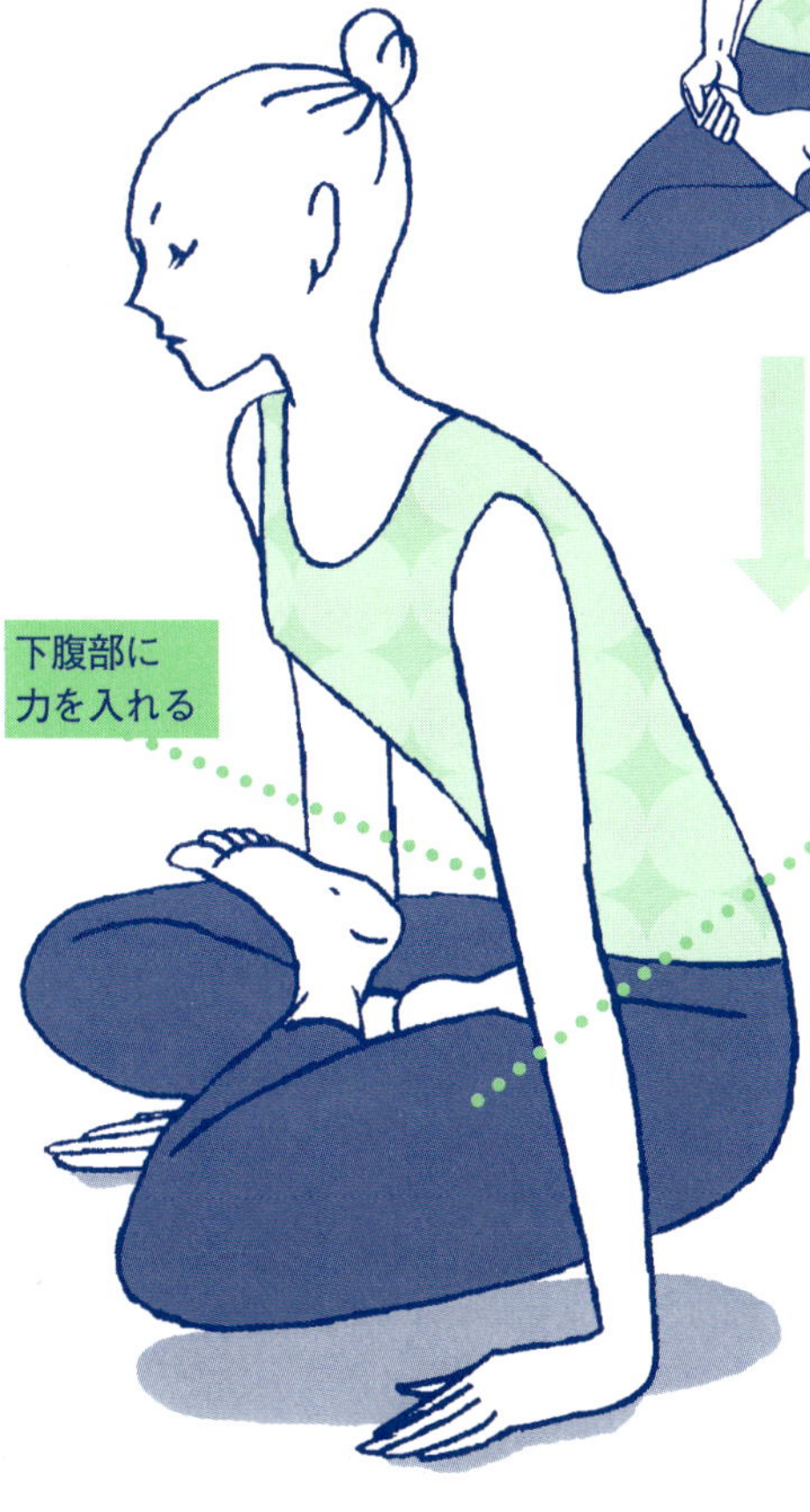
下腹部に力を入れる
組んだ足を引き上げるよう意識

3

両手を両ももの横の床につく。丹田（下腹部）を意識して両腕で支え、体を床から引き上げる。自然呼吸で10～20秒キープ。

10～20秒キープ

ポーズ62

T字のポーズ

手順 1 ← 4 ← 3 ← 2 ← 1 左右交代で1セット …

バランス系のポーズは、意識を集中させるのにとても役立ちます。うまくバランスを保とうと頑張りすぎると、余計に体がぐらついてしまいます。適度に力を抜き、重心となる足に自然に体をあずけるようにして行いましょう。

1
両足をそろえて合掌した後、息を吸いながら両手を上方に上げる。

2
右足を一歩踏み出し、重心をかける。

3
右足に体重をかけたままひざを曲げ、左足を後ろに引き、体全体の傾斜を深める。

4
右ひざを伸ばしながら、体軸が床と水平になるようバランスを取る。自然呼吸で10〜20秒キープ。

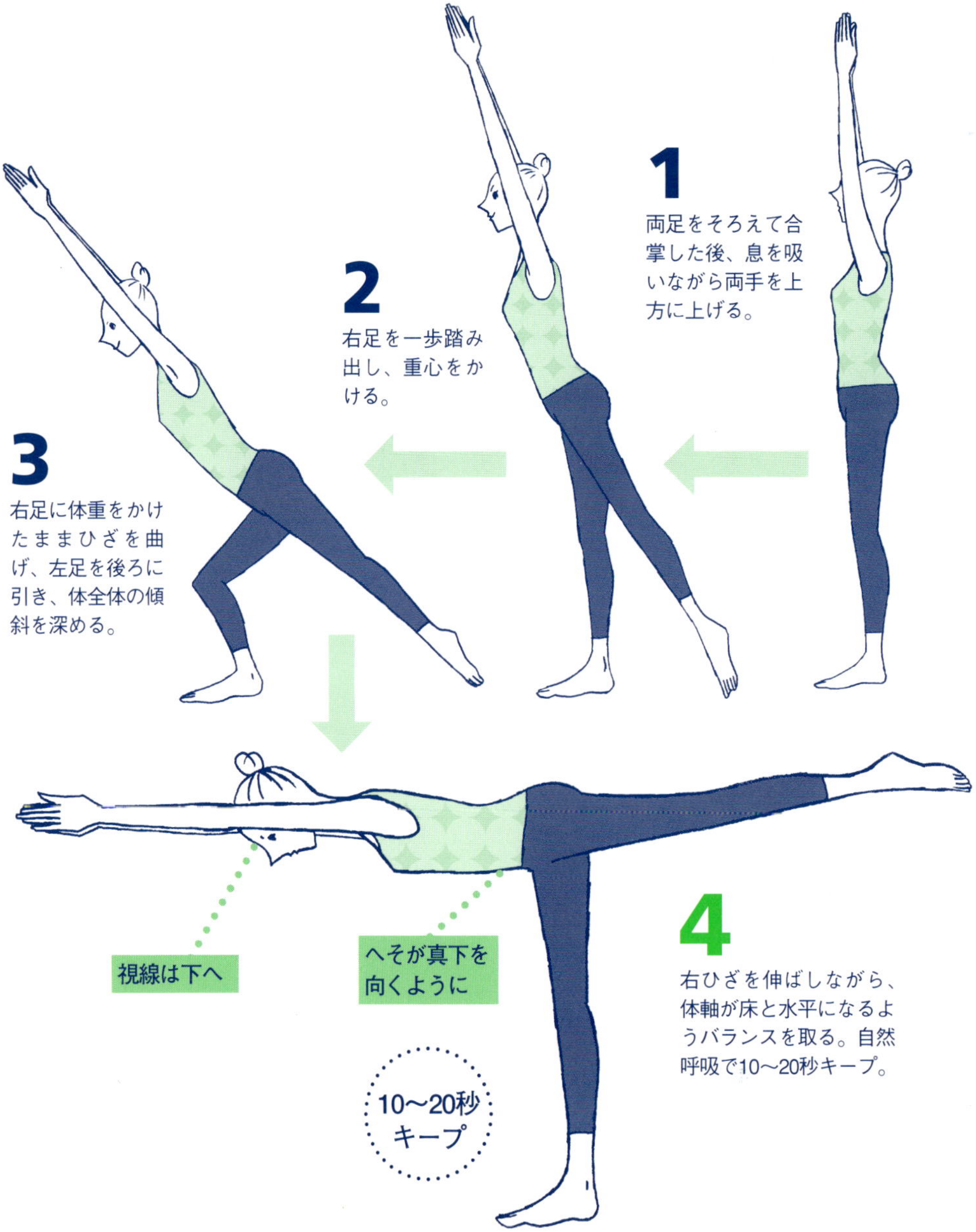
視線は下へ
へそが真下を向くように
10〜20秒キープ

ポーズ63

V字のポーズ

手順 1 → 2 → 1 … 2セット

腹筋でバランスを取るポーズです。慣れないうちは、なかなか重心が定まりませんが、あせらず続けましょう。背中と足が伸び、きれいなV字を描くのが理想ですが、両手でかかとを持つのは、体がかたい人にとってはかなり大変なこと。タオルを使って少しずつ慣らしましょう。

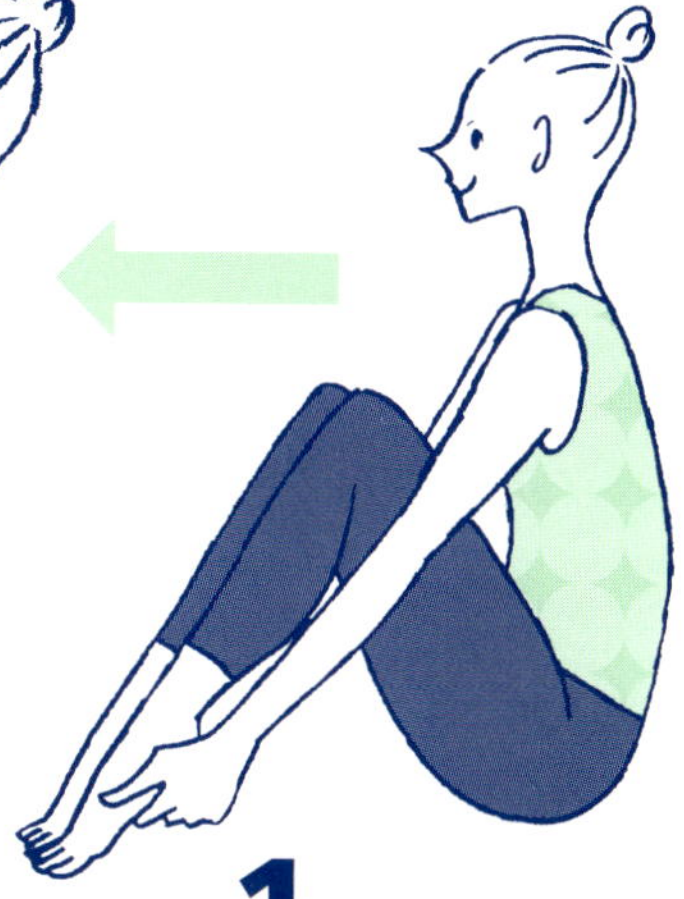

1

両ひざを曲げて床に座り、両手でかかとをつかむ。

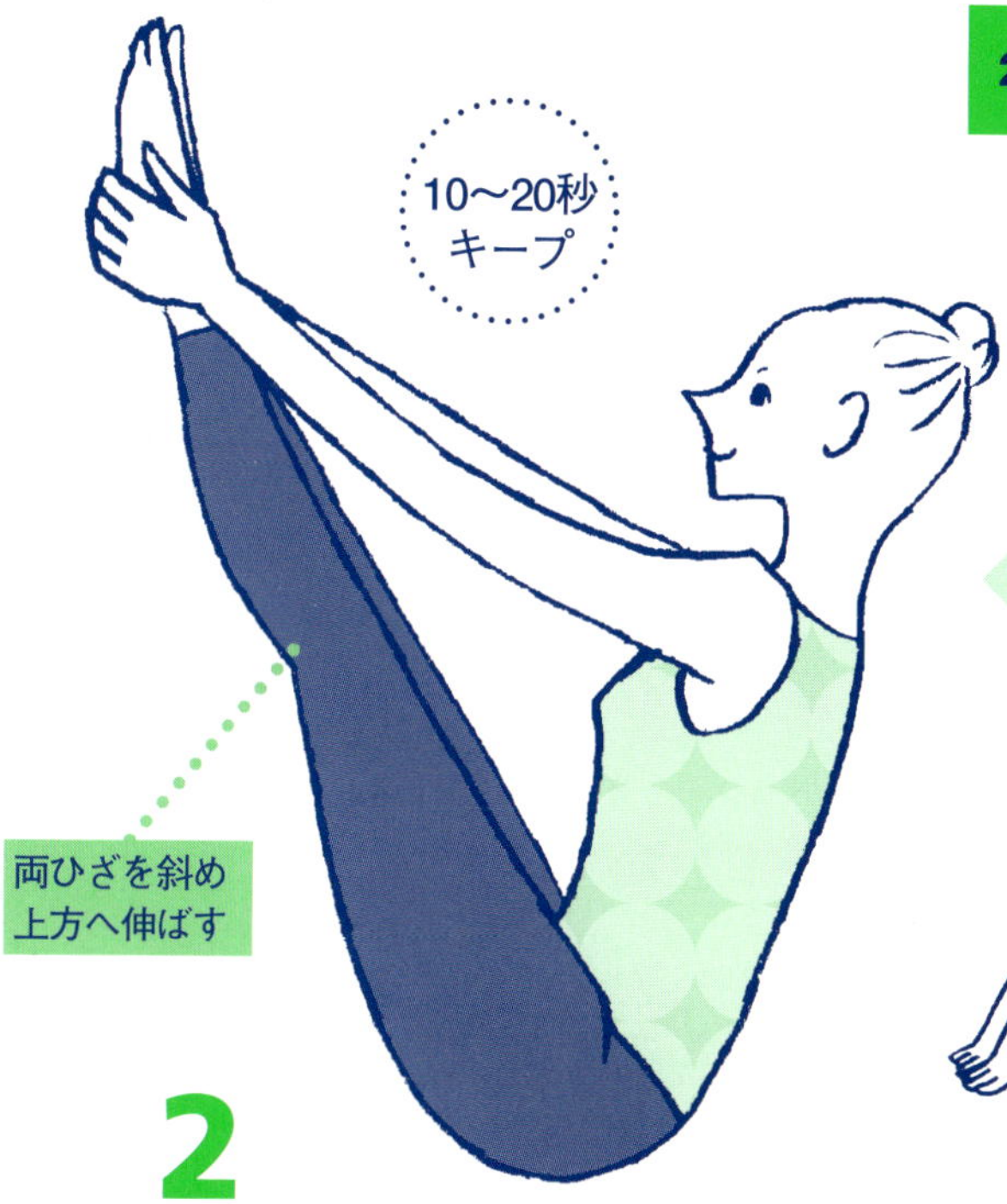
10〜20秒
キープ
両ひざを斜め
上方へ伸ばす

2

静かに両ひざを斜め上方へ伸ばしていき、横から見て上半身と下半身がV字になるようバランスを保つ。自然呼吸で10〜20秒キープ。

もっとカンタンに!

タオルを使うV字

体がかたいと通常のV字のポーズはかなり大変。その場合、タオルを両足裏にかけて行いましょう。首と肩はリラックスさせ、ひざを静かに伸ばしながら上方へ上げるのがコツです。

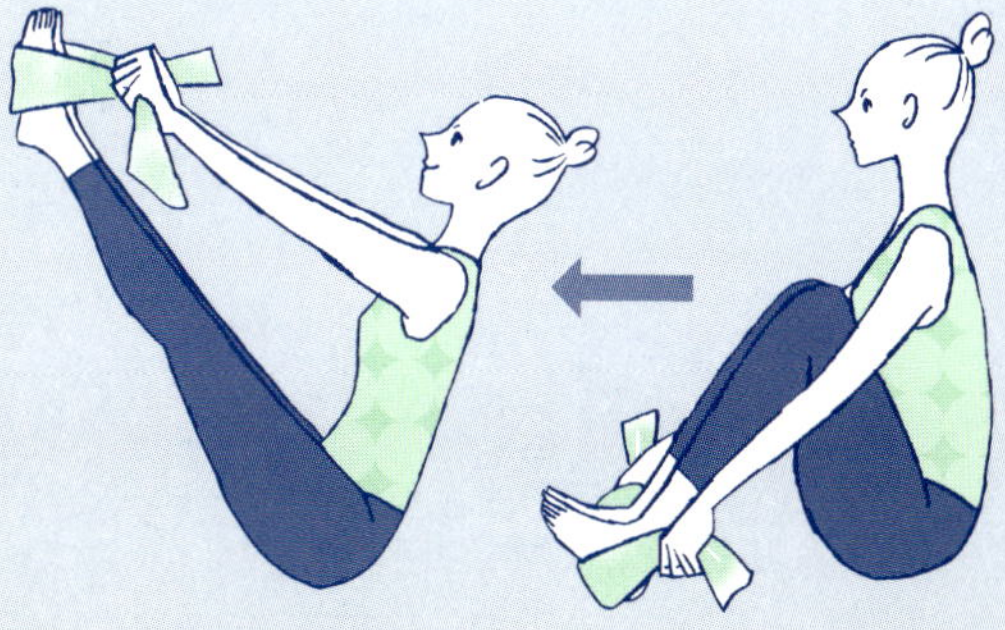

ポーズ64

片鼻呼吸法

手順 2←1 1セット…

この呼吸法は、ヨガの呼吸法の中でも代表的なもの。単に息を吸ったり吐いたりするだけではなく、「気」を調整しているのです。ここでは、「吉祥座」という座り方をしていますが、正座や蓮華座（P111）、またはいすに腰かけた姿勢で行っても構いません。

1

❶吉祥座を組み、背すじを伸ばす。
❷右手の中指を眉間にあて、人指し指を中指にそわせる。
❸薬指で左鼻を軽く押さえ、右鼻から息を軽く吐き、ゆっくり息を吸う。
❹親指で右鼻を軽く押さえ、息を止める。
❺薬指をはずして左鼻からゆっくり息を吐き、吐ききったら左鼻から吸う。
❻再度、薬指で左鼻を軽く押さえてしばらく息を止め、親指をはずして右鼻からゆっくり息を吐く。吸う4秒、止める4秒、吐く6秒を目安に3～5回行う。

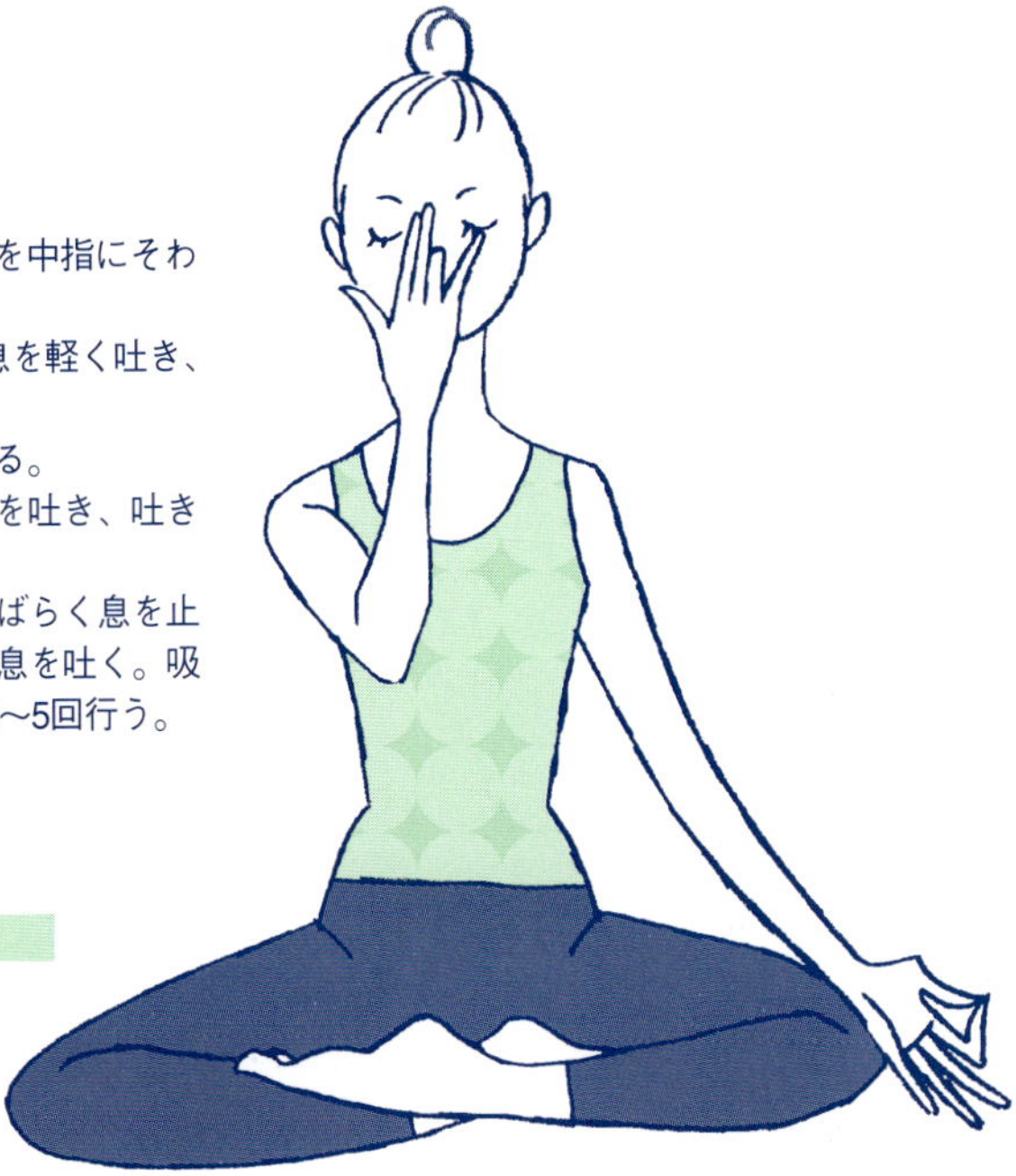

5分瞑想

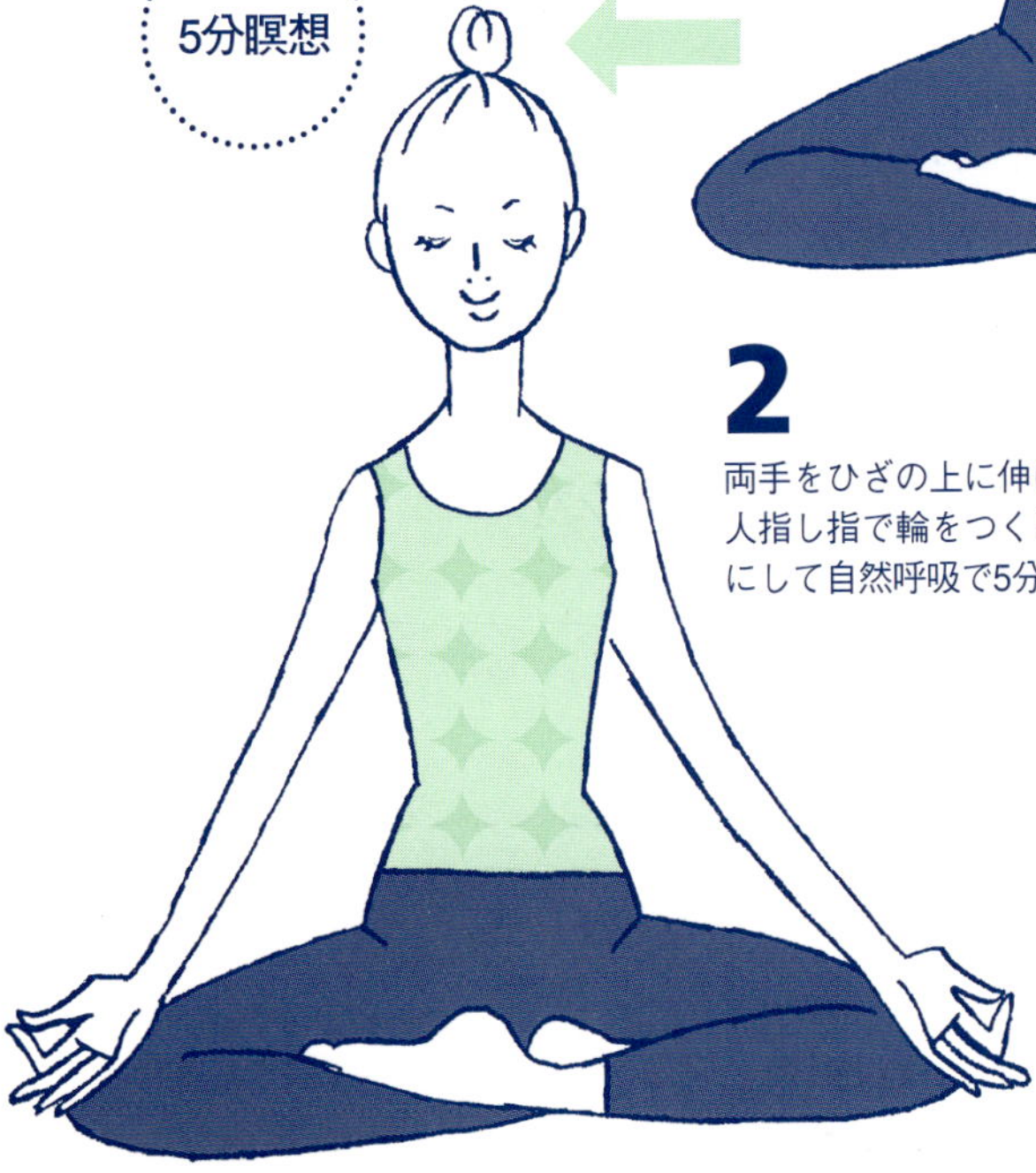

2

両手をひざの上に伸ばし、親指と人指し指で輪をつくり、目を半眼にして自然呼吸で5分瞑想する。

吉祥座の行い方

右足のかかとを左もものつけ根に引き寄せ、左足を右もものつけ根に引き上げる。右足の親指だけ左ももとふくらはぎの間から出し、左足は親指以外の四指を右ももとふくらはぎの間に入れる。

ポーズ65

肩立ちのポーズ

体幹を逆転させるポーズです。腰を支えていた手を背中の方へずらしながら体を立てていきます。このポーズは免疫力を高め、髪や肌を美しく保つ効果もあります。ポーズの後は、かならず「完全なくつろぎのポーズ」（P27）を行ってください。

手順　1セット… 1 ← 2 ← 3 ← 4 ← 3 ← 2 ← 1

1

息を吐きながらあごを引き、両ひざを曲げて、太ももを胸の方に引き寄せる。

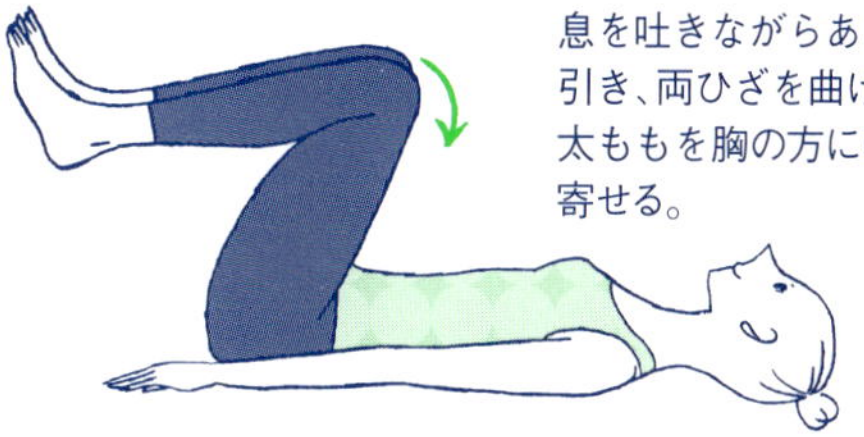

2

息を吸いながら両足を斜め上方に伸ばす。

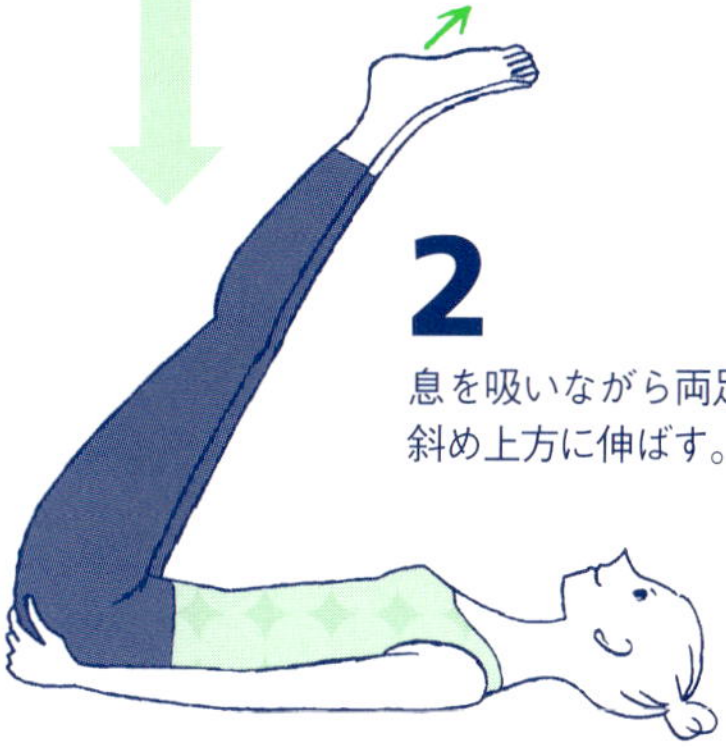

3

息を吐きながら腰を上げていき、両手で腰を支える。

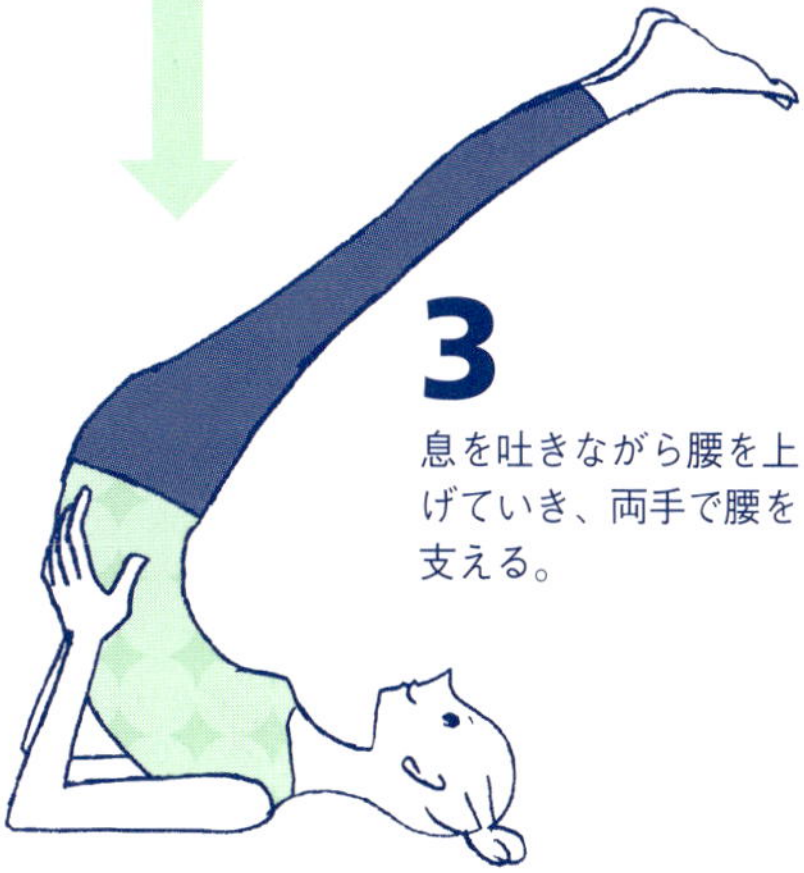

4

両手を背中にずらしつつ、肩からつま先までを真っすぐに立てていく。自然呼吸で10〜20秒キープ。

肩からつま先まで真っすぐに立てる

10〜20秒キープ

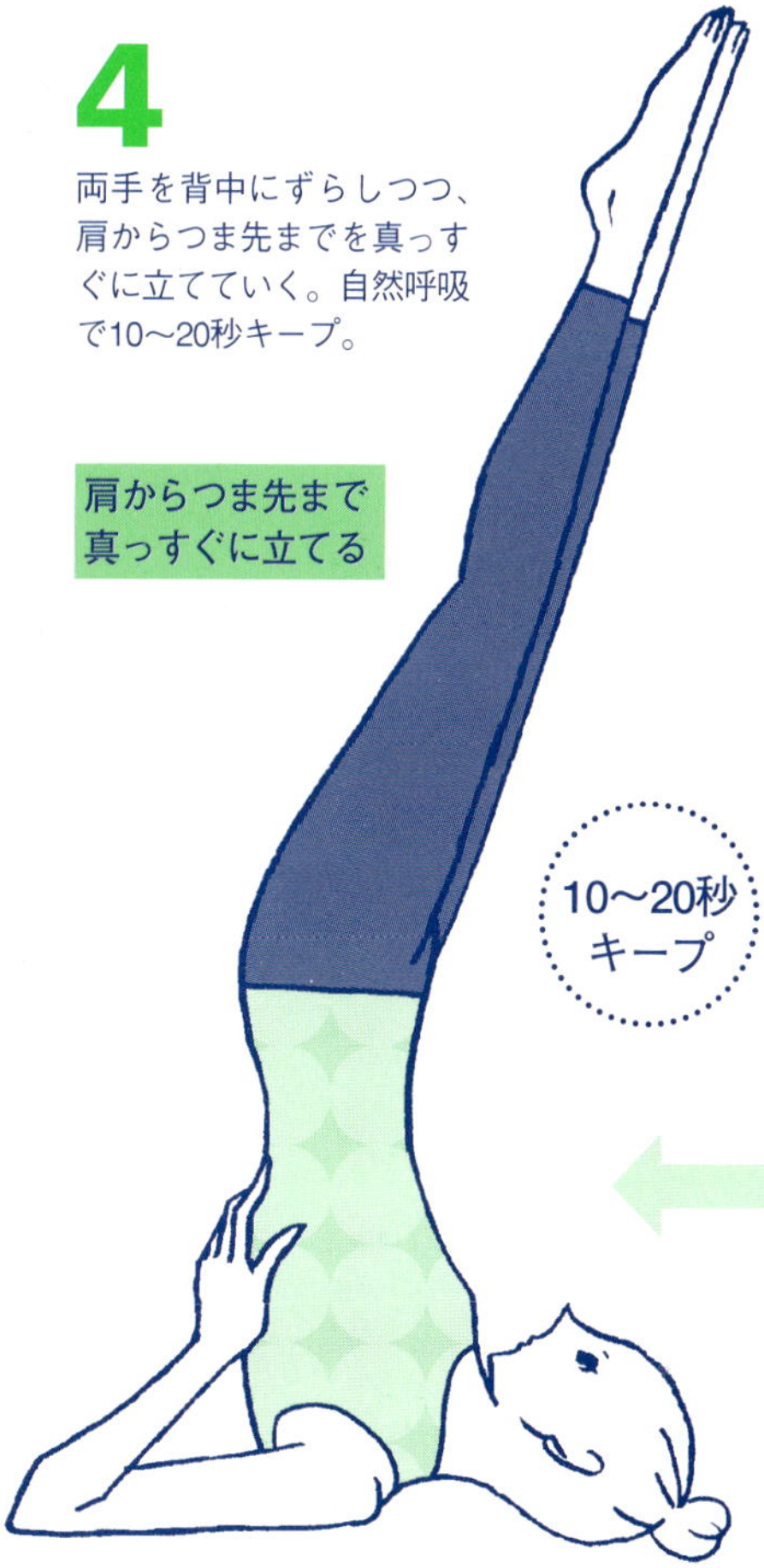

ポーズ66

踊るシバ神のポーズ

その名の通り、シバ神が踊っている姿を表現した優美なポーズです。片足で立つため、足を緊張させすぎると、うまくバランスが取れません。また同時に足を持ち上げなければならないので、難易度はかなり高め。晴れやかな気分と表情で挑戦していきましょう。

手順　1 ← 2 ← 3 ← 2 ← 1　左右交代で2セット …

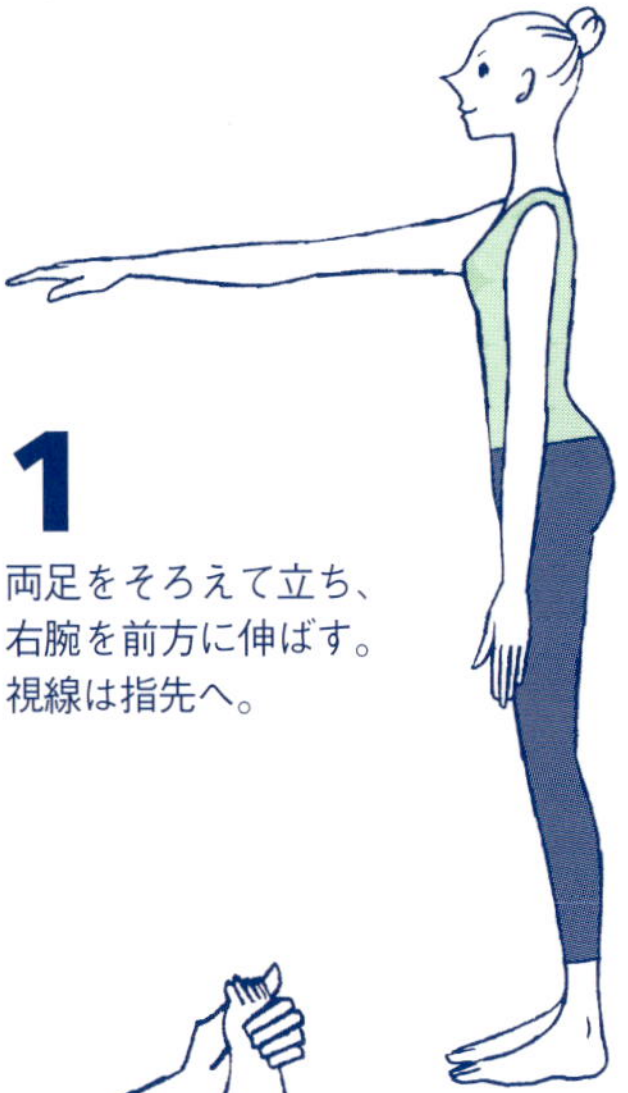

1

両足をそろえて立ち、右腕を前方に伸ばす。視線は指先へ。

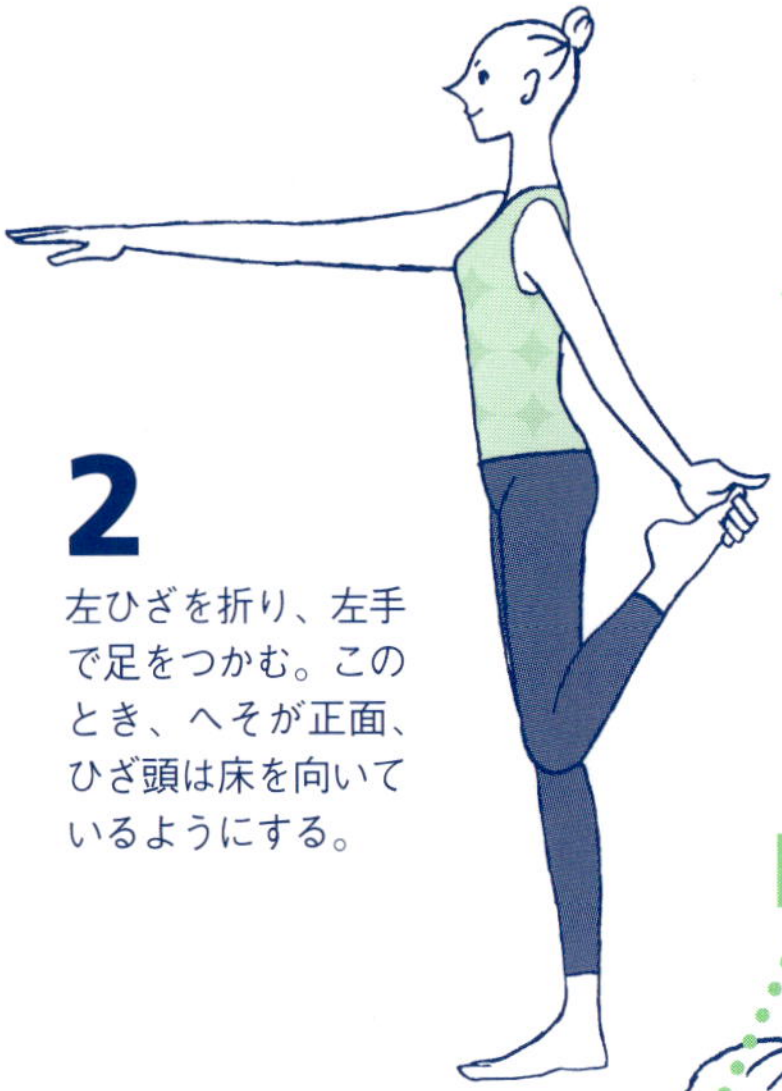

2

左ひざを折り、左手で足をつかむ。このとき、へそが正面、ひざ頭は床を向いているようにする。

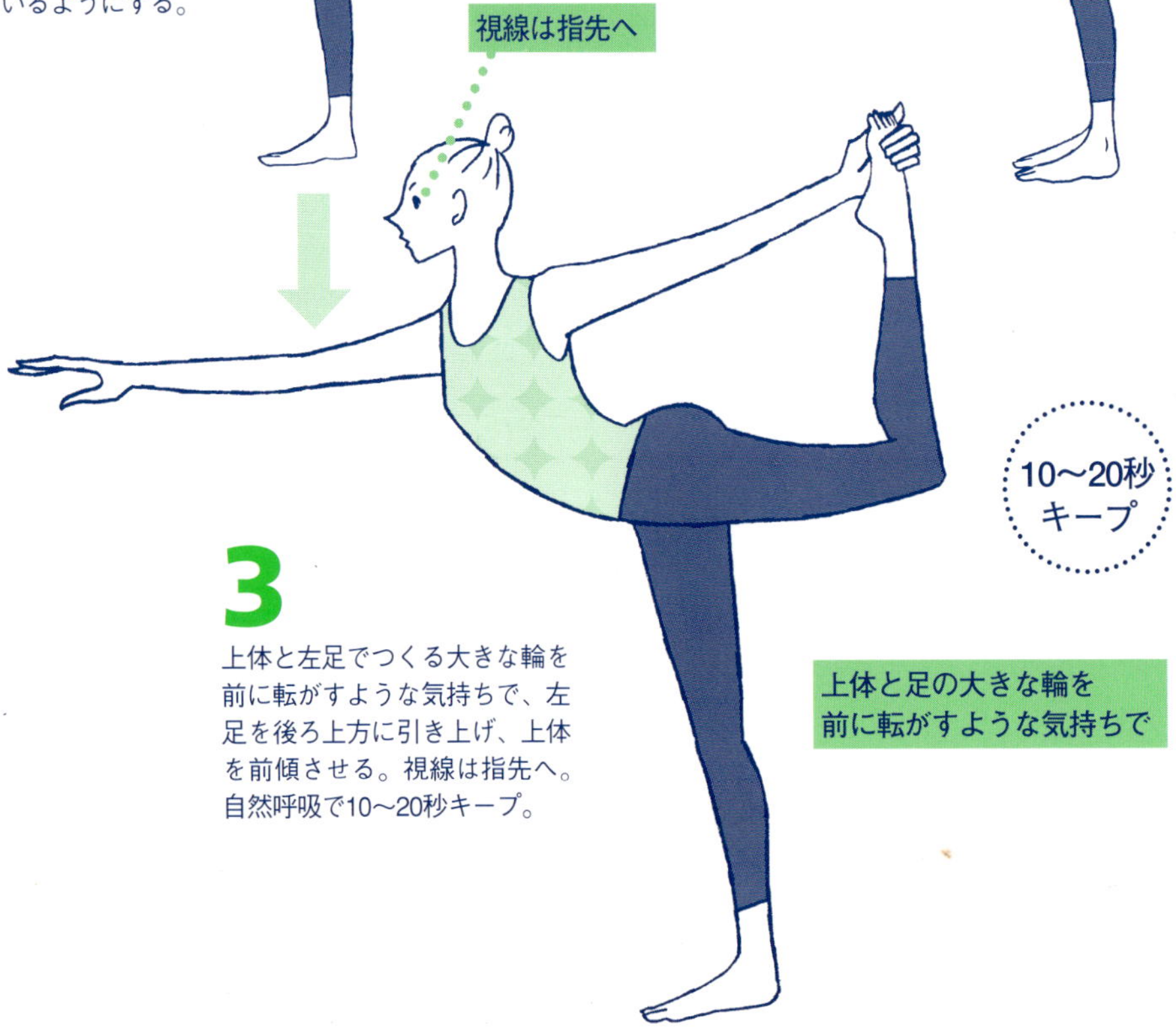
視線は指先へ
10〜20秒キープ
上体と足の大きな輪を前に転がすような気持ちで

3

上体と左足でつくる大きな輪を前に転がすような気持ちで、左足を後ろ上方に引き上げ、上体を前傾させる。視線は指先へ。自然呼吸で10〜20秒キープ。

ポーズ67

ヤシの木のポーズ

物事に失敗したとき、体が萎縮し、緊張が走ります。このとき、顔もこわばっています。これは、寒いときにも起こる反射現象。このヤシの木のポーズは、陽だまりの中で青々と茂るヤシをイメージしたもの。伸びやかに行い、明るい表情を取り戻しましょう。

手順　2セット … 1 ← 5 ← 4 ← 3 ← 2 ← 3 ← 2 ← 1

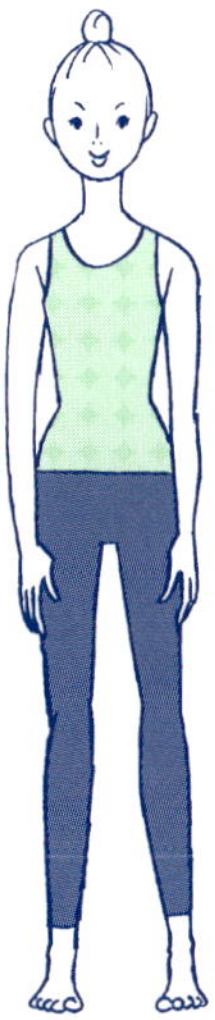

1

両足を肩幅に開き、姿勢と呼吸を整える。視線は遠くの一点を見つめる。

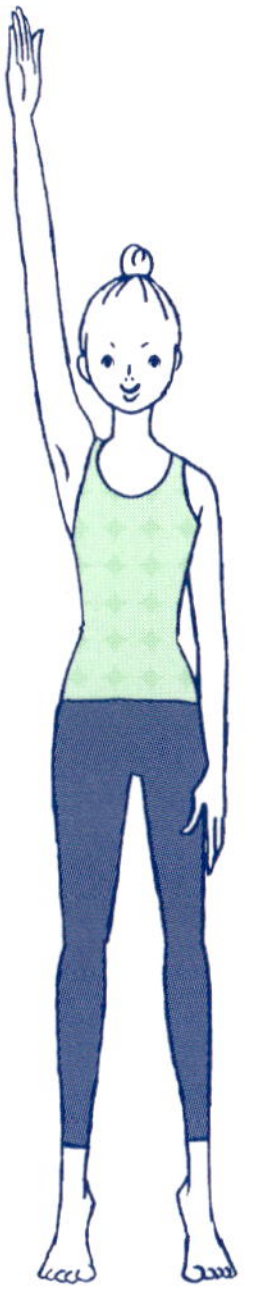

2

ゆっくり息を吸いながら、右腕を前から上方へと上げ、同時に両かかとを静かに上げていく。

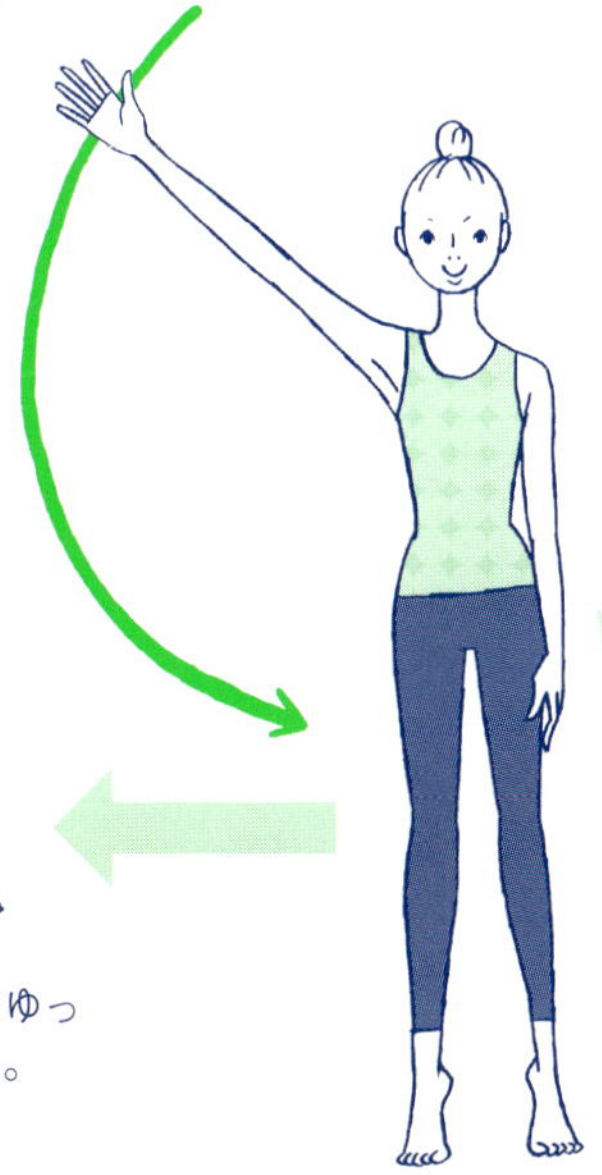

3

息を吐きながら右腕を半円を描くようにおろしていく。同時に両かかとも静かにおろす。左腕も同様に**2→3**を行う。

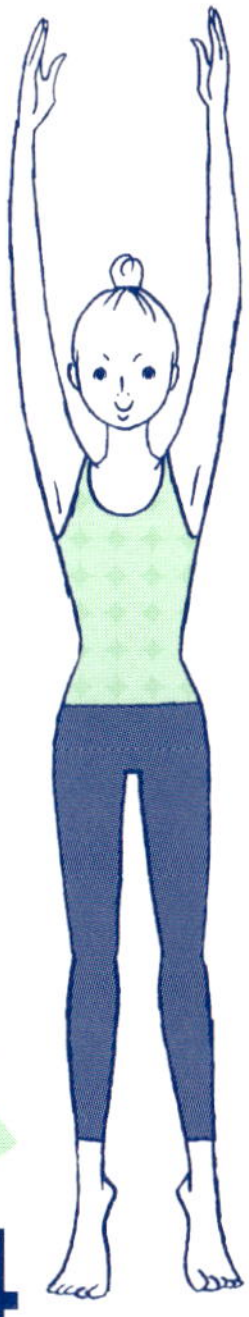

4

両腕と両かかとをゆっくりと上げていく。

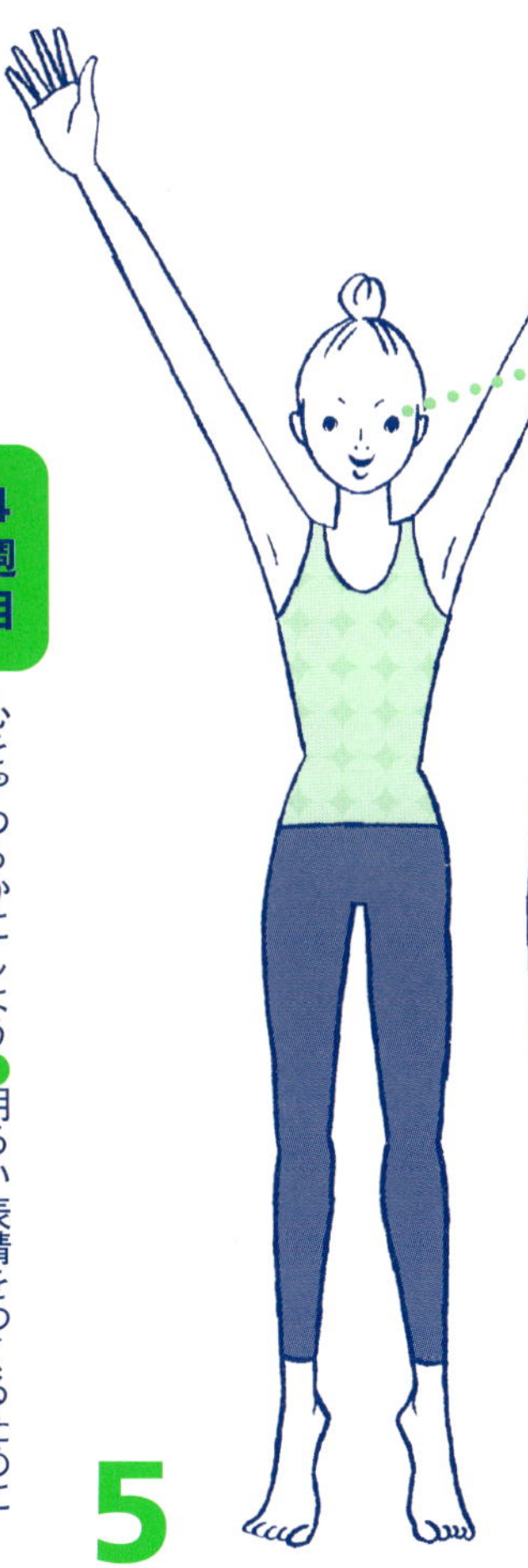
視線は遠くへ
円を描くように
両腕をおろしていく

5

大きく開いたヤシの葉をイメージしながら、円を描くように両腕を横に分け開いておろしていく。

1セット… [4回×6←5]←4←6←4←5←4←3←2←1 手順

ポーズ04

ネコのポーズ

どんなにやる気を出そうと思っても、心身に不調があると頑張りが効きません。ヨガの基本ポーズであるネコのポーズには、自律神経を強化し、内臓の働きを高める効果があります。陽光を浴びながら、リラックスするネコをイメージして行ってください。

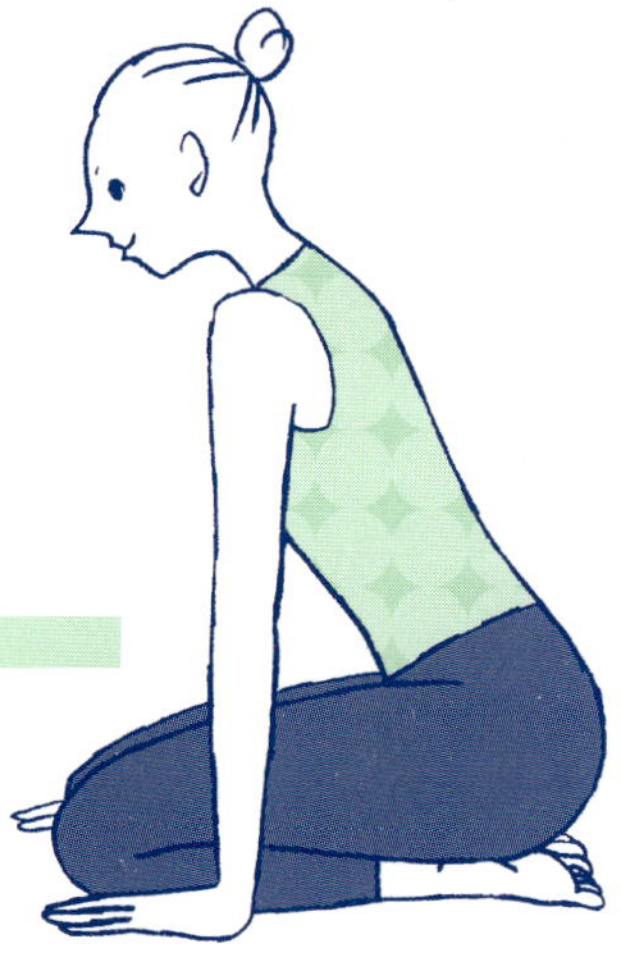

1

正座の姿勢になり、両手をひざの横におく。

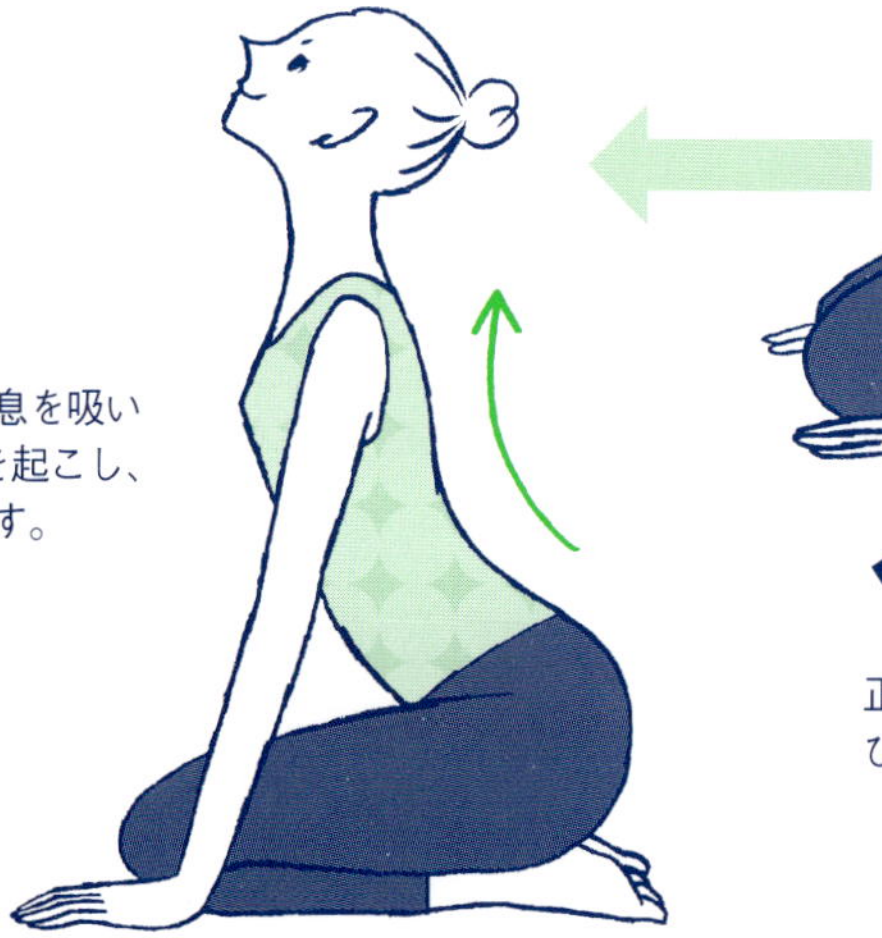

2

ゆっくりと息を吸いながら、胸を起こし、背中を伸ばす。

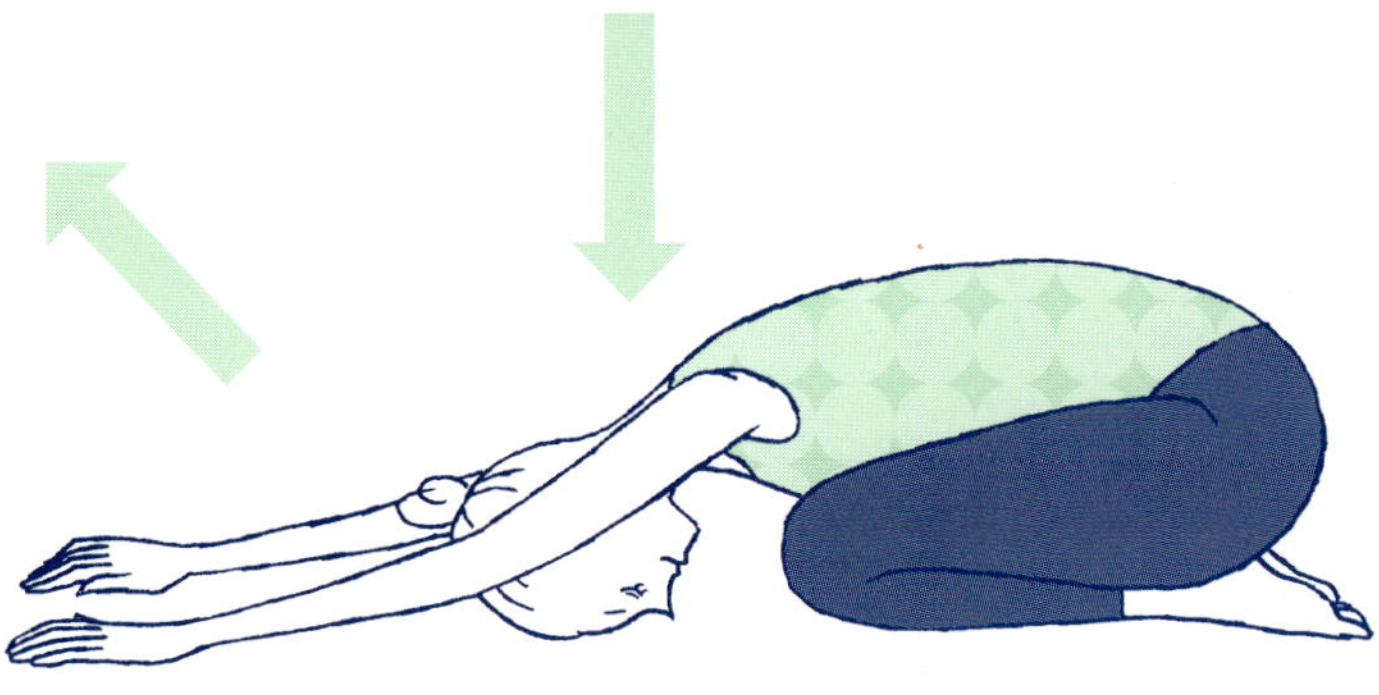

3

息を吐きながら手を前方にすべらせる。おしりはかかとにつけたまま、上体を前に倒す。

ここをチェック!

ぐずぐずゴロゴロのポーズ

やる気が出ないときは、胎児のように体を丸め、自分の呼吸に意識を向けて一分間のリラックス。このポーズで自分を抱きしめて次へのステップを踏み出しましょう。

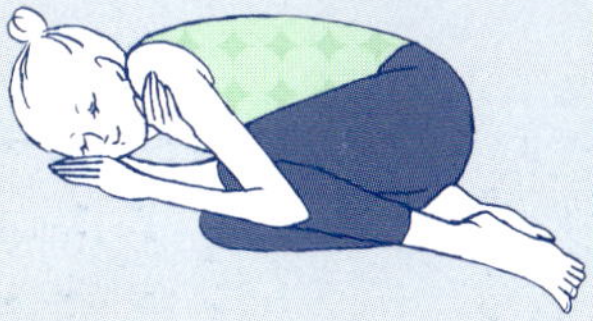

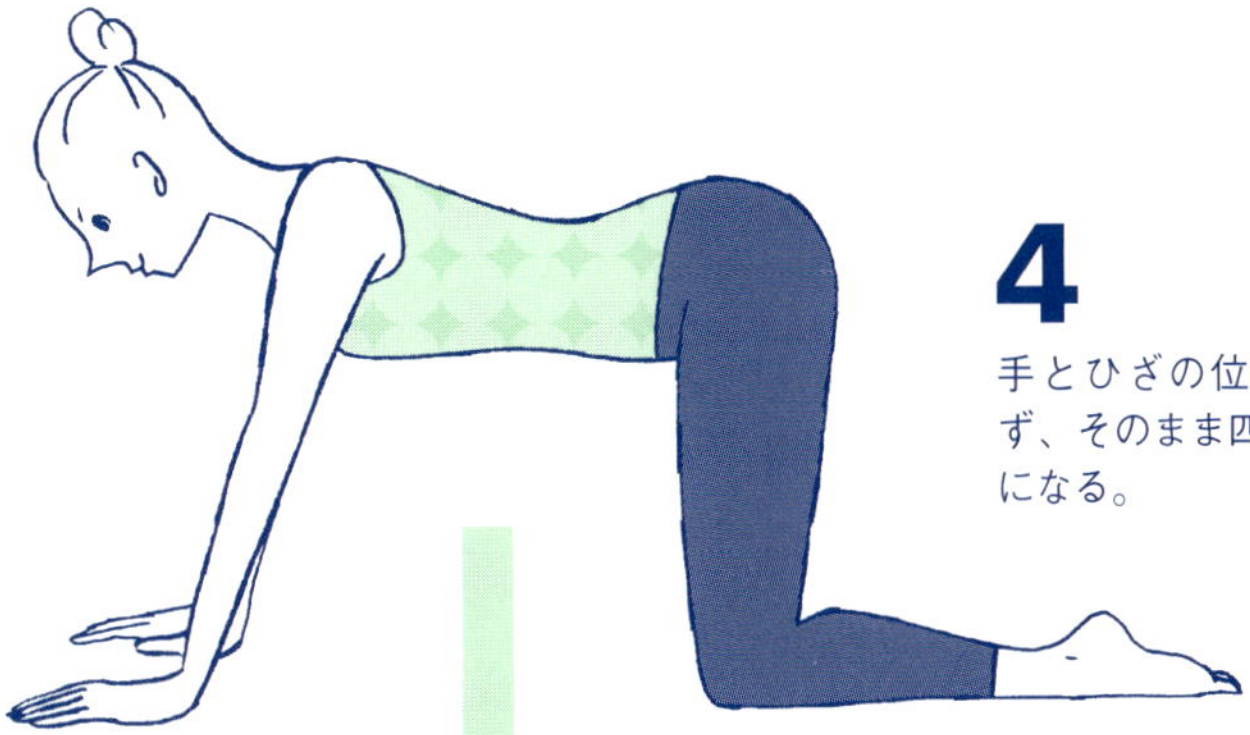

4

手とひざの位置は変えず、そのまま四つんばいになる。

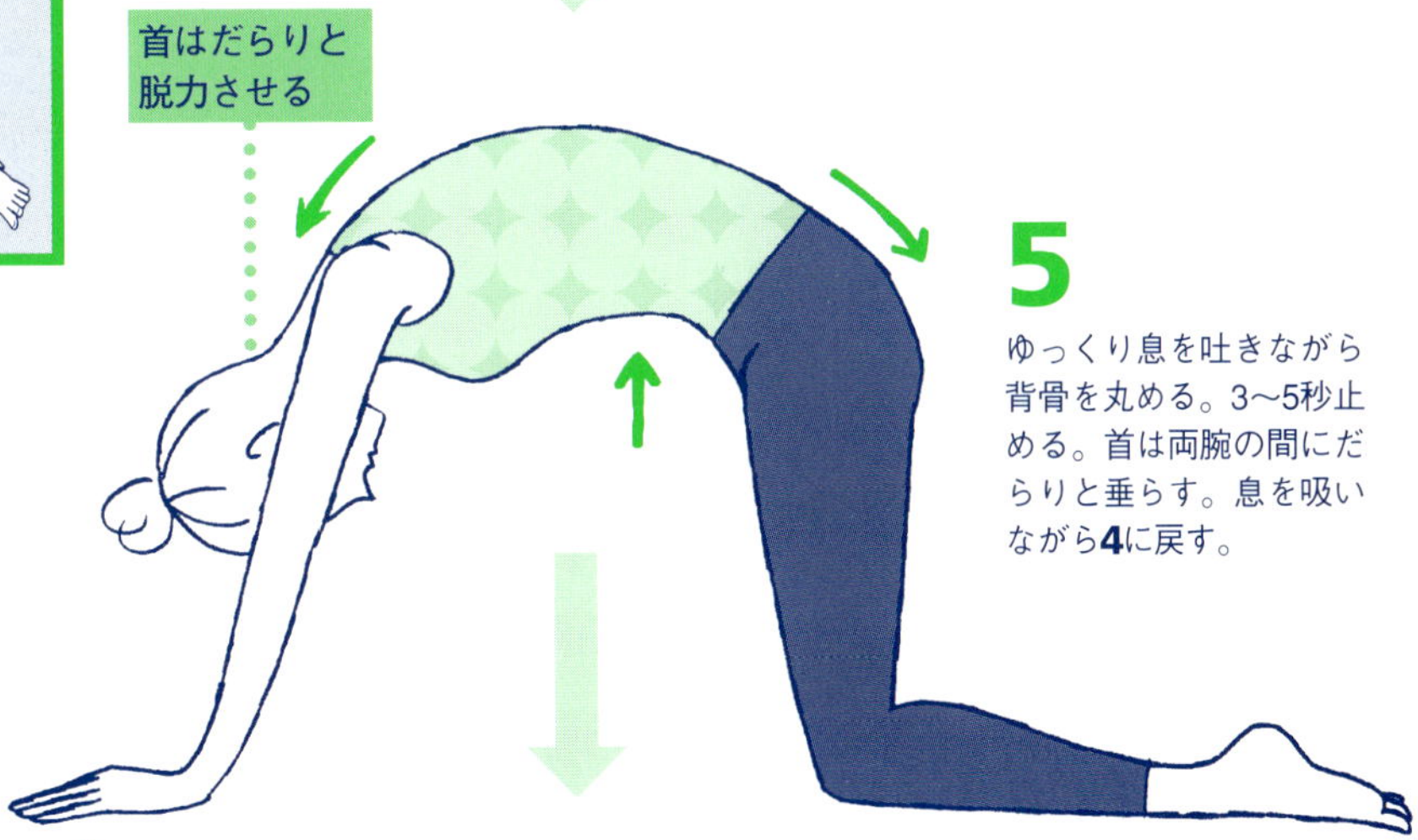
首はだらりと脱力させる

5

ゆっくり息を吐きながら背骨を丸める。3〜5秒止める。首は両腕の間にだらりと垂らす。息を吸いながら**4**に戻す。

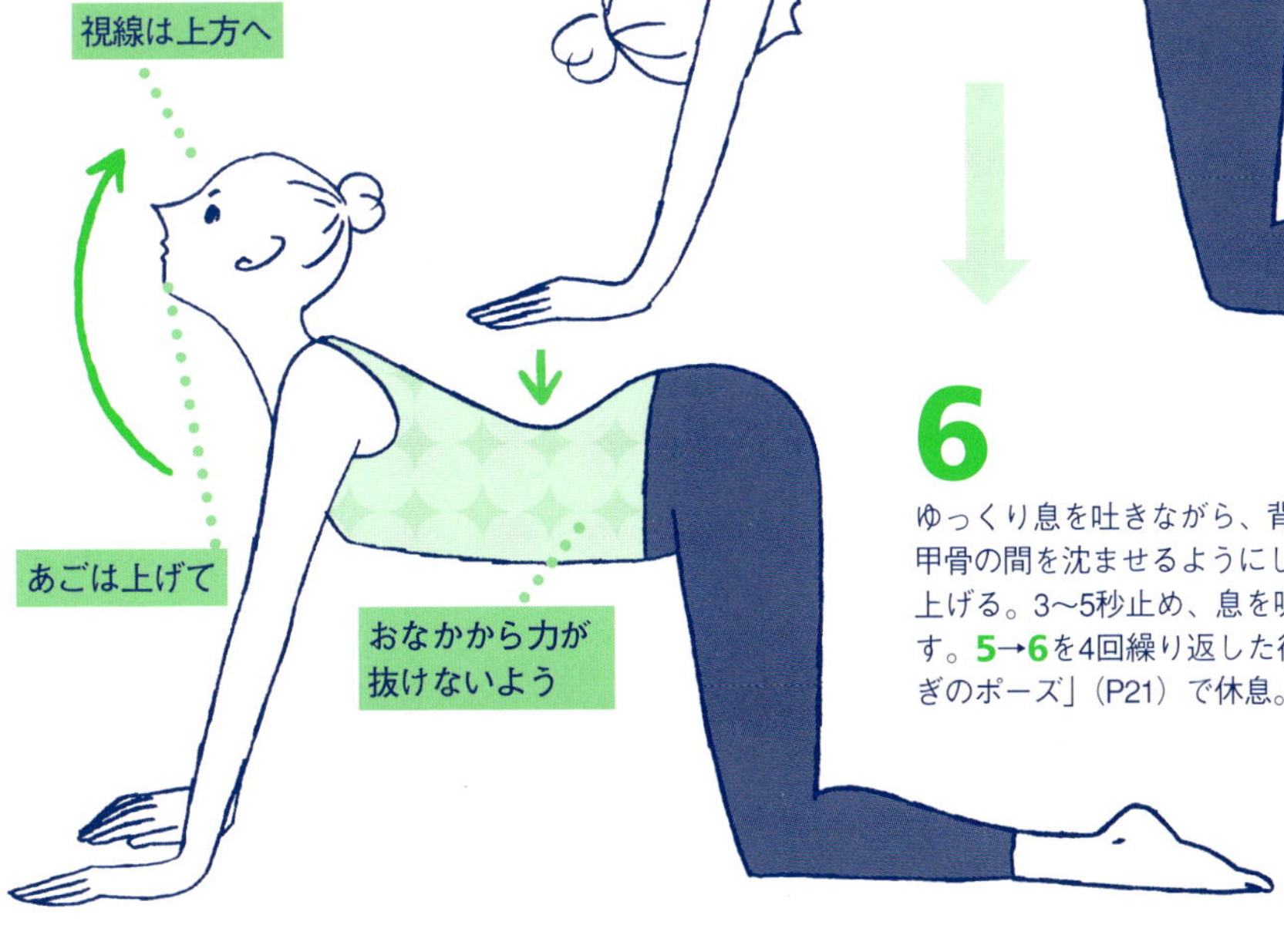
視線は上方へ
あごは上げて
おなかから力が抜けないよう

6

ゆっくり息を吐きながら、背骨を反らす。肩甲骨の間を沈ませるようにしながら、あごを上げる。3〜5秒止め、息を吸いながら**4**に戻す。**5→6**を4回繰り返した後、「正座くつろぎのポーズ」(P21)で休息。

心をやわらかくする スペシャルプログラム

Part 1

CD 06

ヨガを続けていると、体と心はつながっていると実感できるはず。自分をいたわる気持ちで行いましょう。リラックスを目的としていますので、就寝前に行うのもオススメです。

① ウサギのポーズ

105ページ

背骨全体をできるだけ丸めるようにして行ってください。おなかが温かくなり、心身がリラックスしていく感じを味わえるでしょう。

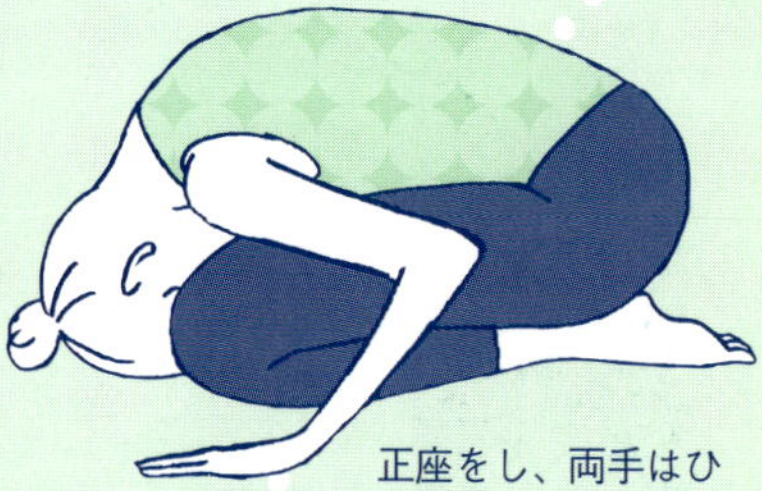

正座をし、両手はひざ横につき、ひたいをひざに近づけ、頭頂を床につける。

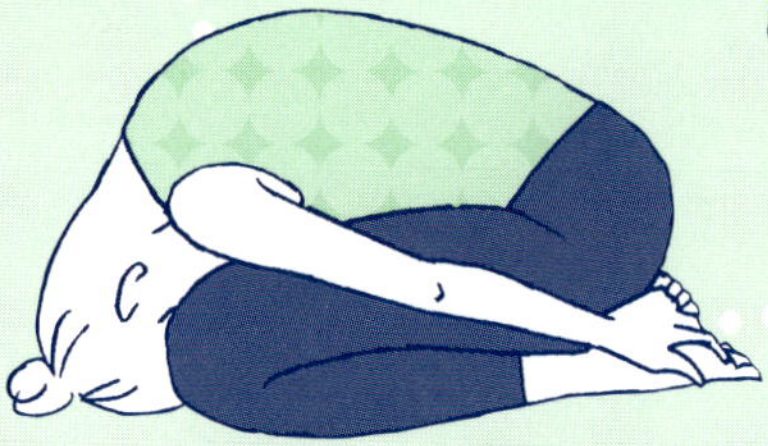

両手でしっかりかかとをつかむ。

10～20秒キープ

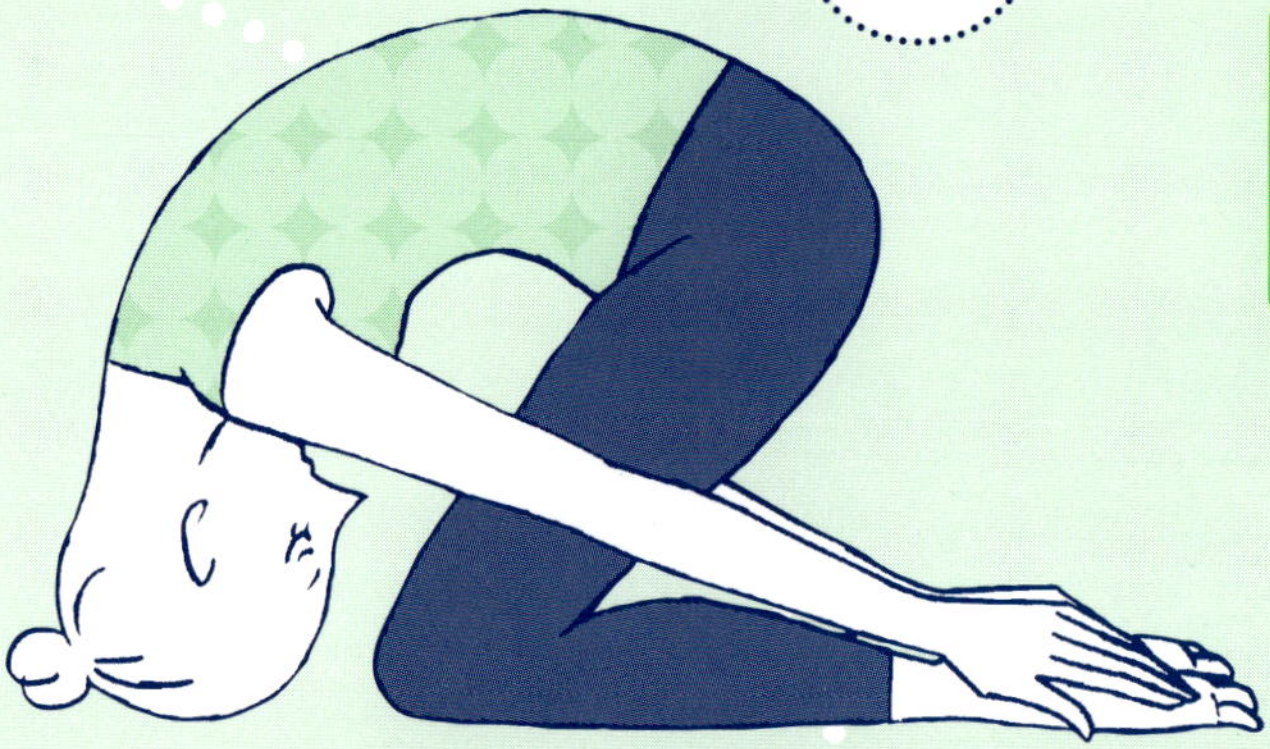

息を吐きながら腰を浮かし、頭頂から尾骨までの体の軸が弧を描くように丸める。自然呼吸で10～20秒キープ。

プログラムの流れ

① ウサギのポーズ ← ② ラクダのポーズ ← ③ 片鼻呼吸法

② ラクダのポーズ

104ページ

胸部を大きく開くラクダのポーズ。肺に酸素をいっぱい取り込んで気分を穏やかにしましょう。

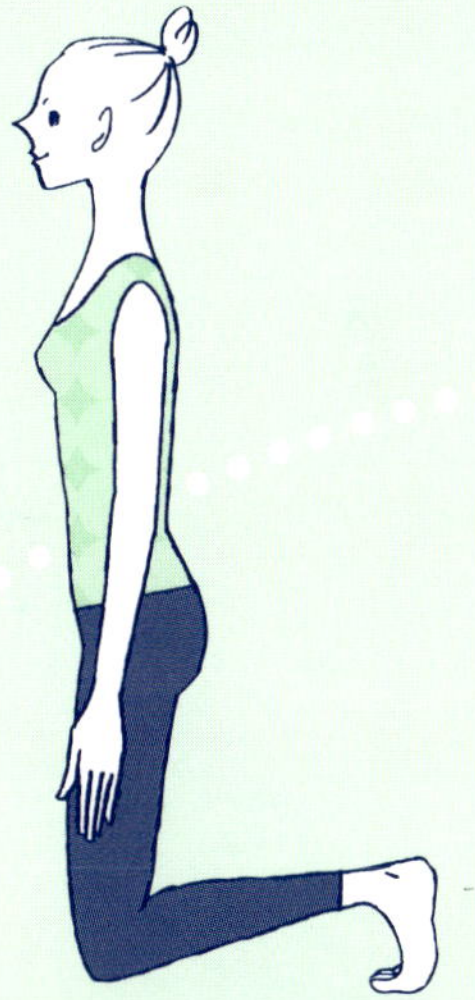

ひざ立ちになり、足を腰幅に開き、かかとを立てる。

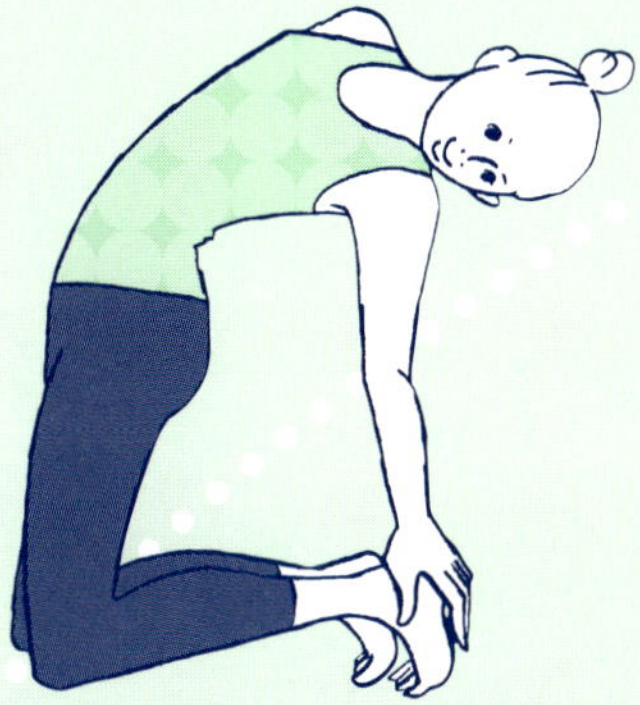

腰が後ろに引けないよう注意しながら、左手で左かかとをつかむ。

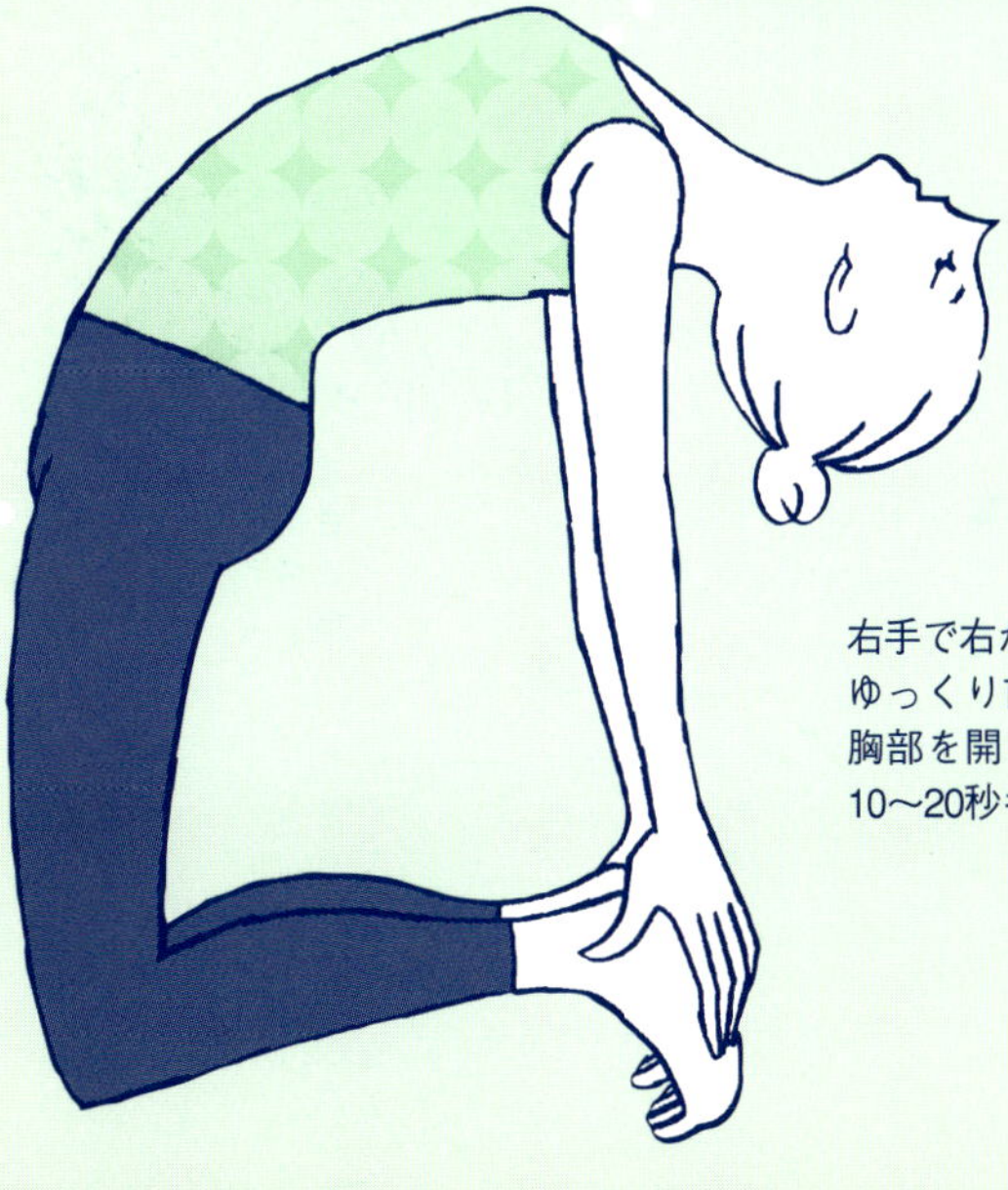

右手で右かかとをつかみ、ゆっくり首の力を抜いて胸部を開く。自然呼吸で10～20秒キープ。

10～20秒キープ

③ 片鼻呼吸法

114ページ

吉祥座の行い方

右足のかかとを左もものつけ根に引き寄せ、左足を右もものつけ根に引き上げる。右足の親指だけ左ももとふくらはぎの間から出し、左足は親指以外の四指を右ももとふくらはぎの間に入れる。

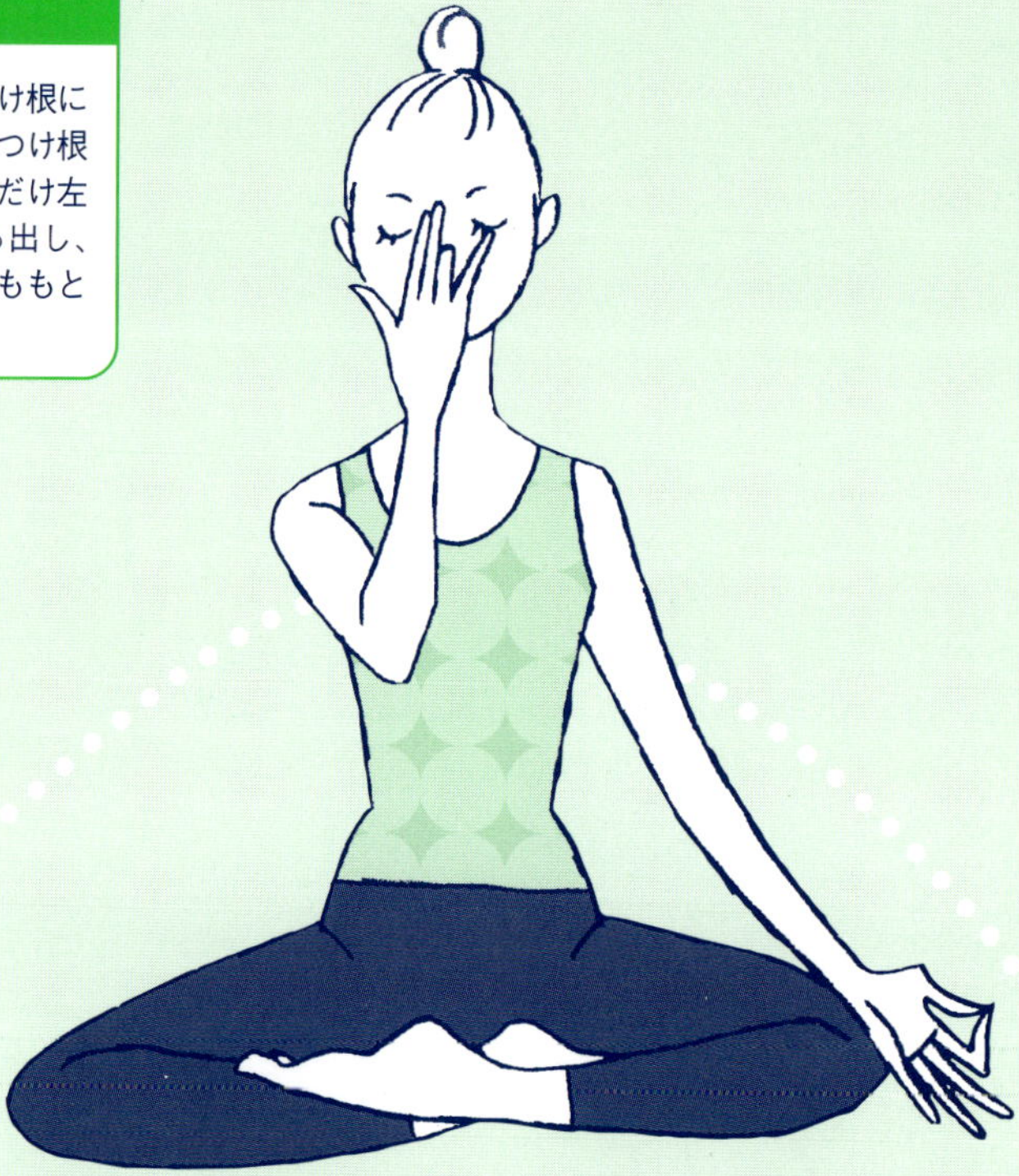

❶吉祥座を組み、背すじを伸ばす。
❷右手の中指を眉間にあて、人指し指を中指にそわせる。
❸薬指で左鼻を軽く押さえ、右鼻から息を軽く吐き、ゆっくり息を吸う。
❹親指で右鼻を軽く押さえ、息を止める。
❺薬指をはずして左鼻からゆっくり息を吐き、吐ききったら左鼻から吸う。
❻再度、薬指で左鼻を軽く押さえてしばらく息を止め、親指をはずして右鼻からゆっくり息を吐く。吸う4秒、止める4秒、吐く6秒を目安に3〜5回行う。

プログラムの流れ

① ウサギのポーズ → ② ラクダのポーズ → ③ 片鼻呼吸法

TOTAL TIME 9分

「腹式呼吸」をさらに深化させた片鼻呼吸法。“気”を調整し、心を穏やかにしてくれる効果があります。

1分以上
瞑想

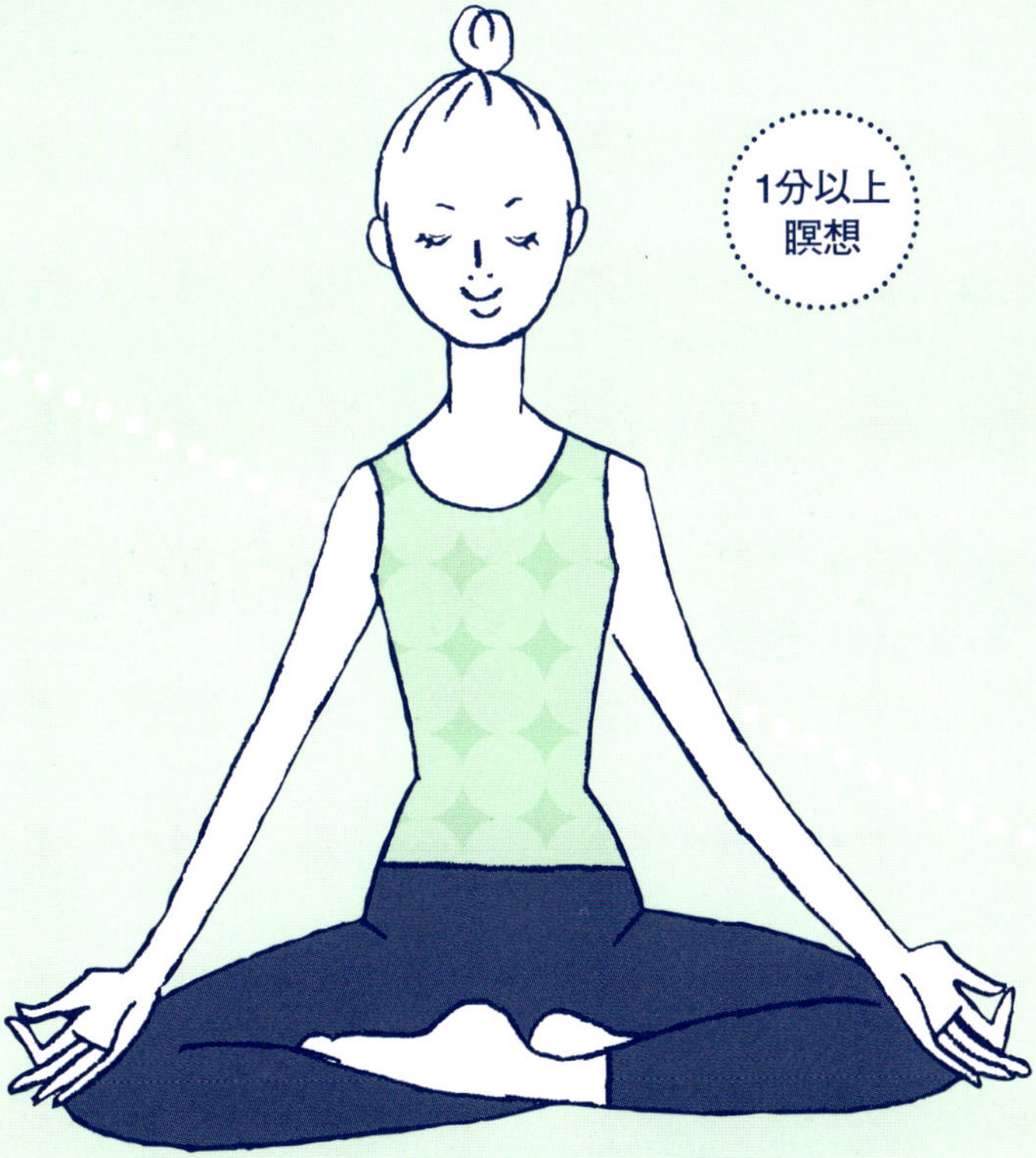

両手をひざの上に伸ばし、親指と人指し指で輪をつくり、目を半眼にして自然呼吸で1分以上瞑想する。

心をやわらかくする スペシャルプログラム

Part 2

CD 07

ヨガは、欲張らない運動です。ひとつのポーズでもゆっくりと味わうように行ってください。体と対話することで穏やかな充足感が得られ、心身の安定がもたらされるのです。

1 牛《うし》面《づら》のポーズ

101ページ

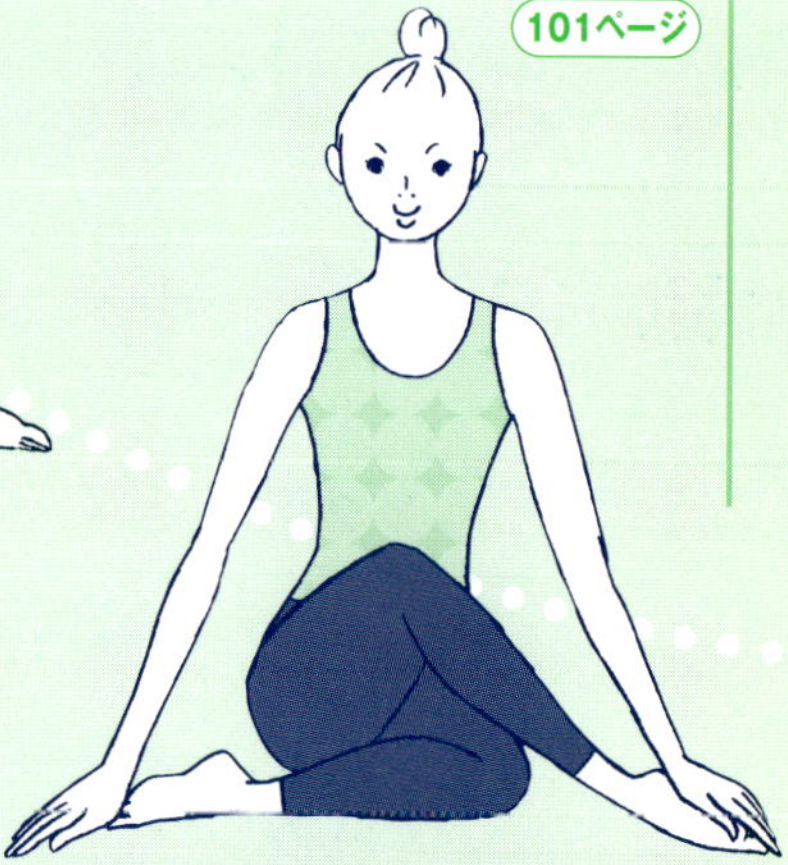

左足のかかとをおしりの右側に、その上から右足のかかとをおしりの左側につけ、背すじを伸ばす。

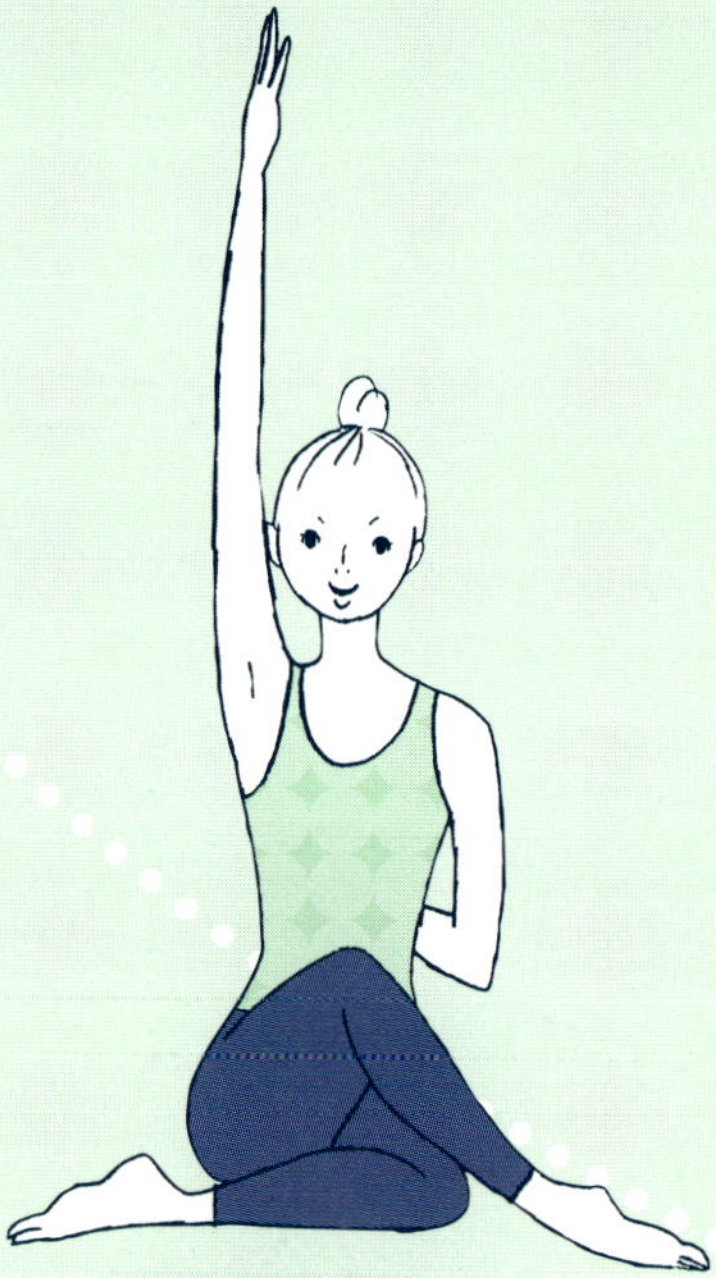

左腕を背中にまわし、右腕を上方に伸ばす。

10～20秒キープ

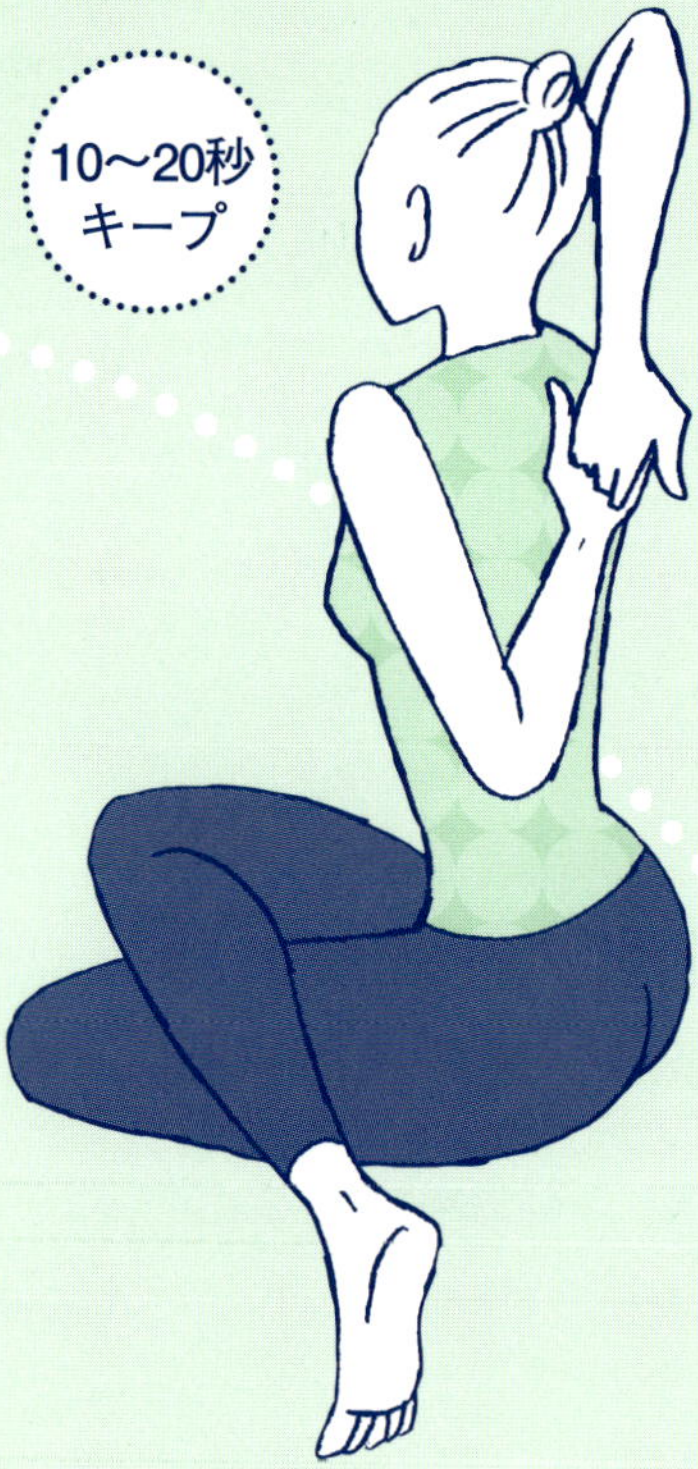

背中で両手をしっかりにぎり、自然呼吸で10～20秒キープ。手足の左右を変えて同様に行う。

イライラ・モヤモヤ気分のときには、牛面《うしづら》のポーズを行って。背すじを真っすぐ伸ばすように意識するのがポイントです。

② 踊るシバ神のポーズ

116ページ

晴れやかな表情をつくる踊るシバ神のポーズ。難しいバランス系のポーズですが、足を緊張させすぎず行いましょう。

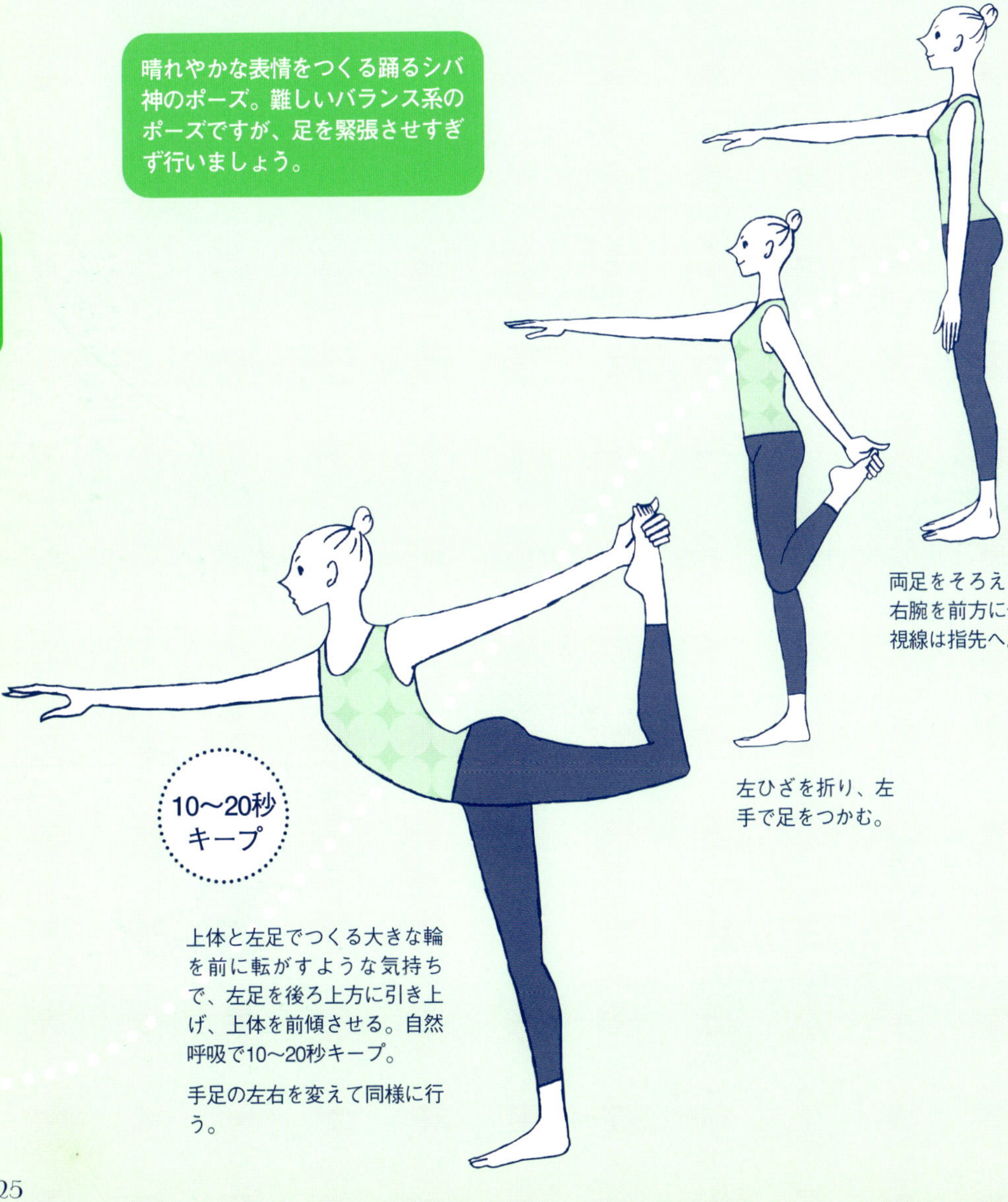

両足をそろえて立ち、右腕を前方に伸ばす。視線は指先へ。

左ひざを折り、左手で足をつかむ。

10〜20秒キープ

上体と左足でつくる大きな輪を前に転がすような気持ちで、左足を後ろ上方に引き上げ、上体を前傾させる。自然呼吸で10〜20秒キープ。

手足の左右を変えて同様に行う。

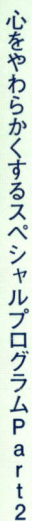

③ 肩立ちのポーズ

115ページ

免疫力を高め、髪や肌を美しく保つ効果のある肩立ちのポーズ。胃の不快感をやわらげる作用もあります。

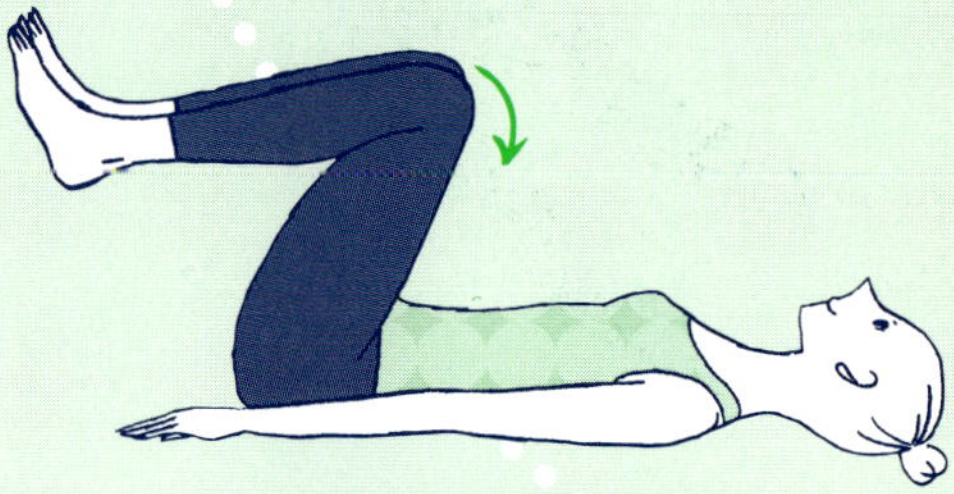

息を吐きながらあごを引き、両ひざを曲げて、太ももを胸の方に引き寄せる。

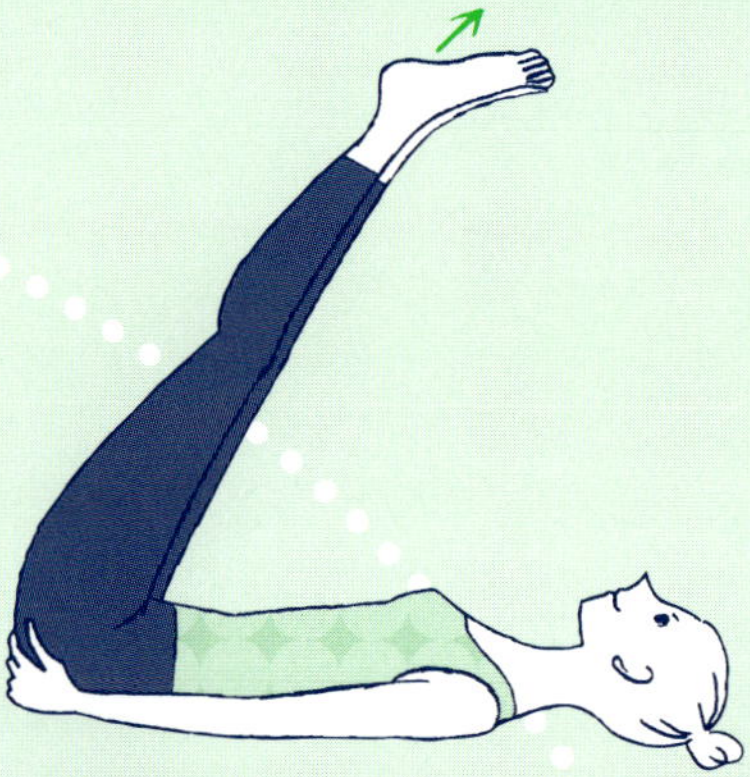

息を吸いながら両足を斜め上方に伸ばす。

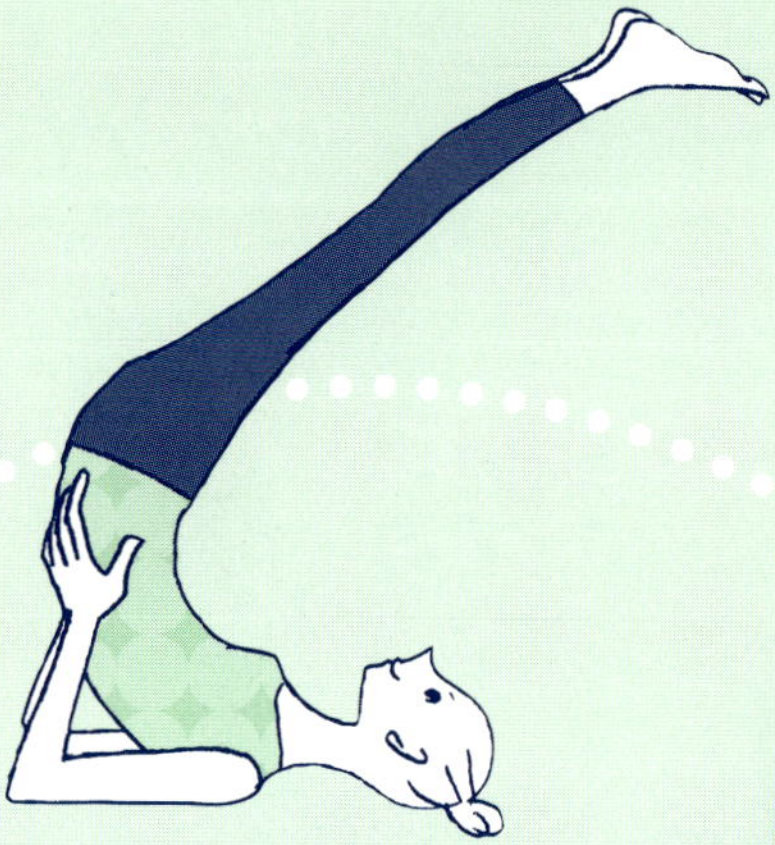

息を吐きながら腰を上げていき、両手で腰を支える。

プログラムの流れ

① 牛面《うしづら》のポーズ
← ② 踊るシバ神のポーズ
← ③ 肩立ちのポーズ
← ④ 完全なくつろぎのポーズ

TOTAL TIME 7分

④ 完全なくつろぎのポーズ

27ページ

ストレスをやわらげ、自らをいやす完全なくつろぎのポーズ。一日を締めくくる就寝前の時間に行ってもよいでしょう。

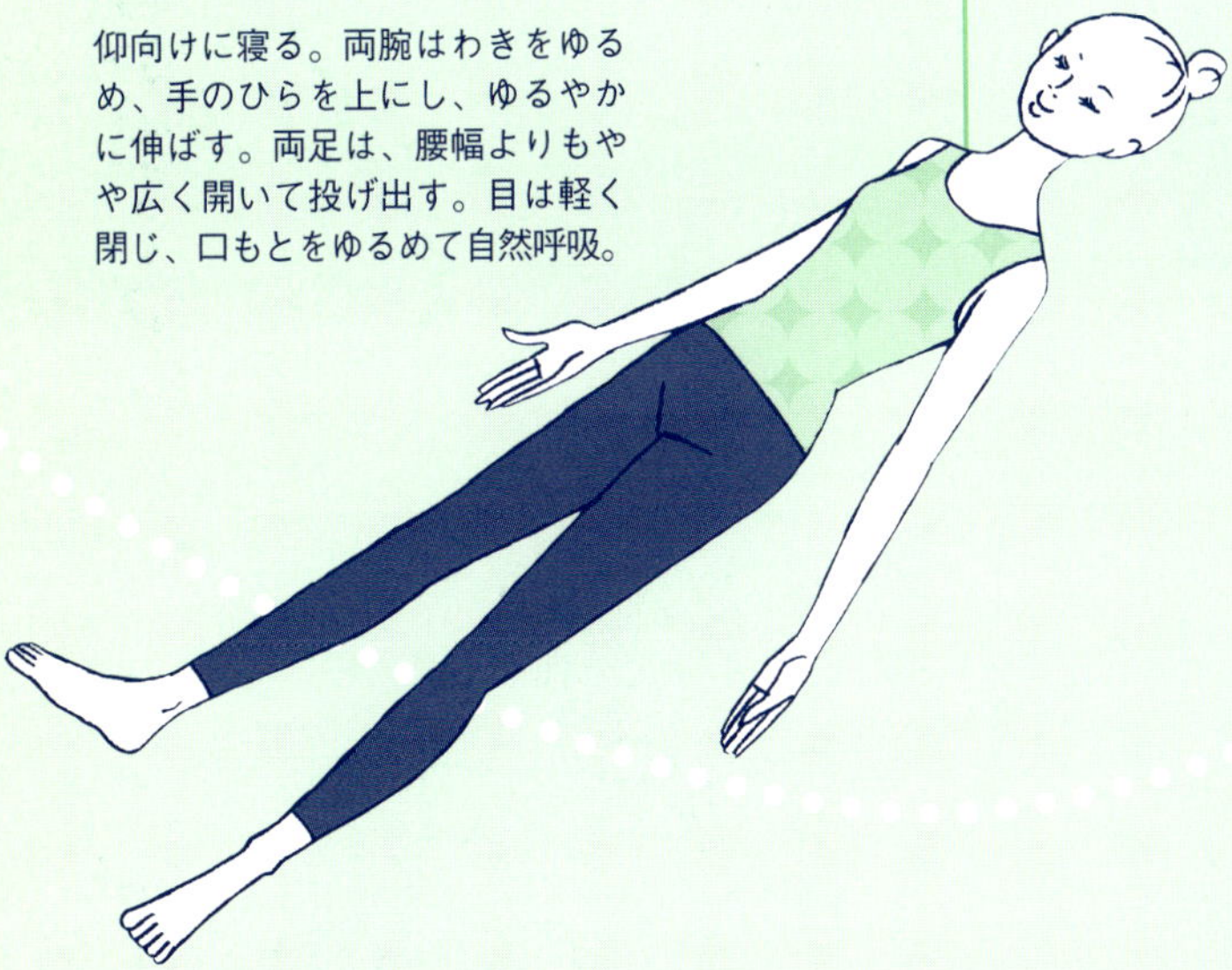

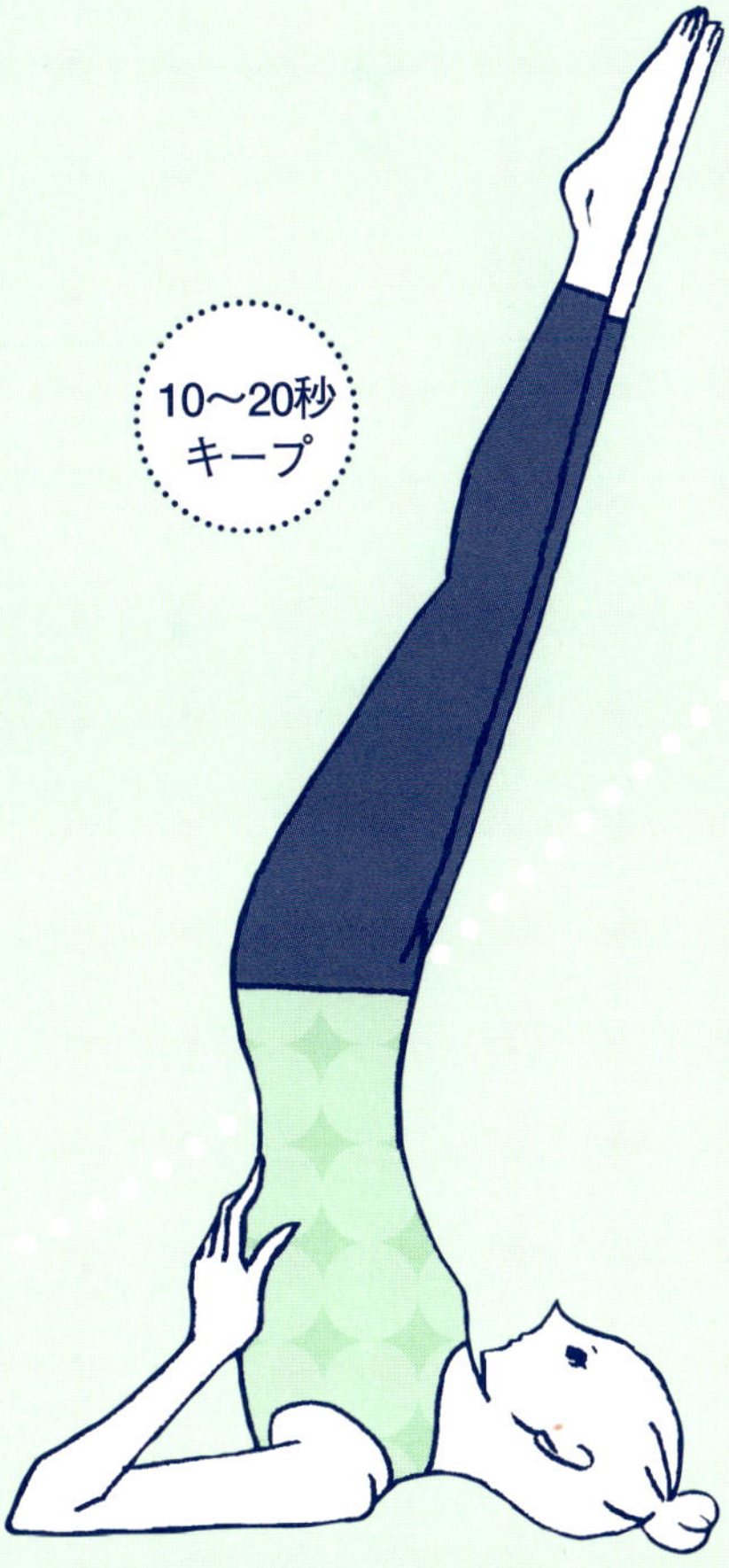

両手を背中にずらしつつ、肩からつま先までを真っすぐに立てていく。自然呼吸で10〜20秒キープ。

仰向けに寝る。両腕はわきをゆるめ、手のひらを上にし、ゆるやかに伸ばす。両足は、腰幅よりもやや広く開いて投げ出す。目は軽く閉じ、口もとをゆるめて自然呼吸。

ヨガと瞑想

深いくつろぎ＝《イコール》瞑想

ヨガによるくつろぎは、瞑想で深くもたらされるものです。瞑想とはひと言でいうと、「考えるのをやめること」です。ヨガでは心を「暴れ馬」にたとえます。ひとつのところにとどまることがなく、たえず動きまわっている心のさまが暴れ馬に似ているからです。浮かんでは消える意識の流れをひとつにまとめ、さらにまとめているという意識さえなくなった状態が瞑想です。このとき、心身は深くくつろいでいるのです。

ヨガにおける瞑想

ヨガの動きはポーズ法、呼吸法、瞑想法に大別されますが、それぞれは、他のふたつの要素と深く関わっています。ポーズにおける瞑想とは、意識集中のことで、そのポーズの動きを深く味わうということです。何度も行ってきたポーズでも、ある日、もっと深い気持ちよさに気づかされたり、苦手だと思っていたポーズも、動作の気持ちよさを発見したりする日がやってきます。苦手なりにゆっくりと続け、味わっていくことが、瞑想なのです。

エピローグ

ヨガ体質を維持しよう

4週間のプログラムを終えたあなたは
自分の体や心の中の変化を感じているはず。
ヨガに終わりはありません。
自分のペースでこれからも続け
健康と美しさを維持してください。

epilogue

ヨガ体質を維持するために

4週間のプログラム終了後も、ヨガは日課にして欲しいもの。継続して行うためのポイントを紹介します。

運動（ヨガ）編

量より「質」を重視して

少しヨガに慣れてきた人がおちいりがちなのが、多くのポーズをこなそうとするあまり、ひとつひとつのポーズがせかせかしたものになってしまうこと。ヨガはゆっくり、じっくり行うことが大切。量をこなすより、たとえそれが一日に1ポーズでもいいのです。じっくりと丁寧に行い、大きな効果を実感しましょう。

「気持ちよさ」を大切に続けよう

本書の4週間のヨガを終了した後は、繰り返し行ってもいいですし、挑戦したいポーズ、または気になる症状の改善のためなど、自分のペースで好きなようにヨガを続けてください。いずれにしても「気持ちいい」という体感を味わうことが大切なのです。

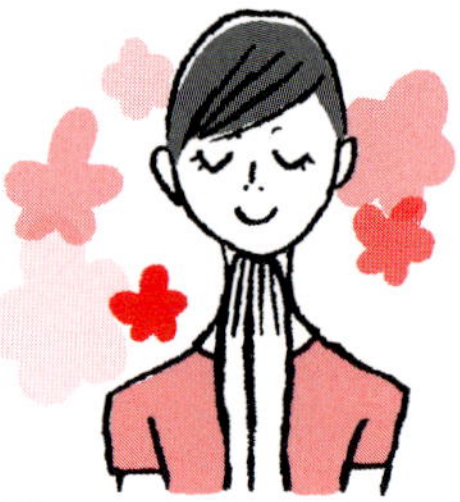

難しいポーズにも挑戦しよう

ヨガを行ううちに、確実に体は変化していきます。昨日できなかったことが今日できた、という経験は、自分の可能性や努力の重要性を気づかせるもの。同時にそれは、私たちに深い充足感をもたらしてくれます。逆に慣れて散漫になってきたら新しいポーズに挑戦するタイミング。積極的なチャレンジを楽しみましょう。

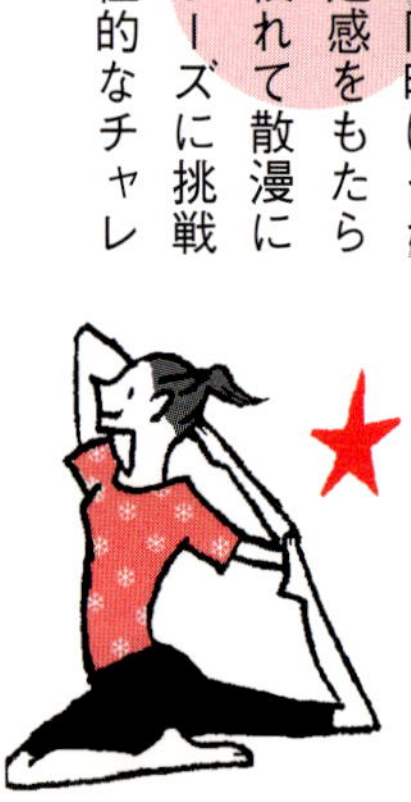

ウォーミングアップを日課にして

毎日、ワン・ポーズを行うのがおっくうなときでも、比較的継続して行えるポーズがあります。それは、基本のウォーミングアップです。基本のウォーミングアップである手・足のウォームアップ（P18～20）は、テレビやラジオを聞きながら、雑誌を眺めながら…など、「～ながら」で行えるもの。堅苦しく考えず、日常生活に取り入れ、抹消の血行を促進しましょう。

生活編

日頃の姿勢にも注意を払おう

誤った姿勢は体をかたよらせ、疲労を蓄積させたり、病気をまねいたりします。日頃からよい姿勢を保つと、ヨガ効果のアップにも役立ちます。立ったときに脊柱が自然なS字カーブを描き、重心が頭頂から土踏まずに向かってすっと落ちているのが正しい姿勢。ぜひ心がけたいものです。

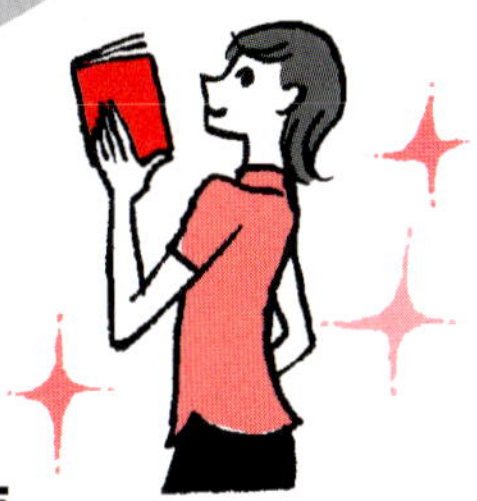

「くつろぐ」ことを楽しもう

ヨガの「くつろぎ」には、重要な意味があります。5～10分でも心身を脱力し、完全にくつろげば、数時間の睡眠に相当する休息効果があるからです。「完全なくつろぎのポーズ」（P27）など、ヨガにはいくつかの手法があります。これらはポーズというよりも、瞑想に近いもの。単独で行ってもいいので、生活の中に取り入れ、リラクセーション効果を楽しみましょう。

おいしく味わう食事スタイルを

ヨガとともに古くからインドに伝わる民間医学「アーユルヴェーダ」では、食事についても体の欲する声を聞くことをすすめています。食べる前に心を落ち着かせ、本当に食べたいもの、必要な量を感じ取りましょう。また、食事中は次のひと口の前に水を飲み、舌を清潔に保ち、味覚をリフレッシュした状態にしておくことも、食べすぎを防ぐ効果があります。

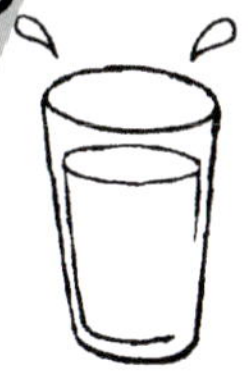

疲れを感じたら休息を

日常のさまざまなストレスが蓄積されて、一気に心身の症状にあらわれることがあります。ストレスをすべてなくすことは難しいことですが、疲労を感じた段階で、こまめに休息をしましょう。短時間でも睡眠をとったり、植物に触れたりするなど、ゆったりリラックスする時間を持つことが重要です。頑張っている自分にストップをかけてあげることは、ヨガ体質の一歩といえます。

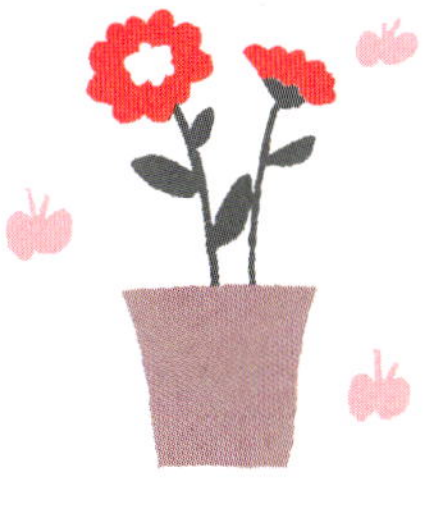

トータルプログラム

CD 08

4週間続けてきて、「変わってきたかな」と思う体と心。それを維持するために必要なヨガがこのプログラム。2〜3日空けてしまったときのウォーミングアップとしても使えます。

1 太陽礼拝のポーズ

108ページ

心身をすっきりとさせてくれる太陽礼拝のポーズ。一連の動きには、太陽と大地に感謝し、そのエネルギーを吸収するという意味があります。

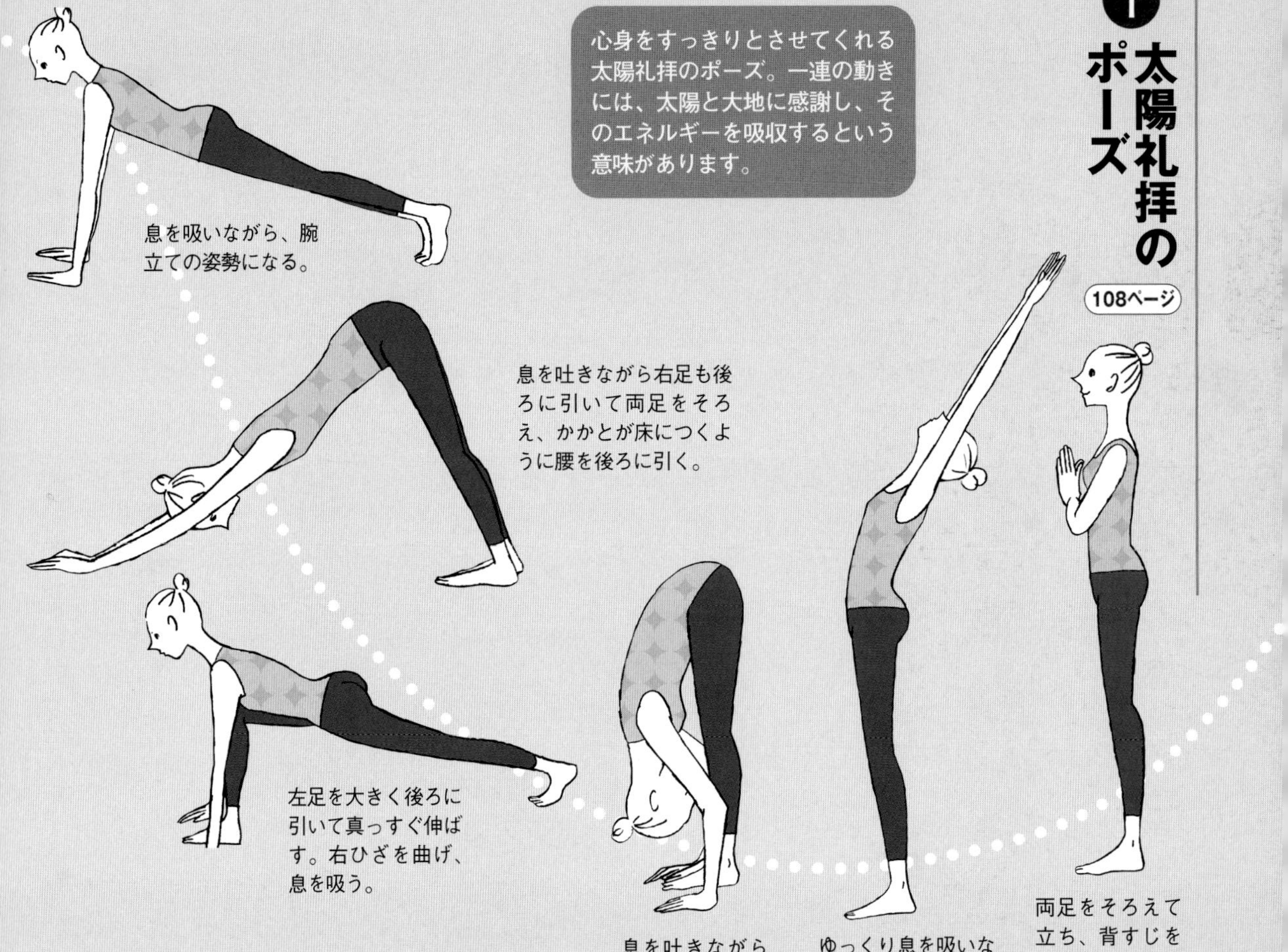

両足をそろえて立ち、背すじを伸ばして胸の前で合掌する。

ゆっくり息を吸いながら、両手を上方に伸ばし、天を仰ぐように上体を反らす。

息を吐きながら上体を前に倒し、手のひらを足横の床につける。

左足を大きく後ろに引いて真っすぐ伸ばす。右ひざを曲げ、息を吸う。

息を吐きながら右足も後ろに引いて両足をそろえ、かかとが床につくように腰を後ろに引く。

息を吸いながら、腕立ての姿勢になる。

プログラムの流れ

- ❶ 太陽礼拝のポーズ
- ← ② 半月のポーズ その1
- ← ③ 弓のポーズ
- ← ④ ねじりのポーズ
- or ④ 背中で手を組むねじりのポーズ
- ← ⑤ 鋤《すき》のポーズ
- ← ⑥ 魚のポーズ
- ← ⑦ 完全なくつろぎのポーズ

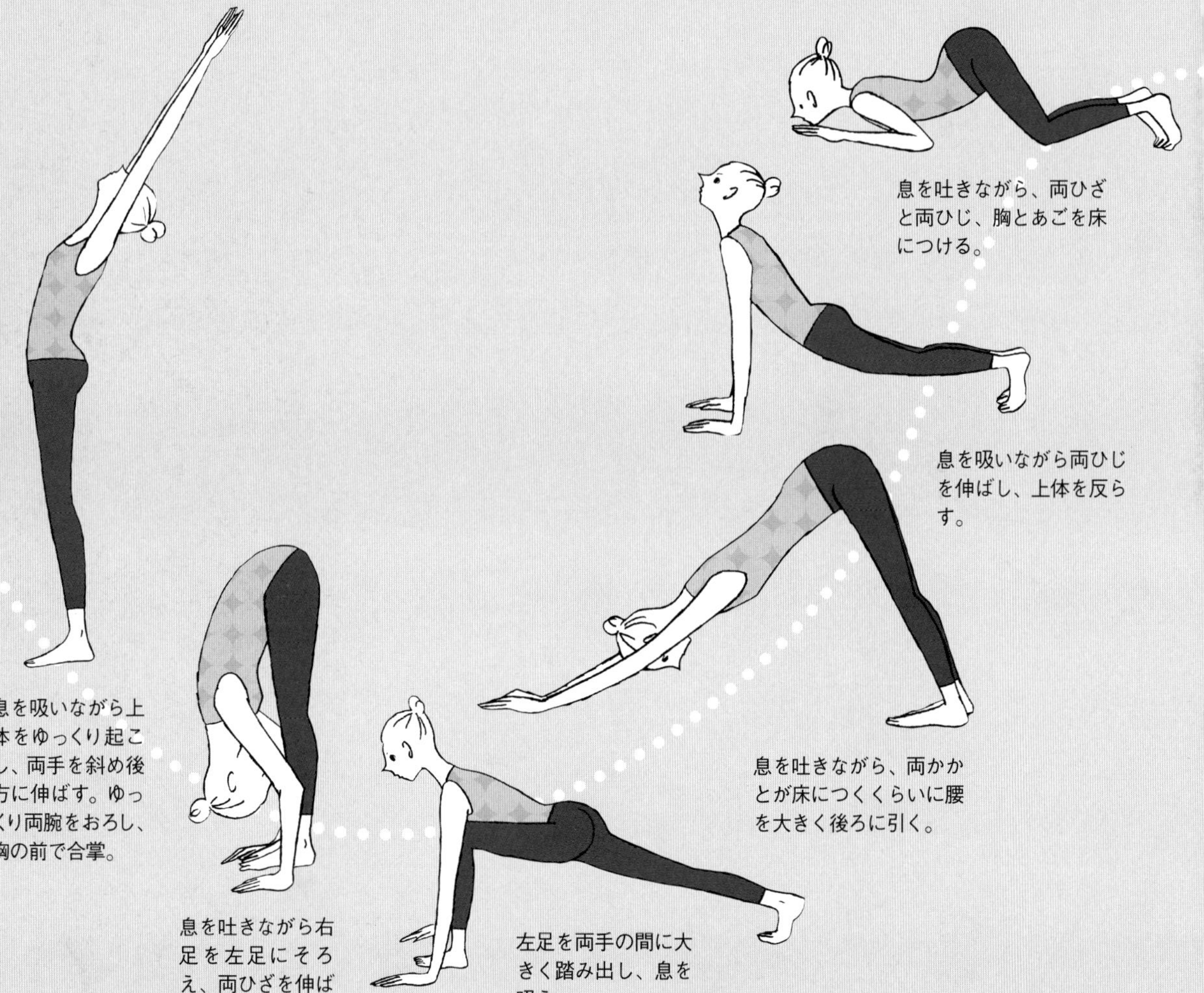

息を吐きながら、両ひざと両ひじ、胸とあごを床につける。

息を吸いながら両ひじを伸ばし、上体を反らす。

息を吐きながら、両かかとが床につくくらいに腰を大きく後ろに引く。

左足を両手の間に大きく踏み出し、息を吸う。

息を吐きながら右足を左足にそろえ、両ひざを伸ばす。

息を吸いながら上体をゆっくり起こし、両手を斜め後方に伸ばす。ゆっくり両腕をおろし、胸の前で合掌。

② 半月のポーズ その1

66ページ

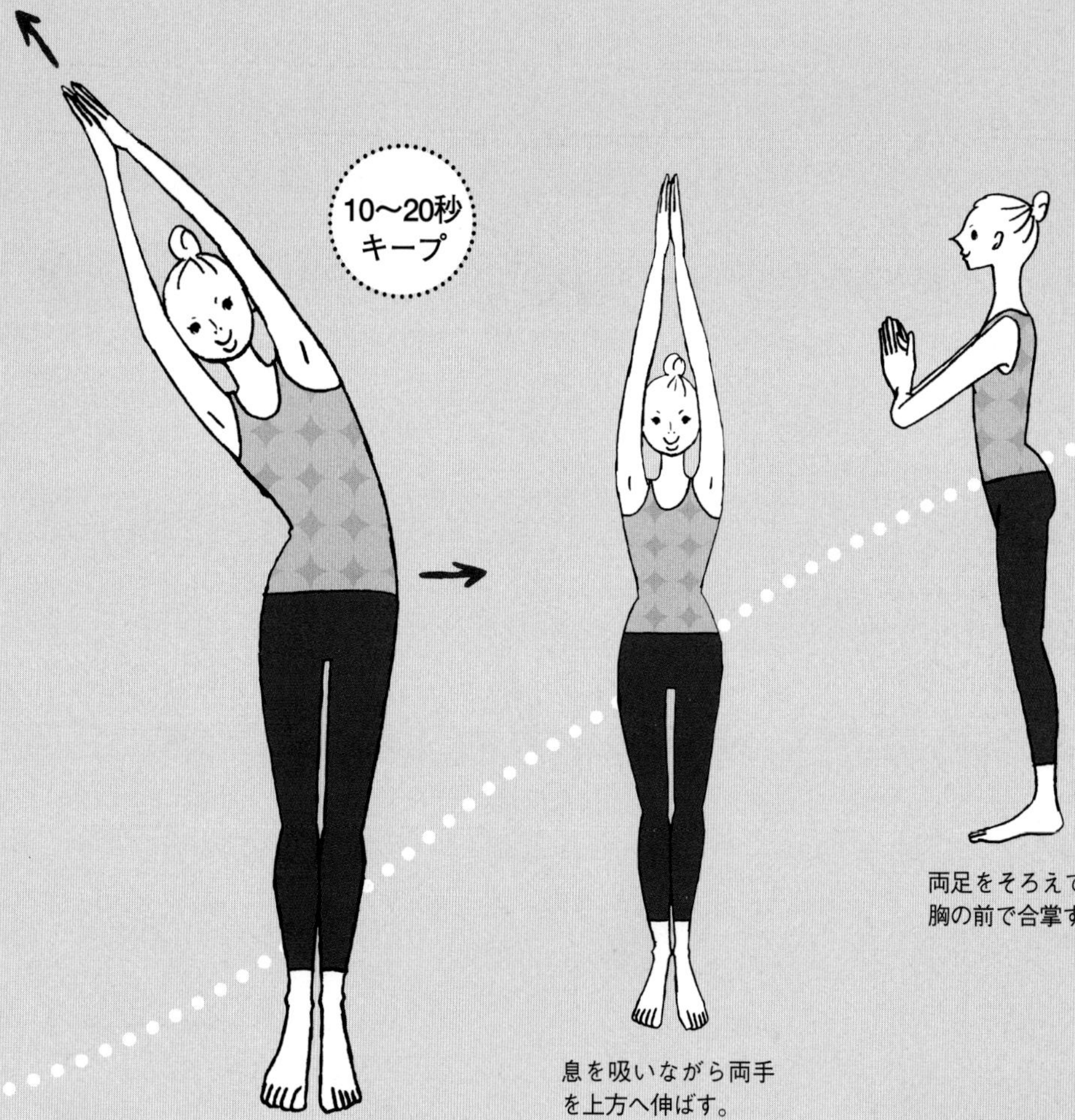

両足をそろえて立ち、
胸の前で合掌する。

息を吸いながら両手
を上方へ伸ばす。

息を吐きながら、骨盤を左
に移動させるようにし、連
動して上体を右に倒す。自
然呼吸で10〜20秒キープ。
左右を変えて同様に行う。

きれいな姿勢をつくってくれる
半月のポーズ。左右のどちらか
やりにくいと感じる方をより丁
寧に行ってください。

プログラムの流れ

❸ 弓のポーズ

46ページ

便秘を解消する効果のある弓のポーズ。おなかへのほどよい刺激が血行を促進し、冷えからくる便秘を緩和してくれます。

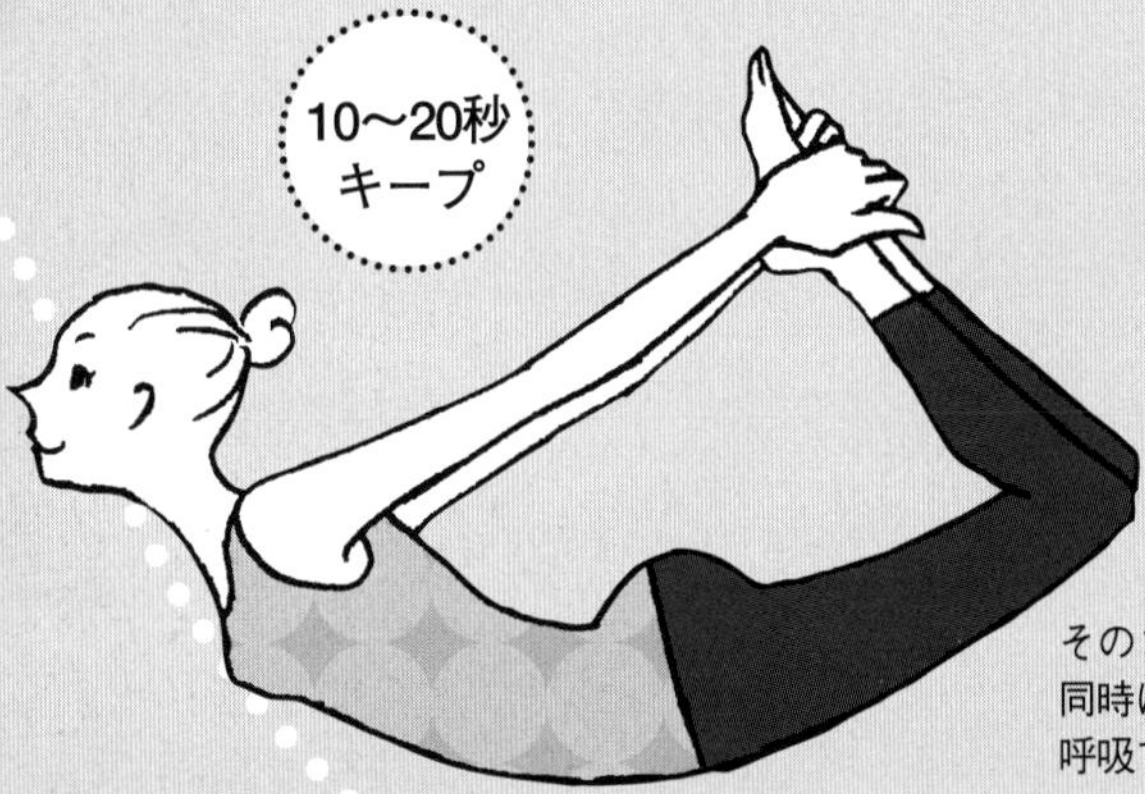

そのまま足先を上方に上げ、同時に上体を反らせる。自然呼吸で10〜20秒キープ。

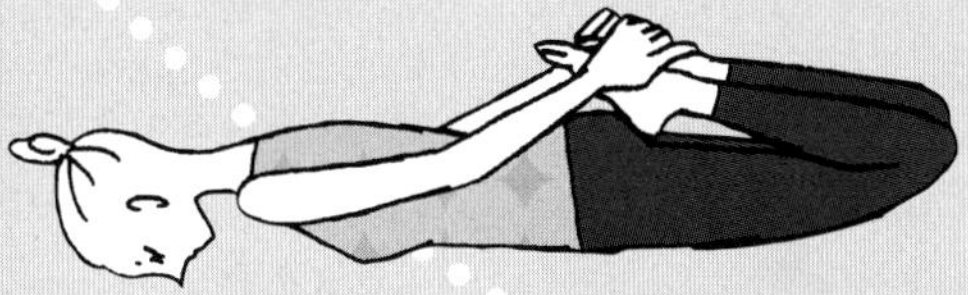

両手で両足首か甲をつかむ。息を吐いて肛門を閉じ、おなかを軽く引き締める。

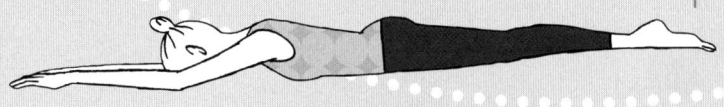

うつぶせになり、おなかを床にぴったりつける。両腕は前方に伸ばし、両足はそろえて後方へ大きく伸ばす。

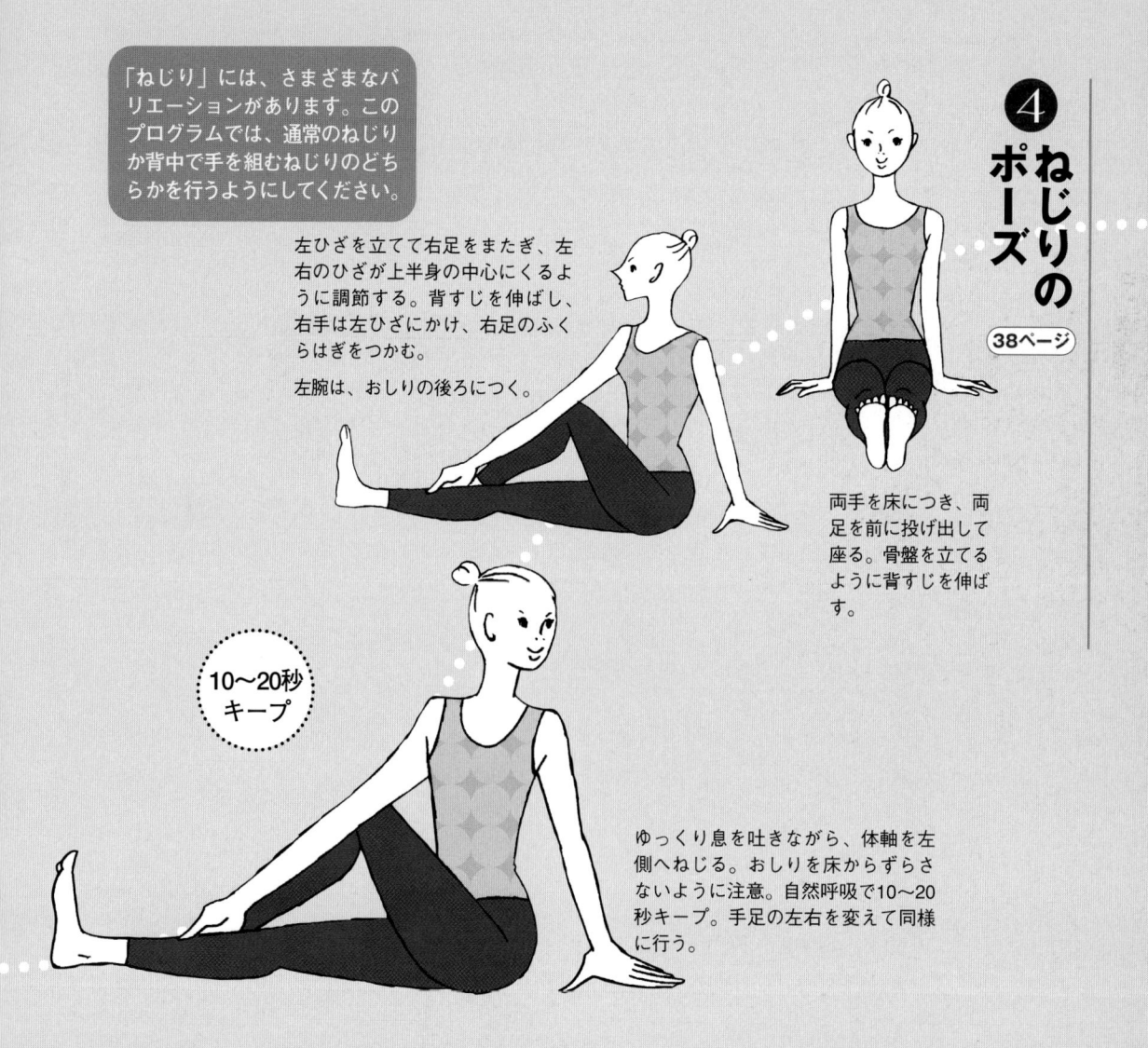

④ねじりのポーズ

38ページ

「ねじり」には、さまざまなバリエーションがあります。このプログラムでは、通常のねじりか背中で手を組むねじりのどちらかを行うようにしてください。

両手を床につき、両足を前に投げ出して座る。骨盤を立てるように背すじを伸ばす。

左ひざを立てて右足をまたぎ、左右のひざが上半身の中心にくるように調節する。背すじを伸ばし、右手は左ひざにかけ、右足のふくらはぎをつかむ。

左腕は、おしりの後ろにつく。

10〜20秒キープ

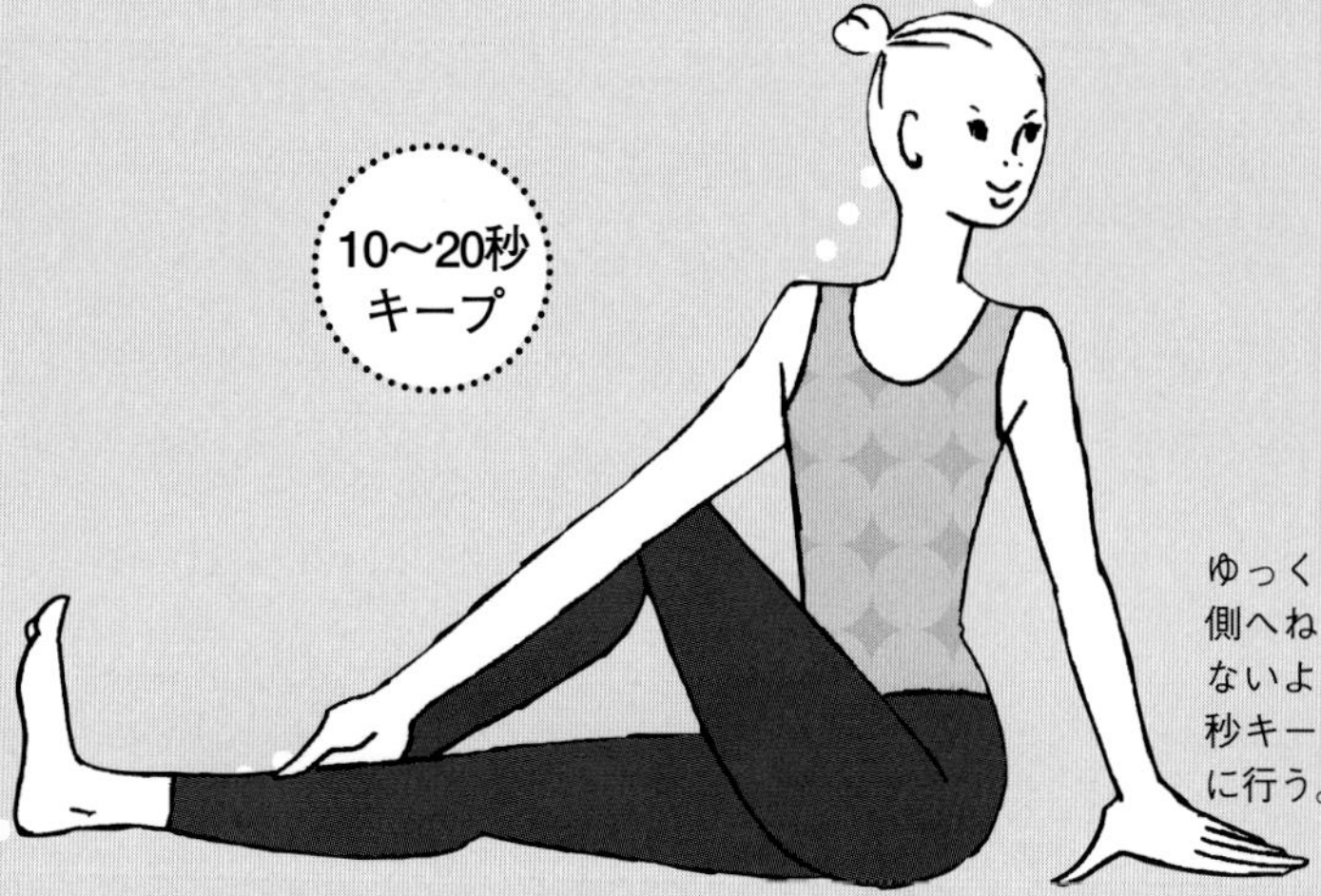

ゆっくり息を吐きながら、体軸を左側へねじる。おしりを床からずらさないように注意。自然呼吸で10〜20秒キープ。手足の左右を変えて同様に行う。

プログラムの流れ

① 太陽礼拝のポーズ ← ② 半月のポーズ その1 ← ③ 弓のポーズ ← ❹ ねじりのポーズ or ❹ 背中で手を組むねじりのポーズ ← ⑤ 鋤《すき》のポーズ ← ⑥ 魚のポーズ ← ⑦ 完全なくつろぎのポーズ

❹ 背中で手を組むねじりのポーズ

98ページ

背骨を下から順にねじるときは、おしりが床からずれないように意識して行いましょう。

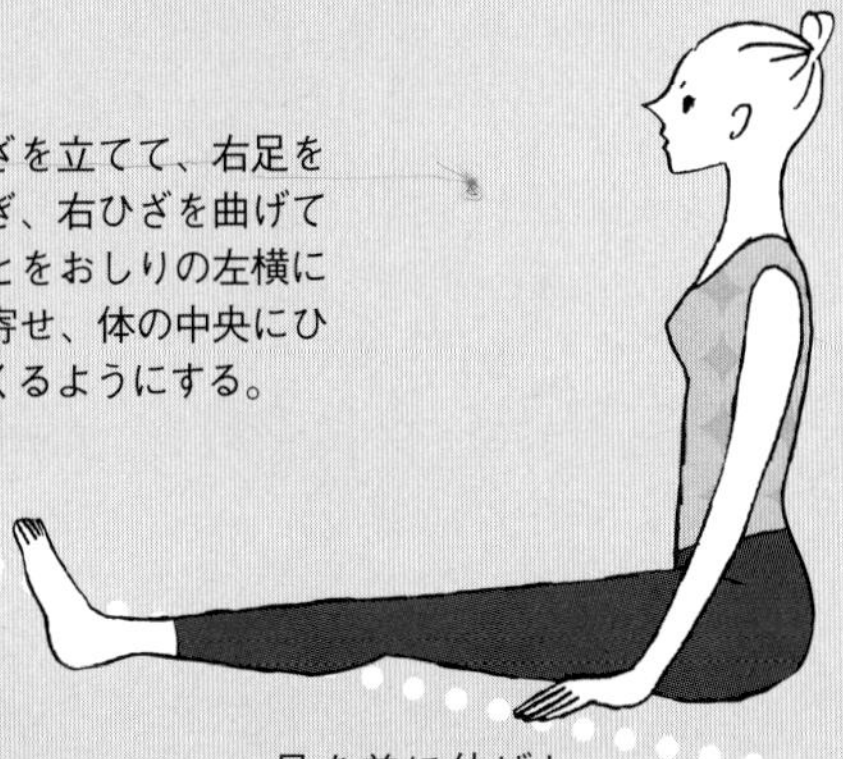

足を前に伸ばし、背すじを伸ばす。

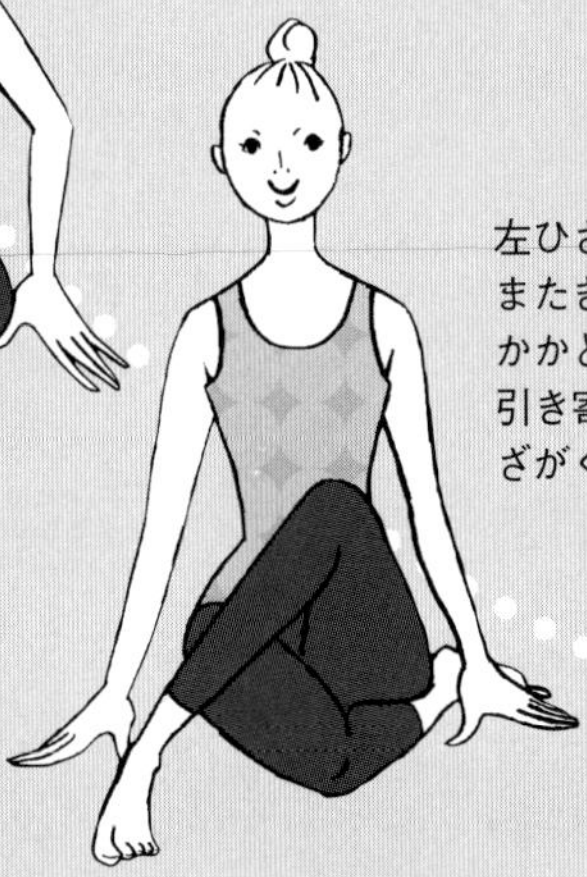

左ひざを立てて、右足をまたぎ、右ひざを曲げてかかとをおしりの左横に引き寄せ、体の中央にひざがくるようにする。

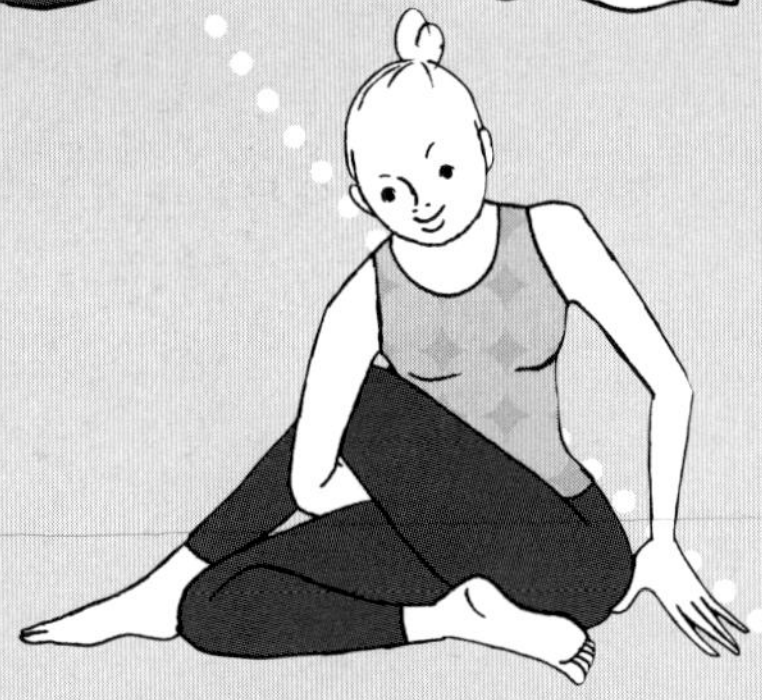

右手を、左ひざの下から深く差し込む。

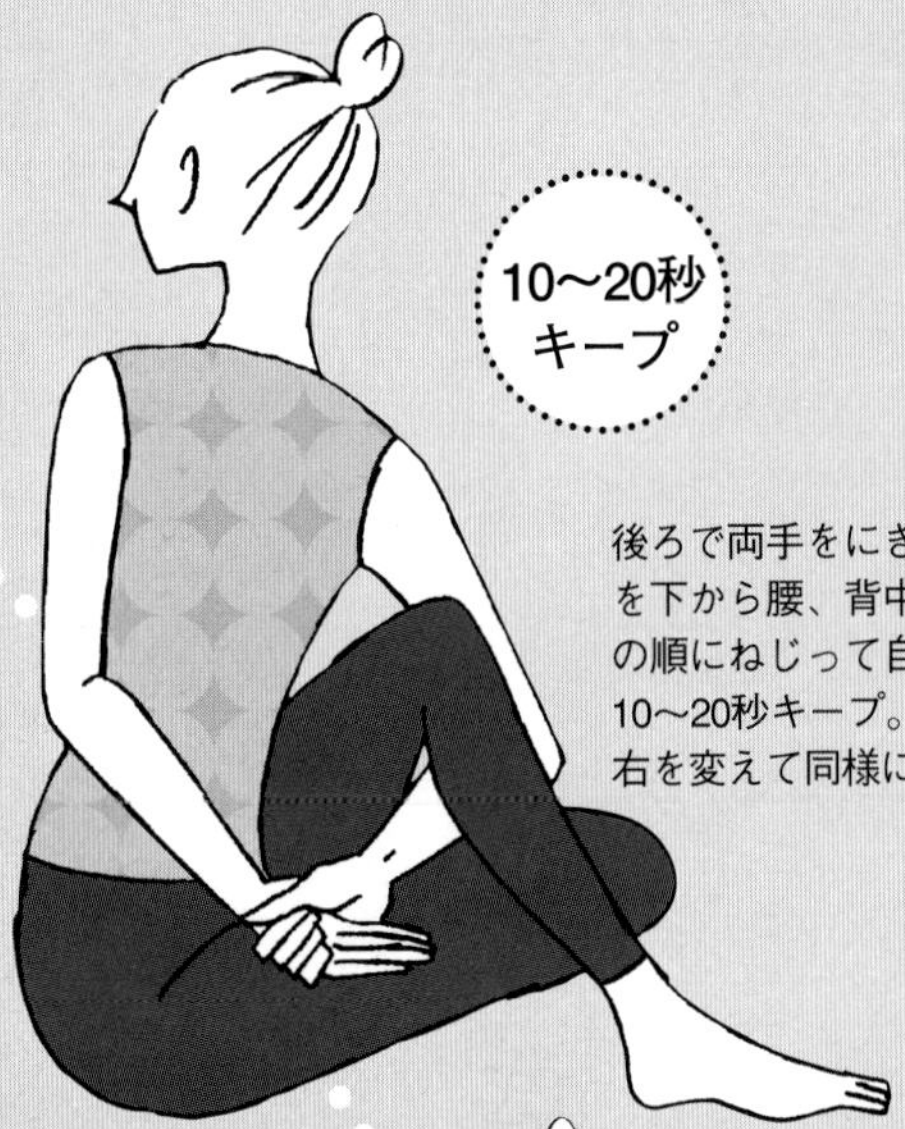

10〜20秒キープ

後ろで両手をにぎり、背骨を下から腰、背中、胸、首の順にねじって自然呼吸で10〜20秒キープ。手足の左右を変えて同様に行う。

⑤ 鋤《すき》のポーズ

86ページ

きれいなデコルテラインをつくる鋤《すき》のポーズ。寝つきをよくしてくれる効果もあります。

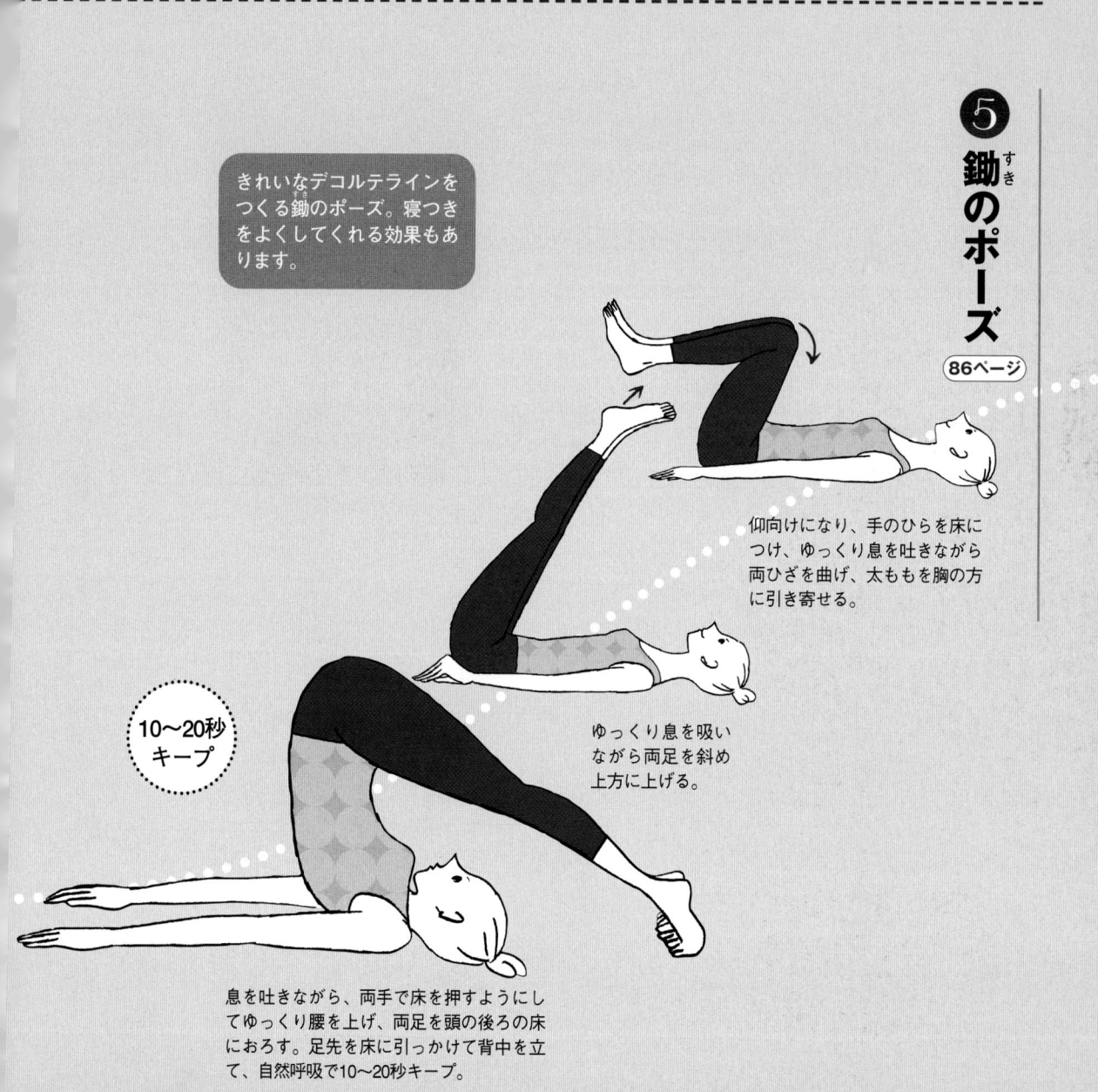

仰向けになり、手のひらを床につけ、ゆっくり息を吐きながら両ひざを曲げ、太ももを胸の方に引き寄せる。

ゆっくり息を吸いながら両足を斜め上方に上げる。

息を吐きながら、両手で床を押すようにしてゆっくり腰を上げ、両足を頭の後ろの床におろす。足先を床に引っかけて背中を立て、自然呼吸で10〜20秒キープ。

プログラムの流れ

①太陽礼拝のポーズ → ②半月のポーズ その1 → ③弓のポーズ → ④ねじりのポーズ or ④背中で手を組むねじりのポーズ → ⑤鋤《すき》のポーズ → ⑥魚のポーズ → ⑦完全なくつろぎのポーズ

TOTAL TIME 13分

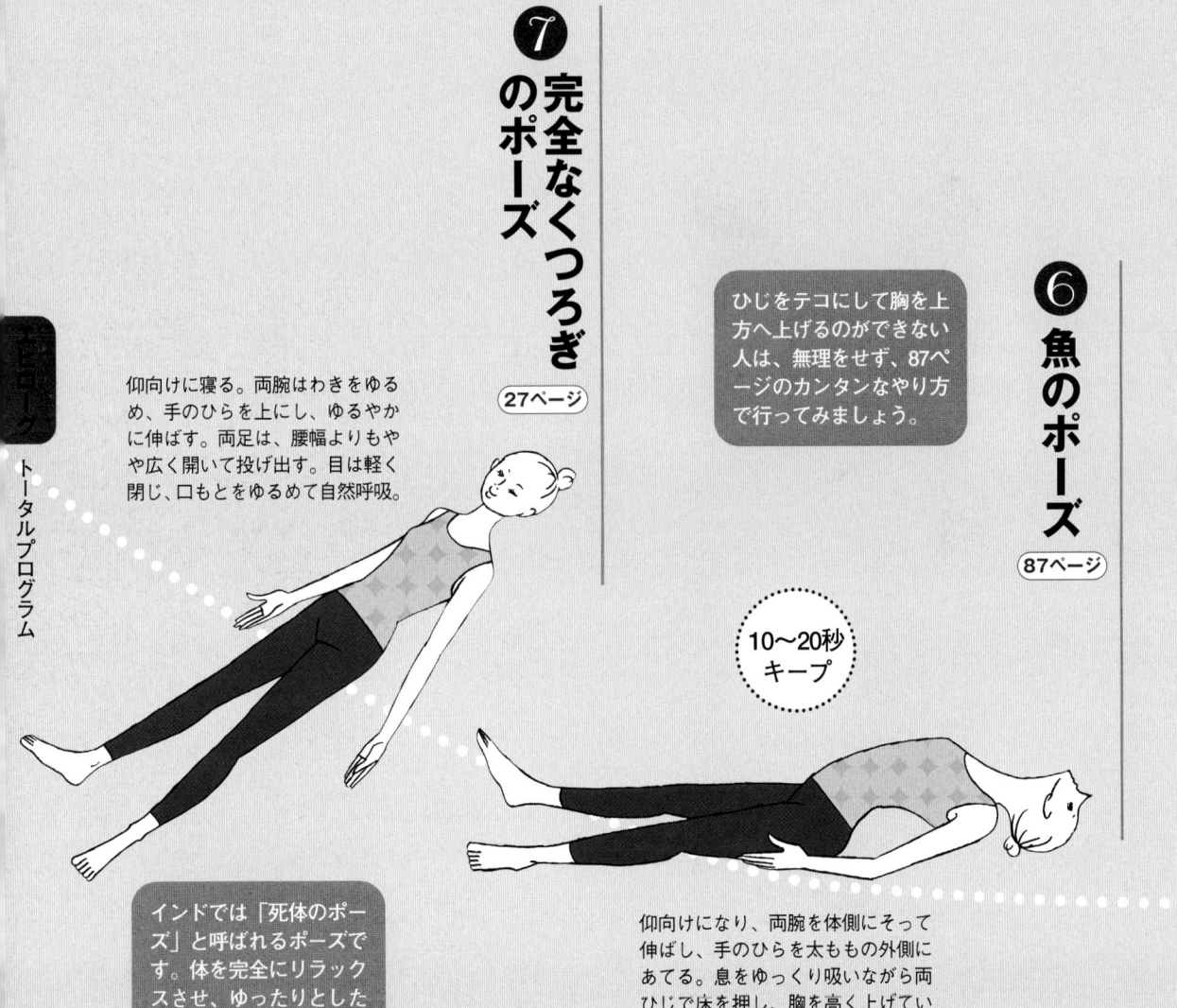

⑥ 魚のポーズ

87ページ

ひじをテコにして胸を上方へ上げるのができない人は、無理をせず、87ページのカンタンなやり方で行ってみましょう。

10〜20秒キープ

仰向けになり、両腕を体側にそって伸ばし、手のひらを太ももの外側にあてる。息をゆっくり吸いながら両ひじで床を押し、胸を高く上げていく。同時に頭も反らし、頭頂を床につける。

自然呼吸で10〜20秒キープ。

⑦ 完全なくつろぎのポーズ

27ページ

仰向けに寝る。両腕はわきをゆるめ、手のひらを上にし、ゆるやかに伸ばす。両足は、腰幅よりもやや広く開いて投げ出す。目は軽く閉じ、口もとをゆるめて自然呼吸。

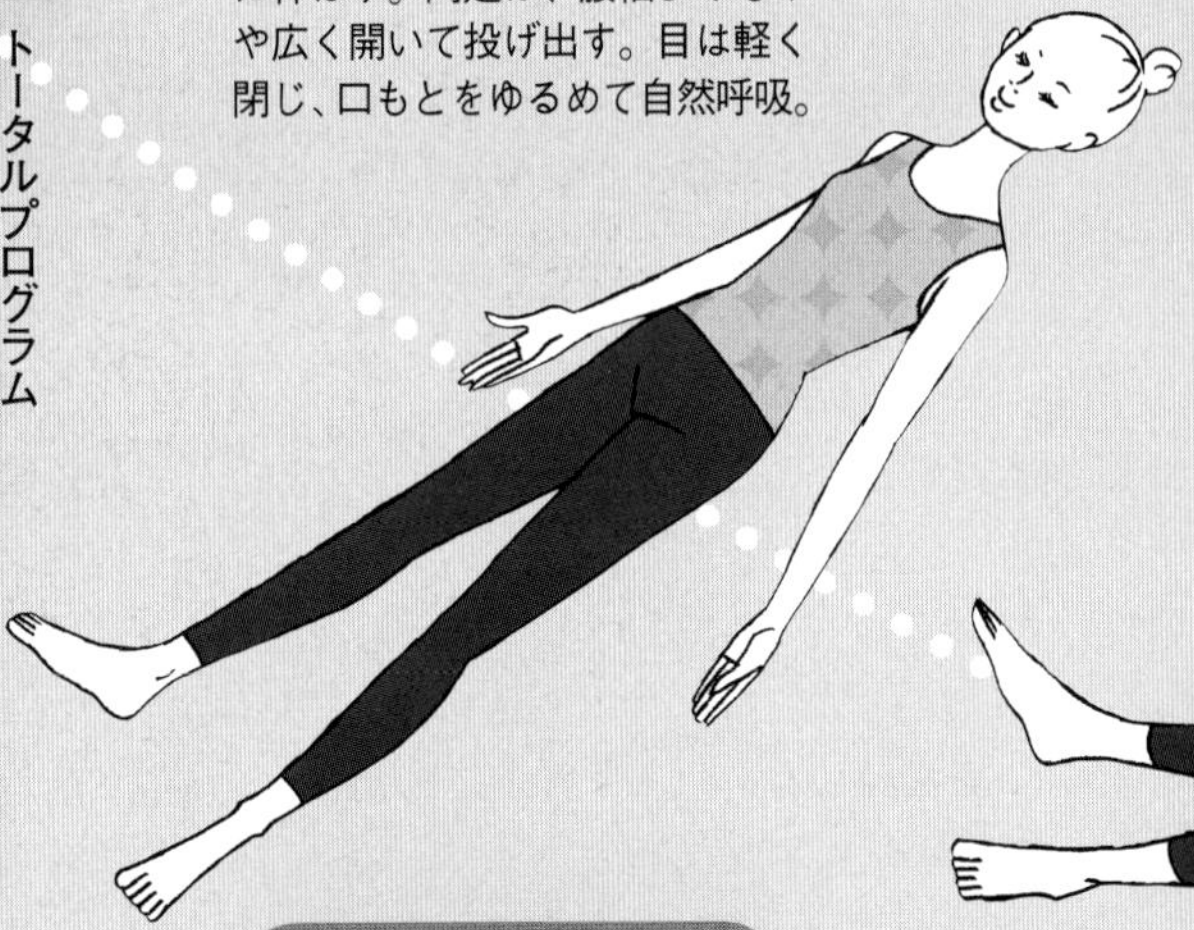

インドでは「死体のポーズ」と呼ばれるポーズです。体を完全にリラックスさせ、ゆったりとした気持ちで行いましょう。

オリジナルプログラムをつくろう！

体の声に耳を傾けながら「体が何を欲しているか？」を考え、ヨガ・ポーズを3〜4つほど、組み合わせていくのがプログラムです。本書のプログラムページで組み合わせのバランスやテンポをつかんだら、オリジナルプログラムづくりに、トライしてみましょう。

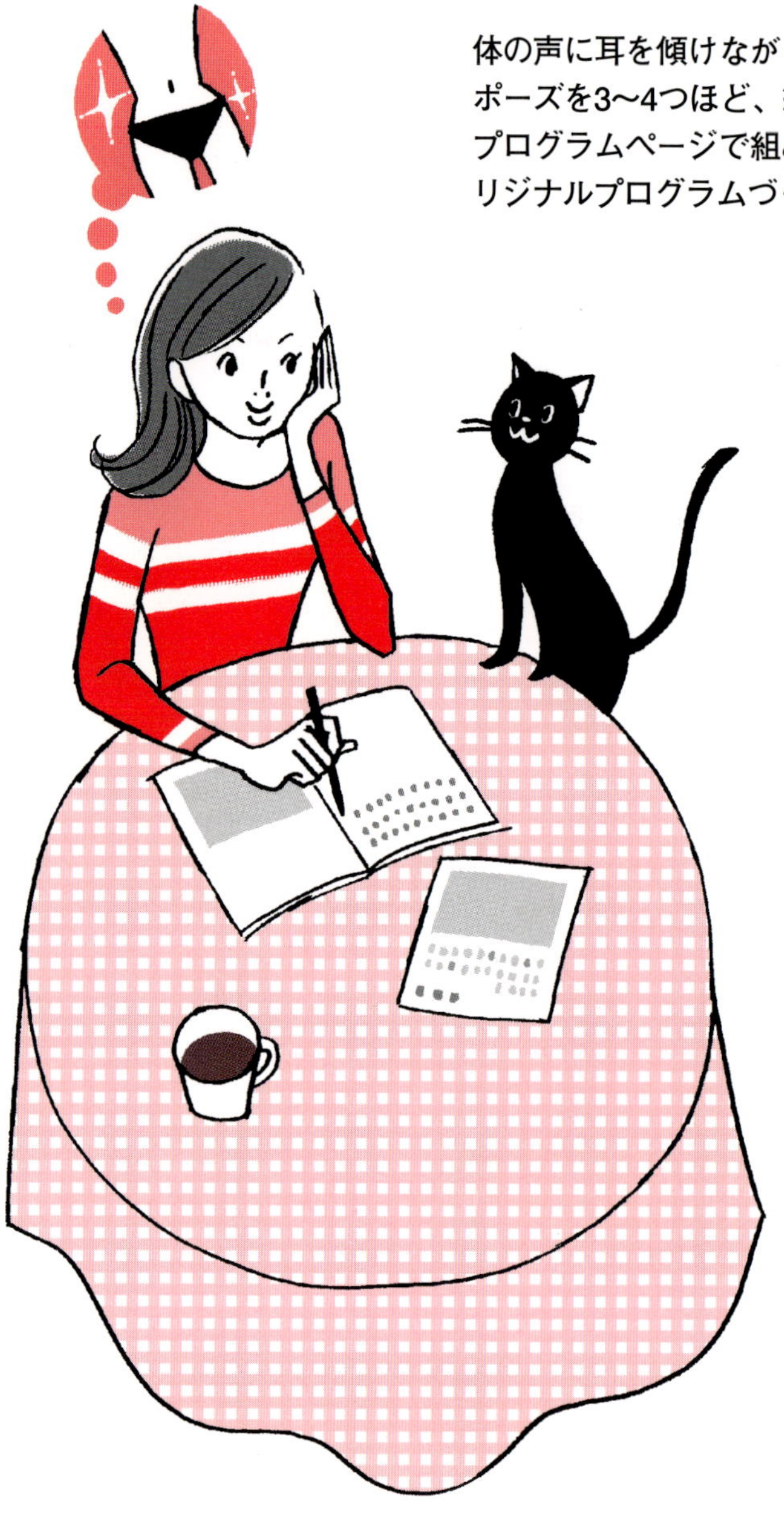

バランスのよいプログラムのつくり方

プログラムの構成をする際、各ポーズの系統を頭に入れておくと、バランスのよいプログラムがつくれます。目安となるのは、左ページで紹介している、運動方位別にポーズを大別した「7系」と呼ばれるもの。この7系から1ポーズずつ選択したり、前屈系と反り系をセットにしたりするなど、バランスのよいオリジナルプログラムをつくっていきましょう。

「いい加減」で行こう！

ヨガは自分の体と対話し、体をリスペクトする具体的な方法です。とりあえず一日一回、1ポーズをやってみる。この「とりあえず」というのがとても大切です。やり終えたら、系統の違うものをひとつ。それから、もうひとつ、ふたつ…、といった具合にポーズを組み合わせていきましょう。もちろん、「〜しなくてはいけない」という考え方はNGなので、1ポーズで終了する日があっても構いません。「いい加減」で行っていきましょう。

ヨガ・ポーズ法の7系

ヨガのポーズを
運動方位的に分類したのが、
この「7系」です。
ポーズは、大抵、ひとつだけではなく、
いくつかの系統が
混在したりしています。
「7系」の代表的なポーズを
紹介しましょう。

＊前屈系＊

前屈系は
ひざを伸ばして行うものと、
その他のものに分けられます。
おなかの血行をよくしたり、
背中や足腰を伸ばします。

代表的なポーズ

- 片足・両足前屈のポーズ（P40・41）
- 赤ちゃんのポーズ（P42）
- 合《がっ》せきのポーズ（P54）
- ウサギのポーズ（P105）

＊ねじり系＊

背骨をねじるポーズ。
中枢神経を覚醒させ、
内臓の調子を整える
効果もあります。

代表的なポーズ

- ひねりのポーズ（P29・44）
- ねじりのポーズ（P38）
- ワニのポーズ（P69）
- 三角のポーズその2（P71）

＊体側伸屈系＊

わき腹を伸ばしたり
曲げたりするもの。
背骨を伸ばし、
ゆがんだ左右のバランスを
整えます。

代表的なポーズ

- 半月のポーズその1（P66）
- 三角のポーズその1（P70）
- ハトのポーズ（P83）

＊バランス系＊

体重を
体の一点で支える、
いわゆる“バランス”のポーズ。
平衡感覚を養い、
集中力を高めます。

代表的なポーズ

- 塔のポーズ（P76）
- 木のバランスポーズ（P100）
- T字のポーズ（P112）

＊反り系＊

背骨を
後屈させるポーズです。
姿勢をよくしたり、
気持ちをすっきりさせたりする
効果があります。

代表的なポーズ

- 弓のポーズ（P46）
- 半月のポーズその2（P67）
- アーチのポーズ（P79）
- コブラのポーズ（P80）

＊逆転系＊

体幹の上下を
逆にするポーズ。
重力で圧迫されていた臓器を
正常位置に戻し、
全身の血行を促進します。

代表的なポーズ

- 背中立ちのポーズ（P45）
- 鋤《すき》のポーズ（P86）
- 肩立ちのポーズ（P115）

＊その他＊

どのカテゴリーにも
属さないポーズ。
その代表的なものが、
くつろぎ系のポーズです。

代表的なポーズ

- 正座くつろぎのポーズ（P21）
- 立位くつろぎのポーズ（P24）
- 完全なくつろぎのポーズ（P27）

ヨガをもっと知るための Q＆A

Q 効果はどのくらいで出るの？

A 1～2カ月が最初のターニングポイント

効果があらわれる期間は、個人差があります。数日行っただけで不調が改善される人もいれば、もう少し時間がかかる人もいます。目安としては、だいたい1～2カ月後がターニングポイント。痛みや不快感がやわらぎ、だんだん体が締まってきたのが実感できるはず。また、半年～2年経つと、ストレスや不調をごく初期の段階で防げるようになってきます。

Q 子どもやお年寄りも行える？

A 年齢に関係なく行えるのがヨガです

ヨガは、年齢や運動能力に関係なく、誰でも行えます。もし「苦しい」と感じたら、自分に合うやり方で行えばいいだけ。激しい動きを伴う体操やジョギングに比べて、穏やかに体を曲げたり伸ばしたりするヨガは高齢者や子どもにも合った健康法といえるでしょう。実際に、ヨガ教室をのぞいてみると、60歳、70歳の人が生き生きとヨガを行っている光景を見ることも珍しくありません。

Q ユニークなポーズ名の由来は？

A ポーズにより、名前の由来はさまざま

ヨガのポーズには、ユニークな名前がついたものがたくさんあります。それらは、サンスクリット語を直訳したものもあれば、日本語に訳すときにわかりやすい言葉におきかえたものもあります。なぜ、こうした名前がつけられたのかといえば、体位からイメージをふくらませやすいようにしたため。たとえば、「ネコのポーズ」なら、ネコが伸びをして気持ちよさそうにしている様子からつけられたものなのです。

Q 毎日やらないと効果がない？

A 途中、中断してもあきらめないで

繰り返しになりますが、ヨガは自分のペースで行うことが大切なのです。ハードルの高い目標設定が、逆に計画倒れをまねいてしまうのでは本末転倒。一日1ポーズ、たとえ5分でもいいから続ける、週に一度は休むなど、自分のペースで行ってください。また、途中で一度挫折してしまったからといって、あきらめないで。そこからまたはじめればいいだけなのですから。

Q ゆったりとした動きなのはなぜ？

A 筋肉がまんべんなく動かせるから

ヨガは自然な呼吸とともに、流れるように緩やかな動作でポーズを行います。これは、無駄な力を入れずに筋肉や関節を十分に動かし、ふだん使わない筋肉をまんべんなく使うためです。実際行ってみるとわかるように、ゆったりとしたヨガの動きを行っているうちに、全身はぽかぽかと温まってきます。また、ゆっくり体を動かすことで、意識が集中され、心身ともにリラックスした安らかな状態が得られるのです。

Q 生理中や妊娠中にやってもいい？

A 妊娠中は細心の注意を

ヨガのポーズには生理痛の緩和に効果があるものがあるくらいですから、もちろん生理中に行っても構いません。ただし、無理はしないこと。また、独習者の妊娠中のヨガについては、細心の注意が必要。医師と相談して行ってください。ふだんからヨガをしている人は、妊娠中の腰痛やむくみの改善、心のリラックスのために、ぜひ続けていきましょう。

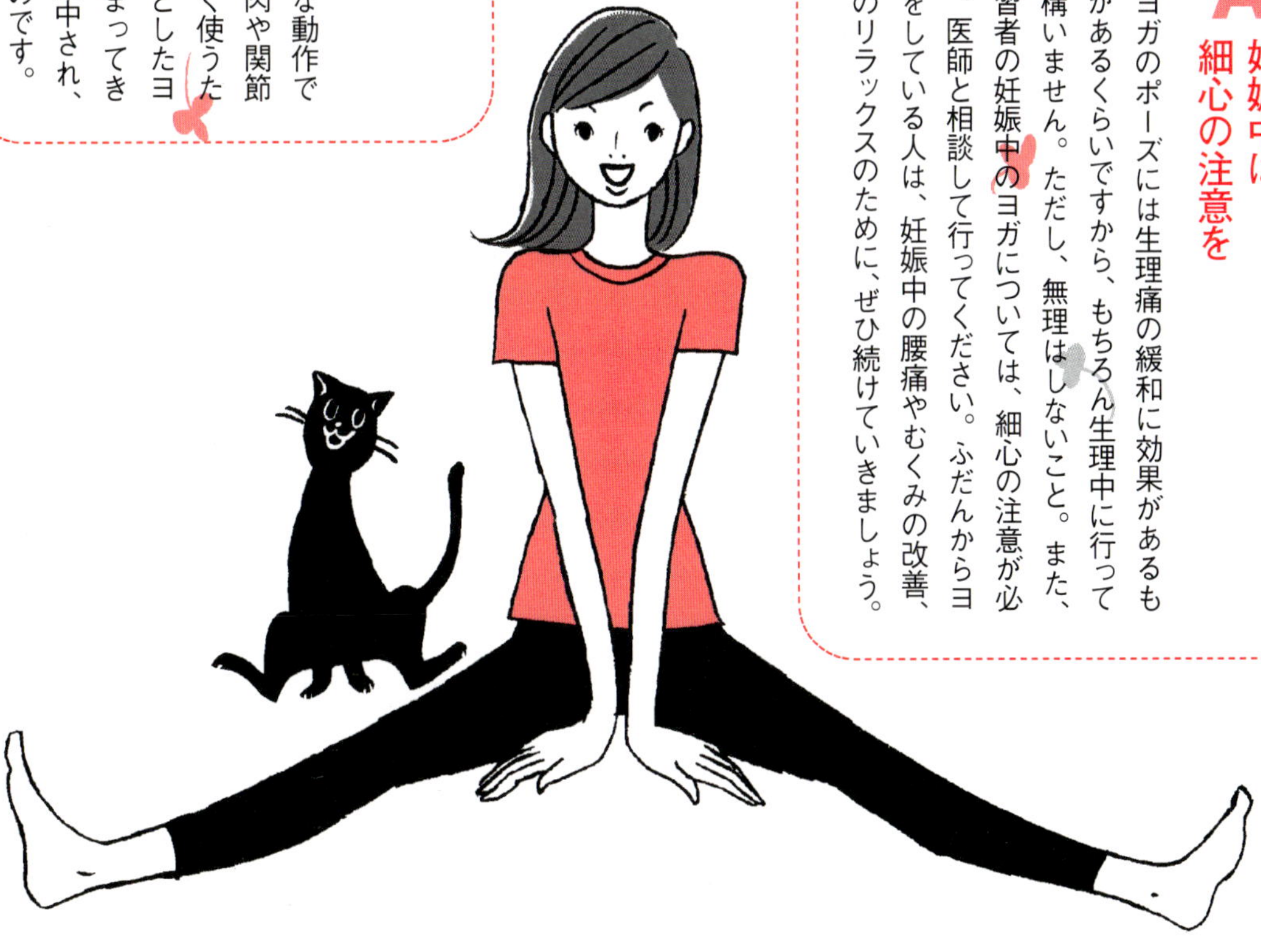

監修：森川那智子

こころとからだクリニカセンター所長。セラピスト・ヨガ指導家。

ヨガ・リラクセーション・瞑想を取り入れたボディマインドなセラピーを提唱し、ストレスを抱えた人々や、もっと自分と上手に付き合いたいと願っている人々のサポートにあたっている。著書に『フィットネス・ヨーガ』（永岡書店）、『こころがラクになる本』（大和書房）、『泣きたいのをずっとがまんしてきた人のための本』（青春出版）ほか。訳書も多数ある。

●こころとからだクリニカセンター
東京都新宿区高田馬場2-14-9 明芳ビル501
TEL 03-3208-5504
http://www.kokokara.co.jp

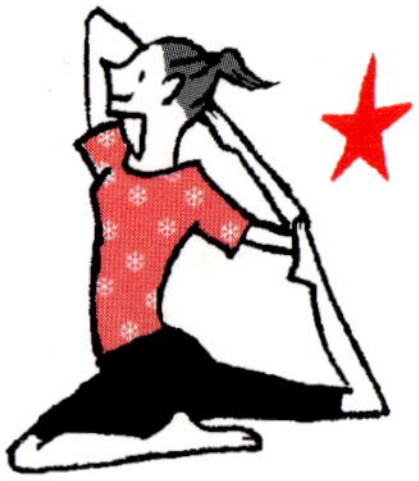

イラスト●宮本和沙
デザイン●周玉慧
取材・文●酒井まほ
CDナレーション●森川那智子
CD制作●株式会社 クリエイションハウス
企画・編集●株式会社 童夢

CD付 いちばん気持ちいい リラックスヨガ

監　修　森《もり》川《かわ》　那《な》智《ち》子《こ》
発行者　深見　悦司
印刷所　広研印刷株式会社

発　行　所
成美堂出版
〒162-8445　東京都新宿区新小川町1-7
電話(03)5206-8151　FAX(03)5206-8159

©SEIBIDO SHUPPAN 2004
PRINTED IN JAPAN
ISBN4-415-02627-3
落丁·乱丁などの不良本はお取り替えします
●定価はカバーに表示してあります